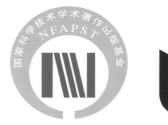

总主编　周康荣　严福华　刘士远

Modern MRI
Diagnostics of the Body

现代体部磁共振诊断学

肝胆胰脾分册

主　编　严福华　缪　飞

复旦大学出版社

编 委 会

总主编简介

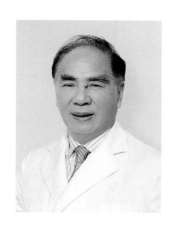

周康荣　复旦大学附属中山医院终身荣誉教授，主任医师，博士生导师。1965年毕业于上海第一医学院（现复旦大学上海医学院），师从我国放射学奠基人之一、学界泰斗荣独山教授。1981年被选拔为我国第一批赴美访问学者，在美国麻省医学中心及哈佛大学医学院学习。曾任复旦大学附属中山医院放射科主任、上海市影像医学研究所所长。教育部"211"工程重点学科及复旦大学"985"重点建设学科"影像医学与核医学"负责人、卫生部临床学科重点建设项目负责人、上海市临床医学中心（肝肿瘤诊治中心和心血管病中心）主要负责人。

学术方向为肝癌的影像学早期诊断及综合介入治疗。先后承担国家"九五"攻关项目"肝癌综合性介入治疗技术的应用研究"，卫生部临床学科重点项目"小和微小肝癌的诊断影像学新技术研究""小和微小肝癌影像学检出定性和介入治疗的深入研究"等科研项目20多项，项目资金逾1 000万，总计发表论文456篇。以第一完成人获得国家级及省部级奖项18项，其中"影像学和介入放射学新技术在肝癌诊断和介入治疗中的系列研究"获得国家科学技术进步奖二等奖（2005）。主编著作10余部，其中《腹部CT》《胸部颈面部CT》《螺旋CT》《体部磁共振成像》已成为国内学者的案头必备书籍。培养博士后，硕士、博士研究生60余名。2006年获复旦大学校长奖，2008年获上海市最高医学荣誉奖，2019年被评为"中华医学会放射学分会终身成就专家"。

总主编简介

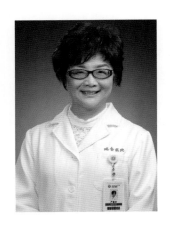

严福华　教授，主任医师，博士生导师。现任上海交通大学医学院附属瑞金医院放射科主任、上海交通大学医学院医学影像学系主任、医学技术学院医学影像技术系主任、"十三五"国家重点研发计划首席科学家、国家临床重点专科（医学影像学）负责人、上海市高水平地方高校协同创新团队负责人。担任国际医学磁共振学会（ISMRM）中国区主席、亚洲医学磁共振学会（ASMRM）第一届主席、中华医学会放射学分会常委兼磁共振学组组长、中国医师协会放射医师分会副会长、中国研究型医院学会磁共振专业委员会副主任委员、国际心血管CT协会中国区委员会副主任委员、中国医学装备协会磁共振应用专业委员会副主任委员、中国医疗保健国际交流促进会影像医学分会副主任委员等职务。担任《磁共振成像》副主编、《诊断学理论与实践》副主编、《中华放射学杂志》等10余种杂志的编委。

学术方向主要为CT及MRI新技术的研发及转化应用，尤其在肝脏影像学领域造诣深厚。作为项目负责人承担"十三五"国家重点研发计划项目1项，主持"十三五"国家重点研发计划课题1项、国家自然科学基金6项，在 *Radiology* 等国内外期刊发表论文300余篇。主译专著2部，主编、副主编、参编专著20余部。其中参与编写的《中华影像医学丛书·中华临床影像库（12卷）》获得第五届中国政府出版奖，并担任《中华影像医学：肝胆胰脾卷》主编。培养博士后，硕士、博士研究生50余名。获国家科学技术进步奖二等奖、中华医学科技奖二等奖、上海市科技进步奖一等奖等10余项奖项。

总主编简介

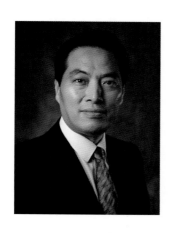

刘士远　教授，主任医师，博士生导师。现任海军军医大学第二附属医院影像医学与核医学科主任。担任亚洲胸部放射学会主席、中华医学会放射学分会主任委员、中国医师协会放射医师分会副会长、中国医疗装备协会CT应用专委会主任委员、中国医学影像AI产学研用创新联盟理事长、第二届中国DICOM标准委员会副主任委员、第九届上海市医学会放射科专科分会主任委员等。担任《肿瘤影像学》总编、名誉总编，《中华放射学杂志》等7本核心期刊副总编。

从事医学影像诊断工作30余年。主要研究方向为肺癌早期诊断、慢性阻塞性肺疾病早期预警及医学影像人工智能的研发和应用。肺癌整体诊断正确率达98.2%，早期肺癌诊断正确率达95%以上。作为课题第一负责人主持国家自然科学基金重点项目2项、国家科技部重点研发计划2项、国家自然科学基金面上项目4项、上海市重大课题4项等，获得4 000余万元科研资助。在 *Nature Review Clinical Oncology*、*Radiology*、*Chest*、*European Radiology*、*American Journal of Roentgendogy*、*British Journal of Radiology* 等国内外专业杂志上以第一或通信作者身份发表学术论著321篇，SCI收录71篇。获批国家发明专利授权6项。主译专著4部，主编著作及教材9部，副主编著作及教材5部，参编著作6部。

入选上海市领军人才、上海市优秀学科带头人及21世纪优秀人才，上海市黄浦区人大代表，获第二届"国之名医·优秀风范""上海市拥政爱民先进个人"及"全军首席放射专家"等称号。获得上海市科技进步奖一等奖等省部级二等奖以上科技奖7项。

主编简介

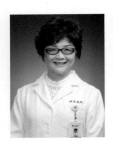

严福华　介绍见"总主编简介"。

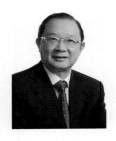

缪　飞　上海交通大学医学院附属瑞金医院教授，主任医师，博士生导师。1994年毕业于上海医科大学，获影像医学与核医学博士学位。现任中华医学会消化病学分会消化医学影像协作组副组长，第九届、第十届《中华消化杂志》编委，第九届《中华传染病杂志》编委，中华炎症性肠病多学科联合诊治联盟常务委员。工作近40年来主要从事X线、CT、MRI影像诊断及医学影像新技术应用的研究，在神经系统、消化系统等疾病的诊断方面积累了非常丰富的临床经验，擅长脑、脊髓、小肠、胰腺、肾上腺、淋巴系统、肺、乳腺等组织器官疾病的诊断和鉴别诊断。先后完成和参与完成多项国家自然科学基金、国家科技部课题及市级课题。在国内外学术刊物发表论文近200篇。主编著作3部。培养硕士、博士研究生20名。获得省、市级科学技术进步奖三等奖2项，中华医学科技奖医学科学技术奖三等奖1项。获得《中华放射学杂志》创刊60周年特殊贡献奖。获得发明专利2项。

序一

在由周康荣、严福华和刘士远 3 位教授主编的《现代体部磁共振诊断学》（共 9 个分册）即将出版之际，我应邀作序，备感荣幸。

9 个分册除技术分册外，其余 8 个分册涉及除头颅外的所有部位，包括头颈五官，胸部（含胸壁和纵隔），乳腺，上腹部（含肝、胆、胰、脾），中下腹部（含泌尿、生殖），腹腔、腹膜及腹膜后区域（包括胃肠道、肾上腺），骨骼、肌肉及儿科。

进入 21 世纪，临床医学、现代影像学，尤其是 MRI 的发展十分迅速，两者相辅相成。精准诊断是精准治疗的前提和关键。影像学参与疾病诊治，尤其是肿瘤诊治的整个过程，包括疾病的筛查和早期诊断、协助制定治疗计划、治疗后随访和疗效评估等。翻阅本书，我感受到这部巨著不仅对影像医学，对整个临床医学也是有巨大贡献的。

令人惊喜的是，本书写作阵容豪华，集全国影像学界不同专业领域的诸多精英，乃精诚合作之结晶。本书涵盖的内容十分丰富，真正体现临床、病理和影像三结合。

最后，对本书的出版表示祝贺，并竭诚推荐给所有临床和影像学界的同道。

樊嘉

2021 年 11 月

序二

《体部磁共振成像》自 2000 年出版至今已 20 余年了。该书涵盖了当年 MRI 领域几乎所有的先进技术,临床病例资料也颇丰富,出版至今前后重印了十几次,赢得了放射界同仁的一致赞誉。

进入 21 世纪后,随着国民经济飞速发展,我国人民生活水平日益提高,医疗需求不断提升,医疗水平与 20 世纪相比不可同日而语。影像医学,尤其是 MRI 的发展更为迅猛,相关领域积累的临床资料和经验也十分丰富。在这样的大背景下,《体部磁共振成像》的修订再版势在必行。在放射界广大同仁的积极响应和支持下,我们以上海市三甲医院为核心,组成了豪华的写作阵容。编委们发挥各自的专业特长,将全书按系统或区域分成 9 个分册,书名也改为《现代体部磁共振诊断学》,按既定目标,做到了广度和深度的结合。在内容上,文字数和病例数量均大幅增加,且图片、病例全部更新。在扩容的同时,我们也十分注重质量和深度的提升,期望做到集先进性、科学性、系统性和实用性于一体。在内容上,我们仍然坚持以常见病和多发病为重点,临床、病理与影像紧密结合;对疑难病例、不典型表现和罕少见病例也尽可能涉及,均配有一定数量的病例图片。本书不失为一部重要的参考书和工具书,希望能对临床工作者有所帮助。

学术的发展永无止境,新的技术不断涌现和成熟。本书对 AI、波谱、功能代谢和分子影像学等领域的发展及潜能也做了一些探讨。但这些领域仍存在不少难题,希望有志同道共同努力,一起深入研究。

最后,衷心感谢复旦大学附属中山医院院长、著名肝外科专家樊嘉院士为本书作序,这对编者是巨大的鼓励! 感谢所有分册的主编、副主编和编写人员的辛勤劳动及认真负责的精神! 感谢复旦大学出版社的大力支持,感谢《体部磁共振成像》读者的热忱和支持。实践是检验真理的标准,读者的意见是最宝贵的,望不吝赐教,以便今后再版时修正和提高。

周康荣　严福华　刘士远
2021 年 11 月

肝胆胰脾疾病的病种繁杂，影像解读往往非常困难，临床上常出现征象相似、难以分辨的情况。磁共振成像的优势在于软组织分辨率高、多参数成像、可进行功能和代谢成像等，增强了细节显示能力，可提供更加全面和准确的信息，为临床决策提供关键的依据，在很多临床场景中显示出了不可替代的作用。

本书有幸邀请到国内该领域经验丰富的中青年专家担任编委，在广泛参阅国内外腹部放射学领域的最新专著及研究成果的基础上，结合多年的临床实践经验凝集而成。本书详细介绍了各种常用磁共振成像技术的原理、技术要点及适应证，以指导读者在临床工作中选择合适的方法，优化检查流程。对常见病、多发病的磁共振表现进行了归纳分析，对罕见病、少见病也在参考相关文献的基础上描述其影像学表现，旨在启迪分析思路。在撰写过程中遵循普及与提高相结合的原则，尽可能使每个章节的内容系统、全面、实用，帮助读者掌握磁共振成像在肝胆胰脾疾病诊断中的基本知识和技能，也可以激发读者对磁共振成像在疾病诊断中的创新应用和发展前景的兴趣和思考。

本书全面详细地阐述了肝胆胰脾疾病的组织病理、临床表现和影像特征，涵盖了各种常见和少见的疾病的磁共振成像诊断，包括良性、恶性肿瘤、炎症、先天性异常、外伤、血管病变等，涉及解剖、生理、病理、临床、治疗后评估等多方面的知识，为读者提供了一个全面而深入的视角。从鉴别诊断的角度简明扼要的总结分析疾病特点，期望对日常工作中遇到的疑难病例诊断有所帮助。另外，随着微创治疗和靶向、免疫治疗的发展，对治疗后疗效评估提出了新的要求，因此本书也专门介绍了疾病治疗后的磁共振表现，有助于增强读者对疾病诊疗过程的全面了解。

本书的配图非常精美，是全体编者在长期临床实践经验积累的基础上，将典型病例和罕见病例进行归类整理后加以呈现，使理论与实践互相引证、融为一体。承蒙全体编者不辞辛苦地耕耘，把自己的知识积累和临床经验毫无保留地奉献给读者，在此表示深深的谢意。也特别感谢总主编周康荣教授和刘士远教授在本书撰写过程中给予的悉心指导和帮助，令本书增色不少。

本书是一本实用而前沿的磁共振诊断学专著，既适合于从事腹部影像诊断工作的放射科医师及技师，也适合普外科、消化科、肿瘤科等相关临床工作的医师及相关专业的教师、住院医师及研究生作为参考书。

由于编写时间有限,加之我们经验和水平有限,对有些疾病的认识不足,疏漏和错误在所难免,恳请广大读者批评指正。

上海交通大学医学院附属瑞金医院放射科

严福华

目录

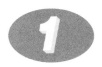

肝脏 MRI 检查技术

MRI 是肝脏病变的重要检查方法,因组织分辨率高、多参数、多序列成像能客观反映病灶内部的组织成分特征,动态增强扫描可以显示病灶的血供,在肝脏疾病诊治中发挥重要作用。

1.1 常用检查技术

1.1.1 检查前准备

检查前禁食、禁水 4 小时,训练患者平静均匀呼吸和屏气对图像的高效采集和优良质量相当重要,必要时可用腹带捆绑腹部以限制患者的腹式呼吸。一般采用体部柔软阵列线圈或体线圈,取仰卧位,头或足先进,定位线对剑突和正中矢状面,对准线圈横轴中心。

1.1.2 成像平面、成像序列的选择

一般以冠状面图像定位,然后扫描横断面图像,必要时可加扫描矢状位。

1.1.3 常规平扫技术

平扫序列一般包括冠状面 T_2WI 不压脂序列、横断面 T_2WI 结合脂肪抑制序列、横断面 T_1WI 结合同、反相位序列(双回波序列)。

横断面 T_2WI 结合脂肪抑制序列成像是平扫中非常重要的一个序列。大多数肝病变呈现长或稍长 T_2 信号,T_2WI 的主要优势在于凸显肝内病变;结合脂肪抑制,以增加对比,减少腹壁及肝周脂肪的影响。T_2WI 多采用快速自旋回波序列(fast spin echo, FSE),一般是配合呼吸门控,进行呼吸触发信号采集。1.5 T 扫描机因对运动伪影相对不太敏感,宜采用多次激发扫描以提高图像信噪比;3.0 T 扫描机对运动伪影比较敏感,可以采用单次激发模式,扫描速度快、图像运动伪影小,当然由于回波链太长,图像分辨率略低。

横断面 T_1WI 结合同、反相位序列成像,通常采用经典的自旋回波(spin echo, SE)或扰相梯度回波(gradient recalled echo, GRE)序列,T_1WI

同、反相位(in-phase/out-of-phase,IP/OP)利用双回波技术,单次屏气即可覆盖全肝脏范围,IP/OP图像信号分别为水脂信号相加/相减,该序列除提供 T_1WI 信息外,还可以观察局限或弥漫性的肝脂肪变性,显示过量的铁沉积。横断面 T_1WI 结合 Dixon 技术成像可在 T_1WI SE 序列上实现水和脂肪分离成像,每层扫描得到 4 幅 T_1WI,即同相位像(标准 T_1WI)、反相位像、纯水像(脂肪抑制 T_1WI)、纯脂肪像。

1.1.4 常规增强检查技术

临床常规肝脏增强检查使用的对比剂为钆螯合物,如 Gd - DTPA,属于血管外间隙对比剂。通常采用动态增强扫描,分为:①平扫(蒙片);②动脉期,打药后 25～30 秒;③门静脉期,注射药后 70～90 秒;④延迟期,注射药后 3～5 分钟。动态增强肝脏 MRI 检查多采用 2D 或 3D 扰相 GRE T_1WI 序列,能够显示许多肝脏良、恶性病变的特征,与 2D 相比,3D 成像没有层间隔,信噪比提高,覆盖范围更大,缺点是图像 T_1 对比度稍差。

肝脏动态增强检查中准确把握扫描时相至关重要,对比剂自动跟踪与触发扫描技术较经验法更能够准确抓出时相。因为 k 空间中心决定图像对比度,因此,在决策各时相的扫描启动时间点时要考虑填充 k 空间中心的时间,选择的各时相序列启动扫描时间点要保证目标时相的时间点与填充 k 空间中心的时间点相重合。

1.2 肝脏特异性对比剂

目前,应用于临床的肝脏特异性对比剂包括肝细胞摄取和网状内皮系统摄取 2 种。

1.2.1 肝细胞特异性对比剂

MRI 肝细胞特异性对比剂的应用,不仅能和常规细胞外间隙非特异性对比剂一样动态反映病灶的血供特征,而且肝胆特异期的扫描可提供有价值的补充信息,帮助鉴别病灶的性质,也有利于小病灶的检出。经肝细胞吸收、胆道排泄的特性还有助于研究肝功能的储备情况,为肝脏一站式

的形态学检查和功能判断奠定基础。其中,含钆对比剂主要包括 Gd - BOPTA(莫迪司,MultiHance)和 Gd - EOB - DTPA(普美显,Promovist)。

Gd - BOPTA、Gd - EOB - DTPA 的主要生化特性与 Gd - DTPA 相似,T_1 弛豫率提高约 1 倍,增强效率及安全性提高;此两者经肾脏和肝胆双重排泄,同时兼有细胞外对比剂及肝细胞靶向增强功能。Gd - EOB - DTPA 肝细胞摄取率和经胆道排泄率高于 Gd - BOPTA,且胆管强化峰值时间点明显早于 Gd - BOPTA,在肝脏中的应用具有更大优势。

1.2.2 网状内皮细胞系统对比剂

主要指超顺磁性氧化铁(superparamagnetic iron oxide,SPIO)颗粒,以缩短 T_2 弛豫时间为主,产生"黑肝"效应;而不含吞噬细胞或吞噬细胞功能异常的病变组织则不受 SPIO 影响,维持原有信号而成为相对的高信号灶,大大增强了病灶与背景肝的对比,提高肝内病灶的检出率。对于肝细胞癌(hepatocellular carcinoma,HCC),可以根据摄取 SPIO 的多少即信号降低的程度推测肿瘤的分化:信号降低较多者分化较好;信号降低不明显者分化差。须要注意的是,分化良好的肝细胞癌、良性病变如肝细胞腺瘤、血管瘤、分化不良性再生结节也可能出现信号下降。

1.3 功能成像技术

常规 MRI 检查为临床提供了肝脏病变形态学和血供特征,功能磁共振成像可以提供与肝脏疾病病理、生理改变相关的功能信息,这里主要介绍扩散加权成像、弹性成像和定量磁化率成像等。

1.3.1 扩散加权成像

应用单次激发自旋回波平面回波成像(spin-echo-echo planar imaging,SE - EPI)技术,扫描速度非常快,能有效抑制或减弱生理运动伪影,临床可以在自由呼吸下完成检查,无须屏气或结合呼

吸门控。b 值选择：一般根据检查目的不同，可以采用不同的 b 值。常规肝脏弥散加权成像（diffusion weighted imaging，DWI）序列，只需要扫描 2 个 b 值，就可以算出表观弥散系数图（ADC map），对于 1.5 T 成像设备，推荐高 b 值 500～600 s/mm^2；3.0 T 成像设备，推荐 600～800 s/mm^2。有时根据具体情况，还会增加 1 个小 b 值，如 50 s/mm^2，可以保证在信噪比较高的情况下，发现肝内的一些血管流空，便于血管或胆管周围病变的观察。DWI 能显著提高微小肝癌的检出率，从而提高肝癌早期诊断的灵敏度与准确度。其次，DWI 可用于预测肝癌病理分级。DWI 还可用于抗肿瘤治疗的疗效监测与评估。

采用基于非高斯分布的数学模型拟合 DWI 数据，包括双指数模型、拉伸指数模型及弥散峰度模型等，能更准确地描述组织内分子的弥散运动。体素内不相干运动（intravoxel incoherent motion，IVIM）理论认为小 b 值（0～200 s/mm^2）主要反映血流灌注信息，而当 $b > 200$ s/mm^2 时，灌注相关的扩散权重基本忽略不计，主要反映组织内水分子的弥散运动。采用多个 b 值及 IVIM 双指数模型拟合 DWI 数据，可分解出灌注和真实弥散各自的弥散值。因此，IVIM 能克服传统 DWI 弊端，能更加准确地评价多种肝脏疾病。

弥散峰度成像（diffusion kurtosis imaging，DKI）与其他非高斯模型不同，无须假设生物物理腔室的数量，并能量化分子扩散的非高斯特性。正常活体肝脏 DKI 是可行的，目前 DKI 分析在肝脏疾病方面主要用于肝纤维化分级、术前预测肝细胞癌病理分化程度等临床研究。

1.3.2　弹性成像

磁共振弹性成像（magnetic resonance elastography，MRE）通过检测组织在外力作用下产生的质点位移，使用运动敏感梯度获得 MR 相位图像，并计算出组织或器官内各点的弹性系数分布图。该技术能够定量显示肝脏的弹性程度，从而无创检测并评估肝脏纤维化程度。由于肝纤维化、肝炎、胆管炎、门静脉高压等肝脏疾病具有不同的机械特性，MRE 可用于上述疾病的鉴别诊断。不仅

如此，由于肝脏恶性肿瘤的平均剪切弹性明显高于正常肝组织、纤维化的肝组织或肝脏良性肿瘤，MRE 具有鉴别肝脏良、恶性肿瘤的潜力。此外，MRE 有助于非酒精性脂肪性肝炎的早期诊断，且对肝移植后肝实质的早期病变较为敏感。

1.3.3　定量磁化率成像

定量磁化率成像（quantitative susceptibility mapping，QSM）利用一般 MRI 技术中舍弃的相位信息得到局部磁场变化特性，并通过复杂的局部磁场到磁化率的反演计算，得到定量的磁化率图。一般是通过梯度回波（gradient echo，GRE）来获取磁共振数据，而重建过程主要可以分为相位图的初始处理、背景场的去除和磁化率反演 3 个部分。通过考虑脂肪对测量信号相位的贡献并采用屏气扫描，QSM 可被应用于肝脏铁含量的定量，但肝脏 QSM 的应用仍面临诸多挑战，技术仍需进一步改进提高。

1.4　MR 引导下介入治疗

MR 引导下介入治疗尽管操作时间稍长，局麻患者需要呼吸配合和忍受磁场噪声，但其拥有极高的软组织分辨率，清晰定位、判断残留/复发病灶（发现术前超声和 CT 未检出的小肝癌），无穿刺针伪影，任意层面成像，尤其是无须增强就可在 T_1WI 上准确捕捉消融灶信息，可同时满足理想消融的三方面（定位、监控和评价）技术要求，尤其对于复发和残留病灶的诊治具有较大的临床意义。术后 T_1WI 精确消融范围显示存在滞后性，建议消融后 3～5 分钟扫描，此时周围正常肝脏充血带明显，消融边界显示清晰。高场 MR 导向的核心优势在于对复发/残留的定位和消融治疗后坏死范围的精确评价，"靶征"是局部病灶凝固性坏死的重要影像证据。

1.5　MR 分子影像

MR 分子影像学的内容包括分子探针和分子成像，合成的分子探针可与选定的靶点特异性结

合,并通过 MRI 将特定信息表现出来。MR 分子成像内容包括细胞标记 MRI 和肿瘤特异性 MR 分子成像。细胞标记 MRI 最常用于干细胞、祖细胞或巨噬细胞的研究,多使用 SPIO 类对比剂,也可使用 Gd³⁺ 类对比剂进行细胞标记和显像。肿瘤特异性 MR 分子成像可促进癌症非侵入性检测、特征描述、图像引导干预和精确药物疗效评估。肿瘤标记的非侵入性敏感成像对于准确检测癌症和肿瘤侵袭特征至关重要。肝癌早期易发生转移、治疗后易复发,应用分子影像学研究肝癌具有重要意义。临床上常用的肝癌靶点有血管内皮生长因子(vascular endothelial growth factor,VEGF)、甲胎蛋白及新型靶点 CD147 等,已有研究利用肿瘤高表达的上述蛋白作为靶点进行靶向成像。

(李若坤　严福华)

参考文献

[1] HARADA T, KUDO K, FUJIMA N, et al. Quantitative susceptibility mapping: basic methods and clinical applications[J]. Radiographics, 2022, 42(4): 1161 - 1176.

[2] PETITCLERC L, SEBASTIANI G, GILBERT G, et al. Liver fibrosis: review of current imaging and MRI quantification techniques[J]. J Magn Reson Imag, 2017, 45(5): 1276 - 1295.

[3] SHAH B, ANDERSON SW, SCALERA J, et al. Quantitative MR imaging: physical principles and sequence design in abdominal imaging[J]. Radiographics, 2011, 31(3): 867 - 880.

[4] VAN BEERS BE, DAIRE JL, GARTEISER P. New imaging techniques for liver diseases[J]. J Hepatol, 2015, 62(3): 690 - 700.

肝脏 MRI 解剖及先天性发育变异

2.1　肝脏 MRI 解剖

　　肝脏位于右上腹肋区,分为左叶和右叶,右叶占全肝 60% 以上。肝内包括 Glisson 系统和肝静脉系统,Glisson 系统是肝门静脉、肝动脉、胆管在肝内的分、属支被结缔组织纤维鞘包绕形成的三联管道系统。肝动脉和门静脉在 Glisson 鞘内经第一肝门进入肝脏,逐级分支至肝腺泡内,再由肝腺泡边缘肝小静脉(即中央静脉)汇合成较大的肝静脉分支,最后汇合成的肝静脉主干,进入下腔静脉。肝动脉是肝脏的营养血管,内含丰富的氧和营养物质,供给肝脏的物质代谢,其血流量占肝全部血流量的 20%~30%,压力较门静脉高 30~40 倍。门静脉是肝的功能血管,其血量占肝血供的 70%~80%,压力较低,其血液富含来自消化道及胰腺的营养物质,当流经窦状隙时,即被肝细胞吸收,再经肝细胞加工,一部分排入血液供机体利用,其余暂时贮存在肝细胞内,以备需要时利用。

　　肝的功能解剖概念最初由 Cantlie 于 1898 年提出。国内吴孟超等在 20 世纪 50 年代时亦进行了肝脏的解剖学研究,提出了"5 叶 4 段"肝脏分叶法。1954 年 Couinaud 提出了较为完备的功能

解剖分段方法,以 Glisson 系统分布为主要依据,以肝静脉及门静脉左、右支为切面,将肝脏分为 5 叶 8 段,各段均有 Glisson 系统的一个分支供血,并引流胆汁,而位于各段之间的肝静脉则引流相邻肝段的回血,每一个段可视为肝的功能解剖单位。目前,Couinaud 肝段划分方法仍是指导肝切除术规划、实行的重要理论基础(图 2-1)。

　　肝脏 MRI 检查时,可在下述 4 个层面上明确识别 3 支肝静脉和门静脉左、右支,据此可在 MRI 上明确区分各个肝段,其他扫描层面则可参照与这 4 个层面的关系进行定位:①最头端的层面,为 3 支主肝静脉和下腔静脉汇合的层面;②肝门静脉左支层面;③肝门静脉右支层面;④最尾端的层面,为肝门静脉主干和胆囊水平的层面。

　　肝静脉层面:肝左静脉左侧为 Ⅱ 段,右侧为 Ⅳ 段;肝中静脉左侧为 Ⅳ 段,右侧为 Ⅴ、Ⅷ 段;肝右静脉左侧为 Ⅴ、Ⅷ 段,右侧为 Ⅵ、Ⅶ 段。

　　门静脉层面:门静脉的各个主要分支构成了各个肝段的中心,右前支为肝右叶前段的中心;右后支为肝右叶后段的中心。门静脉左支的升部走行于节间裂,为左外侧叶(Ⅱ,Ⅲ 段)和左内叶(Ⅳ 段)的分界。门静脉左支层面为左半肝上、下部分

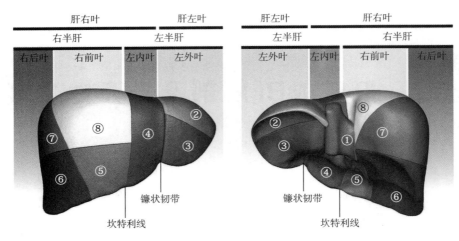

图 2-1 肝脏分段

注：①尾状叶；②左外叶上段；③左外叶下段；④左内叶；⑤右前叶下段；⑥右后叶下段；⑦右后叶上段；⑧右前叶上段。

的分界平面，相当于Ⅱ、Ⅲ段及Ⅳa、Ⅳb亚段的分界面。

Gd-DTPA增强动脉早期、门静脉期、延迟期可以分别清晰显示肝动脉、门静脉及肝静脉解剖及变异情况。

2.2 肝实质先天性发育变异

肝形态变异源于肝叶的先天性发育异常，为胚胎时期的门静脉、肝动脉和肝内胆管的分化异常，导致肝在胚胎期受血供影响而发育异常，产生形态学变异，主要包括以下类型。

（1）獭尾肝

见于约5%的成人。肝外缘向左后方延长，跨越腋中线，与正常左外叶血管/胆管相连，左叶间裂位于椎体右缘右侧（图2-2）。

（2）利德尔叶（Riedel's lobe）

肝的右下部向下如舌状突出生长的舌叶，重者可呈哑铃状（图2-3）；多见于体型瘦的女性。右叶向下达髂嵴水平，右肾受压下移，肝功能正常。

（3）网膜粗隆

左叶向后的突起，与左外叶相连。

（4）乳头状突

尾状叶向前内方突起（图2-4），常被误认为肿大的淋巴结。

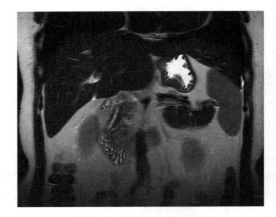

图 2-2 獭尾肝影像表现

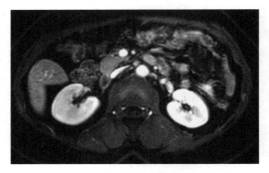

图 2-3 利德尔肝叶影像表现

（5）肝发育不良/不全

表现为肝叶缩小或缺如（图2-5）。肝左叶缺如，常伴副肝叶和尾叶肥大。

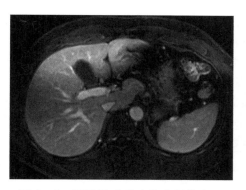

图 2-4　肝脏尾叶乳头状突影像表现

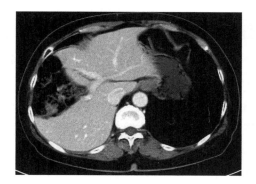

图 2-5　肝中叶发育不全影像表现

（6）位置反转

通常伴有全内脏转位（图 2-6），常伴有心血管、呼吸系统先天异常。

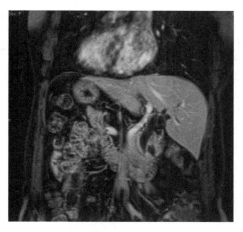

图 2-6　肝脏位置翻转影像表现

（7）肝副裂

也称咳纹肝，女性多见；由慢性咳嗽膈肌紧勒

肝脏所致。

（8）异位肝

罕见；可能为肝副叶血管蒂退化，成为与肝脏本身无联系的异位组织。常见于胆囊壁、肝韧带、脐部或胸腔。

2.3　肝血管解剖及发育变异

2.3.1　肝动脉

肝动脉由腹腔干发出肝总动脉，先后发出胃十二指肠动脉、右胃动脉后，主干称肝固有动脉，然后形成肝左动脉和肝右动脉分支滋养左、右半肝。肝动脉解剖存在一定的变异，以 Michels 分型较为常用，Michels 将变异肝动脉分为替代肝动脉和副肝动脉两大类，共 10 种类型，以 Ⅱ 型和 Ⅲ 型最为常见（表 2-1）。

表 2-1　肝动脉 Michels 解剖分型

分型	描述
Ⅰ 型	正常型
Ⅱ 型	替代肝左动脉起自胃左动脉
Ⅲ 型	替代肝右动脉起自肠系膜上动脉
Ⅳ 型	Ⅱ ＋ Ⅲ 型
Ⅴ 型	副肝左动脉起自胃左动脉
Ⅵ 型	副肝右动脉起自肠系膜上动脉
Ⅶ 型	Ⅴ ＋ Ⅵ 型
Ⅷ 型	Ⅱ ＋ Ⅵ / Ⅲ ＋ Ⅴ 型
Ⅸ 型	肝总动脉起自肠系膜上动脉
Ⅹ 型	肝总动脉起自胃左动脉

2.3.2　门静脉

门静脉由脾静脉和肠系膜上静脉在胰颈后方汇合而成，于胆总管和肝动脉后方上行至肝门处，分支形成门静脉左支和右支与肝动脉伴行入肝。门静脉左支进入脐裂隙滋养左半肝。门静脉右支的主干相对较短，在入肝前分支为右前支和右后支，滋养右前肝叶和右后肝叶。门静脉解剖变异主要见于门静脉右支，常见门静脉右支主干的缺失及门静脉右前支来自左支。门静脉变异发生率较高,达 13.1%～33.3%。根据 Akgul和 Couinaud 分型标准,主要分为以下 5 种类型(表 2-2)。

表 2-2 门静脉 Akgul 和 Couinaud 分型

分型	描　述
Ⅰ型	门脉主干在肝门处分为左支和右支,右支再分为右前支和右后支
Ⅱ型	门脉主干呈三叉状分为门脉左支、右前支和右后支
Ⅲ型	门静脉主干先发出右后支,继续向右上行分为右前支和左支
Ⅳ型	门静脉主干先发出右后支,左支起自右前支
其他	包括门脉左支水平段缺如及门脉右支缺如

2.3.3 肝静脉

肝静脉是肝血流回流至下腔静脉的主要通道,主要包括肝右静脉、肝中静脉、肝左静脉。肝右静脉相对较长、较粗,走行于右叶间裂内,主要引流肝Ⅵ段、Ⅶ段及部分Ⅴ段、Ⅷ段。肝中静脉位于正中裂内,主要引流左内叶、右前叶,右后叶下段。肝左静脉与肝左叶间裂成锐角交叉走行,主要引流Ⅱ段和Ⅲ段及部分Ⅳ段。根据肝静脉汇入类型可分为 2 类:Ⅰ型,肝右静脉单独汇入下腔静脉,肝左静脉和肝中静脉合并后汇入下腔静脉;Ⅱ型,肝右静脉、肝中静脉、肝左静脉单独汇入下腔静脉。

有时可见到副肝静脉,通常有多支,直接开口于下腔静脉左前壁和右前壁,开口于左前壁者主要收集左侧尾状叶的静脉血液,开口于右前壁者主要收集右侧尾状叶和肝右后叶脏面的静脉血液;肝右后叶脏面的副肝静脉中,经常有 1～2 条比较粗大的静脉,称右后下肝静脉,位置较为浅表,向内上方靠近门静脉右支后方走行,开口于下腔静脉远端右前壁,主要收集Ⅴ段和Ⅵ段的静脉血液。

根据 Nakamura 分型标准,肝静脉主要分为以下 3 种类型(表 2-3)。

表 2-3 肝静脉 Nakamura 分型

分型	描　述
Ⅰ型	肝右静脉粗大,引流肝外侧部和旁正中外侧部(Ⅴ～Ⅷ段),肝中静脉引流旁正中腹侧或内侧(Ⅳ、Ⅴ和Ⅷ段),伴有小的或不伴右后下肝静脉
Ⅱ型	出现至少 1 支较粗大的右后下肝静脉引流肝脏Ⅵ段,肝右静脉中等大小,引流肝脏Ⅴ、Ⅶ和Ⅷ段
Ⅲ型	肝中静脉粗大,引流Ⅳ、Ⅴ和Ⅷ段;肝右静脉短小,仅引流Ⅷ段;右后下肝静脉粗大,引流Ⅵ段

2.3.4 下腔静脉

下腔静脉变异非常少见,主要包括下腔静脉肝段缺如、双侧下腔静脉、左侧下腔静脉。下腔静脉肝段缺如又称下腔静脉经奇静脉或半奇静脉畸形引流,指下腔静脉肝段缺失,不与肝静脉连接,在这种情况下,肝静脉直接汇入心房,而奇静脉扩张并与半奇静脉连接,两者上行汇入上腔静脉,常合并心脏及内脏器官反位或畸形(图 2-7)。

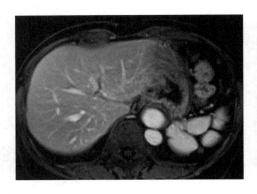
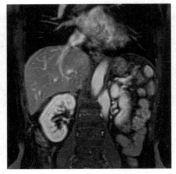

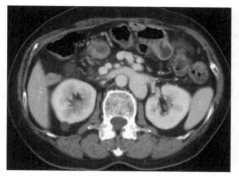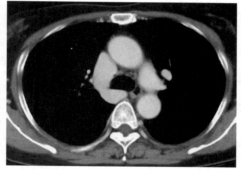

图 2-7　下腔静脉变异影像表现

注：下腔静脉肝段缺如，肝静脉直接汇入右心房，下腔静脉位于腹主动脉左侧，奇静脉显著扩张，汇入上腔静脉。该患者为多脾综合征。

（李若坤　严福华）

参考文献

[1] ALBERS BK，KHANNA G. Vascular anomalies of the pediatric liver[J]. Radiographics，39（3）：842-856.

[2] ELSAYES KM，SHAABAN AM，ROTHAN SM，et al. A comprehensive approach to hepatic vascular disease[J]. Radiographics，2017，37（3）：813-836.

3 肝脏病变的 MRI 征象

3.1 肝脏基本病变 MRI 表现

3.1.1 液体

（1）浆液

T_1WI 呈显著低信号，T_2WI 呈显著高信号，信号强度类似脑脊液（图 3-1）。常见于囊肿、组织完全液化等。

（2）黏液

因其内富含蛋白成分在 T_1WI 呈中等高信号，少数为稍低信号，T_2WI 呈显著高信号，常见于黏液性囊性肿瘤（图 3-2）。

（3）血液

MRI 信号因血流动力学状态而异。自由流动血液可以呈流空信号，见于动静脉瘘、门静脉高压时形成的大的侧支血管（图 3-3A）；肝内门静脉分支血流通畅较缓慢，在 T_2WI 呈高信号，勿认为是扩张胆管（图 3-3B）；相对静止的血流见于海绵状血管瘤，在 T_2WI 呈显著高信号，且随着回波时间延长信号增高更为明显。

（4）脓液

见于细菌性肝脓肿，在 T_1WI 呈稍低信号，T_2WI 呈高信号。脓液内含有细菌、炎症细胞、坏死物质、渗出物等多种成分，非常浓稠，导致水分子弥散受限，在 DWI 呈高信号，ADC 值降低。脓肿壁主要为炎性肉芽组织，无弥散受限（图 3-4）。

（5）胆汁

在 T_1WI 呈稍低信号，T_2WI 呈显著高信号，胆汁内含有胆固醇、胆汁酸、磷脂、无机盐类等成分，

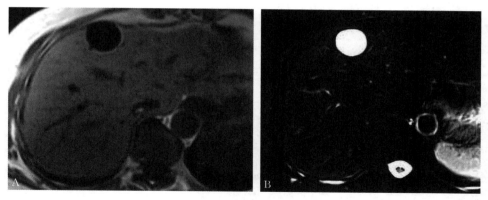

图 3 - 1　肝囊肿影像表现

注：(A)T_1WI 呈显著低信号；(B)T_2WI 呈显著高信号，信号强度类似脑脊液。

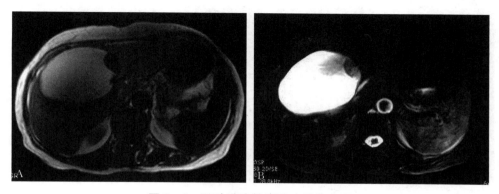

图 3 - 2　肝脏黏液性囊腺瘤影像表现

注：囊液为黏液成分，(A)T_1WI 呈稍高信号；(B)T_2WI 呈显著高信号。附壁结节为实性成分，与肝实质作参照，T_1WI 呈稍低信号，T_2WI 呈稍高信号。

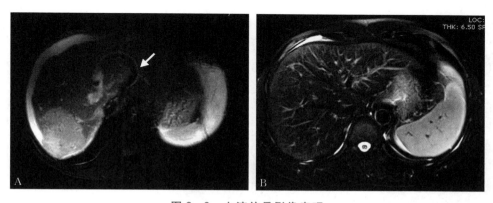

图 3 - 3　血流信号影像表现

注：(A)巴德-吉亚利综合征(Budd-Chiari syndrome, BCS, 又称布-加综合征)，肝内侧支形成，呈流空信号(箭)；S7 段见实性病灶，呈中等高信号，手术病理证实为肝细胞癌。(B)肝内门脉分支血流缓慢，在 T_2WI 呈高信号。

易于沉积在重力依赖层面,通过调节窗宽窗位可以显示其内部信号不均匀,在下部可以见到片絮状沉淀,呈分层样(图3-5)。

3.1.2 出血

MRI对出血信号非常敏感,信号改变因血红蛋白转化演变而具有规律(表3-1,图3-6)。

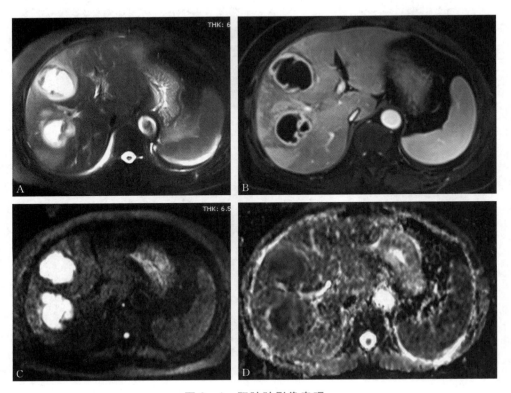

图3-4 肝脓肿影像表现

注:(A)脓液在 T_2WI 呈显著高信号;(B)DWI呈显著高信号;(C)ADC呈低信号;(D)增强扫描无强化。周围的脓肿壁 T_2WI 稍高信号,DWI呈稍高信号,ADC图呈稍高信号,增强扫描明显强化,周围肝组织因炎症充血出现早期显著强化。

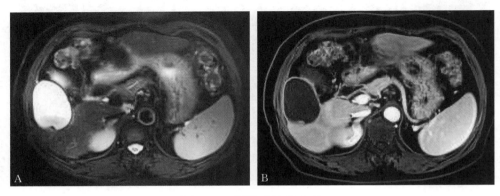

图3-5 胆汁瘤影像表现

注:肝细胞癌手术切除后,(A) T_2WI 术区见厚壁囊性灶,囊液呈分层样改变,下部为沉积的胆汁成分,增强后囊壁强化。(B)是胆管损伤所致。

表 3-1　出血信号演变规律

项　目	时　相	成　分	T$_1$WI	T$_2$WI
超急性期	<24 小时	细胞内氧合血红蛋白	稍低	高
急性期	1~3 天	细胞内脱氧血红蛋白	低	低
亚急性早期	3~7 天	细胞内正铁血红蛋白	高	低
亚急性晚期	1 周~1 个月	细胞外正铁血红蛋白	高	高
慢性期	1 个月~数年	含铁血红素和铁蛋白	极低	极低

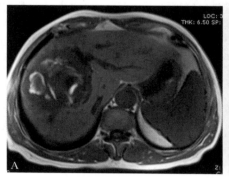
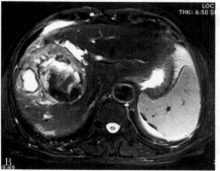

图 3-6　肝细胞癌影像表现

注:肿瘤内部信号不均匀,实性成分在 T$_1$WI(A)呈稍低信号,T$_2$WI(B)呈稍高信号,内部见斑片状出血,亚急性出血在 T$_1$WI 和 T$_2$WI 均呈高信号,陈旧性出血在 T$_1$WI 和 T$_2$WI 均呈低信号。

3.1.3　坏死

　　分为液化性坏死、凝固性坏死及干酪性坏死。液化性坏死在 T$_1$WI 呈低信号,T$_2$WI 呈高信号,见于肿瘤自发性坏死、肝细胞癌分子靶向(索拉菲尼、仑伐替尼等)或免疫检查点抑制剂治疗后。凝固性坏死内部水分子含量减少,在 T$_1$WI 呈高信号,T$_2$WI 呈低信号,见于肝动脉灌注化疗栓塞(transcatheter arterial chemoembolization,TACE)术后、射频消融术后等(图 3-7)。干酪性坏死非常少见,主要见于结核,MR 表现与凝固性坏死相似。

3.1.4　钙化

　　典型钙化在 T$_1$WI 和 T$_2$WI 均呈低信号,但呈这种典型表现者很少。钙物质类型多样,包括磷酸三钙、氢氧化钙、草酸钙、二水硫酸钙、二水磷酸氢钙,钙盐晶体表面结构不同,粗糙表面或者不规则形态更容易黏附水分子,结合状态水分子运动频率减低,在 T$_1$WI 呈高信号,在 T$_2$WI 可呈等或低信号(图 3-8)。

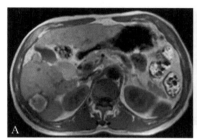
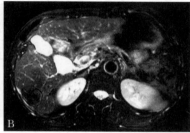
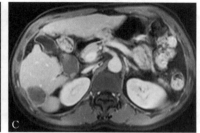

图 3-7　肝细胞癌射频消融术后影像表现

注:术区为凝固性坏死,T$_1$WI(A)呈高信号,T$_2$WI(B)呈低信号,增强扫描坏死区无强化(C)。

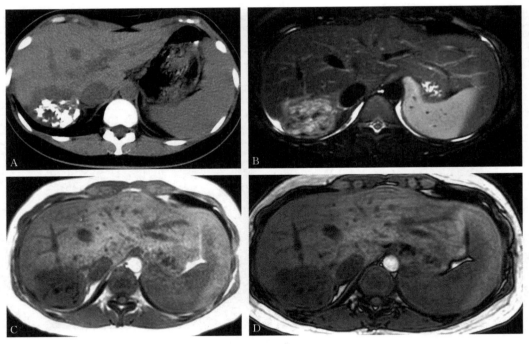

图 3 - 8 钙化信号影像表现

注：(A)CT 平扫显示肝脏 S7 段占位,内含高密度的钙化成分;(B~D)MRI 对钙化成分不敏感,所显示的钙化区域少于 CT,在 T_1WI 和 T_2WI 均呈低信号。

3.1.5 脂肪

主要包括脂肪变性和脂肪组织,前者包括脂肪肝、透明细胞型肝细胞癌、早期小肝细胞癌、肝细胞腺瘤等,后者包括血管平滑肌脂肪瘤、脂肪瘤等。脂肪在 T_1WI 呈高信号,T_2WI 呈高信号,在抑脂序列呈低信号。T_1WI 化学位移成像对微量脂肪更为敏感,表现为反相位信号减低。化学位移成像还可以鉴别两种脂肪类型,脂肪变性在 T_1WI 反相位呈均匀衰减(图 3 - 9),而脂肪组织表现为周边信号衰减(图 3 - 10)。

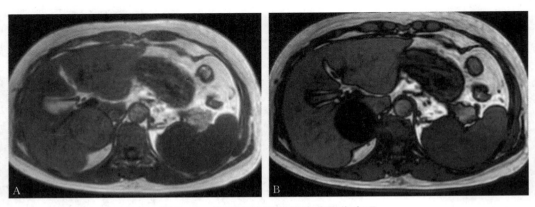

图 3 - 9 透明细胞型肝细胞癌影像表现

注：肝脏 S6 段 HCC,在 T_1WI 正相位(A)呈高信号,反相位(B)呈均匀信号衰减。

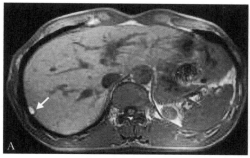
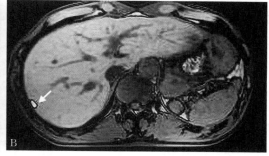

图 3 - 10　肝脏脂肪瘤影像表现

注:肝脏 S6 段脂肪瘤,在 T_1WI 正相位(A)呈高信号,反相位(B)仅周边区域信号衰减(箭)。

3.1.6　纤维

单纯纤维成分在 T_2WI 呈低信号,T_1WI 呈等或稍低信号,无强化(图 3 - 11),见于血管瘤中心瘢痕、纤维板层型肝细胞癌(fibrolamellar hepatocellular carcinoma,FL - HCC)等。纤维也可与血管等成分伴行,在 T_1WI 呈等或者稍低信号,T_2WI 呈稍低或高信号,增强后延迟强化,这是由于对比剂在纤维间隙滞留,常见于肝脏局灶性结节增生(focal nodular hyperplasia,FNH)、肝硬化、胆管细胞癌、慢性炎症、转移癌等(图 3 - 12)。另外,纤维具有牵拉作用,位于肝脏周边者可伴有肝包膜皱缩。

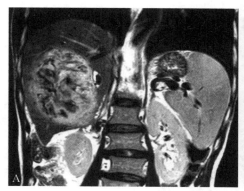
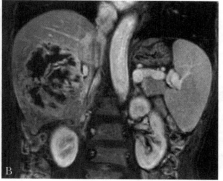

图 3 - 11　纤维板层型肝细胞癌影像表现

注:中心瘢痕为单纯纤维成分,在 T_2WI 呈低信号(A),增强延迟期仍无强化(B)。

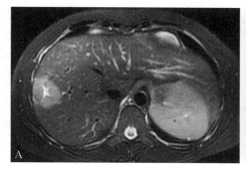
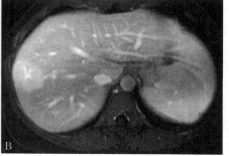

图 3 - 12　肝脏局灶性结节增生影像表现

注:中心瘢痕为纤维和血管成分,在 T_2WI 呈高信号(A),增强延迟期明显强化(B)。

3.1.7 铁沉积

　　肝脏铁沉积可位于肝细胞或者网状内皮系统内,铁是强顺磁性物质,在磁场内会导致质子失相位,表现为 SE T_2WI 或 GRE T_2WI 低信号。肝细胞内铁沉积主要为铁蛋白成分,多表现为肝内局灶性颗粒状低信号,严重时也可以为弥漫性。网状内皮系统铁沉积主要为含铁血黄素成分,多表现为肝实质弥漫性信号减低(图 3 - 13)。

3.2 肝脏病变 MRI 征象

3.2.1 亮灯征

　　表现为 T_2WI 呈显著高信号,且随 TE 时间延长($>$160 ms)信号逐渐增高(图 3 - 14)。主要见于海绵状血管瘤,但需注意富血供肝转移癌、炎症型肝细胞腺瘤等。

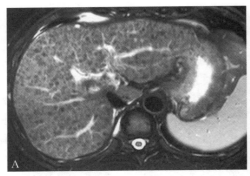
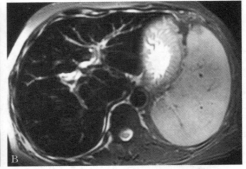

图 3 - 13　铁沉积影像表现

注:(A)肝硬化铁沉积,位于肝细胞内,表现为局灶颗粒状 T_2WI 低信号;(B)肝脏血色素沉着症,铁沉积位于网状内皮系统内,表现为肝实质弥漫性 T_2WI 信号减低。

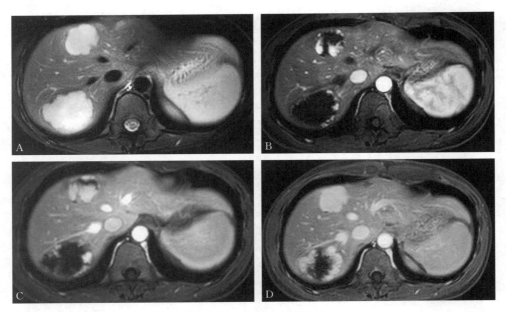

图 3 - 14　亮灯征影像表现

注:海绵状血管瘤。(A)T_2WI 呈显著高信号;(B~D)动态增强后呈向心性持续强化,S4 段病灶完全充填,S7 段病灶充填较缓慢。

3.2.2 繁星征

见于胆道错构瘤,肝内弥漫性分布小囊性灶,与胆管无交通(图 3 – 15)。

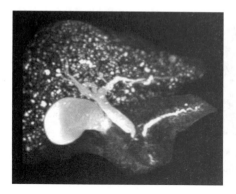

图 3 – 15 繁星征影像表现

注:胆道错构瘤,磁共振胆胰管成像(magnetic resonance cholangiopancreatography, MRCP)示肝内弥漫分布小囊性灶,与胆管无交通。

3.2.3 靶征

在 T_2WI、DWI 表现为周边区域高信号,中心区域低信号,是由于肿瘤周边富含细胞成分,中心区域富含纤维、黏液、囊性变;在 Gd – EOB – DTPA 增强肝胆特异期,周边区域低信号,中心区域相对高信号,是由于对比剂在中心富纤维区域滞留(图 3 – 16)。见于胆管细胞癌、转移癌、肝脏上皮样血管内皮瘤、慢性脓肿等。

3.2.4 包膜征

最常见于肝细胞癌和肝细胞腺瘤,其他良性肿瘤如 FNH、血管平滑肌脂肪瘤(angiomyolipoma, AML)等也可以压迫周围肝窦、扩张静脉引流形成环形强化,称为假包膜。影像学无法区分真包膜和假包膜。转移癌、胆管细胞癌等不会形成包膜(图 3 – 17)。

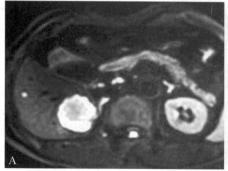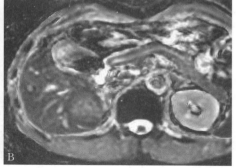

图 3 – 16 靶征影像表现

注:结直肠癌肝转移,(A)DWI 示外周区域显著高信号,(B)ADC 值减低,而中心区域呈相对低信号,ADC 值升高。

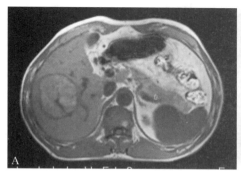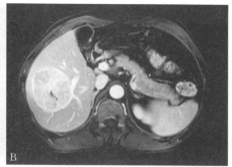

图 3 – 17 包膜征影像表现

注:肝细胞癌,(A)T_1WI 肿瘤周边见环形低信号;(B)增强延迟期明显强化,是由于包膜内富含纤维成分致对比剂滞留。

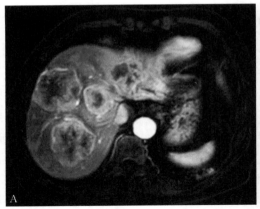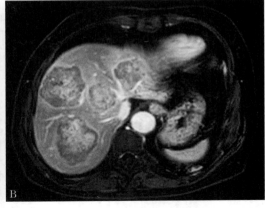

图 3-18　周边廓清征影像表现

注:结直肠癌肝转移,(A)增强动脉期病灶周边显著强化,中心强化不明显;(B)延迟期周边区域对比剂廓清呈低信号,中心区域延迟强化呈高信号。

3.2.5　周边廓清征

增强早期周边显著强化,中心强化不明显,延迟期周边强化区域对比剂廓清呈低信号,中心区域延迟强化呈高信号,是由于病灶周边富含细胞成分,中心富含纤维成分(图 3-18)。主要见于转移癌、胆管细胞癌、混合型肝癌等。

3.2.6　中心点征

Caroli 病的典型征象,与肝内扩张胆管旁伴行门静脉分支有关。MRI 表现为肝内胆管囊性扩张,T_1WI 呈低信号,T_2WI 呈高信号,与肝内胆管相延续,偶可见中央点状低信号。T_1WI 增强扫描可见中心点状强化(图 3-19)。

3.2.7　结中结征

是肝硬化异型增生结节早期癌变的典型征象,外部结节代表高级别异型增生结节,T_1WI 呈等或高信号,T_2WI 呈等或低信号,DWI 呈等信号,无动脉期强化。内部癌变结节则与之相反,T_1WI 呈低信号,T_2WI 呈高信号,DWI 呈高信号,动脉期明显强化。HCC 本身也可以出现结中结征,代表不同分化程度的肿瘤组织(图 3-20、3-21)。

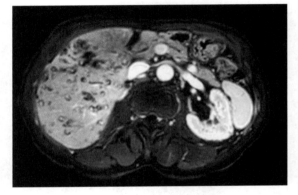

图 3-19　中心点征影像表现

注:Caroli 病。增强门静脉期示肝内胆管明显扩张,其中央见点状强化影,代表门脉细小分支。

3.2.8　中心瘢痕征

是 FNH 的典型表现,FNH 的中央瘢痕由血管、胆管及纤维形成。T_1WI 呈低信号,T_2WI 呈高信号,增强动脉期无强化,Gd-DTPA 延迟期因对比剂滞留而呈高信号。在 Gd-EOB-DTPA 增强肝胆特异期呈低信号(图 3-22)。

3.2.9　包膜皱缩征

主要由于病灶内部含有丰富的纤维成分,纤维收缩可牵拉邻近肝包膜,出现肝轮廓局部变平或凹陷(图 3-23)。常见于胆管细胞癌、转移癌、

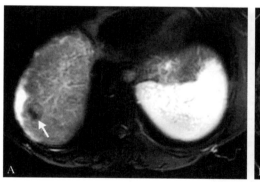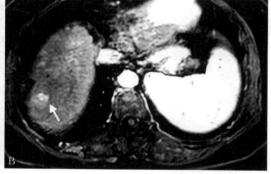

图 3‑20　结中结征影像表现（一）

注：肝硬化异型增生结节早期癌变。（A）异型增生结节 T_2WI 呈低信号（箭）；（B）动脉期无强化，内部癌变结节 T_2WI 呈高信号，动脉期显著强化（箭）。

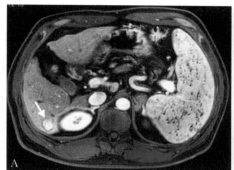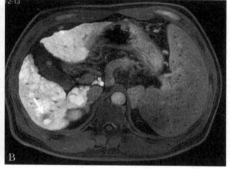

图 3‑21　结中结征影像表现（二）

注：HCC。（A）S6 段病灶动脉期明显强化（箭）；（B）Gd‑EOB‑DTPA 增强肝胆特异期呈结中结改变，高信号区域代表分化程度较好，低信号区域代表分化程度差（箭）。

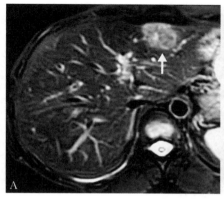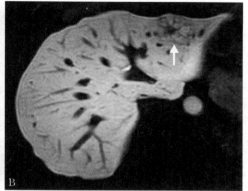

图 3‑22　中心瘢痕征影像表现

注：FNH。（A）中心瘢痕在 T_2WI 呈高信号（箭）；（B）Gd‑EOB‑DTPA 增强肝胆特异期呈低信号（箭）。

肝上皮样血管内皮瘤、慢性炎症、局限性肝萎缩等。

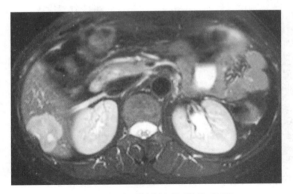

图 3-23　包膜皱缩征影像表现

注:乳腺癌肝转移。肝 S6 段包膜下肿块,邻近肝包膜受牵拉皱缩。

3.2.10　睡莲征

见于肝包虫感染。囊肿子囊的囊壁破裂,漂浮在母囊周边。MRI 表现为 T_2WI 多囊的高信号病灶,部分病灶内有分隔,囊壁内层和外层分离,囊内呈现蜿蜒条带样结构,囊壁可强化(图 3-24)。多个肝叶的包虫囊肿可为蜂窝状表现。

3.2.11　热点征

常见于上腔静脉堵塞,上腔静脉和门静脉之间的分流导致的肝内区域性血流量增加。MRI 表现为肝Ⅳ段早期强化、延迟期呈等信号改变,以及多发的前腹壁静脉扭曲扩张(图 3-25)。

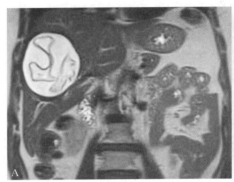
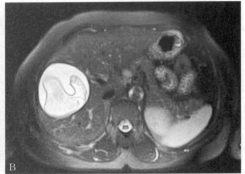

图 3-24　睡莲征影像表现

注:肝包虫病。冠状面(A)及横断面(B)T_2WI 示肝右叶多房囊性病灶,边界清晰,内见分离囊壁,呈"睡莲征"表现,分离的囊壁 T_2WI 呈低信号。

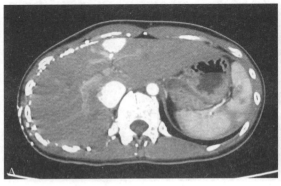
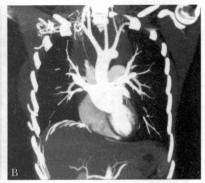

图 3-25　热点征影像表现

注:淋巴瘤。纵隔淋巴结肿大致上腔静脉阻塞。(A)增强 CT 示肝Ⅳ段楔形明显强化区域,前方脐旁静脉、右腹壁皮下增强见多发点状异常强化,为曲张的腹壁静脉侧支形成;(B)冠状面重建示上腔静脉几乎不显影,右侧胸壁静脉及膈静脉曲张。

3.2.12 环礁征

表现为 T_2WI 中央稍低、周围环形高信号,系肿瘤周边血窦扩张所致,增强动脉期明显强化,且持续到门静脉期和延迟期。环礁征(atoll sign)是炎症性肝细胞腺瘤的特异征象,但仅见于1/3的病例。

3.2.13 棒棒糖征

表现为多个较大的不强化或结节状边缘强化的肿块,肝静脉或门静脉行向这些病灶时逐渐变细并终止于这些病灶边缘,形成类似棒棒糖样的外观(图3-26)。棒棒糖征被认为是肝脏上皮样血管内皮瘤的典型表现。需要注意的是,强化的静脉应该终止于病灶边缘或仅仅伸到病灶的强化环内,如果血管穿过病灶或被肿块推移,以及形成

侧支血管等,均不能考虑棒棒糖征。

3.2.14 假肿瘤病灶

镰状韧带裂两侧的肝脏Ⅲ段及Ⅳ段前部低信号(图3-27),这与镰状韧带旁肝局部特殊血供致局部脂肪浸润有关。该区域由 Sappey 下静脉供血,Sappey 下静脉走行于镰状韧带周围,与上、下腹壁静脉吻合,将前腹壁静脉血引流至肝脏,导致局部门脉供血被稀释,门静脉血液内富含营养因子,导致脂肪变。

另外,肝脏除肝动脉及门静脉血液供应外,尚有解剖变异的血管供血导致局部肝脏高灌注异常,在动脉期表现为肝包膜下呈楔形强化的区域,门静脉期和延迟期变为等信号,多发生在胆囊窝、Ⅳ段及肝包膜下区域等特定部位。第三血供指局部肝实质由一些迷走引流静脉供血,如副胆囊静

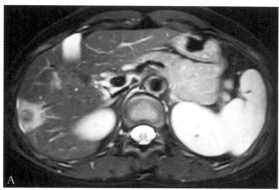
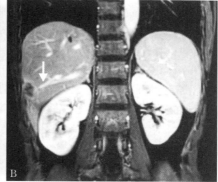

图3-26　棒棒糖征影像表现

注:上皮样血管内皮瘤。肝Ⅵ段不规则结节,(A)T_2WI 病变周围高信号(代表活性肿瘤成分),中心低信号(代表坏死、纤维化);(B)增强门静脉期见病变呈环形强化,病变周围见肝静脉走行,于病灶边缘截断,未见血管穿入病灶内部(箭)。

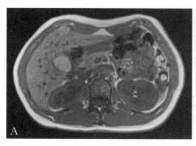
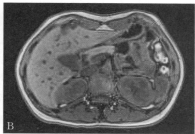
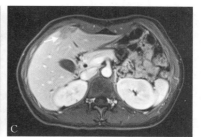

图3-27　镰状韧带旁假肿瘤病灶影像表现

注:镰状韧带裂两侧的肝脏Ⅲ段及Ⅳ段前部楔形低信号区(A),T_1WI 反相位信号减低(B),增强延迟期呈低信号(C)(箭),内见血管分支穿行,代表局灶脂肪变,勿认为是肿瘤。

脉、迷走胃右静脉、肝包膜静脉等。这些静脉引流进入肝血窦,构成"第三肝流入道"。这些异位引流静脉不经过门静脉系统回流进入肝血窦,而直接经体静脉系统进入肝血窦,增强扫描动脉晚期这些引流静脉肝内含对比剂的血液进入肝血窦均较门静脉早,从而出现相应区域的肝生理性灌注异常。

3.3 肝脏病变 MRI 鉴别思路

正常肝实质在 T_1WI 较脾脏稍高,在 T_2WI 则低于脾脏,这是因为肝细胞内富含蛋白成分和粗面内质网结构。正常肝脏 T_1 值及 T_2 值因场强而异。在 0.5 T 场强下,肝脏 T_1 值、T_2 值分别为 $327\sim518\,ms$ 和 $55\sim62\,ms$;在 1.5 T 场强下,分别为 $547\sim568\,ms$ 和 $51\sim56\,ms$;在 3.0 T 场强下,分别为 $809\,ms$ 和 $45\sim50\,ms$。肝脏局灶性病变在 T_1WI 多呈等或低信号,在 T_2WI 呈高信号,缺少特异性,但 T_2WI 显著高信号主要见于囊肿、血管瘤、囊性转移癌、囊腺癌等。少数情况下病灶在 T_1WI 呈高信号,在 T_2WI 呈低信号。

T_1WI 高信号主要见于以下情况:①脂肪,可见于肝细胞癌、肝腺瘤、血管平滑肌脂肪瘤、脂肪瘤、局灶性脂肪肝等;②出血(主要是亚急性期出血),可见于肝细胞癌、肉瘤、转移瘤、腺瘤、创伤等;③高蛋白物质,主要见于囊腺瘤、囊腺癌;④黑色素,见于黑色素瘤肝转移;⑤铜,又可分为单价铜和二价铜,前者几乎不会对信号产生影响,后者含有不成对电子,为顺磁性物质,可以同时减低 T_1 和 T_2 值,导致 T_1WI 高信号、T_2WI 低信号,可见于肝豆状核变性;⑥肝铁沉积;⑦肝水肿。后两者是因肝脏弥漫性信号降低致病灶呈相对高信号,见于血色素沉着症、重型肝炎、心力衰竭等。

T_2WI 低信号主要见于以下情况:①出血(主要是急性期、亚急性早期和慢性期);②铁,通常为三价铁,见于肝硬化结节等;③铜;④大分子物质;⑤平滑肌,是由于肌动蛋白、肌球蛋白、胶原纤维具有短 T_2 效应,在肝血管平滑肌脂肪瘤及平滑肌瘤中可以见到;⑥纤维化,见于纤维板层型肝癌、胆管细胞癌、转移性腺癌、肿瘤治疗后等;⑦黑色素,黑色素瘤肝转移在 T_2WI 多为高信号,但黑色素浓度过高时也会呈低信号;⑧凝固性坏死,见于炎性假瘤、肿瘤射频术后;⑨钙化,见于陈旧性肉芽肿、包虫囊肿、纤维板层型肝癌、转移性黏液腺癌等。

动态增强是肝脏病变最重要的影像学方法。根据动脉期强化程度,肝脏局灶性病变可分为富血供和乏血供两大类,前者强化程度高于背景肝实质,主要见于 HCC、血管肉瘤、血管瘤、局灶性结节增生、肝腺瘤、血管平滑肌脂肪瘤、早期脓肿等,后者强化程度低于背景肝实质,主要见于胆管细胞癌、转移癌、肉瘤、慢性炎症等。Gd‐EOB‐DTPA 增强还可以获得肝胆特异期图像,肝胆特异期低信号最常见于 HCC,但其他间叶源性肿瘤、转移癌等也呈低信号,肝胆特异期高信号常见于 FNH、高分化 HCC 等。

最后要强调的是,紧密结合临床病史是准确诊断的前提,如在肝硬化背景下,主要围绕 HCC 与良性肝硬化结节、胆管细胞癌、混合型肝癌等进行鉴别,而转移癌则几乎不会发生于硬化肝。对于不典型 HCC,结合甲胎蛋白(α-fetoprotein,AFP)、异常凝血酶原水平等可以进一步提升诊断的准确性。

(李若坤　严福华)

参考文献

[1] CHOI JY, LEE JM, SIRLIN CB. CT and MR imaging diagnosis and staging of hepatocellular carcinoma: part I. Development, growth, and spread: key pathologic and imaging aspects[J]. Radiology, 2014, 272(3): 635-654.

[2] CHOI JY, LEE JM, SIRLIN CB. CT and MR imaging diagnosis and staging of hepatocellular carcinoma: part Ⅱ. Extracellular agents, hepatobiliary agents, and ancillary imaging features[J]. Radiology, 2014, 273(1): 30-50.

[3] ELSAYES KM, MENIAS CO, MORSHID AI, et al. Spectrum of pitfalls, pseudolesions, and misdiagnoses in noncirrhotic liver [J]. Am J Roentgenol, 2018, 211(1): 97-108.

[4] VILGRAIN V, LAGADEC M, RONOT M. Pitfalls in liver imaging[J]. Radiology, 2016, 278(1): 34-51.

4 肝脏恶性肿瘤

4.1 肝细胞癌

4.1.1 概述

    肝细胞癌是最常见的肝脏原发性恶性肿瘤，位居全球恶性肿瘤发病率第 6 位、死亡原因第 3 位。2018 年全球癌症统计数据显示，我国 HCC 的发病人数和死亡人数仍占全球的 50％以上。约 80％的病例伴有肝硬化或慢性病毒性肝炎，其他高危因素包括非酒精性脂肪肝（nonalcoholic fatty liver，NAFL）、酗酒、吸烟、肥胖、糖尿病、遗传性血色素沉着症、黄曲霉毒素暴露及家族史。HCC 预后极差，进展期 HCC 5 年生存率在 12％以下，而小肝癌 5 年生存率可达 50％～60％。

4.1.2 病理

    （1）癌前病变

    1）异型增生灶（dysplastic foci，DF）：这一概念首先出现于 1995 年世界胃肠病学会国际工作组发布的"肝脏结节性病变相关术语"的国际共识中，指直径＜1 mm 的小灶性肝细胞异型增生（liver cell dysplasia，LCD），因而影像学或肉眼难以识别。DF 常为多发病灶，多在慢性肝炎，特别是肝硬化背景下出现。LCD 首先由英国病理学家 Anthony 于 1973 年描述，并提出 LCD 是肝细胞癌的癌前病变。日本学者 Watanabe 等（1983年）又将其进一步分为大细胞异型增生和小细胞异型增生两类，现统称为小细胞变（small cell change）和大细胞变（large cell change）。DF 可以是以小细胞变为主，或以大细胞变为主。

小细胞变：肝细胞体积减小，核质比增大，细胞质呈嗜碱性；细胞核轻度多形性和异型性，染色稍深，呈细胞核拥挤的表象，可出现多核为主要特征的 LCD。小细胞变的增殖活性高于周边肝组织，类似于早期肝细胞癌的表现。一般认为，以小细胞变为主并呈膨胀性生长的 DF 癌变风险增大。

大细胞变：肝细胞及细胞核同比例增大，因而核质比基本正常；细胞密度无明显增加，胞质染色正常；核膜增厚，皱缩，细胞核多形性，常见核深染、多核现象等为主要特征的肝细胞异型增生。

2）异型增生结节（dysplastic nodule，DN）：是大小、色泽、质地及在切面上膨出等形态特点均不同于周边肝组织的一种结节状病变，既往称之为腺瘤样增生（adenomatous hyperplasia），主要发生于慢性乙型/丙型病毒性肝炎感染相关的慢性肝炎或肝硬化，也可发生于酒精性肝硬化等慢性肝损伤。根据病灶内肝细胞异型程度的差异，分为低级别异型增生结节（low-grade dysplastic nodule，LGDN）和高级别异型增生结节（high-grade dysplastic nodule，HGDN），两者的共性表现是均具有克隆性细胞群体增殖的特征，包括肝细胞内铁和铜的蓄积、肝细胞脂肪变性和透明变性、细胞嗜酸性变等，而这些改变不存在于周围背景肝组织内。

肝脏肿瘤国际共识工作组（International Consensus Group for Hepatocellular Neoplasia，ICGHN）在 2009 年提出了 DN 的形态学标准。

LGDN：结节边界模糊，但与周边肝硬化组织之间有纤维分隔，且并非真性包膜，细胞改变以大细胞变为主，多无小细胞变，细胞密度轻度增加，排列类型单一，尽管可有大细胞变，但细胞形态和组织结构无明显异型性，无假腺管结构，肝小梁增宽不明显，肝血窦毛细血管化程度轻微，罕见无胆管伴行的孤立动脉。LGDN 具有门静脉供血，从形态学上难以与肝硬化大再生结节（large regenera-tive nodule，LRN）区分，ICGHN 将 LRN 纳入 LGDN 的范畴。

HGDN：结节界限清楚或模糊，无真纤维包膜，细胞形态和组织结构出现尚不足以诊断为肝细胞癌的异型性，细胞密度增大（2 倍于周围肝组织），肝细胞呈不规则小梁状排列，有假腺管结构，肝血窦增宽，小细胞变更为多见，肝细胞透明变性或脂肪变性；结节内可有少量门管区结构，这与肝细胞癌不同，无胆管伴行的孤立性动脉的数量增多；网状支架部分缺失，门管区周边有小胆管反应，提示病变可能不是恶性，无间质浸润（stromal invasion）。

肝硬化背景下的 HCC 生成多经历了肝硬化结节的多步癌变过程：由再生结节（regenerative nodule，RN）、DN、DN 癌变、早期 HCC 到进展期 HCC。HGDN 局灶癌变为 HCC 时可出现结节内结节（nodule in nodule），特别是 HGDN 内出现在影像学和大体肉眼上可以识别的高分化微小癌结节，可有间质浸润（stromal invasion），即结节内门管区和纤维间隔有肿瘤细胞侵犯，结节呈膨胀性生长，并逐渐替代周边异型增生的肝组织。小肝癌（small HCC，sHCC）的定义国内外有所差别，国内以 3 cm 为标准，国外多以 2 cm 为标准。小肝癌又分为早期小肝癌（early sHCC）和进展期小肝癌（progressed sHCC）两种类型。早期小肝癌为癌变的初始阶段，呈替代性生长，边界不清，大体上仍较好地保留了肝脏结构；含有小的肿瘤细胞、不规则排列、薄的小梁及假腺体结构，细胞密度至少是邻近组织的 2 倍，常有脂肪变性，不成对小动脉数量较少，肝窦毛细血管化少见，常有间质侵犯。早期小肝癌已经获得了血管侵犯和转移的能力，呈侵袭性生长，局部肝脏结构破坏，常有包膜，80％为高分化，20％为中、高分化，镜下门脉管道结构消失，新生不成对小动脉数量丰富，肝窦毛细血管化区域扩大,27%的病例有门脉分支侵犯,10%有肝内微转移。

（2）大体病理

1）Eggel 分型:由 Eggel(1901 年)提出,将 HCC 分为 3 种类型:①结节型,直径<10 cm;②巨块型,直径>10 cm;③弥漫型,大小不一的癌结节全肝弥漫性分布。

2）Kanai 分型:Kanai 等于 1987 年提出将结节型 HCC 分为 3 型。Ⅰ型:单结节型;Ⅱ型:单结节型伴结节外生长;Ⅲ型:融合多结节型。Ⅰ型 HCC 的癌栓形成与肝内转移发生率最低,Ⅱ型 HCC 最高,预后也最差。

3）Kojiro 分型:由 Kojiro 和 Nakashima 于 1987 年提出。该分类借鉴了 Okuda 1984 年大体分类方法,提出了 5 个大型、4 个亚型。浸润型（Ⅰ型）:邻近肝组织内有播散;膨胀型（Ⅱ型）:肿瘤挤压性生长,边界较清楚,又分为单结节型和多结节型;浸润膨胀混合型（Ⅲ型）:又分为单结节混合型和多结节混合型;弥漫型（Ⅳ型）;特殊型（Ⅴ型）:如外生性肝癌。

4）中国分型:由中国肝癌病理研究协作组于 1979 年制订,已列入 1991 年中华人民共和国卫生部医政司颁布的《中国常见恶性肿瘤诊治规范》。该分型将肝癌分为 5 个大型 6 个亚型。①弥漫型:小癌结节弥漫性全肝分布;②巨块型:瘤体直径>10 cm;③块状型:瘤体直径为 5~10 cm,根据肿块数量和形态,又分为单块型、融合块状型、多块型;④结节型:瘤体直径为 3~5 cm,根据结节的数量和形态,又分为单结节型、融合结节型、多结节型;⑤小癌型:瘤体直径≤3 cm。将瘤体直径≤1 cm 的 HCC 称为微小癌。

（3）组织病理

1）组织学类型:

A. 细梁型（thin trabecular type）:是高分化 HCC 的常见组织学类型。癌细胞排列成 1~3 层细胞厚度的梁索状,梁索之间为衬覆内皮细胞的微血管腔,与正常的肝细胞索类似。

B. 粗梁型（thick trabecular type）:为中度分化 HCC 最常见的组织学类型。癌细胞排列成粗大的梁索状或团状,梁索的细胞厚度在 4 层至数十层之间,癌细胞核质比增大,核异型明显,核分裂象增多。

C. 假腺管型（pseudoglandular type）:又称假腺泡型（pseudoacinar type）,有人认为其可能由癌细胞之间的毛细胆管扩张而成,腺管可衬覆呈单层立方上皮样的 HCC 细胞。

D. 致密型（compact type）:或称实体型（solid type）和团片型,癌细胞呈片状、弥漫性或实性排列,微血管因严重受挤压而不明显,提示肿瘤细胞生长较为活跃。

E. 硬化型（sclerosing type）:肿瘤在切面上可见到明显的灰白色纤维瘢痕,显微镜下见肿瘤具有丰富的胶原纤维性间质,粗大的胶原纤维结缔组织将癌组织分割包绕成大小不一的细胞巢;硬化型 HCC 提示机体局部免疫反应较强,也常见于肿瘤对局部放疗、化疗等治疗的一种组织学反应。

F. 紫癜型（purpura type）:肿瘤有较多富含血液的高度扩张的血管腔,切片呈暗红色,显微镜下见瘤组织内血窦高度扩张,或呈类海绵状血管瘤样结构,周围癌细胞受压变扁。

G. 菊形团型（rosette-like type）:少数 HCC 组织可呈菊形团样结构排列,每个菊形团有 20 余个细胞围绕,按较规则等距离排列于菊形团外周,中央有或无明显管腔,细胞大小较为一致,胞质嗜酸性。

H. 列兵样排列（private-like arrangement）:HCC 细胞广泛出现细胞质稀疏和空泡变性,留有少量淡染细胞质,蓝染的癌细胞核沿梁索状结构的血窦面单层排列,犹如列兵样。

I. 自发坏死型（spontaneous necrosis type）:诊断主要依据患者有病毒性肝炎病史、曾有血清 AFP 升高、影像学检查显示肝占位等临床指征,在未做过任何特殊治疗的情况下,血清 AFP 下降或转为阴性,肿瘤组织发生彻底的凝固性坏死。

2）细胞学类型:

A. 肝细胞型（liver cell type）:最为常见,与正常肝细胞相似,癌细胞呈多边形,胞质呈嗜酸性细颗粒状,细胞膜上存在特化的毛细胆管结构并含有胆汁栓是肝细胞分化的重要标志。

B. 透明细胞型（clear cell type）:50%以上的

癌细胞富含糖原,致使细胞呈不规则的大空泡状,细胞质透明如洗,细胞核可漂浮于细胞质中央。因癌细胞富含糖原而呈过碘酸希夫染色(PAS染色)阳性。

C. 富脂型(fatty-rich type):或称脂肪变型(fatty change),为癌细胞脂肪代谢紊乱所致,表现为细胞质内出现边缘光滑、大小较为一致的圆形脂滴,占据整个细胞质,导致细胞核偏位。富脂型为主的HCC需要与局灶性脂肪变和血管平滑肌脂肪瘤相鉴别。

D. 肉瘤样型(sarcomatoid type):约占HCC的5%,是分化差HCC的一种特殊表现形式,其中约46%的患者血清AFP仍呈阳性。瘤细胞呈梭形、编织状排列,可类似于肌源性肉瘤、纤维肉瘤或软骨肉瘤,在肿瘤边界呈浸润性生长,常与典型的HCC同时存在。

E. 泡沫细胞型(foam cell like type):少见的HCC细胞类型,类似黄色瘤样细胞。细胞体积大于正常肝细胞1~2倍,胞质疏松呈细网丝状,胞质被微小空泡充填,核相对小,不偏位,丧失肝细胞形态,可能是癌细胞的线粒体高度水肿变性,导致细胞质较普通透明细胞型HCC更加肿胀疏松。

F. 巨细胞型(giant cell type):癌细胞呈多形性,大小不一,形状极不规则,出现较多巨核、马蹄形排列的多核或怪形核,核分裂象多见,缺乏肝细胞形态特征。此外,HCC组织内还可出现破骨样巨细胞,又特称为肝破骨细胞样巨细胞瘤(osteoclast-like giant cell tumor)。

3)分化分级:目前临床常用的为Edmondson-Steiner分级和WHO分级系统(表4-1、4-2)。

(4)临床

HCC多见于中老年男性,男女发病率为(4~6):1,以40~60岁多见。HCC起病隐匿,其临床症状多与基础肝病有关,一旦出现症状病灶多已不可切除,常表现为肝区疼痛、食欲缺乏、恶心、呕吐、腹胀、腹泻、黄疸、发热、腹部肿块等。AFP是最常用的诊断血清标志物。TNM临床分期见表4-3。

表4-1 肝细胞癌Edmondson-Steiner分级

分级	描述
I级	分化良好,核质比接近正常,瘤细胞体积小,排列成细梁状
II级	细胞体积和核质比较I级增大,核染色加深,有异型性改变,胞质呈嗜酸性颗粒状,可有假腺样结构
III级	分化较差,细胞体积和核质比较II级增大,细胞异型性明显,核染色深,核分裂多见
IV级	分化最差,胞质少,核深染,细胞形状极不规则,黏附性差,排列松散,无梁状结构

表4-2 肝细胞癌WHO分级系统(2019消化系统肿瘤WHO分类标准)

分级	整体印象	标准
高分化	肿瘤细胞轻度异型,类似成熟肝细胞;需鉴别肝腺瘤或高度异型增生结节	胞质:丰富嗜酸性胞质至中等量嗜碱性胞质 胞核:轻度核异型
中分化	HE染色切片中可以明确诊断为恶性肿瘤,而且形态学强烈提示肝细胞分化	胞质:丰富嗜酸性胞质至中等量嗜碱性胞质 胞核:中等核异型,也可以偶尔出现多核瘤细胞
低分化	HE染色切片中可以明确诊断为恶性肿瘤,形态学多样,类似低分化癌	胞质:中等至少量胞质,通常为嗜碱性 胞核:显著核异型,可见间变性巨细胞

表4-3 HCC TNM临床分期

分期	描述
T	原发性肿瘤
T_X	原发性肿瘤不能评估
T_0	没有原发性肿瘤的证据
T_{1a}	孤立的肿瘤,最大直径≤2 cm,伴或不伴有血管侵犯
T_{1b}	孤立的肿瘤,最大直径>2 cm,不伴有血管侵犯
T_2	孤立的肿瘤,最大直径>2 cm,伴有血管侵犯;或是多发肿瘤,但最大直径均≤5 cm
T_3	多发肿瘤,任一肿瘤最大直径>5 cm
T_4	肿瘤累及门静脉或肝静脉的主要分支,或直接侵犯邻近器官(包括膈肌),但不包括胆囊或内脏腹膜穿孔
N	局部淋巴结

续 表

分 期	描 述
N_X	局部淋巴结无法评估
N_0	无局部淋巴结转移
N_1	有局部淋巴结转移
局部淋巴结	
局部淋巴结有肝门、肝旁(沿肝固有动脉)、门脉旁(沿门静脉)、膈下淋巴结和下腔静脉淋巴结	
M——远处转移	
M_0	无远处转移
M_1	有远处转移
pTNM	病理学分期
pT 和 pN 分类与 T 和 N 分类相对应	
pN_0	局部淋巴结切除标本的组织学检查通常包括 3 个或 3 个以上淋巴结。如果检查结果是阴性,但淋巴结不足,同样归类为 pN_0
pM——远处转移	
pM_1	镜检证实有远处转移
注意:pM_0 和 pM_X 不是有效的分类	

4.1.3 MRI 表现

（1）平扫

HCC 多表现为类圆形的结节（图 4-1）或较大肿块伴子灶（图 4-2），边界多清晰，少数 HCC 呈浸润型生长，边界模糊不清（图 4-3）。在 T_1WI 通常呈低信号，少数呈高信号，这与肿瘤分化程度、脂肪、铜、糖原沉积及继发性出血有关（图 4-4）。在 T_2WI，HCC 多呈轻中度高信号，少数可呈等信号，极少数呈低信号，较大的病灶内部信号常不均匀，其内部高信号区代表液化坏死、出血或扩张血窦，低信号区则代表纤维化或陈旧出血。马赛克征（Mosaic sign）指 HCC 病灶中出现随机分布的结节和分隔，结节通常由纤维分隔分开，且其形状、大小、信号强度、强化表现均不相同，为 HCC 较有特征性的表现（图 4-5）。

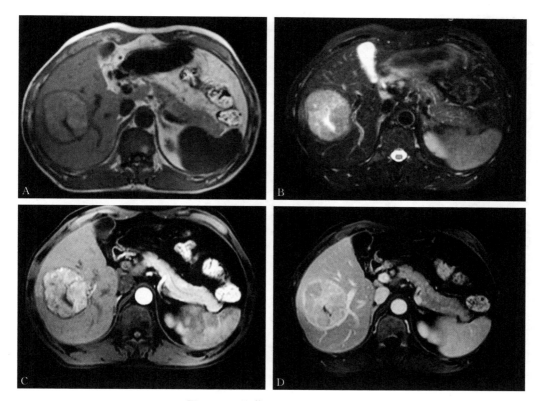

图 4-1 结节型 HCC 影像表现

注:肝脏 S5 段类圆形结节,$T_1WI(A)$低信号,$T_2WI(B)$不均匀高信号,呈马赛克征;增强扫描动脉期(C)明显强化,延迟期(D)强化低于肝实质。病灶见环形包膜,T_1WI低信号,延迟强化。

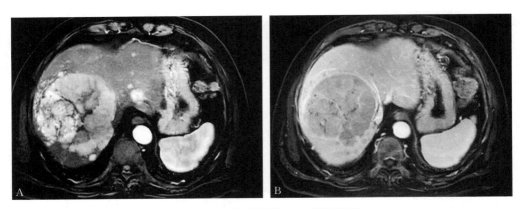

图 4-2　巨块结节型 HCC 影像表现

注：增强动脉期（A）示肝右叶巨大肿块影，呈明显不均匀强化，肿块周围及肝左叶可见散在明显强化的小结节灶；门静脉期（B）可见肿块，子灶对比剂廓清。

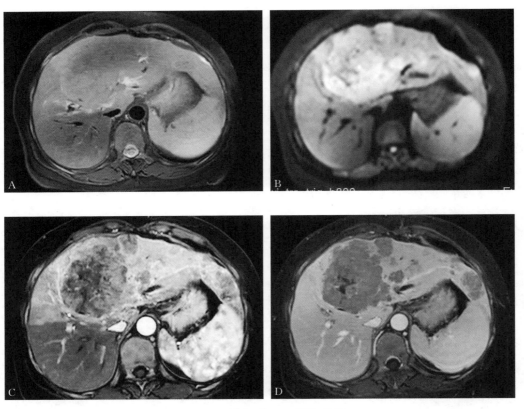

图 4-3　浸润型 HCC 影像表现

注：肝左叶巨大占位，边界不清，侵犯肝静脉。T₂WI（A）示肝左叶不规则肿块，边界模糊不清，DWI（B）呈不均匀高信号；增强动脉期（C）明显强化，周围血管影呈受压改变，周围肝实质异常灌注；另见巨块周边小结节灶。门静脉期（D）强化减低，低于背景肝实质，肝静脉受侵犯。

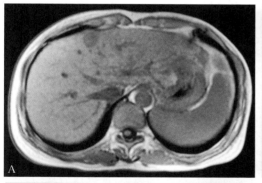

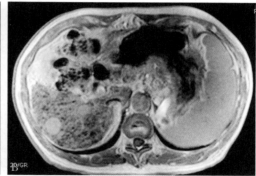

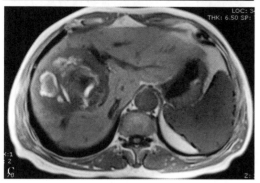

图 4 - 4　HCC T₁WI 表现

注：Ⅳa 段中等分化 HCC，呈均匀低信号（A）；
Ⅵ 段高分化 HCC，呈均匀高信号（B）；低分化 HCC，
内见斑片状出血呈不均匀高信号（C）。

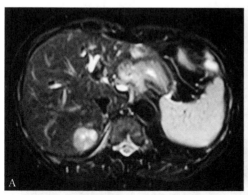

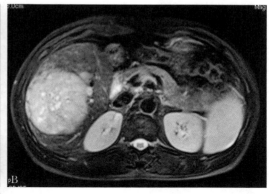

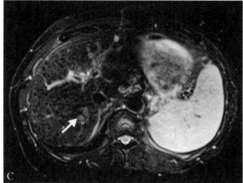

图 4 - 5　HCC T₂WI 表现

注：S7 段中等分化 HCC，呈中等程度高信号（A）；
Ⅵ 段 HCC，呈不均匀高信号（B）；Ⅷ段 DN 癌变结节，呈
结中结改变（C），DN 呈等信号，HCC 呈结节样高信号
（箭）。

Gd-DTPA 动态增强扫描是 HCC 诊断的最主要方法,这是基于肝癌的肝动脉供血理论,即 HCC 以肝动脉供血为主,而良性肝硬化结节以门静脉供血为主。典型 HCC 表现为动脉期显著强化(wash-in)呈高信号,伴门静脉期和/或延迟期对比剂廓清(wash-out)呈低信号(图 4-6)。T_1WI 高信号病灶需应用减影法明确其强化情况。Wash-in 是由于 HCC 内孤行小动脉形成及肝窦毛细血管化致动脉血供增加,wash-out 则与结节门脉血供减少、早期静脉引流、细胞外间隙减少及背景肝脏强化有关。10%~20% 的 HCC 不伴有肝硬化,这类病灶通常单发,体积较大,出血、坏死更多见,但强化方式与肝硬化背景下的 HCC 相同。

包膜的显示高度提示 HCC,T_1WI 较 T_2WI 更为敏感,表现病灶周围完整或不完整的低信号带,厚度不一,较厚包膜(>4 mm)在 T_2WI 有时可见到高信号的外环,主要为受压的血管、胆管和肝组织。延迟期增强扫描可提高包膜的显示率,表现为边缘光整的环形强化影,与包膜中血管内慢血流及纤维组织致对比剂滞留有关。需要强调的是,此处提及的"包膜"是影像学概念,实际上约 25% 影像学显示的包膜并非真正的肿瘤包膜(假包膜),病理上对应瘤周纤维组织、扩张的肝血窦及受压肝组织(图 4-1)。

在 DWI 上,HCC 通常因水分子弥散受限而呈高信号、ADC 值减低,而良性病变如囊肿、血管瘤等其 ADC 值一般较高,并且囊肿在高 b 值的 DWI 上为低信号,易于与 HCC 病灶鉴别。DWI 与常规序列结合可以提高小肝癌的检出率(图 4-7)。另外,DWI 也有助于与灌注异常所致假病灶及癌前结节相鉴别,后两者通常无水分子扩散受限而呈等信号(图 4-8)。

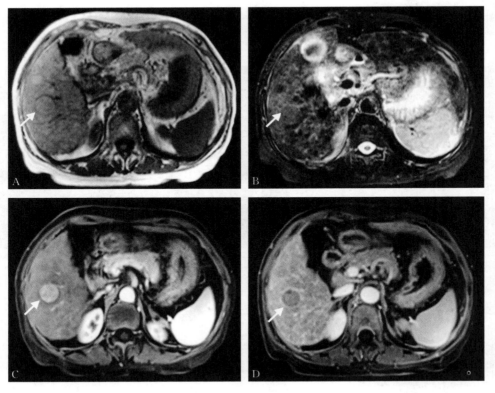

图 4-6 高级别 DN 与 HCC 影像表现

注:S5 段高级别 DN,T_1WI(A)呈高信号,T_2WI(B)呈低信号,动脉期(C)无强化,延迟期(D)呈等信号。S6 段 HCC,T_1WI(A)呈等信号,周边见环形低信号,T_2WI(B)呈稍高信号,动脉期(C)明显强化,延迟期(D)呈低信号,可见环形强化包膜(箭)。

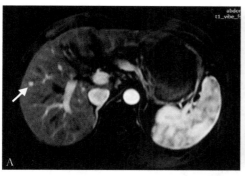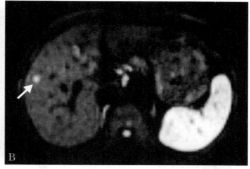

图 4-7　肝脏 S5 段微小 HCC 影像表现

注：S5 段微小结节，动脉期显著强化（A），与邻近血管断面易于混淆，DWI（B）上存在弥散受限而呈高信号，易于显示（箭）。

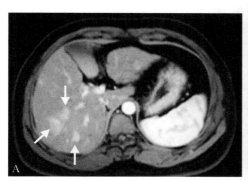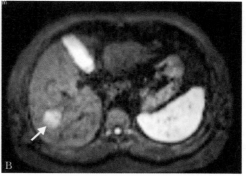

图 4-8　DWI 鉴别异常灌注影像表现

注：增强动脉期（A）肝内多发结节状强化灶（箭），DWI（B）上仅 HCC 因弥散受限而呈高信号（箭），其余为灌注异常所致假病灶。

Gd-EOB-DTPA 是一种具有双对比成像功能的肝胆特异性对比剂，既可以通过动态增强反映病灶血供信息，也可以通过肝胆特异期成像反映肝细胞膜分子受体有机阴离子转运多肽（organic anion-transporting polypeptides，OATP）的表达情况。在 Gd-EOB-DTPA 增强 MRI 上，HCC 动态增强表现与 Gd-DTPA 一致，动脉期明显强化，门静脉期强化低于肝实质，在移行期（3 分钟）肝实质已出现强化，可表现为病灶假性廓清，诊断时应予以注意。在肝胆特异期，大多数 HCC 呈低信号，这是由于肿瘤细胞膜表面 OATP8 表达减低，不能摄取 Gd-EOB-DTPA（图 4-9）。

约 10% HCC 在肝胆特异期呈高信号，这是由于 Wnt/β-catenin 通路激活，引起 β-catenin 在细胞内积累，诱导 OATP8 表达增加，这类 HCC 通常具有较低的侵袭性和更好的临床预后（图 4-10）。因此，影像学表现可与分子分型相结合。EOB-MRI 肝胆期表现可作为 Wnt/β-catenin 突变的成像标志物，通过 EOB-MRI 预测 Wnt/β-catenin 突变的 HCC，灵敏度和特异度可分别达到 78.9% 和 81.7%。EOB-MRI 另一个重要优势是可以显示极高危的肝硬化结节，这类结节表现为动脉期无强化、肝胆特异期呈低信号，称为乏血供低信号结节。这类结节可进展为富血供 HCC，第 1、第 2、第 3 年恶变率分别为 18.3%、25.2% 和 30.3%，10 mm 以上者恶变风险更高（图 4-11）。但严重肝硬化时肝胆特异期肝实质强化减弱且不均匀，使得肿瘤与肝实质对比较差，影响病灶检出。另外，非肝细胞来源的病变（囊肿、血管瘤等）在肝胆期也表现为低信号，需要依

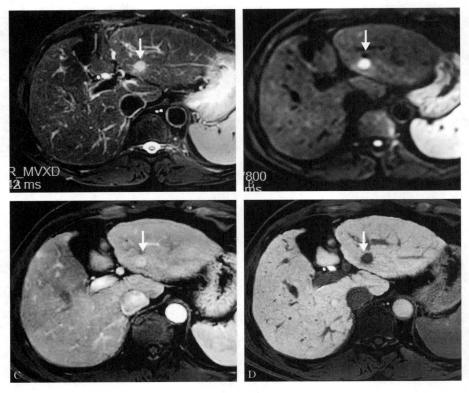

图 4 - 9　HCC 影像表现（一）

注：肝脏 S3 段结节，在抑脂 $T_2WI(A)$ 呈高信号，$DWI(B)$ 呈高信号，$Gd-EOB-DTPA$ 增强，动脉期（C）明显强化，肝胆特异期（D）为低信号（箭）。

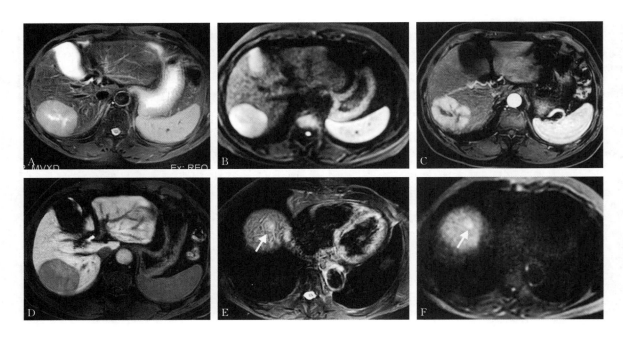

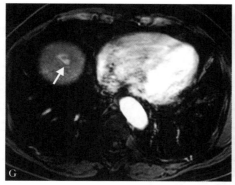
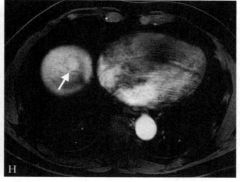

图 4 - 10　HCC 影像表现（二）

注：S6 段见一椭圆形肿块，T$_2$WI（A）上呈高信号，DWI（B）上因弥散受限而呈高信号，增强扫描动脉期（C）明显强化，可见一粗大扭曲供血动脉，肝胆特异期（D）呈低信号，手术病理证实为中分化 HCC。S8 段另见一小结节，T$_2$WI（E）上呈等高信号，DWI（F）呈高信号，增强扫描动脉期（G）明显强化，肝胆特异期（H）呈高信号（箭），手术病理证实为高分化 HCC。

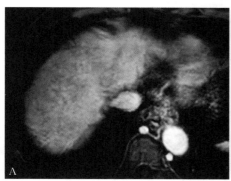
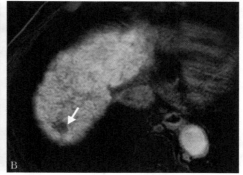

图 4 - 11　肝硬化高危结节影像表现

注：S7 段小结节，增强扫描动脉期（A）未见强化，肝胆特异期（B）呈低信号（箭）。

靠多种 MRI 序列综合判断。

　　MRI 具有多模态成像优势，可以从细胞分子水平早期识别肝硬化背景下的癌变结节，利用非血供特征协助诊断，主要包括以下几个方面。①脂肪变性。HCC 生成早期阶段新生动脉血管不足，组织处于缺血缺氧状态，易产生脂肪变，可以通过 T$_1$WI 化学位移成像进行显示（图 4 - 12）；需要强调的是，大约 5% 的良性肝硬化结节也可出现脂肪信号，但大小不超过 1 cm。②结中结。肝硬化结节发生局灶性癌变时，癌变区在 T$_2$WI 呈高信号，伴动脉期强化，而非癌变区在 T$_2$WI 呈等或低信号，缺少动脉期强化（图 4 - 13）。③铁廓清。约 40% 的肝硬化结节伴有铁沉积，这些铁沉积结节几乎都是良性的，但具有更高的癌变风险。铁是细胞增殖代谢中的必需物质，参与新陈代谢的众多环节（如 DNA 合成的核糖核苷酸还原酶需要铁作为辅助因子，能量通路中电子链的传递也需要铁才能发挥作用），结节癌变时因铁消耗增加而表现为铁廓清，可以通过 T$_2$WI 或者磁敏感加权成像（susceptibility weighted imaging，SWI）检测。④水分子弥散受限。HCC 细胞密度高，组织间隙小，水分子运动受限，在 DWI 上表现为高信号。⑤Gd - EOB - DTPA 增强 MRI 肝胆特异期呈低信号。

　　（2）肝内侵犯转移

　　肝内转移是 HCC 最常见的转移形式，一般认为是沿门静脉播散所致，通常表现为围绕原发灶静脉引流区域的卫星灶。肝内转移也可在非静脉

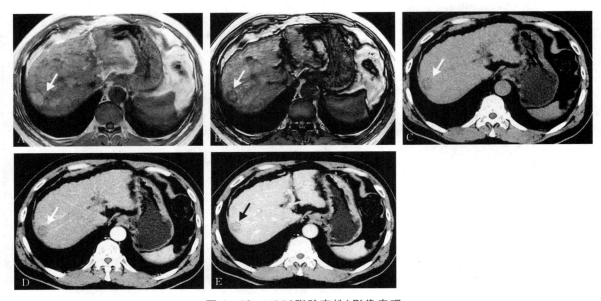

图 4-12 HCC(脂肪变性)影像表现

注:肝 S8 段类圆形肿块,T_1WI(A)呈高信号,反相位(B)可见肿块部分信号衰减,提示脂肪变性。CT 平扫(C)呈稍低密度,增强扫描动脉期(D)及门静脉期(E)轻度强化(箭)。手术病理证实为 HCC。

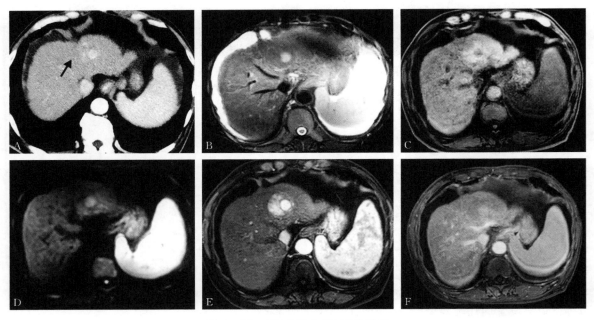

图 4-13 HCC(结中结)影像表现

注:肝 S4a 段结节,CT 增强扫描动脉期(A)呈明显不均匀强化(箭),T_2WI(B)呈等低信号,T_1WI(C)呈高信号;内部见一结中结,T_2WI 呈高信号,T_1WI 呈低信号,DWI(D)上呈高信号,增强动脉期(E)明显强化,强化程度高于周边结节,延迟期(F)持续强化,手术病理证实为 HCC。

引流区,可能是肿瘤细胞进入体循环在此入肝后形成的。

血管侵犯在进展期 HCC 很常见,这类 HCC 通常是多灶性的,复发率高,手术可切除率很低。门静脉、肝静脉及下腔静脉侵犯,或者表现为血管狭窄、中断或腔内充盈缺损,伴有强化(图 4-14、4-

15)。门脉癌栓时,可见到肝门区扭曲的细小侧支血管影,形成门脉海绵样变。门脉癌栓应注意与血栓相鉴别,癌栓可由肿瘤直接延伸到血管,栓子在 T_2WI 呈中等高信号,动脉期在栓子内部可以看到细小的新生肿瘤血管,管腔扩张明显($>23 mm$);血栓在 T_2WI 多为低信号,无强化,管径多正常。

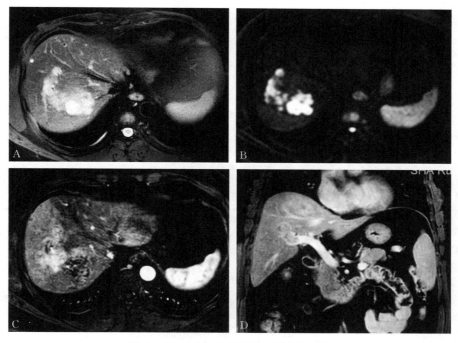

图 4-14　HCC 伴门脉癌栓影像表现

注:$T_2WI(A)$上可见肝右叶不规则团片状高信号影,DWI(B)呈高信号,增强扫描动脉期(C)部分呈明显强化,门静脉期(D)冠状面可见门静脉主干内充盈缺损,门静脉轮廓呈膨胀改变。

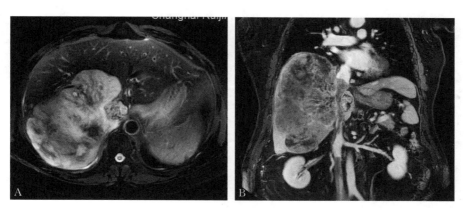

图 4-15　HCC 伴下腔静脉癌栓影像表现

注:肝脏右后叶巨块型 HCC,$T_2WI(A)$示肿块包绕并侵犯同层下腔静脉,下腔静脉形态僵硬,管腔不规则,腔内信号不均匀,增强扫描延迟期冠状面(B)示下腔静脉内充盈缺损影。

HCC 可侵犯胆管形成胆管癌栓,发生率为 0.5%~2.5%,多见于浸润性 HCC 及血管侵犯者。胆管癌栓可沿肝内胆管向肝门部胆管延伸,甚至阻塞胆总管导致黄疸、胆道出血,其自然病程为 1~3 个月。癌栓梗阻平面以上胆管扩张是 MRCP 的主要特征。MRCP 可以直观显示胆管癌栓在肝内外胆管的位置和分布,位于肝外胆管、左右肝管及部分 Ⅱ 级胆管者表现为胆管内充盈缺损,Ⅱ 级以上的胆管癌栓很难被发现,但可以通过梗阻平面来间接判断(图 4-16)。

自发性破裂出血是 HCC 的严重并发症,同时也是继肿瘤进展、肝功能衰竭之后位列第三的常见死亡原因。HCC 破裂出血起病急,进展快,再出血风险大,且破裂后有较高的腹腔转移率,肝硬化、肿瘤突出肝表面超过 1 cm 是风险因素。急诊 CT 及 DSA 可诊断大部分肿瘤破裂出血患者,具有以下征象:肿瘤边缘腹腔内高密度、对比剂渗漏及外溢、肿瘤突出肝表面且边缘不清晰、不连续。但 CT 及 DSA 对肿瘤包膜及破口显示率较低;DSA 仅能显示肿瘤的富血管改变,对比剂外溢及渗漏的直接征象显示率较低。

MRI 检查的优点在于其对出血的信号较为敏感,很容易区分肝包膜下出血及少量腹腔积液。根据腹痛至检查时的时间可以推测出血时间,T_1WI 的高信号具有较高的诊断价值,双回波序列反向位图像可以准确区分腹腔出血及腹腔内脂肪,确定出血的量及范围,延迟期冠状面扫描可清晰显示肿瘤假包膜的不完整性及肿瘤破口,对于

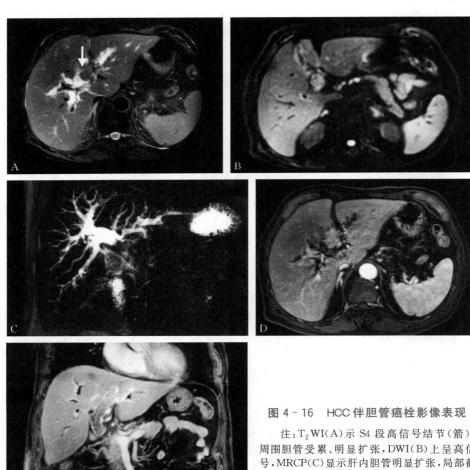

图 4-16 HCC 伴胆管癌栓影像表现

注:T_2WI(A)示 S4 段高信号结节(箭),周围胆管受累、明显扩张,DWI(B)上呈高信号,MRCP(C)显示肝内胆管明显扩张,局部截断,增强扫描动脉期(D)可见肿块及扩张胆管周围明显强化,延迟期冠状面(E)示胆管内栓子轻度强化。

浸润性生长的HCC,由于MR较高的软组织分辨率,可较CT更能准确显示出血部位。MRI检查的不足在于检查时间过长,图像质量受呼吸影响较大,当并发严重的大出血且临床症状恶化时不易行MRI检查,应尽早采取肝动脉栓塞等急诊治疗,达到尽快止血的目的。此外,MRI对肿瘤内出血的显示率很高,由于肝癌破裂出血的病因尚不完全明了,肿块外凸程度、肿瘤内出血程度及肿瘤假包膜的均匀性对肿瘤的破裂出血风险有预警作用(图4-17)。

（3）特殊类型肝癌

1）纤维板层型HCC（FL-HCC）:是肝癌的罕见亚型,其临床、病理及影像特征均与HCC有所不同。FL-HCC与慢性肝病及肝硬化无关,多见于青年,无性别差异。临床表现为腹痛、肝大、腹部肿块或恶病质,约85%AFP水平正常。

FL-HCC常为单发,以左叶居多,平均直径为13cm,边界清楚,无包膜,可见自中央向外周放射状伸展的纤维瘢痕分隔肿瘤组织,约10%可见出血坏死,无肝硬化。部分病例在主灶周围有小的卫星灶,少数可见到扩张的胆管,肿瘤内可有钙化。镜下,肿瘤细胞呈束状、条索状及小梁状排列,可见大量并行板层样排列的纤维束分隔。

肿瘤组织在T_1WI呈低信号,在T_2WI呈不均匀高信号。中央纤维瘢痕在T_1WI及T_2WI均呈低信号。动脉期肿瘤不均匀强化,随时间延迟强化趋于均匀,中央瘢痕无强化(图4-18)。另外还可显示肝内胆管扩张,门脉、肝静脉和下腔静脉侵犯。少数情况下,可伴有肝内播散、淋巴结和肝外转移。FL-HCC影像表现和FNH有交叉重叠,鉴别要点为:FNH实性区平扫信号及动脉期强化较FL-HCC更为均匀;FNH中央瘢痕呈T_2WI高信号及延迟强化,FL-HCC呈T_2WI低信号,无强化。

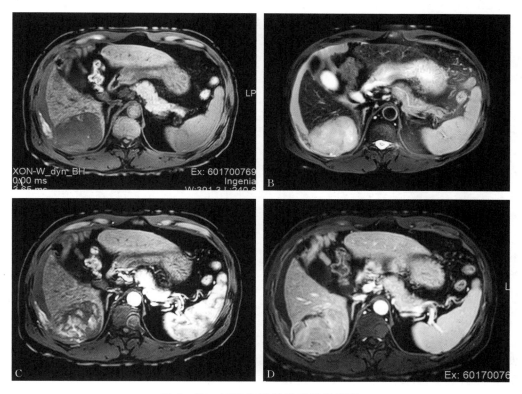

图4-17　HCC自发性破裂影像表现

注:肝S6段见不规则肿块,T_1WI低信号（A）,T_2WI高信号（B）,增强扫描动脉期（C）明显强化,门静脉期（D）对比剂部分廓清,肿块右侧局部突破包膜,肝周积液,呈T_1WI高、T_2WI低信号,代表急性期出血。

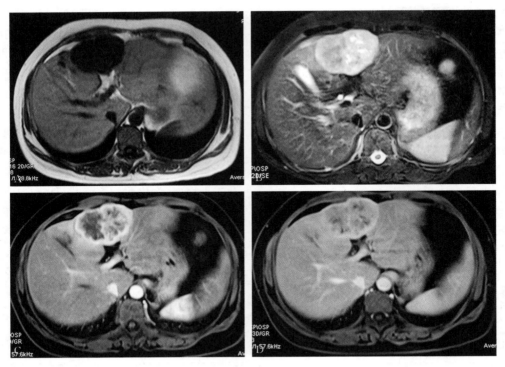

图 4-18　纤维板层型 HCC 影像表现

注：病灶在 $T_1WI(A)$ 呈低信号，$T_2WI(B)$ 呈不均匀高信号，内见斑片状低信号影，增强后动脉期（C）周边强化，门静脉期（D）可见中心延迟强化。

2）透明细胞型 HCC：HCC 肿瘤细胞可因富含糖原而在 HE 染色上呈透明状，一般认为当超过 50% 的癌细胞为透明细胞时应诊断为透明细胞型 HCC。透明细胞型 HCC 较为少见，发生率占 HCC 的 0.9%～8.8%，可能是由门静脉血供减少和肿瘤供血动脉不足所致的代谢紊乱和糖代谢异常引起。临床表现缺少特异性，性别差异不显著，少数有慢性病毒性肝炎病史及 AFP 升高。

组织学上，透明细胞型 HCC 多为中度分化，胞质内富含大量糖原而呈透明状，可有含量不等的脂质空泡，但肿瘤内通常仍含有一定比例的普通肝癌细胞。透明细胞型 HCC 在 T_1WI 呈稍高信号，在 T_2WI 多为混杂高信号，抑脂序列多有不同程度的信号减低，可能与富含糖原及存在一定的脂质成分有关。与典型 HCC"快进快出"强化方式不同，透明细胞型 HCC 多缺少动脉期显著强化，门静脉期及延迟期也多呈低信号，可见环形强化的肿瘤包膜（图 4-19）。另外，诊断透明细胞

型 HCC 还需要除外其他脏器转移性病灶，如肾脏、卵巢来源的透明细胞癌。

3）硬化型 HCC：以肿瘤内致密纤维化为特征，病理上显示狭条状的癌细胞索被致密的结缔组织分隔，癌细胞也有不同程度的变性。这种类型 HCC 恶性程度往往较高，常伴随高钙血症或低磷血症，可能与肿瘤分泌甲状旁腺激素相关蛋白有关。

硬化型 HCC 在 T_1WI 呈低信号，在 T_2WI 呈不均匀稍高信号，内部低信号对应纤维化成分，可伴包膜皱缩。增强动脉期病灶强化程度不一，门静脉期和延迟期多呈延迟强化，少数动脉期无强化，门静脉期和延迟期环形强化或内部点状强化（图 4-20）。

4）肉瘤样 HCC：以男性居多，50～70 岁为好发年龄段。临床症状无特异性，以腹痛、腹部不适为主要表现，多无慢性肝炎、肝硬化，AFP 多正常。

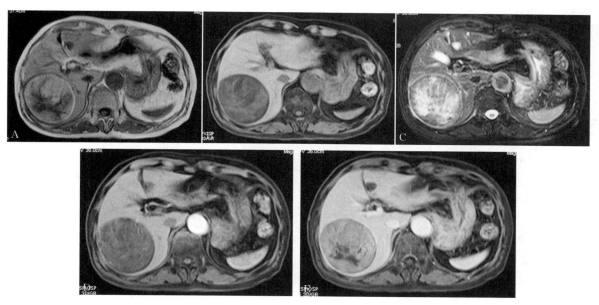

图 4‐19　透明细胞型 HCC 影像表现

注：肝 S6 段类圆形肿块，$T_1WI(A)$呈高低混杂信号，抑脂 $T_1WI(B)$可见信号减低，提示存在脂肪成分；$T_2WI(C)$抑脂图像示病灶呈高低混杂信号；动脉期（D）强化不明显，门静脉期（E）轻度延迟强化。肿瘤包膜呈 T_1WI 低信号、T_2WI 高信号，延迟强化。

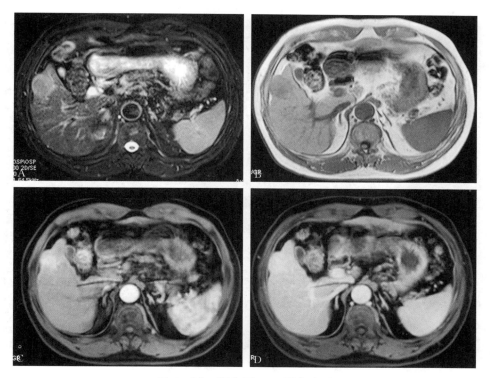

图 4‐20　硬化型 HCC 影像表现

注：肝 S5 段肿块，抑脂 $T_2WI(A)$呈稍高信号，$T_1WI(B)$呈低信号，动脉期（C）明显强化，门静脉期（D）持续强化。

肉瘤样 HCC 由低分化肿瘤细胞构成,恶性程度极高,肿瘤因生长迅速易继发出血坏死。组织学上,肉瘤样 HCC 由分化很差的细胞组成,生长快,由于血供不充分容易导致中央坏死,肿瘤细胞呈梭形或短梭形,束状或编织状排列,细胞异型性明显,可见核分裂象及瘤巨细胞,常见坏死。网状纤维染色示网状纤维不增生;免疫组织化学上皮标志物、Vimentin、AFP、Hepa、CK8 可呈不同程度阳性反应。

影像上表现为巨块膨胀型生长或多个结节融合而成,可伴有不完整的包膜;病灶呈现不均匀低密度,伴有坏死和出血,病灶周边实质部分强化或环状强化,中央不强化,分别对应于外周存活肿瘤组织和纤维间质,中央是坏死成分,实质成分强化表现可多种多样(图 4-21、4-22)。

5) 双表型 HCC:是 2011 年报道的 HCC 新亚型,发生率约占 HCC 的 10%,指在组织病理学上表现为典型的 HCC,但以同时表达任意 HCC 标志物(如 Hep Par-1、pCEA、GPC-3 等)和任意肝内胆管癌标志物(如 CK19/CK7、MUC-1、CA199 等)为基本特征,具有 HCC 和肝内胆管癌的双重生物学行为,微血管侵犯和肝内外转移的发生率高,临床预后更差。

在病理学上,双表型 HCC 在组织学及细胞学上呈现典型的 HCC 特征,如癌细胞呈多边形,胞质丰富嗜酸性,排列成肝板样梁索状结构,梁索间有血窦相隔。当肿瘤具有单一的 HCC 成分,同时强表达任意一种 HCC 和 ICC 蛋白标志物的癌细胞数量>15%时,可诊断为双表型 HCC。

影像学上,双表型 HCC 多见不规则边缘、动脉期环形强化、DWI 靶征、肝胆特异期靶征(图 4-23),靶征是由于肿瘤周边细胞增殖活跃和中心间质纤维化,环形强化可能与包膜缺失、浸润性生长、微血管侵犯和中心坏死等有关。动脉期强化程度低于普通型 HCC,这是由于瘤内促纤维化间质增多,导致动脉期对比剂进入减慢。延迟期常见内部分隔样强化,这是由于周围非癌性肝组织或生长活性较弱的肿瘤组织的纤维成分分别被生长较强的邻近肿瘤组织压缩而成。

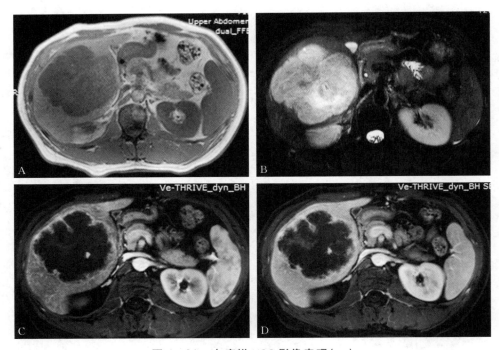

图 4-21 肉瘤样 HCC 影像表现(一)

注:肝右叶巨块型病灶,T_1WI 低信号(A),T_2WI 高信号(B),增强动脉期(C)周边结节样强化,延迟期(D)中心分隔状强化,可见大片坏死囊变区。

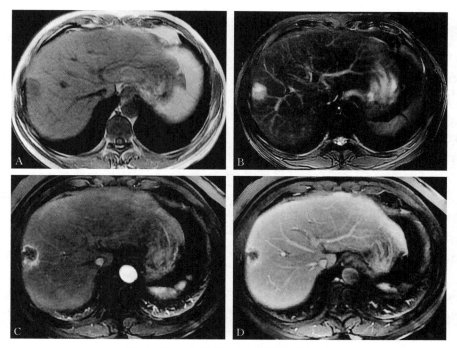

图 4-22　肉瘤样 HCC 影像表现(二)

注:肝 S8 段病灶,在 T_1WI(A)呈低信号,T_2WI 抑脂图像(B)呈高信号,内见斑片状坏死,动脉期(C)及门静脉期(D)呈环形强化。

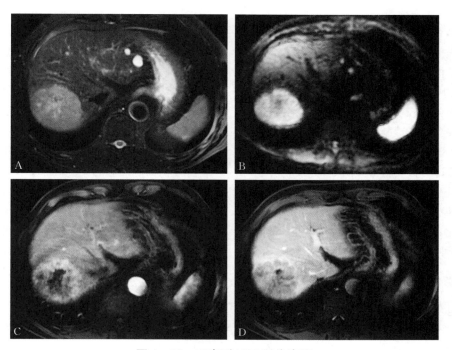

图 4-23　双表型 HCC 影像表现

注:肝脏 S7 段肿块,T_2WI(A)呈高信号,DWI(B)呈高信号,动脉期(C)周边强化,延迟期(D)部分区域对比剂廓清,边界模糊不清。

4.1.4 鉴别诊断

（1）肝硬化结节

包括 RN 和 DN。肝硬化结节在 T_1WI 多呈高信号，在 T_2WI 常呈等或低信号；以门静脉供血为主，动脉期无强化；可以摄取 SPIO、Gd - BOPTA 和 Gd - EOB - DTPA 等细胞特异性对比剂。但某些高级别 DN 与高分化 HCC 影像表现多有重叠，鉴别非常困难。

（2）局灶性结节增生（FNH）

平扫信号与肝脏相仿，动脉期明显均匀强化，可见供血动脉，门静脉期呈等或稍高信号。中心瘢痕是其特异征象，在 T_2WI 呈高信号，增强后延迟强化。

（3）肝细胞腺瘤

也为富血供肿瘤，有包膜，与 HCC 易于混淆。但腺瘤影像表现与分子分型有关，好发于年轻女性，与口服避孕药有关，无慢性肝炎及肝硬化病史，AFP 无升高，平扫信号更不均匀，常伴出血及脂肪成分。

（4）海绵状血管瘤

在 T_2WI 呈显著高信号，强化方式呈"慢进慢出"，强化程度高于 HCC，动脉期强化程度与主动脉一致或相接近。在延迟期仍为高信号；HCC 在 T_2WI 呈轻中度高信号，呈"快进快出"强化。一些血管瘤因含有较多纤维成分可能充填较慢，增加延迟时间会利于诊断。

（5）胆管细胞癌

多有胆管结石及胆管炎病史，好发于肝左叶，边界不清，因富含纤维成分在 T_2WI 可以看到低信号区，动脉期轻中度强化，门静脉期和延迟期扫描持续强化，多伴远端胆管扩张，可见肝包膜皱缩，淋巴结肿大较为多见。

4.1.5 影像学诊断路径

我国卫生健康委员会原发性肝癌诊疗指南（2022 年版）中定义了 HCC 高危人群，涵盖了乙型肝炎病毒（HBV）和/或丙型肝炎病毒（HCV）感染、长期酗酒、非酒精性脂肪性肝炎、食用被黄曲霉毒素污染的食物及有肝癌家族史者。对这类高危人群应超声联合 AFP 每半年进行 HCC 筛查。我国人群中 HCC 多伴有肝硬化背景，HCC 在常规超声表现为类圆形或欠规则形的高、等或低回声区，与良性肝硬化结节征象存在交叉重叠，联合 AFP 筛查更有助于提高检出灵敏度。另外，慢性乙型或丙型病毒性肝炎接受抗病毒治疗后仍有一定的 HCC 发生风险，通过预测模型可以对该类高危人群风险再分层，在随诊时间间隔及筛查方法上更加注重个体化（如联合 AFP - L3、PIVKA - Ⅱ 等），可以更有效地提高个体化监测效能，目前常用的预测模型包括 mREACH - B、PAGE - B、mPAGE - B 评分预测模型等。

对于常规超声检出的 1 cm 以上结节或超声检查阴性但 AFP 持续升高者，应通过动态增强影像技术进一步定性诊断，推荐的诊断工具包括超声增强造影（CEUS）、动态增强 CT、Gd - DTPA 增强 MRI 和 Gd - EOB - DTPA 增强 MRI（EOB - MRI）。对于 ≥2 cm 的结节，CEUS、增强 CT、MRI、EOB - MRI 中 ≥1 项显示"快进快出"强化即可诊断为 HCC；对于直径 ≤2 cm 结节，4 项检查中应有 ≥2 项显示"快进快出"强化可诊断为 HCC。

需要强调的是，AFP 和 DSA 不再推荐应用于 HCC 诊断。对于缺乏典型 HCC 影像学特征的肝占位性病变，肝病灶穿刺活检可明确病灶性质、分子分型，为指导治疗和判断预后提供有价值的信息。但具有典型肝癌影像学特征的肝占位性病变，符合肝癌临床诊断标准的患者，不需要以诊断为目的的肝病灶穿刺活检。对于能手术切除或准备肝移植的肝癌患者，也不建议术前行肝病灶穿刺活检，以减少肝肿瘤播散风险（图 4 - 24）。

目前，美国肝病研究协会（AASLD）、亚太肝脏研究协会（APASL）和欧洲肝脏研究协会（EASL）均将肝硬化列为高危人群，APASL 和 EASL 指南中还包括了非肝硬化人群（如 HBV、HCV 伴进展期纤维化患者）。在监测手段上，各国指南均推荐超声检查，间隔时间 3～6 个月不等，但对 AFP 的推荐不一。EASL 指南未推荐，AASLD 指南推荐为可选。针对肝硬化这一类极高危人群，APASL 推荐 AFP、血清甲胎蛋白异质体（AFP - L3）、异常凝血酶原（PIVKA Ⅱ）等标志

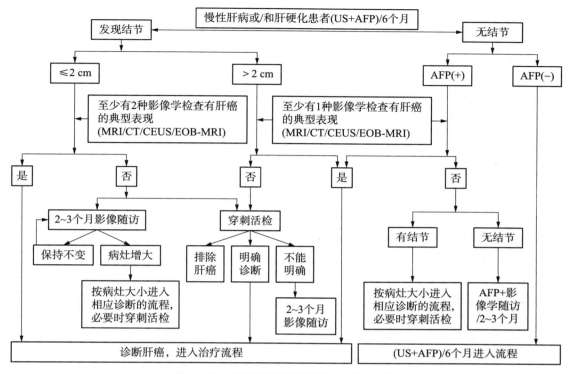

图 4-24　我国原发性肝癌诊疗指南流程

物联合筛查。

AASLD 指南纳入了肝脏影像报告和数据管理系统（liver imaging reporting and data system，LI-RADS）用于 HCC 诊断。LI-RADS 由美国放射学院（America College of Radiology，ACR）于 2011 年发布，旨在解决临床对 HCC 的 CT 和 MRI 征象描述混淆不清、对临床决策的制订存在疑惑等问题，并于 2013 年、2014 年、2017 年及 2018 年进行了更新，目前最新版本为 LI-RADS v2018（表 4-4）。LI-RADS 包含 4 个主要征象，

为非环形动脉期强化、非周边廓清、强化包膜和阈值增长（6 个月内直径增大超过 50%）；在辅助征象中，具有 HCC 特异性的辅助征象包括非强化包膜、结中结、马赛克征、脂肪沉积、瘤内出血；非 HCC 特异性的辅助征象包括超声可显示、亚阈值增长（6 个月以上直径增大超过 100%；或者 2 年内新发≥1 cm 结节）、DWI 弥散受限、晕状强化、乏铁结节、肝胆特异期低信号，这些辅助征象也见于其他肝脏恶性肿瘤（混合型肝癌、胆管细胞癌等）。

表 4-4　肝脏 LI-RADS CT/MRI 诊断

动脉期高强化	无动脉期高强化		动脉期非环状高强化		
异常发现的大小（mm）	＜20	≥20	＜10	10～19	≥20
其他主要特征数目					
强化"包膜"	无	LR-3	LR-3	LR-3	LR-3	LR-4
非周边廓清	1 项	LR-3	LR-4	LR-4	LR-4/LR-5	LR-5
阈值增长	≥2 项	LR-4	LR-4	LR-4	LR-5	LR-5

注：此表中的 LR-4/LR-5 分类由其他主要征象决定；若其他主要征象为强化"包膜"时，应归类为 LR-4；若其他主要征象为非周边廓清或阈值增长，则应归类为 LR-5（如果不确定是否有某个主要征象，则认为无该征象）。

EASL 指南中,对于<1 cm 结节,采用 US 随访(4 个月间隔)。对于≥1 cm 结节,推荐增强 CT、MRI、EOB-MRI,1 种显示"快进快出"强化者即可诊断 HCC;如阴性,则采用另一种动态增强影像技术(增加 CEUS 作为二线方法),显示"快进快出"强化者即可诊断 HCC,如仍为阴性,需进行穿刺活检。

APASL 指南中,无论结节大小均进入诊断流程,显示"快进快出"强化即可诊断 HCC;不显示"快进快出"者,对于≥1 cm 结节,动脉期无强化或动脉期强化但无对比剂廓清者,推荐穿刺活检;<1 cm 结节,推荐增强 CT,动态 MRI 3～6 个月间隔随访。APASL 指南进一步细化了 EOB-MRI 的诊断路径,将结节的影像学处理分为以下 4 种情况:①"快进快出"强化,可诊断为 HCC;②动脉期强化、无对比剂廓清,肝胆特异期低信号可诊断为 HCC,为等或高信号,需穿刺活检;③无动脉期强化、肝胆特异期等或高信号,推荐 US 6 个月间隔随访监测;④动脉期无强化、肝胆特异期低信号,推荐 Sonazoid CEUS 检查,表现为富血供和/或 Kupffer 期缺损,可诊断为 HCC;表现为乏血供且无 Kupffer 期缺损,≥1 cm 者需活检,1 cm 以下结节应行 EOB-MRI 3～6 个月复查。

4.1.6 HCC 治疗后影像学表现

对于早期肝癌(BCLC O-A 期),外科手术切除、射频消融及肝脏移植是首选治疗方式,5 年生存率可达 70%。但绝大多数患者在确诊时往往已处于晚期,只能选择局部治疗或全身系统治疗,局部治疗包括经动脉灌注化疗栓塞(TACE)、射频消融等,全身系统治疗包括酪氨酸酶抑制剂(索拉非尼、仑伐替尼等)和免疫检查点抑制剂(IKIs)治疗等。

(1)手术治疗

HCC 术后复发最常见于手术切缘,其次为肝内新发病灶。手术切缘复发灶形态多不规则,增强后多表现为持续强化,可能与手术导致引流静脉损伤引起对比剂滞留有关。肝内复发灶影像表现与原发性 HCC 相仿。

(2)局部治疗

TACE 治疗后 CT 平扫可显示肿瘤内不同程度的碘油沉积,呈显著高密度(图 4-25)。肝组织内可有少量散在碘油沉积,一般在 2～4 周廓清。因此,在栓塞 4 周后判断碘油沉积比较可靠。碘油经肝动脉注入后首先进入瘤内血管、瘤旁间隙和瘤周肝组织,根据肿瘤边缘部碘油的潴留形态分为致密型、稀疏型和缺损型,致密型的碘油在肿瘤边缘潴留成密集完整的形态,稀疏型是碘油在肿瘤边缘潴留稀疏、粗糙、不光整,缺损型是肿瘤边缘无碘油潴留。稀疏型和缺损型肿瘤仍有存活,增强扫描可见强化,但碘油 CT 高密度,会一定程度掩盖病灶强化,对微小残留或复发灶不敏感(图 4-26)。MRI 分辨率更高,不受碘油沉积影响,坏死区在 T_1WI 呈高信号、T_2WI 呈低信号,DWI 上无弥散受限,增强后无强化,肿瘤残留或复发时 T_1WI 呈低信号、T_2WI 呈高信号,DWI 上弥散受限,增强后不同程度强化。

射频消融后肿瘤 CT 平扫呈低密度(凝固性坏死),中心呈高密度(脱水);在 T_1WI 呈高信号,T_2WI 呈等或低信号,代表新鲜出血与凝固性坏死,可夹杂少许明显水样高信号,为胆汁凝聚或液化性坏死。消融区内无血供,增强后无强化,范围大于肿瘤,边界清晰,随时间延迟逐渐吸收。消融区内有肿瘤残留或复发时,射频区边缘不规则结节状增厚,增强后出现不同程度强化(图 4-27)。

(3)系统治疗

分子靶向及免疫治疗后,病理上肿瘤以液化坏死为特征,影像上表现为肿瘤不同程度囊性变,囊变坏死区在 T_1WI 呈低信号,T_2WI 呈显著高信号,DWI 上呈高信号,ADC 值增加,无明显弥散受限,无强化。存活肿瘤组织主要位于周边,T_1WI 稍低信号,T_2WI 中等高信号,增强后呈环形强化或者附壁结节样强化(图 4-28、4-29)。需要注意的是免疫治疗后可出现假性进展,这是由于大量淋巴细胞在肿瘤内浸润,表现为病灶增大或者新病灶出现,实际上是免疫治疗中的一种应答情况,可能被判断为假性进展,但随着免疫治疗的持续,靶病灶和新病灶可能会出现缩小,患者出现缓解,应注意与真进展鉴别。

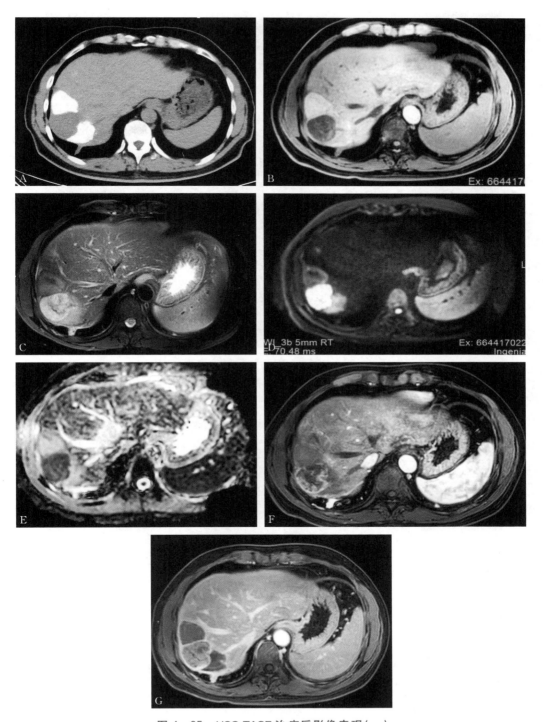

图 4-25　HCC TACE 治疗后影像表现(一)

注:CT 平扫(A)肿块中央呈稍低密度,周围可见片状高密度碘油沉积,T_1WI(B)上肿块中央部分呈低信号、T_2WI(C)呈高信号,DWI(D)结合 ADC 图(E)考虑弥散受限,增强扫描动脉期(F)肿块中央明显不均匀强化,延迟期(G)可见环形强化的包膜。肿块周边坏死区在 T_1WI(B)呈高信号,T_2WI(C)呈等低信号,DWI(D)及 ADC 图(E)上无弥散受限表现,增强扫描(F、G)后无强化。

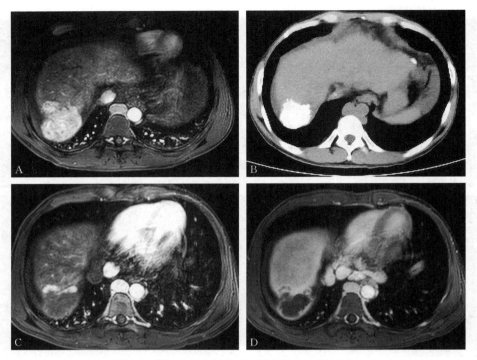

图4-26 HCC TACE治疗后影像表现（二）

注：肝脏S7段HCC（A）。TACE治疗1个月后CT复查显示碘油沉积致密（B），因为碘油高密度影响对残留病灶的观察。MRI增强动脉期（C）显示肿瘤大部分区域已坏死，边缘见不规则强化影，延迟期（D）强化减低，为残留肿瘤。

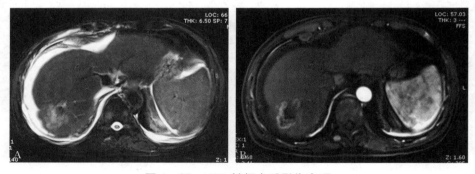

图4-27 HCC射频术后影像表现

注：肝S7段HCC，中心区域在T_2WI（A）低信号，增强动脉期（B）无强化，代表凝固性坏死；周边区域在T_2WI（A）高信号，增强动脉期（B）明显不规则强化，代表肿瘤复发。

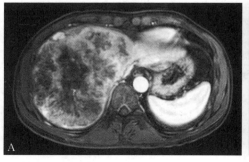

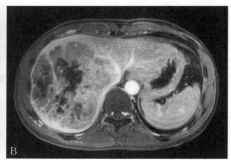

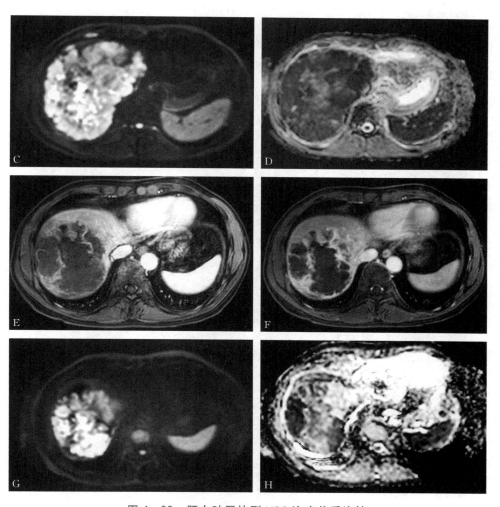

图 4-28　肝右叶巨块型 HCC 治疗前后比较

注:行 TACE 联合卡瑞利珠单抗免疫治疗。治疗前(A~D)增强扫描动脉期(A)呈明显不均匀强化,内可见不规则小片状坏死区域,门静脉期(B)可见强化呈非周边廓清,DWI(C)结合 ADC 图(D)考虑弥散受限。经免疫治疗后(E~H),肿块内坏死区域明显增大,增强扫描无强化(E、F),DWI(G)上呈高信号,ADC 值(H)增加,无明显弥散受限。

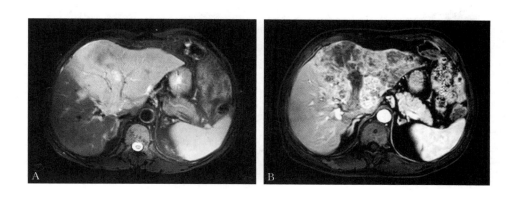

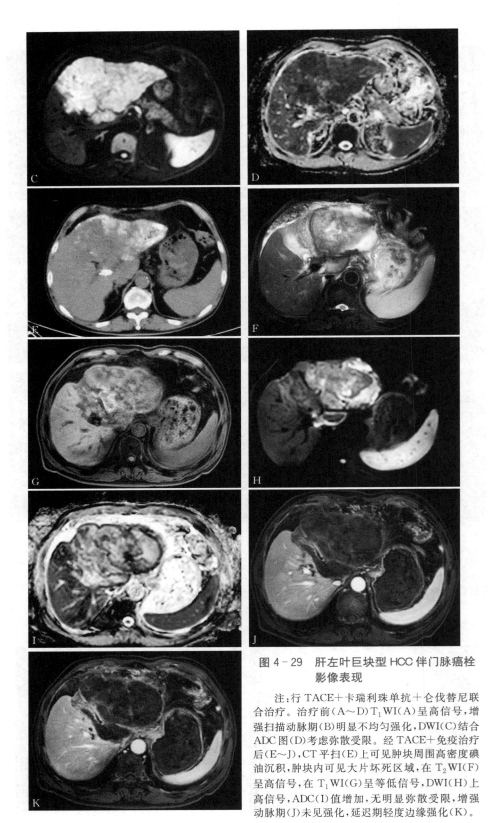

图4-29 肝左叶巨块型 HCC 伴门脉癌栓
影像表现

注:行 TACE＋卡瑞利珠单抗＋仑伐替尼联
合治疗。治疗前（A～D）T₁WI(A)呈高信号,增
强扫描动脉期(B)明显不均匀强化,DWI(C)结合
ADC 图(D)考虑弥散受限。经 TACE＋免疫治疗
后(E～J),CT 平扫(E)上可见肿块周围高密度碘
油沉积,肿块内可见大片坏死区域,在 T₂WI(F)
呈高信号,在 T₁WI(G)呈等低信号,DWI(H)上
高信号,ADC(I)值增加,无明显弥散受限,增强
动脉期(J)未见强化,延迟期轻度边缘强化(K)。

4.2　肝内胆管细胞癌

4.2.1　概述

　　肝内胆管细胞癌(intrahepatic cholangiocarcimoma, ICC)是发生于二级胆管以远的肝内胆管上皮细胞的恶性肿瘤,是第二常见的原发性肝恶性肿瘤,仅次于 HCC,占所有胆管癌的 10%。西方国家 ICC 的发病率为(1~2)/100 000;ICC 多见于东亚人群;在我国,有报道发病率为 10/10 万。ICC 病因与慢性胆管炎症、原发性硬化性胆管炎、原发性胆汁淤积性肝硬化、胆总管囊肿、家族性息肉病、氧化钍悬液暴露等因素相关。

4.2.2　病理

　　(1) 大体病理

　　ICC 常无包膜,周围呈淡黄色,中间灰白,质硬,有广泛纤维组织形成,有时可见肝内转移灶。按大体标本特点可分为 3 类:肿块型、管周浸润型和导管内生长型。肿块型表现为肝实质中结节状或团块状病灶,质硬,与周围肝组织界限清;管周浸润型,沿肝内胆管系统呈浸润性生长,并伴有浸润处胆管狭窄和远端胆管扩张;管内生长型,局限在较大肝内胆管呈息肉状或乳头状生长。

　　(2) 镜下病理

　　ICC 大多数为不同分化程度的腺癌,可分为高、中、低分化。组织学变异:腺鳞癌、鳞状癌、黏液癌、印戒细胞癌、透明细胞癌、黏液表皮样癌、淋巴上皮瘤样癌及肉瘤样 ICC。肿瘤常有丰富的纤维间质,甚至局部钙化,肿瘤基质不断支持肿瘤进展和侵袭。常侵及汇管区、汇管区血管或神经,可经淋巴引流形成肝内或淋巴结转移。丰富的纤维基质伴有淋巴结细胞浸润是 ICC 的一个重要特点。免疫组化显示:黏蛋白(+)、CEA(+)、CK7 (+)、CK19(+)、CK20(+),Hep Par-1(-), AFP(-)。

4.2.3　临床表现

　　超过 3/4 的患者在初次诊断时年龄大于 65 岁,男性略多于女性,多不伴有肝炎、肝硬化病史,左右叶均可发生;临床多见慢性腹痛、腹胀、黄疸、体重减轻,实验室检查常伴有糖类抗原 (CA199)升高,AFP 正常。

4.2.4　MRI 表现

　　(1) 肿块型 ICC

　　最为常见。肝内不规则肿块,病灶内可见钙化;MRI 表现 T_1WI 低信号,T_2WI 高信号实性肿块伴或不伴肝内胆管扩张,伴不同程度中央硬化。DWI 靶样弥散受限:中央暗区-肿瘤纤维化和坏死,外围受限区-富含细胞和血管。肿块型 ICC 在高 b 值 DWI 上,表现为特异性的靶样弥散受限。常侵入邻近门脉分支,可见围绕主瘤体的多中心性肿瘤(卫星灶),出血及囊变罕见。胆管细胞癌较有特异性的征象包括:①包膜回缩征。病灶组织中存在较多纤维间质,导致相邻肝缘内陷牵拉及病灶周围胆管扩张、肝叶血流缺少、长期胆汁淤积致局部肝体积缩小。②胆管包绕征/胆管癌栓。癌细胞沿胆管侵犯,导致胆管阻塞,周围远端胆管扩张。③血管包绕征。肿瘤易包绕血管,而较少发生静脉癌栓,易发生淋巴结转移。周围型胆管细胞癌易发生在有丰富的淋巴管区域,所以发生淋巴结转移的概率较高。

　　肿块型 ICC 的强化方式:①最常见为动脉期不规则边缘强化,门脉及延迟期逐渐向心增强。渐进性延时强化的病理基础是病灶周围聚积大量癌细胞,肿瘤内含有丰富的纤维组织,血管稀少,对比剂从血管渗出到纤维组织的速度慢,而从纤维组织再经血管清除也慢(图 4-30)。②动脉期无强化或轻度斑片样强化,门脉及延迟期表现为延迟强化,可能是由于肿瘤内部纤维间质比例占优势或者肿瘤大部分由凝固性坏死组织构成(图 4-31)。③病灶周边强化,中央区无强化(图 4-32)。④小的肿块型 ICC 增强均匀,可出现"快进快出"强化,与肿瘤分化良好、间质纤维化不明显相关(图 4-33)。

　　(2) 管周浸润型 ICC

　　管周浸润混合肿块型肿瘤比单纯外围胆管浸润性更常见,管周浸润型 ICC 经 Glisson 鞘的神经

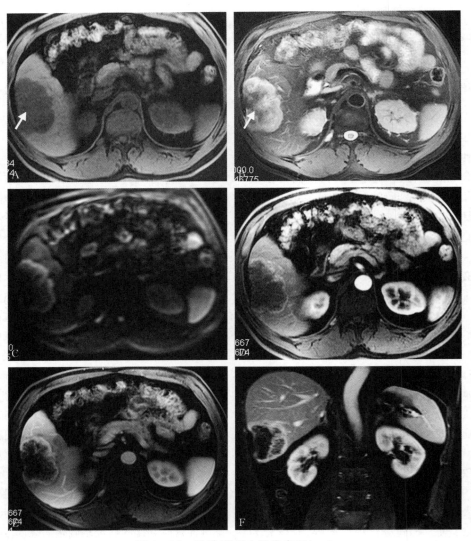

图 4-30　肿块型 ICC 影像表现（一）

注：T_1WI（A）低信号（箭）；T_2WI（B）周边高信号，中央低信号（箭）；DWI（C）呈靶样高信号；增强后（D～F）可见周边花环样强化，中央区延迟强化。另见肝包膜回缩征。

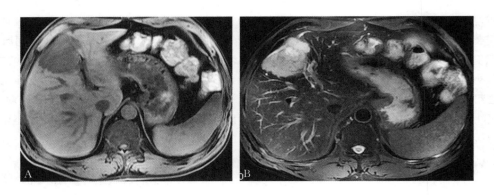

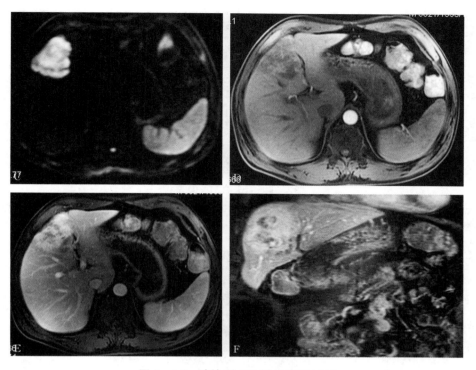

图 4-31 肿块型 ICC 影像表现（二）

注：$T_1WI(A)$ 低信号；$T_2WI(B)$ 高信号；DWI(C) 呈高信号；增强后动脉期(D) 轻度斑片样强化，门静脉期(E) 及延迟期(F) 持续充填强化。另见肝包膜回缩征。

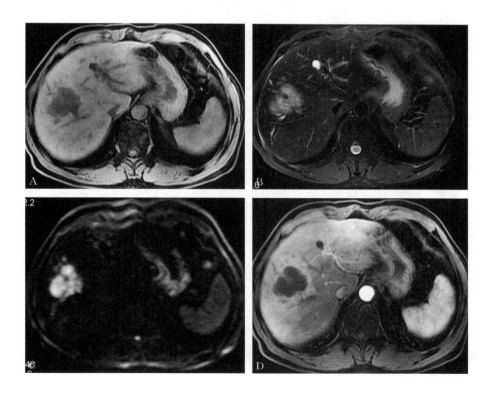

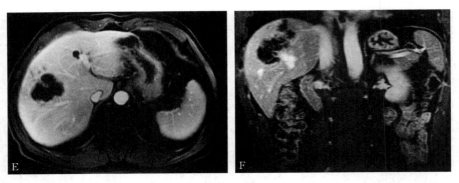

图 4‒32　肿块型 ICC 影像表现(三)

注:T₁WI(A)低信号;T₂WI(B)高信号,周围见扩张胆管及小卫星灶;DWI(C)呈高信号;增强后动脉期周边强化,门静脉期(D)及延迟期(E)周边强化,中央区无强化。

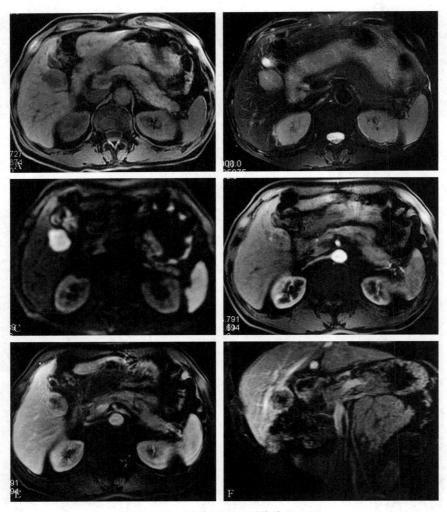

图 4‒33　肿块型 ICC 影像表现(四)

注:T₁WI(A)低信号;T₂WI(B)稍高信号;DWI(C)呈高信号;增强后动脉期(D)明显强化,延迟期横断面(E)及冠状面(F)强化减退,呈"快进快出"强化。

组织和淋巴管沿胆管向肝门播散,沿胆管纵向扩展导致管壁增厚、肿瘤浸润导致不规则胆管狭窄和远端胆管扩张。MRI 表现为节段管壁不规则增厚伴管腔狭窄或中断,T_1WI 低信号,T_2WI 稍高信号,狭窄段远端胆管扩张,DWI 高信号,增强后动脉期轻度强化,门脉及延迟期延迟强化。若同时见到肝门部或腹膜后淋巴结转移,则诊断更明确(图 4 - 34)。

（3）腔内生长型 ICC

较罕见,表现为扩张胆管内的乳头状肿瘤,与胆管内黏液性乳头状肿瘤形态学特征相同。常小、无柄或息肉状沿浅表黏膜扩张生长,肿瘤生长缓慢,可多发或跳跃。肿块与邻近胆管壁不对称增厚,导致部分胆道梗阻,手术预后较好。MRI 表现为肝内胆管扩张,扩张胆管内见息肉样或菜花样结节,T_1WI 低信号,T_2WI 稍高信号,增强后

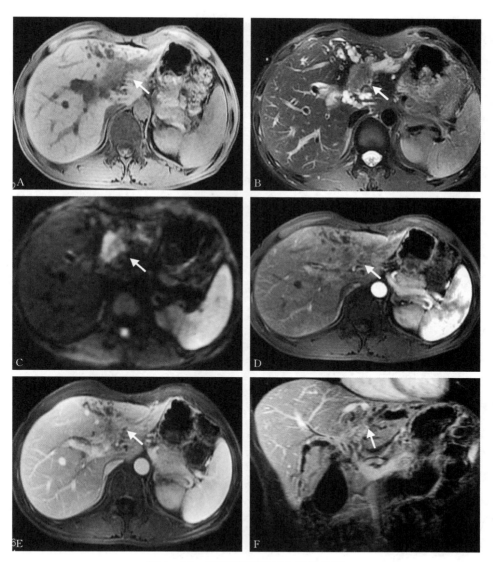

图 4 - 34　管周浸润型 ICC 影像表现

注:T_1WI(A)及 T_2WI(B)示左肝内胆管壁呈条状增厚,远端胆管扩张(箭);DWI(C)呈高信号,动态增强呈渐进性持续强化(D～F)。

明显强化,因不含有丰富的纤维组织成分,因此不产生延迟强化(图4-35)。

4.2.5　诊断要点

（1）肿块型 ICC

肝内单发较大病灶或多发病灶,伴有包膜回缩,病灶远端胆管扩张,胆管癌栓,肝门部及腹膜后淋巴结转移,DWI 靶征,增强可见肿瘤边缘花环样强化伴中央区延迟强化。

（2）管周浸润型 ICC

节段管壁不规则增厚伴管腔狭窄或中断,狭窄远端胆管扩张,增强后可见沿管壁走行的条状明显强化,伴或不伴肝门部淋巴结转移。

（3）腔内生长型 ICC

肝内胆管扩张,扩张胆管内见息肉或菜花样结节影,增强后可见明显强化。

4.2.6　鉴别诊断

（1）HCC

有肝炎、肝硬化病史;实验室检查 AFP、异常凝血酶原升高,糖类抗原 CA199 不升高;增强呈"快进快出"表现。小于3 cm 的 ICC 和 HCC 的增强模式重叠;HCC 可发生破裂出血,胆管细胞癌少见;HCC 伴随征象有门静脉、肝静脉癌栓;而胆管癌栓和肝门部及腹膜后淋巴结转移征象在 ICC 更常见。

（2）肝海绵状血管瘤

因肝内胆管细胞癌可出现延迟强化或由边缘向中心的充填强化,故需要与海绵状血管瘤鉴别。海绵状血管瘤为肝内边界清晰的结节,MRI 表现为 T_1WI 低信号,T_2WI 明显高信号,呈"灯泡征",因血管瘤为异常扩张血窦,其病理特点决定其增

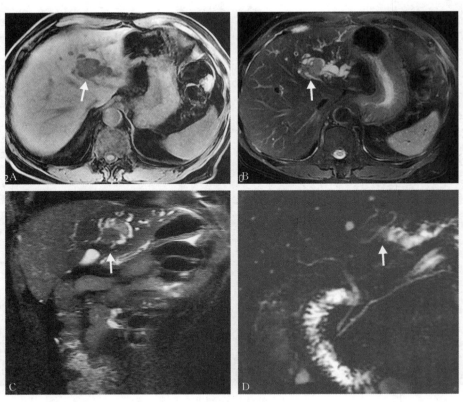

图4-35　腔内生长型 ICC 影像表现

注:左肝内胆管扩张,腔内见结节影,T_1WI 低信号,T_2WI 稍高信号(箭)。

强扫描特征是动脉期周边斑点、结节状强化，信号近似同层腹主动脉，门脉及延迟期对比剂不断充填，呈"快进慢出"表现。而肝内胆管细胞癌强化程度不及肝海绵状血管瘤，且中央区可见低信号的纤维瘢痕及坏死区；另胆管癌栓、淋巴结转移等伴随征象有助于两者鉴别诊断。

（3）肝脓肿

当 ICC 中央坏死区较多，增强扫描出现"蜂房"状或环状强化时需与肝脓肿鉴别，肝脓肿 MRI 表现为 T_1WI 低信号，T_2WI 高信号，高信号内见低信号分隔，部分夹杂气体影，增强扫描壁环形强化、光整，无明显分叶，中间出现"蜂房样"明显强化，环周常有低密度水肿带形成"晕征"，当脓肿成熟时壁"环形"强化，影像表现为"双环"或"三环"征，中央无强化区的边缘常较光整。临床上有感染的典型症状，实验室检查白细胞及 C 反应蛋白升高有助于鉴别。

（4）肝转移瘤

一般多发，病灶 MRI 表现为 T_1WI 低信号，T_2WI 外周高信号，中央区更高信号，呈"靶征"或"牛眼征"，增强后呈环状强化。但转移瘤一般都有原发病史，当肝内单发病灶时要注意两者的鉴别。

4.3　肝细胞-胆管细胞混合型肝癌

4.3.1　概述

肝细胞-胆管细胞混合型肝癌（combined hepatocellular-cholangiocarcinoma，cHCC-CC）是肝癌的特殊类型，占肝癌的 1.0%～6.5%。根据 2010 年 WHO 新分类，cHCC-CC 定义为 HCC 与 ICC 共存于同一肝脏同一瘤体中。

4.3.2　临床表现

cHCC-CC 的临床表现、影像学特点和生物学行为特征介于 HCC 和 ICC 之间，但与肿瘤组织内 HCC 和 ICC 含量多少有关，如果 HCC 的成分比例较大，则更多地表现为 HCC 特点，反之亦然。

男女比例为 5∶1，中位年龄 50 岁，HBV 感染率约 70%，术后 1 年、3 年和 5 年累积复发率分别为 59.3%、85.1% 和 98.2%，术后 1 年、3 年和 5 年总生存率分别为 73.9%、41.4% 和 36.4%。

4.3.3　病理

cHCC-CC 的概念长期较为混乱。1949 年，Allen 和 Lisa 首次详细描述了 cHCC-CC 的病理特征，称为 Allen-Lisa 分型，包括以下 3 型。①A 型，HCC 和 ICC 在同一肝脏不同部位分别形成独立的瘤体；②B 型，HCC 和 ICC 在同一肝脏同一瘤体中形成不同分布区域，之间存在移行过渡区；③C 型，HCC 与 ICC 在同一肝脏同一瘤体内混杂生长，不易区分。1985 年，Goodman 等将其分为碰撞型（HCC 与 ICC 结节相邻生长并有融合）、移行型（HCC 与 ICC 混合存在并有移行过渡）和纤维板层型（纤维板层型肝癌的基础上同时含有产生黏液的假腺管型胆管细胞癌组织）。在 2010 版 WHO 分类中，仅限于 HCC 和 ICC 存在于同一肝脏中（Allen C 型），并进一步分为经典型和伴干细胞特征型，这也是目前被广泛认可的诊断标准。

需要强调的是，cHCC-CC 与双表型 HCC 是不同概念，后者于 2011 年首次报道，是 HCC 的一种新亚型，组织病理学上在一个肿瘤结节内仅表现出单一的 HCC 组织学成分，但同时表达 HCC 和 ICC 蛋白标志物。不同 cHCC-CC 瘤体中，HCC 和 ICC 两种成分的相对比例及并存形式存在高度异质性。目前认为，cHCC-CC 的确定性病理诊断需建立在明确的 HCC 和 ICC 分化证据上。除了形态学之外，通常需借助免疫组化明确。

4.3.4　MRI 表现

cHCC-CC 常表现为单发肿块，T_2WI 中等高信号，无包膜，增强动脉期多表现为环形强化，伴延迟期充填，少数可有周边廓清（图 4-36、4-37）；少数以 HCC 成分为主者也可以表现为"快进快出"强化（图 4-38）。病理对照显示，HCC 型强化者 HCC 成分为主，偏向于低分化；ICC 型强化者 ICC 成分为主，纤维丰富，HCC 内可见局灶性血窦扩张；交界型强化者，HCC 和 ICC 内均可见较多纤维成分。

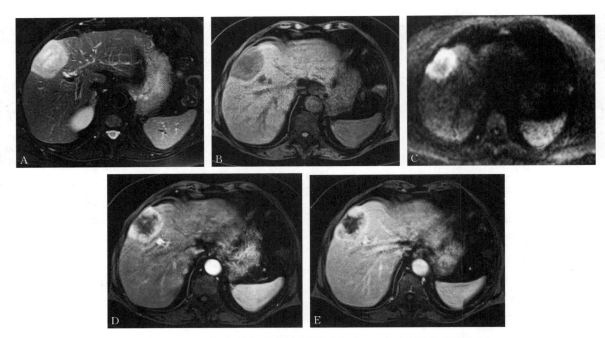

图 4-36 肝细胞-胆管细胞混合型肝癌(以 ICC 为主)影像表现(一)

注:病灶在 T_2WI(A)呈低信号,DWI(B)呈高信号,ADC 值减低(C),呈靶征,增强动脉期(D)明显强化,延迟期(E)中心持续强化,周边廓清。

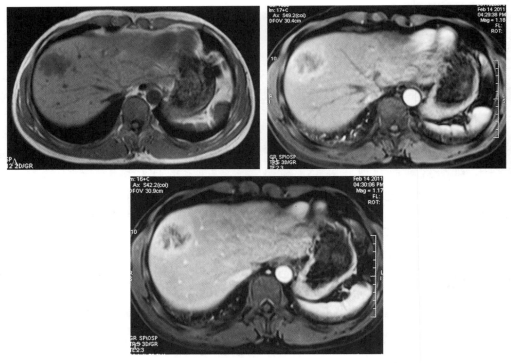

图 4-37 肝细胞-胆管细胞混合型肝癌(以 ICC 为主)影像表现(二)

注:病灶在 T_1WI(A)呈低信号,动脉期(B)周边明显强化,门静脉期(C)病灶持续强化。

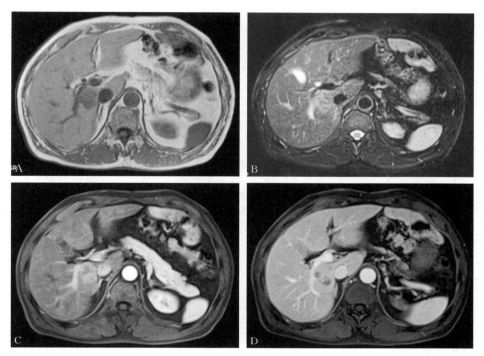

图 4-38　肝细胞-胆管细胞混合型肝癌(HCC 为主)影像表现

注：病灶在 T_1WI 呈低信号，T_2WI 抑脂图像呈高低混杂信号，动脉期明显强化，门静脉期可见部分廓清。

4.4　肝转移癌

4.4.1　概述

　　肝转移癌是肝脏最常见的恶性肿瘤，其发病率是原发性肝癌的 18~40 倍。作为仅次于区域淋巴结的原发性恶性肿瘤的好发转移部位，尸检研究显示，高达 55% 的肿瘤患者存在肝转移性病灶。尽管临床上肝转移性病灶的出现提示Ⅳ期肿瘤，但随着治疗手段的不断进步，尤其转移性病灶可切除的情况下，有 20%~40% 的患者仍可能获得良好的 5 年生存率。MRI 作为肝脏病变的重要检查手段，对于肝脏转移癌的诊断、鉴别、治疗随访都有着重要的临床价值。

4.4.2　病理

　　肝转移癌常多发，病灶间可融合，无性别差异，其发病比例随着原发性肿瘤进展而增加。

　　由于肝脏本身具有双重血供的特点，肝转移

癌的发生率在门静脉系统引流的胃肠道肿瘤中更高，如来源于结直肠癌、胰腺导管腺癌、食管癌、胃癌、胃肠道间质瘤和神经内分泌肿瘤的转移癌。其他常见的好发肝转移的原发性恶性肿瘤还包括乳腺癌和肺癌(两者近年来在国内女性患者中最为常见)，泌尿系统来源的肾细胞癌、输尿管和膀胱癌，生殖系统来源的卵巢癌、子宫内膜癌，以及肉瘤、黑色素瘤等。

　　肝转移癌可同原发灶同时生长或延迟发生，其生长方式通常类似于原发灶(如来源于骨肉瘤、软骨肉瘤、神经母细胞瘤和恶性畸胎瘤的转移灶可有钙化/骨化灶)，但亦可有所不同。大部分肝转移癌生长迅速，小部分转移灶则可能缓慢生长(如一些神经内分泌肿瘤的转移灶)，各类治疗亦可使肝转移癌生长放缓或停滞。同身体其他脏器的转移癌一样，当肝脏肿瘤生长超过其血液供应时，肿瘤内部可能发生坏死，形成囊性改变，而当原发性肿瘤本身分泌黏液成分时(如肠道来源黏液腺癌)，肝转移癌亦可以表现为囊性转移灶的形态。此外，假性肝硬化是肝转移的一种较为特殊的表现,最常见的是在乳腺癌转移的化学治疗后,尽管在治疗前和其他恶性肿瘤中也有报道。其病理基础可能是化疗药物的肝包膜回缩、再生结节增生(但没有桥样纤维化或肝硬化的表现),或者化疗前发生的对浸润性肿瘤的大量促纤维化反应。

4.4.3 临床表现

早期的肝转移癌通常无特殊临床症状,并且常在对原发性肿瘤的进一步检查时偶然发现。进展期的肝转移癌由于肿瘤负荷增加,可能出现体重减轻,右上腹局部疼痛(可由肝包膜牵拉及病灶缺血坏死引起),腹腔积液,低热,以及肝脏功能障碍。胆道系统受累时患者还可以出现胆道梗阻症状。巨大转移灶或近肝包膜的转移灶若出血破裂,还可导致急腹症。

4.4.4 MRI 表现

肝转移癌的MRI表现无固定模式,受到原发灶特性、机体情况、生长部位及方式等一系列因素的影响。90%多发,75%累及左右叶,呈类圆形、分叶状或不规则形,大小不一,可融合,易于出血、坏死,约10%伴钙化,T_1WI呈稍低信号,T_2WI呈中度高信号,中心坏死区在T_2WI上为明显高信号,形成"牛眼"征(图4-39)。黑色素瘤肝转移在T_1WI可呈高信号(图4-40),神经内分泌肿瘤和囊性转移灶可呈现"亮灯征",类似于囊肿或血管瘤。转移癌在DWI上呈高信号,可出现靶征。原发性肿瘤如果富含脂肪,转移癌内也可以检测到脂肪成分,化学位移成像更为敏感,主要见于脂肪肉瘤、恶性畸胎瘤、肾透明细胞癌(图4-41)。

DWI对于肝脏转移灶的识别也非常重要,对于肝内小病灶的筛查具有很高的灵敏度(图4-42)。此外,尽管很多病灶可见相对特征性的ADC低信号改变,包括大病灶的周边环状低信号改变(显示肿瘤生长),但很多情况下单一的DWI图像并不能用来明确诊断转移灶,例如,囊性肝转移可有同囊肿或血管瘤相同的T_2穿透效应(T_2 shine through effect),病灶内合并出血时DWI信号改变亦会受到影响,此外,不同原发灶的病理特性也影响着转移灶的DWI表现。转移灶可造成肝内血管、胆管的挤压移位乃至侵犯,位于周边的

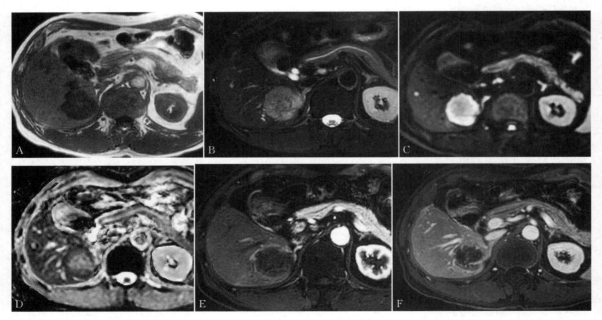

图 4-39 结直肠癌肝转移影像表现

注:S6段病灶在T_1WI(A)呈稍低信号,T_2WI(B)呈中度高信号,在DWI(C)上呈靶征,周边区域弥散受限更为明显,增强动脉期(D)周边强化,延迟期(E)持续强化。

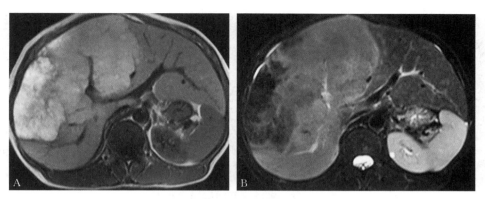

图 4 - 40　黑色素瘤肝转移影像表现

注:肝内巨大转移灶,T₁WI(A)为高信号,内可见斑点更高信号,T₂WI(B)为混杂信号,T₁WI 对于更高信号区域为低信号(黑色素物质)。

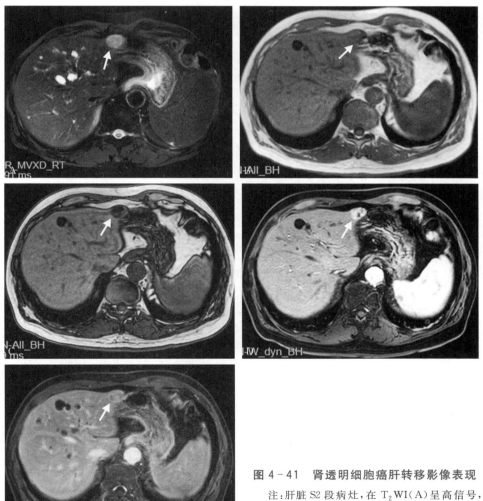

图 4 - 41　肾透明细胞癌肝转移影像表现

注:肝脏 S2 段病灶,在 T₂WI(A)呈高信号,T₁WI 等信号(B),T₁WI 反相位(C)信号减低,提示脂肪成分,增强动脉期(D)显著强化,延迟期(E)呈稍低信号(箭)。

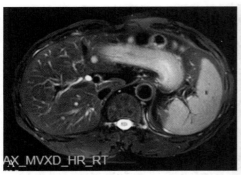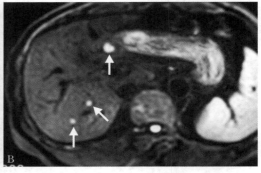

图4-42　胰腺癌肝转移影像表现

注：$T_2WI(A)$仅显示左叶单个转移灶，DWI(B)上显示右叶微小转移癌（箭）。

转移灶还可引起局部包膜突起，富含纤维者可出现包膜皱缩。

动态增强图像上，大部分病灶边缘轻中度强化，延迟期多数持续强化，也可有廓清表现。一些小病灶（<1.5 cm）还可呈现较为均匀的增强方式。整体而言，由于肝脏本身是富血供器官，早期增强图像上大部分肝脏转移灶其整体强化程度要低于肝实质（环状强化可略高），即呈现相对乏血供的特点。但是一部分肝脏转移灶其血供非常丰富，导致病灶相对肝实质呈现明显的富血供特点，除了早期强化，甚至有延迟强化的表现，主要包括乳腺癌、神经内分泌肿瘤、黑色素瘤、甲状腺癌、肾癌、肉瘤、间质瘤、嗜铬细胞瘤等（图4-43）。

肝胆特异性对比剂对于肝转移癌的完整评估有了更好的辅助。联合应用肝胆特异期和DWI可提高肝转移癌的检出率和小病灶检出的灵敏度。肝转移癌不含正常肝细胞，在肝胆特异期不摄取对比剂从而较周边增强肝实质呈现明显低信号，从而能够辅助肝转移癌尤其是小病灶的诊断。

肝转移癌可出现一些特殊形式，主要包括以下类型。

（1）囊性转移癌

转移癌发生显著囊变时称为囊性转移癌，主要由以下因素导致：①转移癌血供丰富，生长迅速，内部出血坏死明显，见于神经内分泌肿瘤、肉瘤、黑色素瘤等，增强后呈囊壁及壁结节明显强化（图4-44）。②转移癌间质内含有较多黏液成分，见于胃癌、结直肠癌等，增强后囊壁及瘤内分隔中等强

化。③分子靶向治疗后出现中心区域囊变。

囊性转移癌需要与肝脓肿相鉴别。转移癌中心区为坏死组织，弥散受限不明显，DWI呈等或稍高信号，ADC值略高；肝脓肿中心区位脓液，弥散受限明显，DWI呈显著高信号，ADC值减低。转移癌周边区域为活性组织，弥散受限明显，DWI呈高信号，ADC值减低；肝脓肿周边区域主要是炎性肉芽组织，弥散受限不明显，DWI呈稍高信号，ADC值升高。

（2）肝包膜与包膜下转移

肝脏包膜分为内外两层。外层为腹膜延续，薄而柔软，覆盖大部分肝表面，不覆盖肝脏裸区、肝门部、胆囊窝附着区。内层也称为Glisson包膜，厚而致密，覆盖全肝，与门脉、胆道分支伴行延伸至肝实质内。包膜下间隙位于Glisson包膜深部和肝实质表浅部之间，为潜在间隙，液体、血肿、肿瘤可在此积聚。

肝包膜转移与包膜下转移形态不同。肝包膜转移位于包膜外层，沿着肝脏边缘弧形分布，属于广义的腹膜转移（图4-45）。肝包膜下间隙转移位于包膜内层（Glisson包膜）和肝实质表浅部之间，因为外缘被致密的Glisson包膜阻挡，形态光滑平坦，内缘则压迫相对柔软的肝实质，呈扇贝样压迹（图4-46）。

4.4.5　诊断要点

肝转移癌的影像学诊断要与临床病史相结合来进行分析和判断：在肿瘤病史明确的情况下，要

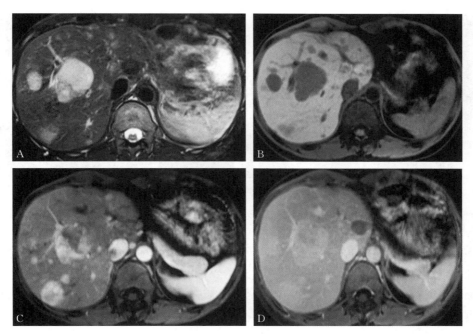

图 4 - 43　恶性胃间质瘤肝转移影像表现

注：T$_2$WI(A)显示病灶呈明显高信号，动态增强扫描(B～D)显示病灶动脉期明显强化，延迟期持续强化。

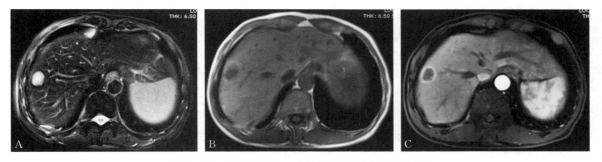

图 4 - 44　胰腺神经内分泌肿瘤肝转移影像表现

注：T$_2$WI(A)呈显著高信号，T$_1$WI(B)呈不均匀低信号，增强动脉期(C)呈明显环形强化。

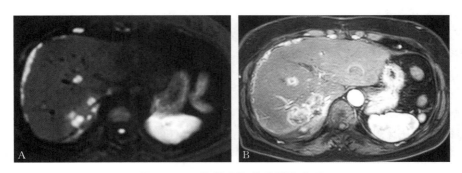

图 4 - 45　卵巢癌肝转移影像表现

注：DWI(A)示肝脏外周区域软组织影，沿肝脏表面弧形分布，呈高信号；增强动脉期(B)明显强化，为肝包膜转移。肝实质内另见多发转移灶。

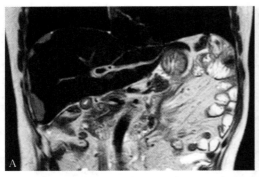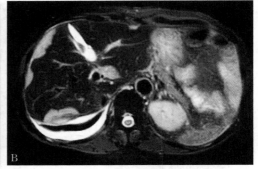

图4-46　肾上腺皮质腺癌肝转移影像表现

注:冠状面及横断面 T_2WI 示肝脏外周区域软组织影,外缘光滑平坦,内缘呈扇贝样压迹,为肝包膜下转移。

充分结合以往的检查治疗,任何新发、多发或者短期内有变化的病灶都需要首先考虑肝转移灶。对于无已知原发灶的病灶鉴别,则仍然需要对患者的临床情况尤其实验室检查结果有充分的了解,再利用 MRI 多模态的特点对病变进行全面分析。例如,鉴别多发性肝转移灶与多发性肝脓肿时,患者的临床情况无疑是诊断的重要风向标;而包括上述黑色素瘤肝转移的 T_1WI 高信号、神经内分泌肿瘤内液-液平等征象的识别对于鉴别诊断都非常重要。再如,在肝硬化患者中转移就很少见,此时新发的病灶就要首先排除 HCC,而不是转移癌。

4.4.6　鉴别诊断

肝转移癌常多发,临床病史对于鉴别诊断至关重要。根据肝转移灶的影像学特征,其他鉴别要点如下。

(1)囊性病变的鉴别

1)多发性肝囊肿:无周边增强或壁结节,但囊肿继发感染时可有周边强化,需要结合病史。另外,囊肿的信号改变和大部分黏液性转移灶有所不同。

2)多发性肝脓肿:可有同转移灶类似的周边强化和靶征表现,但临床进程明显不同。

3)胆道错构瘤:一般病灶较小,无周边增强或壁结节。

(2)富血供转移灶的鉴别

1)肝血管瘤:重 T_2WI 通常明显高信号,动态

增强呈不连续的外周结节增强和向心性填充。

2)肝细胞癌:通常有肝炎、肝硬化病史,肿瘤标志物改变,有典型廓清表现,靶征少见,血管侵犯多见。

3)灌注异常:仅在动脉期有强化改变,无对应平扫信号改变,常见于肝硬化。

4)FNH:单发多见,无环状强化,无弥散受限,中心瘢痕延迟强化,转移瘤中央坏死一般缺乏强化。肝胆特异期呈等或高信号。

5)肝腺瘤:通常为年轻患者,女性常有口服避孕药史,病灶内可有脂肪变性及出血,可有包膜结构,无中心坏死。

(3)乏血供转移灶的鉴别

1)多灶性/结节性脂肪浸润:脂肪特异序列典型表现,血管通过"病变",无占位效应。

2)肝内胆管癌:常单发,延迟增强,包膜回缩。

3)其他少见病变的鉴别:肝脏结节病,淋巴瘤等可有征象重叠,确诊依靠活检。

4.5　间叶组织来源恶性肿瘤

肝脏间叶性肿瘤是指起源于血管、纤维、脂肪或由其他间叶细胞分化而来的原发性肿瘤,少见,但种类较多。恶性者包括血管肉瘤、上皮样血管内皮瘤、平滑肌肉瘤、神经内分泌肿瘤、未分化胚胎性肉瘤、滑膜肉瘤、横纹肌肉瘤、肉瘤样癌等,其中以血管肉瘤和上皮样血管内皮瘤相对多见。

4.5.1 血管肉瘤

（1）概述

肝血管肉瘤（hepatic angiosarcoma，HAS）是肝脏间叶组织最常见的恶性肿瘤，起源于肝血窦内皮细胞，约占肝脏原发性恶性肿瘤的 2%，预后极差，且易发生肝外转移。其病因尚不明确，可能与接触二氧化钍、无机砷、氯乙烯等化学物质或使用类固醇激素、环磷酰胺等有关。

（2）病理

1）大体病理：肿瘤呈多结节状，切面呈灰黄色与红褐色出血区相间的鱼肉状，可见出血。

2）镜下病理：瘤组织呈有瘤细胞衬覆的海绵状血管腔样结构，腔内见凝血块和肿瘤碎片。瘤细胞可沿血窦、终末肝静脉和门静脉分支扩散，故HAS 极易复发和转移。肿瘤细胞轻度嗜酸性，胞核浓染，核分裂象多见。免疫组化：CD31、CD34、Ⅷ因子、血管内皮生长因子受体-3（VEGFR-3）等指标阳性。

（3）临床表现

好发于 50～70 岁男性。临床表现无特异性，右上腹痛及腹胀最常见，或伴消瘦、乏力、发热等症状。实验室检查及肿瘤标志物多正常。

（4）MRI 表现

肝内单发/多发性结节或肿块，常多发，内部出血、坏死多见。T_1WI 呈低信号，出血时为高信号或混杂信号；T_2WI 呈混杂高信号，坏死区为更高信号，纤维化、出血及含铁血黄素沉着为低信号。HAS 为富血供肿瘤，动脉期病灶周边呈结节状、斑片状、环状明显强化，门静脉期及延迟期强化逐渐向中心扩展，与血管瘤的强化方式相似，但延迟期不能完全充填，可见散在灶状无强化区（出血、坏死）（图 4-47）。也可表现为动脉期病灶中心点状强化，逐渐向外周扩展。肿瘤呈浸润性生长，无包膜，边界不清楚，部分病灶增强后边缘清晰，可见"刀切征""假包膜征"。肿瘤也可侵犯和包绕血管，可见动静脉分流，但门静脉癌栓少见。

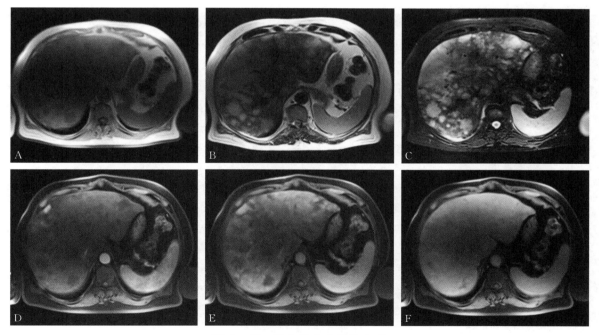

图 4-47 肝血管肉瘤影像表现

注：肝脏弥漫性结节及肿块，平扫 T_1WI（A）为低信号，T_2WI（B）及 DWI（C）为高信号，增强扫描动脉期（D）肿块周边可见斑片状、环状明显强化，门静脉期（E）及延迟期（F）病灶呈向心性强化，但未完全充填。

（5）诊断要点

无肝炎病史，AFP阴性；肝内单发较大病灶或多发性病灶伴出血、坏死，动态增强病灶呈明显渐进性强化，但不能完全充填。

（6）鉴别诊断

1）血管瘤：信号多均匀，出血少见，T_2WI呈"灯泡征"，动态增强病灶呈明显渐进性强化。

2）HCC：可有出血和坏死区，常有慢性肝炎或肝硬化病史，血清AFP升高；其强化程度低于血管肉瘤，且无充填趋势，门静脉期和延迟期病灶呈相对低信号，呈"快进快出"的强化特征。

3）转移癌：常有原发性肿瘤病史，HAS病灶内出血坏死更常见。

4.5.2 上皮样血管内皮瘤

（1）概述

肝上皮样血管内皮瘤（epithelioid hemangioendotheliom，EHE）是一种罕见的血管源性肿瘤，约占肝脏恶性肿瘤的1.5%。病因不明，可能与口服避孕药、孕激素失调、病毒性肝炎、肝损伤等有关。

（2）病理

1）大体病理：肿瘤多位于肝周或肝包膜下，常多发，伴钙化、囊变及出血坏死。

2）镜下病理：瘤组织由上皮样细胞及树突状细胞组成，浸润肝窦并沿中央静脉和门静脉生长。免疫组化：第8因子相关抗原（VⅢ-RAg）、CD31、CD34和Vimentin多为阳性。

（3）临床表现

好发于30～40岁女性，临床表现多样，如腹胀、腹痛、黄疸和消瘦等。实验室检查及肿瘤标志物多正常。肝外转移的常见部位为肺、淋巴结等。

（4）MRI表现

肝周或包膜下单发/多发性结节，大小不等，可融合。T_1WI呈低信号，T_2WI呈不均匀高信号，表现为两环或三环样"靶征"。病灶牵拉邻近包膜可形成"包膜回缩征"（图4-48）。增强扫描病灶强化方式多样，可呈轻度均匀强化、环形向心性延迟强化，亦可表现为"晕环征"，即病灶中心和外周为低信号，中间夹杂高信号强化环。肝静脉或门静脉分支终止于病灶的边缘，形成"棒棒糖征"（图4-49），为其特异性的影像学表现，病理基础为肿瘤细胞侵犯并包绕肝静脉、门静脉分支，使血管狭窄闭塞。肝胆特异性对比剂增强检查，肿瘤组织丧失摄取对比剂的能力而表现为肝胆期低信号。

（5）诊断要点

肝周或包膜下多发性结节，"靶征""包膜回缩征""棒棒糖征"等是EHE的特征性MRI表现。

（6）鉴别诊断

1）转移癌：多发性结节或肿块，增强扫描肿块边缘强化，中央为无强化坏死区，形成典型的"牛眼征"，原发性肿瘤病史对转移癌的诊断非常重要，如出现"棒棒糖征"则有助于EHE诊断。

2）肝血管肉瘤：50岁以上男性多见，侵袭性强，易出血、坏死及囊变，MR信号混杂，增强扫描呈明显渐进性强化，但不能完全充填。

3）胆管细胞癌：CA199常升高，肿块内可有钙化，增强扫描多为延迟强化，伴肝内胆管扩张、肝叶萎缩。

4.5.3 平滑肌肉瘤

（1）概述

肝原发性平滑肌肉瘤（primary leiomyosarcoma，PLL）是一种罕见的恶性间叶组织肿瘤，恶性程度高，预后差。组织起源尚不明确，可能来源于胚胎结缔组织发育异常的肝血管、胆管或肝圆韧带中的平滑肌细胞。

（2）病理

1）大体病理：肿瘤切面呈灰白色，常伴出血坏死、囊变，部分有假包膜。

2）镜下病理：瘤细胞呈梭形，束状、编织状排列。胞质较丰富，核圆形或卵圆形，细胞异型明显。免疫组化：Desmin（结蛋白）、SMA（平滑肌肌动蛋白）、Vimentin等肌源性标志物阳性，上皮源性标志物（CK）阴性是肿瘤起源于平滑肌细胞的可靠证据。

（3）临床表现

好发于中老年男性，平均年龄54岁。临床表现无特异性，如上腹部包块，上腹痛、腹胀和消瘦

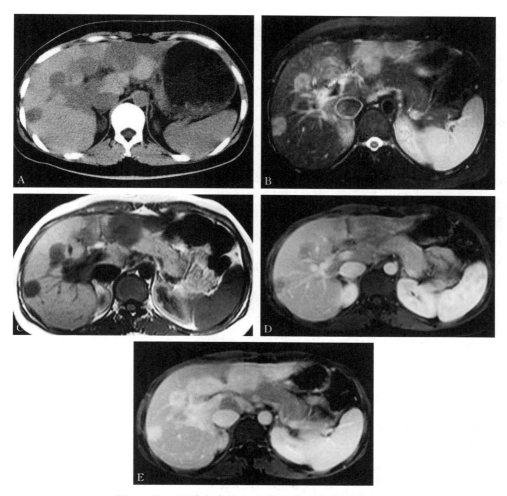

图 4 - 48　肝脏多发性上皮样血管内皮瘤影像表现

注:CT 平扫肝内多发性结节病灶伴部分融合,肝左叶病灶沿肝包膜下分布且伴有包膜皱缩;T_1WI 呈低信号,T_2WI 呈不均匀高信号,可见"环征",动态增强表现为外周轻度环状强化,后期更明显,延迟后中间与外周共同强化。

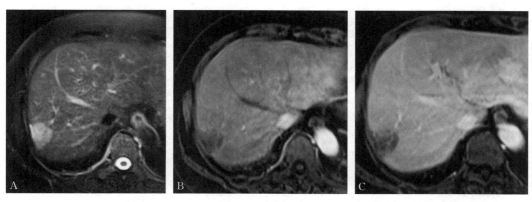

图 4 - 49　肝脏单发性上皮样血管内皮瘤影像表现

注:T_2WI(A)呈轻度高信号,动态增强扫描动脉期(B)表现为病灶外周轻度强化,延迟期(C)病灶延迟强化,邻近肝实质可见血管小分支形成"棒棒糖征"。

等。实验室检查肝功能正常或轻度异常，AFP阴性。

（4）MRI表现

多为单发性巨大肿块，出血、坏死常见。T_1WI呈均匀或不均匀低信号，T_2WI呈高信号，偶见包膜（图4-50）。增强后实性成分可明显延迟强化。

（5）诊断要点

肝内巨大占位病变，AFP阴性；动态增强MRI示肿块延迟强化；Desmin、SMA、Vimentin等肌源性标志物阳性应考虑PLL可能。

（6）鉴别诊断

HCC：常有慢性肝炎或肝炎后肝硬化病史，血清AFP明显增高；可有出血、坏死；增强扫描呈"快进快出"的强化特征，肿块较大时常伴有血管受侵（如门静脉癌栓等）。

4.5.4 神经内分泌肿瘤

（1）概述

肝原发性神经内分泌肿瘤（primary hepatic-neuroendocrine tumor，PHNET）罕见。PHNET可分为分化良好的神经内分泌瘤和分化不良的神经内分泌癌。

（2）病理

1）大体病理：肿块切面呈灰白或灰黄色，伴出血、坏死。

2）镜下病理：肿瘤由小圆形细胞组成，瘤周血窦丰富，可见典型的神经内分泌颗粒。免疫组化：Syn（突触素）、CgA（嗜铬粒素A）、NSE（神经元特异性烯醇化酶）、CD56等神经内分泌标志物表达阳性。

（3）临床表现

好发于中年女性，多为无功能性神经内分泌肿瘤。临床无特异性，肿瘤较大时可产生腹痛或压迫症状，少数伴有类癌综合征。

（4）MRI表现

单发/多发性囊实性肿块，边界较清楚。T_1WI呈不均匀稍低信号，T_2WI呈不均匀稍高信号，合并出血时可见分层。PHNET是富血供肿瘤，为肝动脉供血，动脉期病灶明显强化，门静脉

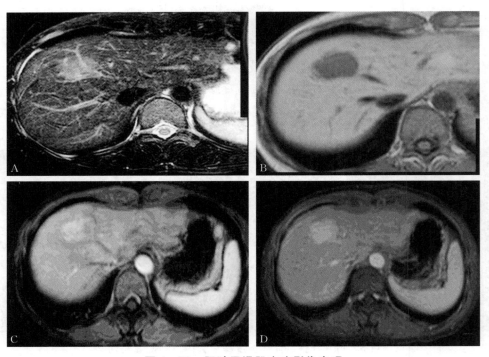

图4-50 肝脏平滑肌肉瘤影像表现

注：平扫表现为均匀的长T_1、长T_2信号肿块，增强后动脉期病灶明显强化，后期病灶仍为高信号。

期及延迟期持续强化,但强化幅度减低,呈"快进慢出"的强化方式;也可表现为早期无明显强化,后期假包膜样强化;子灶边缘呈环形、结节状强化(图4-51)。肿块可推移周围血管及胆管,但无门脉瘤栓。

(5)诊断要点

单发/多发性囊实性肿块,动脉期明显强化,门静脉期及延迟期持续强化或假包膜样强化;伴腹泻等神经内分泌症状,同时排除肝外原发性病灶,应怀疑本病。

(6)鉴别诊断

1)HCC:多有肝炎、肝硬化病史,AFP升高;增强表现为"快进快出"改变,肿块较大时常伴有血管受侵(如门静脉癌栓等)。

2)肝腺瘤:多有口服避孕药病史;多为单发,易出血坏死;富血供,动脉期强化明显,门静脉期及延迟期持续强化;但肝腺瘤脂肪变性发生率高,MRI同反相位有助于鉴别。

3)血管肉瘤:内部易出血坏死,增强扫描呈渐进性强化,但不能完全填充。

4.5.5 未分化胚胎性肉瘤

(1)概述

肝未分化胚胎性肉瘤(undifferentiated embryonal sarcoma,UES)极为罕见,高度恶性,起源于肝脏原始间叶组织。

(2)病理

1)大体表现:巨大实性或囊实性肿块,伴出血、坏死及囊变。

2)镜下表现:肿瘤组织主要由原始胚胎性间叶细胞组成,呈梭形,可见多核巨细胞及特征性的嗜酸性小体。免疫组化:Vimentin、CD68表达阳性。

(3)临床

好发于儿童及青少年,6~10岁常见。临床表现为腹部肿块、腹痛、发热、胃肠道症状等,实验室检查多正常。

(4)MRI表现

肝内巨大囊性或囊实性肿块,多单发。T_1WI呈低信号,T_2WI呈高信号,T_1WI高信号及T_2WI低信号为病灶内出血。增强扫描囊性部分不强化,

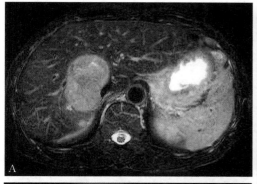

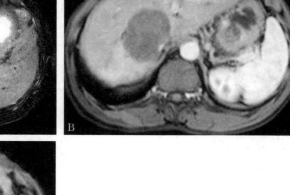

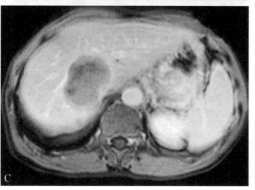

图4-51 肝右叶神经内分泌癌影像表现

注:T_2WI(A)病灶为略高信号,并伴周围小结节灶,增强动脉期(B)病灶轻度强化,病灶周围斑片状强化,门静脉期(C)病灶持续强化。

实性部分及分隔呈明显延迟强化并由周边向中心蔓延(图4-52)。

（5）诊断要点

儿童及青少年多见，无肝炎病史，AFP阴性；肝内巨大囊性或囊实性病灶，MRI信号混杂，增强扫描呈延迟强化。

（6）鉴别诊断

1）肝母细胞瘤：多见于3~5岁儿童，肝内巨大实性肿块，出血坏死常见，AFP升高。增强后肿块呈渐进性不均匀强化，可见包膜强化，可累及肝静脉及门静脉。

2）肝囊腺癌：多见于30~50岁女性，肝内多房囊性肿块伴壁结节，囊壁厚薄不均，增强后囊壁均匀强化。

3）肝脓肿：临床常有发热、肝区疼痛，增强多呈环形强化，壁厚度较均匀，周边常伴水肿。

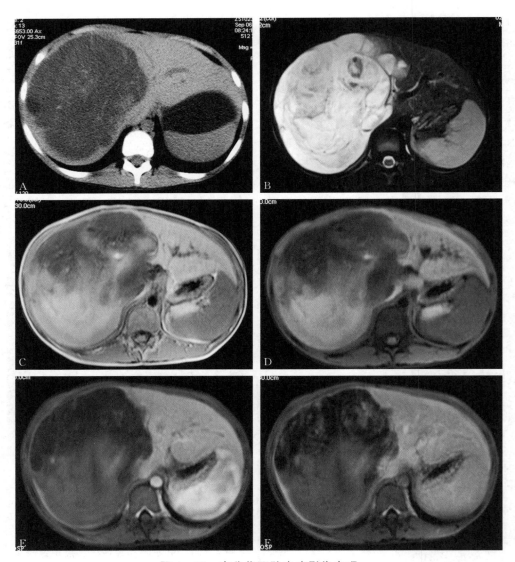

图4-52 未分化胚胎肉瘤影像表现

注：CT平扫（A）示肝右叶巨大占位，呈水样低密度。T$_2$WI（B）呈显著高信号，内见条索状低信号影，T$_1$WI（C）呈高低混杂信号，抑脂T$_1$WI（D）无信号减低，提示出血，增强后动脉期（E）强化不明显，门静脉期（F）轻度延迟强化。

4.5.6 肝脏淋巴瘤

（1）概述

肝脏淋巴瘤（hepatic lymphoma），分为原发性（primary hepatic lymphoma）和继发性（secondary hepatic lymphoma）两种，由于两者预后及管理不同，应予以区分。对于肝原发性淋巴瘤的界定目前仍存在争议，一般认为满足肝脏病灶为主导病灶，发现肝脏病灶 6 个月内未发现肝外病灶，肝门部淋巴结可受累，其他血液相关检查结果阴性，脾及骨髓未受累条件时，经病理确诊可诊断为肝原发性淋巴瘤。非霍奇金淋巴瘤（non Hodgkin's lymphoma，NHL）中 15%～27% 的患者会发生肝脏累及，尸检研究中这一比例大于 50%。肝脏原发性淋巴瘤罕见，占结外非霍奇金淋巴瘤的 0.4%，占非霍奇金淋巴瘤的 0.016%，主要为 B 细胞来源，仅有少数来自 T 细胞谱系，部分难以区分确切来源，活检是诊断的必要条件。风险因素包括 HCV、HBV、HIV 及 EB 病毒等感染，肝硬化及自身免疫性疾病或缺陷，抗肿瘤治疗等，主要通过刺激免疫细胞过度异常增殖，影响肿瘤基因过度增殖或抗癌基因表达下调所致。HIV 患者感染后 6～8 年淋巴瘤的患病率是普通人的 100 倍。

（2）病理

1）大体病理：表现多样，可以表现为伴有坏死的巨大孤立性肿块，多发白色结节，无明显肿块的弥漫性肝大。

2）镜下病理：可见具有大细胞核和大核仁的大细胞，混杂有小淋巴细胞，胆管周围增生和门静脉结构。免疫组化研究显示淋巴标志物能够明确诊断淋巴瘤，大多数患者显示与 B 细胞表型一致的 CD20，需要检查患者与 EB 病毒感染的关系。

淋巴瘤病理诊断的要素主要包括临床表现、病理组织学、免疫组化、分子遗传学。免疫组化主要用于淋巴瘤的分型，与其他小圆细胞肿瘤鉴别，与淋巴组织增生鉴别（即良、恶性鉴别），辅助淋巴瘤分期和预后提示，为淋巴瘤靶向治疗提供依据。病理组织学与细胞的异型性和侵蚀性是淋巴瘤诊断的基础和不可缺少的依据，免疫组化抗体套餐只能起辅助作用。在非霍奇金淋巴瘤的病理诊断中，鉴别淋巴组织良性增生和恶性淋巴瘤一直是临床病理诊断工作中的难题。日常工作中，约 15% 的病例使用传统的检测方法，如形态组织学及免疫组化技术，很难做出判断。分子生物学技术的不断进步及基因重排检测技术在肿瘤研究中的应用增多，为非霍奇金淋巴瘤的诊断提供了重要的辅助方法。

（3）临床表现

肝脏原发性淋巴瘤平均发病年龄为 55 岁（5～87 岁），男女比例为（2～3）：1；其临床症状不具有特异性，通常表现为低热，盗汗，体重减轻等症状，右上腹痛，厌食，恶心，伴或不伴呕吐，以及爆发性肝功能衰竭，弥散性血管内凝血和其他脏器衰竭等不典型临床表现，体格检查通常显示肝大（80%），较少发生黄疸，脾大，腹水或胸腔积液，约 10% 的患者为体检时偶然发现。实验室检查常有转氨酶、碱性磷酸酶及乳酸脱氢酶、β - 微球蛋白异常，AFP 及癌胚抗原（CEA）一般正常。

（4）MRI 表现

肝脏原发性淋巴瘤可以表现为单发性结节或肿块（50%～60%），大者可以超过 10 cm；多发性结节或肿块（40%），可能出现优势病灶；弥漫浸润型极少见，通常预示预后不良。相反，多病灶或弥漫浸润型在肝脏继发性淋巴瘤中是最常见的模式（90%），10% 的霍奇金淋巴瘤病例及肝脏的继发性霍奇金淋巴瘤可表现为肝内弥漫性分布的粟粒结节。肝脏继发性淋巴瘤很少出现优势病灶，未经治疗的肝脏继发性淋巴瘤通常是均匀的，而肝脏原发性淋巴瘤的优势病灶通常是不均匀的。肝脏继发性淋巴瘤患者通常可见脾内病灶。

T_1WI 通常表现为低信号或等信号，T_2WI 表现为高信号，由于淋巴瘤乏血供，动脉期、门静脉期及延迟期比肝实质增强的程度小，或动脉期高信号增强，静脉期及延迟期同肝实质趋于相仿。病灶可出现出血，坏死或边缘增强模式，没有治疗的情况下，很少出现钙化。有报道在 T_2WI 中，约 15% 的病灶出现平扫时中间高信号，增强后外周强化"靶征"外观。由于淋巴瘤的高细胞密度,通常导致扩散受限,因此扩散加权是成像的重要组成部分,与传统的 MR 序列相比,有助于早期病灶的检出。通过肿块包绕血管而没有血管闭塞或血栓形成,大的肝脏肿块包绕胆道而没有明显的胆道梗阻或胆汁淤积或包裹,可以作为肝脏淋巴瘤诊断的额外线索。这是由于淋巴瘤柔韧,没有纤维化或 Brous 基质,使得它们具有可塑性,从而能够沿着周围空间塑形和生长,而不会在胆管或血管树造成明显的压迫症状。

（5）诊断要点

肝内弥散明显受限的单发、多发性肿块,或肝门部为主弥漫性浸润病灶,病灶软,沿 Glisson 系统或包膜下分布,少血供,包绕血管而无血管侵犯,无血栓形成,包绕胆道而无胆道梗阻或胆汁淤积,无胆汁包裹,增强图像见"血管漂浮征",无 AFP 及 CEA 升高,可有 LDH 或 β-微球蛋白升高,则应注意排除肝脏淋巴瘤的诊断。

（6）鉴别诊断

肝脏淋巴瘤由于其罕见和重叠的影像学表现,经常被误诊为 HCC。HCC 和淋巴瘤都可以发生于病毒性肝炎患者,T_2WI 均表现为高信号,弥散均可以受限。淋巴瘤的乏血供特征,无血管及胆道侵犯有助于淋巴瘤的诊断。典型的"快进快出"强化模式,延迟强化包膜,血管癌栓形成,有助于 HCC 的诊断。

淋巴瘤患者在接受治疗的过程中,可能由于机会感染或药物毒性而出现肝脏病灶,此时需要与淋巴瘤的肝脏浸润鉴别,其影像表现与肝脏淋巴瘤表现有重叠。对于机会性感染,结合患者免疫抑制状态,发热,白细胞计数异常等临床病史,有助于鉴别诊断。一些疾病的肝转移性病灶也可能与肝淋巴瘤表现相仿,结合患者的原发性肿瘤病史,有助于鉴别。当仅表现为肝脏形态大或正常,或呈囊性等不典型表现时,与其他疾病鉴别困难。如图 4-53～4-56 所示。

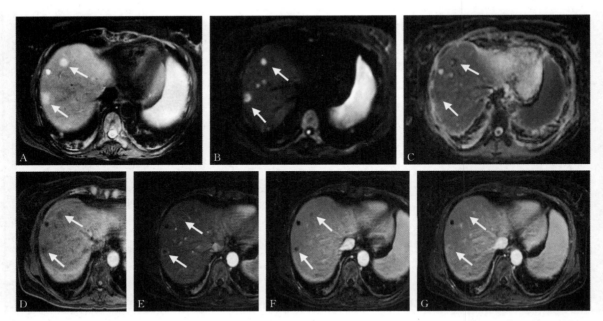

图 4-53　EB 病毒阳性 T 细胞淋巴瘤影像表现

注：57 岁,女性,双侧大腿肌肉酸痛伴外阴溃疡就诊；(A)T_2WI 抑脂图像示肝内多发性高信号结节,(B)DWI 示高信号,(C)ADC 图示低信号或等信号,(D～E)多期动态增强示病灶动脉期呈环形强化,静脉期及延迟期同周围肝实质信号趋近。另见多发肝囊肿。

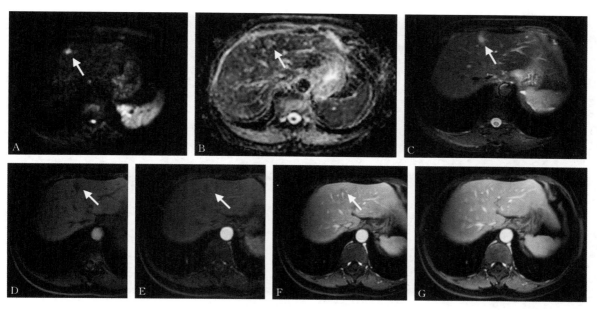

图 4 - 54　黏膜组织相关性淋巴瘤影像表现(一)

注:(A)DWI示肝左叶单发高信号小结节,(B)ADC图示稍高信号,(C)T₂WI抑脂图像示病灶呈稍高信号伴边缘斑片状高信号,(D~G)多期动态增强示病灶动脉期轻度强化,静脉期及延迟期持续强化,信号趋近于周围肝实质信号。

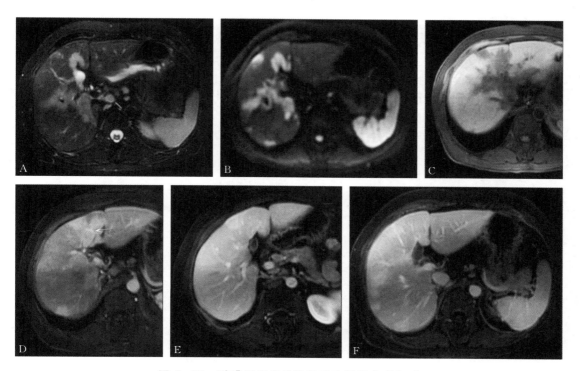

图 4 - 55　黏膜组织相关性淋巴瘤影像表现(二)

注:(A)T₂WI抑脂图像示肝门部沿 Glisson 系统及沿包膜下浸润性分布斑片状稍高信号病灶,(B)DWI示病灶呈高信号,(C~F)动态增强示动脉期病灶明显强化,门静脉期及延迟期持续强化,同周围肝实质相仿或略高。肝门部可见肿大淋巴结影。

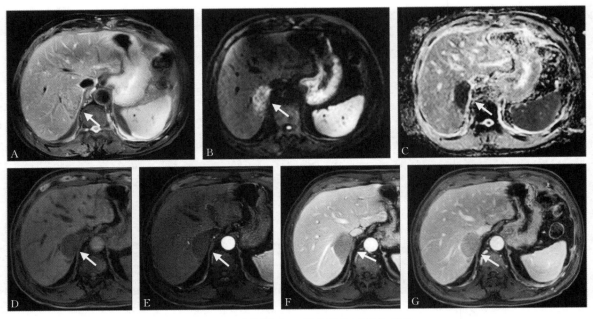

图 4-56 弥漫性大 B 细胞淋巴瘤影像表现

注：(A)T₂WI 抑脂图像示肝右叶包膜下等信号单发性结节；(B)DWI 示病灶信号增高，ADC 图示病灶呈明显低信号；(D～G)多期动态增强示病灶轻中度强化，信号始终低于周围肝实质。

（李若坤　严福华　林慧敏　周家豪　王艺锟　种欢欢　刘桂雪　贾宁阳　沈　文　宋　琦）

参考文献

[1] CHOI JY, LEE JM, SIRLIN CB. CT and MR imaging diagnosis and staging of hepatocellular carcinoma：part Ⅰ. Development, growth, and spread：key pathologic and imaging aspects[J]. Radiology, 2014, 272(3)：635-654.

[2] CHOI JY, LEE JM, SIRLIN CB. CT and MR imaging diagnosis and staging of hepatocellular carcinoma：part Ⅱ. Extracellular agents, hepatobiliary agents, and ancillary imaging features[J]. Radiology, 2014, 273 (1)：30-50.

[3] CHUNG YE, KIM MJ, PARK YN, et al. Varying appearances of cholangiocarcinoma：radiologic-pathologic correlation[J]. Radiographics, 2009, 29 (3)：683-700.

 肝脏良性肿瘤和肿瘤样病变

5.1　局灶性结节增生

5.1.1　概述

　　局灶性结节增生(FNH)是一种肝脏的肿瘤样病变,是仅次于血管瘤的第二常见肝脏良性肿瘤性病变。发病机制尚不清楚,女性多见,也可发生于男性和儿童。FNH 病灶与周围肝实质表达雌激素受体,证实了 FNH 的发生及增长与雌激素升高有关,雌激素对 FNH 有营养作用,能增大结节,促进血管变化。口服避孕药与 FNH 的形成并无明确关系,亦有研究提示口服避孕药会促进 FNH 增长,而停止服药后病灶可能缩小。FNH 罕有自发性破裂,无恶变倾向,一般认为 5 cm 以下、无临床症状者不需要手术切除。

5.1.2　病理

　　大体病理:一般单发,平均直径常大于 5 cm,有时可能病变代替了整个肝叶,表现为肝叶形

FNH,有时也表现为多个结节。少有出血、坏死，边缘呈分叶。边缘锐利，一般无包膜，中心可见纤维瘢痕。FNH的动脉血流来自异常的中心动脉向周围流动。

镜下病理：典型FNH（约80.3%）可见结节状排列的正常肝细胞被增生纤维结缔组织分隔，具备中央型或偏心型星形瘢痕、厚壁畸形血管及异常增生胆管。不典型FNH又分为3个亚型：毛细胞血管扩张型（约15.4%）、伴肝细胞非典型增生型（约2.6%）及增生与腺瘤混合型（约1.6%），常缺乏结节状异常结构和血管畸形，但有胆管增生。毛细血管扩张型FNH纤维间隔内见明显扩张的血窦，无中央瘢痕；伴肝细胞非典型增生型FNH突出表现为肝细胞明显增大，见多核、核深染、核分裂象等；增生与腺瘤混合型FNH肝细胞实质增生，纤维间隔及畸形血管较少，同时伴有毛细血管明显扩张和胆管异常增生。无论典型或不典型FNH都含有数量不等的库普弗（Kupffer）细胞。近期研究发现毛细血管扩张型FNH显示肝腺瘤的分子标志，其分子模式相较经典型FNH更接近于肝细胞腺瘤，从而提出该类FNH应归类于"炎症型肝细胞腺瘤"。

5.1.3　临床表现

多见于育龄期女性，以30～50岁常见，绝大多数无临床症状，常于体检或其他情况下偶然发现；在少数报道的一些非特异性症状中，以上腹部不适较常见，肿块破裂及出血极罕见。

5.1.4　MRI表现

典型FNH的表现：平扫T_2WI为均匀等信号或稍高信号，T_1WI为等信号或稍低信号。信号不均匀可能与血窦扩张、脂肪浸润、局灶性充血及微出血有关。在DWI上，FNH多存在轻微的水分子扩散运动受限，呈稍高信号。70%～80%的FNH会见到中央瘢痕（尤其是3 cm以上病灶），在T_1WI呈低信号，T_2WI呈高信号。

FNH血供极为丰富，增强扫描动脉期除中心瘢痕外的实质部分明显均匀强化，几乎接近同层主动脉信号，有时可显示位于病灶中心或周边的

粗大而扭曲的供血动脉。门静脉期及延迟期呈等或稍高信号，极少数FNH因为引流静脉较为丰富而于延迟期呈低信号。中心瘢痕在动脉期多无强化，与瘢痕内血管畸形、管壁增厚、管腔狭窄所致对比剂进入缓慢有关，在延迟期通常表现为持续强化，这是由于瘢痕内的纤维成分限制了对比剂的廓清。10%～37%的FNH在延迟期可见到环形强化影，是由受压的肝实质、血管、扩张血窦及炎症反应等因素形成的，并非真正的纤维包膜（图5-1）。

约20%的FNH影像学表现不典型，包括FNH伴细胞异型增生、血管扩张型FNH及腺瘤样FNH。主要表现在以下几点：①年龄。80%～95%的FNH发生于30～40岁的妇女，而在儿童期（0～16岁），其发病率仅占肝脏肿瘤的2%。②大小。85%的FNH直径<5 cm，12%在5～10 cm，而3%的FNH病灶直径>10 cm。③病灶多发。④T_1WI高信号，可能与脂肪沉积、血液降解产物或者窦状隙扩大有关。⑤无中心瘢痕（尤其是3 cm以上的病灶）。⑥中心瘢痕在T_2WI低信号，无延迟强化，此类瘢痕为胶原性的，缺乏血管。⑦"假包膜"样强化。

FNH可以摄取Gd-EOB-DTPA，其内部胆管结构不与胆道交通，致对比剂排泄受阻，在肝胆特异期呈均匀等或高信号（60%）、环形高信号（30%），约10%表现为低信号。环形高信号的表现与细胞膜上OATP1B3表达有关，免疫组化证实这部分FNH周边部分OATP1B3等或高表达，而在中心区及瘢痕区表达相对减少。Gd-EOB-DTPA增强MRI对FNH和肝腺瘤的鉴别具有较高价值。约75%的肝腺瘤在肝胆特异期呈低信号，少数亚型（β连环素激活型和炎症型）也可呈高信号，但不均匀，信号增高程度也要低于FNH。近期一项Meta分析结果显示，Gd-EOB-DTPA增强MRI鉴别两者的灵敏度为91%～100%，特异度为87%～100%（图5-2～5-4）。

5.1.5　诊断要点

无肝炎病史，AFP阴性，肝内单发较大病灶或多发病灶，内有中心瘢痕，病灶增强早期明显强

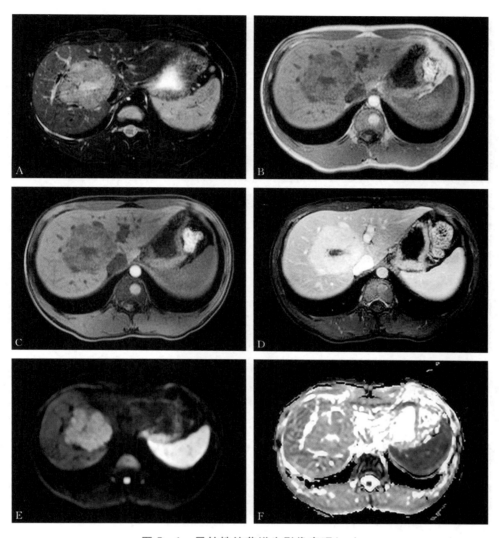

图 5-1　局灶性结节增生影像表现(一)

注：男性患者，19 岁，体检发现肝脏占位。横断面 T_2WI 脂肪抑制（A）呈稍高信号，中心见高信号瘢痕，T_1WI（B）和 T_1WI 脂肪抑制（C）呈等、稍低信号，注入对比剂后平衡期（F）肿瘤明显强化，中央瘢痕未见强化，DWI（G）呈稍高信号，ADC 图（H）弥散不受限。

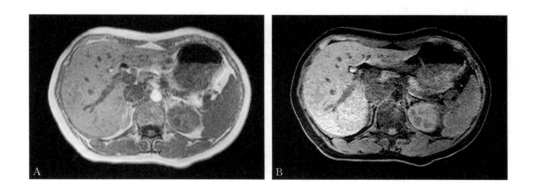

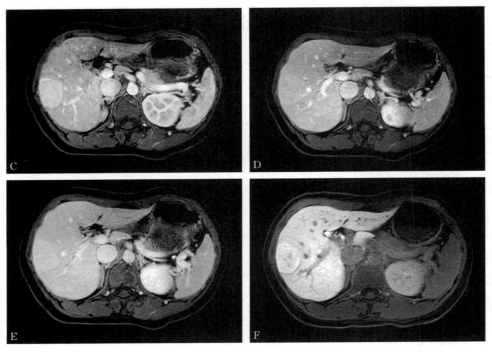

图 5-2　局灶性结节增生影像表现(二)

注:女性患者,33岁,体检发现肝脏占位。$T_1WI(A)$ 和 T_1WI 脂肪抑制(B)呈等、稍低信号;注入对比剂 Gd-EOB-DTPA后动脉期(C)肿瘤明显不均匀强化,门静脉期(D)和移行期(E)持续强化,横断面肝胆期(F)呈稍高信号,中心见不规则低信号瘢痕。

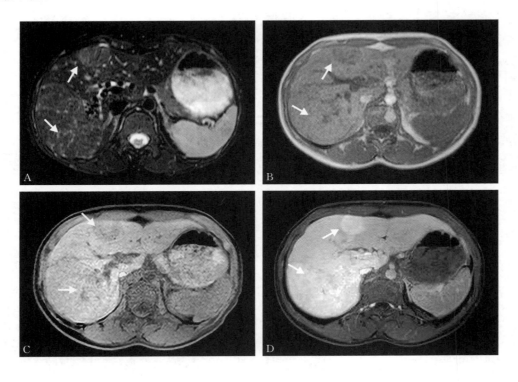

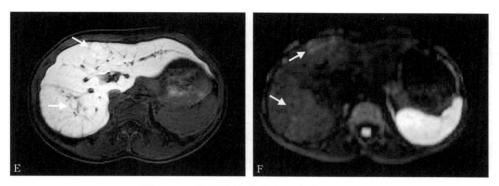

图 5-3　局灶性结节增生影像表现(三)

注:女性患者,26 岁,体检发现肝脏多发性占位。横断面 T_2WI 脂肪抑制(A)呈等高信号,T_1WI(B)和 T_1WI 脂肪抑制(C)呈稍低信号;注入对比剂 Gd-EOB-DTPA 后(D)肿瘤较明显强化,肝胆期(E)呈等信号,DWI(F)呈等、稍高信号(箭)。

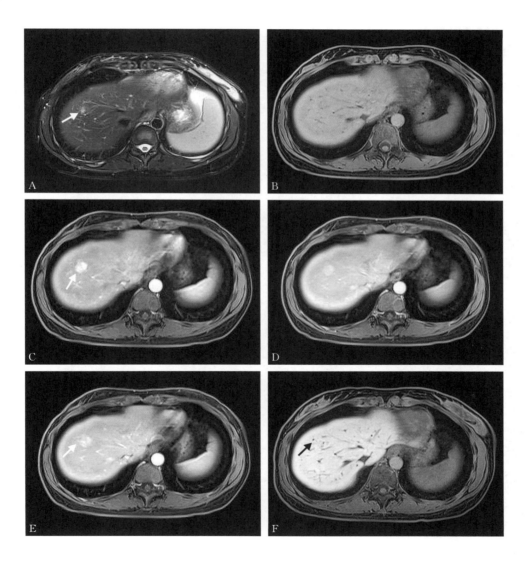

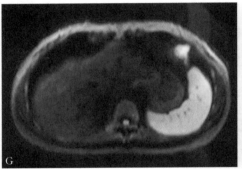
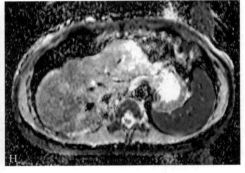

图 5－4　局灶性结节增生影像表现（四）

注：女性患者，32 岁，体检发现肝脏占位。横断面 T_2WI 脂肪抑制（A）呈等、稍高信号，T_1WI（B）呈等信号，注入对比剂 Gd－EOB－DTPA 后动脉期（C）肿瘤明显强化，强化至门脉期（D）、移行期（E）、肝胆期（F）呈不均匀高信号（箭），DWI（G）呈稍高信号，ADC 图（H）无弥散受限。

化，瘢痕呈延迟强化改变，可摄取肝特异性对比剂，且无包膜强化，提示 FNH 诊断。

5.1.6　鉴别诊断

应注意与肝腺瘤、HCC、血管瘤和转移瘤等鉴别。与 HCC 的鉴别：T_1WI 的 HCC 多为不均匀低信号，而 FNH 在 T_1WI 上多为等或略低信号；T_2WI 上 HCC 多为不均匀高信号，而 FNH 以等信号或略高信号多见，除瘢痕区外，信号较均匀。和 HCC 相比，FNH 和正常肝实质的交界面不清。HCC 多数有假包膜且在增强晚期可见到包膜强化，FNH 无包膜。动态增强早期两者都可有强化表现，但 HCC 中心坏死、脂肪变多见，强化往往不均匀，而 FNH 除中心瘢痕以外强化较为均匀，且可见到"中心开花"，即从中心向周围强化，有时病灶中心或周边可见到扭曲的血管影。晚期，HCC 的强化程度明显下降，多呈低信号，FNH 的强化也有下降但略高于或等于正常肝组织，因此多为略高信号或等信号。FNH 的中心瘢痕在 T_2WI 上多为高信号，可有延迟强化，而 HCC 无此征象。

FNH 和腺瘤都是血供丰富的良性病变，强化方式相同，几乎无法鉴别，但腺瘤有包膜，FNH 无包膜。另外，中心瘢痕为 FNH 的特征性表现，呈条状、放射状或轮辐状，在 T_2WI 上为高信号，增强扫描延迟强化为特征。Gd－EOB－DTPA 增强 MRI 具有鉴别诊断价值，肝腺瘤在肝胆特异期多

为低信号，FNH 多为等或高信号。

典型血管瘤在 T_1WI 上为低信号，边界清楚，在 T_2WI 上为高信号，在重 T_2WI 上呈"亮灯征"，边缘锐利，增强扫描从周边开始结节状或环形强化，逐渐向中心扩展，充填时间在 1～4 分钟或更长，延迟期多为高信号。血管瘤也可有中心瘢痕，但多为纤维性瘢痕组织，在 T_2WI 上为低信号，无延迟强化。

富血供的转移瘤也需鉴别，典型转移瘤在 T_1WI 上多为低信号，T_2WI 上为高信号，可见"靶征"和瘤周水肿。增强扫描富血供的转移瘤也可明显强化，大的病灶往往强化不均匀，看不到供血动脉，门静脉期和延迟期多表现为周边强化或整个病灶不均匀强化，和肝实质分界清楚。转移瘤在肝胆特异期为低信号。

5.2　肝细胞腺瘤

5.2.1　概述

肝细胞腺瘤（hepatocellular adenoma，HCA），是一种少见的起源于肝细胞的良性单克隆肿瘤，是仅次于肝脏血管瘤和局灶性结节增生的第三常见肝脏良性肿瘤。在欧洲和北美洲肝腺瘤多见于中青年女性，中位年龄 38 岁，男女比例约为 1∶8。

近年来的研究表明，肝腺瘤可自然发生，也可

与长期服用合成类固醇、巴比妥类、枸橼酸氯米酚和雄激素类药物有关,发病因素还包括肥胖、脂肪肝、酗酒。长期口服避孕药的女性每年发病率（3～4）/10 万,而在亚洲国家发病率更低。对于发病的长期服用避孕药的年轻妇女,由此发生的肝腺瘤在停药以后可自行消退。

5.2.2　病理

大体病理:右叶多见,多为单发圆形结节,边界清楚,包膜完整,有出血、坏死及囊变,由于腺瘤细胞含有大量的糖原和脂肪,切面呈特征性的黄色外观,无肝硬化的基础。

镜下病理:肿瘤细胞分化良好,大小一致,富含糖原及脂肪,呈梁状或条索状排列,分隔间可见扩张的肝血窦,无成熟胆管结构,Kupffer 细胞少见甚至缺如,肿瘤缺乏汇管区和终末肝静脉。

肝腺瘤分子遗传学基因型和表型特征近年来有较大进展,共分为以下 4 种病理亚型。

（1）炎症型

最多见,占 40%～55%,既往曾被归类为血窦扩张型 FNH。发病高危因素包括脂肪肝、肥胖、酗酒等。组织学上,炎症型 HCA 的特征性改变为肝细胞增生、萎缩、肝窦显著扩张或呈紫癜样 3 种形态共同存在。可见纤维间隔和形成不良的胆管,与典型 FNH 相比,炎症型 HCA 的纤维间隔较小,纤维间隔内见数量不等的炎症细胞浸润,发育不良的血管及反应性增生的胆小管。可出现不同程度的脂肪变性。免疫组化显示 C 反应蛋白（C-reactive protein, CRP）阳性。约 10% 出现癌变。

（2）肝细胞核因子 1α（HNF1α）失活型

由 TCF1 基因突变引起 HNF1α 失活,占 30%～35%。约 90% 有口服避孕药史,约 50% 为多发。镜下以肿瘤细胞弥漫性脂肪变性为特征,系 HNF1α 失活导致脂肪酸结合蛋白（LFABP）表达下调,导致肿瘤内过量脂肪堆积;无细胞学异型、炎症细胞浸润和肝窦扩张充血;有些病例可见丰富的脂褐素,肿瘤周围肝细胞正常或具有脂肪变性。免疫组化显示 LFABP 阴性。该型无恶变风险,预后最好。

（3）β-连环素激活型

占 15%～20%,男性多见,发病高危因素包括糖原贮积症、摄入男性激素及家族性息肉病综合征,在糖原贮积症基础上发生的腺瘤常为多发。常无脂肪变性和炎症细胞浸润,肝细胞具有不同程度的异型性,细胞增大,细胞核形态不规则,肝板增厚或形成假腺样结构,易误诊为高分化 HCC。免疫组化显示谷氨酰胺合成酶（GS）阳性。细胞核内 β-连环素聚积可触发多条 HCC 生成信号通路,具有很高的恶变风险,在恶变的肝腺瘤中占 2/3。

（4）未分类型

无上述基因型特征,主要发病机制尚待进一步研究。

5.2.3　临床表现

肝细胞腺瘤通常无临床症状,少数可表现为发热等炎症症状并伴有贫血,血清和肿瘤免疫组化急性炎症标志物（CRP 等）过表达。肝功能一般正常,血清肿瘤标志物浓度（AFP 等）也无升高。大的肝腺瘤可引起右上腹腹胀或不适等症状。肝腺瘤最常见的并发症是出血（10%～20%）和恶变（<5%）。肝腺瘤破裂出血与肿瘤大小直接相关,可表现为急腹症。肝腺瘤恶变主要发生在男性,由 β-连环素激活型发生。

5.2.4　MRI 表现

T_2WI 常表现为不均匀高信号,T_1WI 多为不均匀低信号,T_1WI 中的高信号区代表含有脂肪和出血,而低信号区代表坏死区。有时也可有周围低信号环,代表纤维化包膜,在 T_1WI 和 T_2WI 中均表现为低信号。HCA 中存在糖原可能增加 T_1WI 的信号。与之相似,结节内是否存在脂肪决定 HCA 信号均匀或不均匀（图 5-5～5-8）。

由于被膜下存在大的供氧血管,动态增强 MR 能显示早期的动脉强化,但非腺瘤特有,一般腺瘤的 MR 特有表现是病变内含有脂肪或出血,周围供氧血管增多,并有坏死、钙化和纤维化的局灶性不均匀低信号区。在门静脉期和平衡期,腺瘤一般表现为等信号或稍低信号,并有坏死、钙化

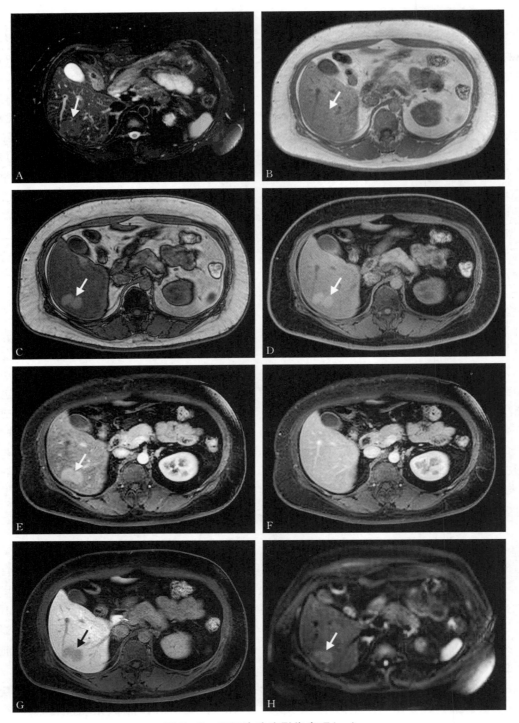

图 5-5　肝细胞腺瘤影像表现(一)

注:女性患者,35 岁,体检发现肝脏占位。横断面 T_2WI 脂肪抑制(A)呈等信号(箭),T_1WI(B)呈等信号(箭),T_1WI 反相位(C)和脂肪抑制(D)呈高信号(箭),周围肝实质信号减低,提示周围肝实质脂肪变性;注入对比剂 Gd-EOB-DTPA 后动脉期(E)肿瘤轻度强化(箭),移行期(F)强化与周围肝实质相仿(箭),肝胆特异期(G)呈稍低信号(箭),DWI(H)呈稍高信号(箭)。

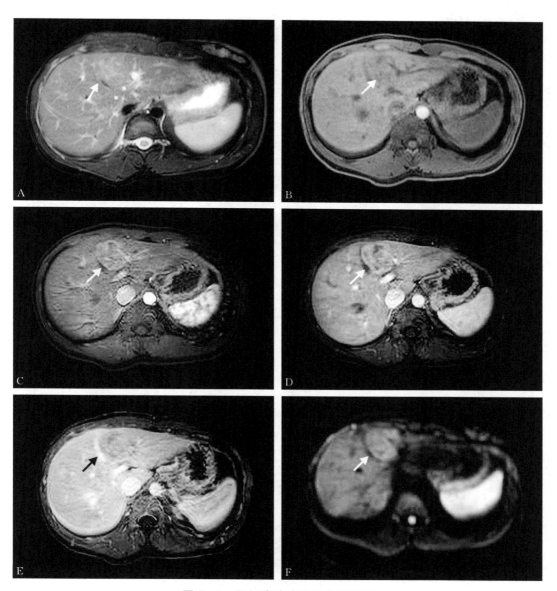

图 5-6　肝细胞腺瘤影像表现(二)

注：女性患者，21 岁，体检发现肝脏左叶占位。横断面 T_2WI 脂肪抑制(A)呈等信号，T_1WI 脂肪抑制(B)呈等信号，注入对比剂 Gd-DTPA 后动脉期(C)、门静脉期(D)肿瘤明显不均匀强化，平衡期(E)肿瘤强化低于周围肝实质，DWI(F)呈稍高信号(箭)。

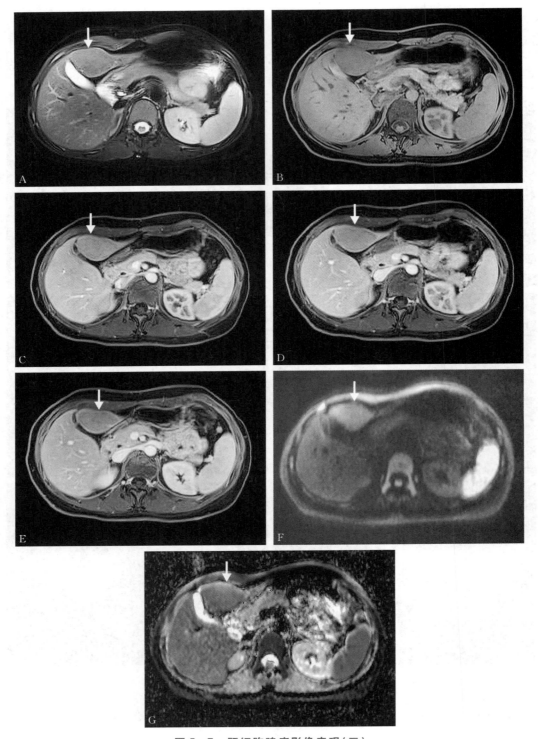

图 5-7　肝细胞腺瘤影像表现（三）

注：女性患者，30 岁，体检发现肝脏左叶占位。横断面 T_2WI 脂肪抑制（A）呈等信号（箭），T_1WI 脂肪抑制（B）呈稍低信号，注入对比剂 Gd-DTPA 后动脉期（C）、门静脉期（D）及延迟期（E）肿瘤轻度强化，DWI（F）呈稍高信号，ADC 图（G）呈等信号。

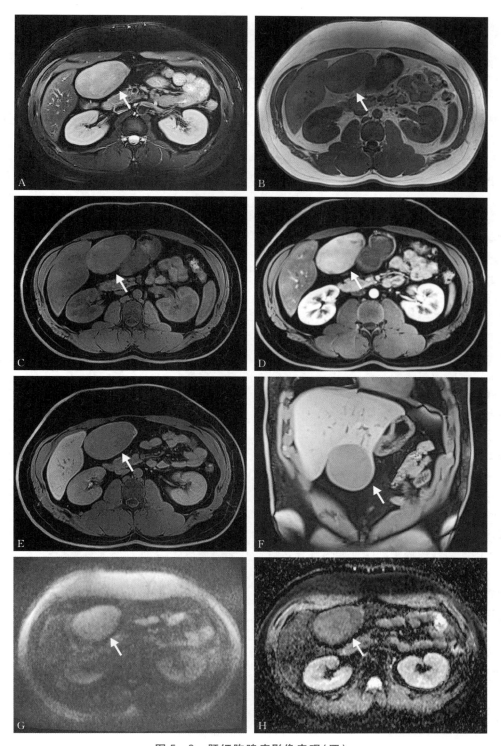

图 5-8　肝细胞腺瘤影像表现（四）

注：男性患者，24 岁，体检发现肝脏左叶占位。横断面 T_2WI 脂肪抑制（A）呈稍高信号，T_1WI（B）呈等信号，T_1WI 脂肪抑制（C）呈等、稍高信号；注入对比剂 Gd-EOB-DTPA 后动脉期（D）肿瘤明显欠均匀强化，横断面（E）和冠状面肝胆期（F）呈低信号，DWI（G）呈稍高信号，ADC 图（H）无弥散受限（箭）。

和纤维化的局灶性不均匀低信号区。注入肝特异性对比剂的肝胆期，病变由于缺乏胆管，呈低信号。采用肝特异性对比剂 Gd - EOB - DTPA 鉴别肝细胞腺瘤和 FNH 的准确率接近 100%，肝腺瘤在肝胆特异期由于病灶内的肝细胞缺乏功能而表现为低信号，而 FNH 由于病灶内的肝细胞有功能而在肝胆特异期表现为高信号。

　　出血及恶变是肝腺瘤的主要并发症。15% ～20% 的肝腺瘤合并出血，出血可以表现为肿瘤内、肝内及肝外出血。出血的风险因素包括肿瘤直径 ≥3.5 cm、瘤内及瘤周动脉、肝左叶腺瘤及外生型腺瘤。恶变的风险因素包括瘤径 ≥5 cm、男性、β-连环素激活型、肥胖、合并糖原贮积症及服用合成类固醇。出血倾向反映了腺瘤的组织学特征，即肝细胞呈条索样排列成大板状，其间为扩张的窦隙。因为缺乏门静脉供血，腺瘤仅靠外周输入动脉灌注。扩张的窦隙和动脉血供导致腺瘤的血管过度增生，因结缔组织支撑不足而容易出血。由于肿瘤无包膜或包膜不完整，所以出血可扩散到正常肝组织或进入腹腔。

　　除未分类型肝腺瘤外，其他分子分型的腺瘤有特征性的影像表现。①炎症型：在 T_1WI 多为不均匀低信号，约 20% 瘤内可见局灶性脂肪成分，30% 有瘤内出血，40% 伴有背景脂肪肝。T_2WI 呈不同程度高信号。约 40% 可见"环礁征"（atoll sign），表现为 T_2WI 中央稍低、周围环形高信号，是该型高度特异的征象，系肿瘤周边血窦扩张所致。该型增强扫描于动脉期明显强化，且持续到门静脉期和延迟期。②HNF1α 突变型：80% 可见肿瘤内弥漫性脂肪成分，表现为 T_1WI 反相位肿瘤弥漫性信号减低，为较特异征象，预测该亚型的灵敏度为 86.7%、特异度为 100%；在 T_2WI 可以是等、低或高信号；增强后动脉期轻中度强化，门静脉期及延迟期仍为低信号。③β-连环素激活型：T_2WI 可呈等或高信号，肿瘤内无脂肪变，动脉期明显强化，门静脉期和延迟期持续强化。约 70% 可见中央瘢痕，瘢痕在 T_2WI 呈高信号，且伴有延迟强化，酷似 FNH。

　　Gd - EOB - DTPA 对于肝细胞腺瘤的诊断具有重要价值。Gd - EOB - DTPA 增强 MRI 所显示的强化特征与常规 Gd - DTPA 增强 MRI 相仿，在肝胆特异期约 75% 呈低信号，25% 呈不均匀的等或高信号。不同亚型间的表现有所不同，与肝细胞膜上阴离子转运蛋白（OATP）和多重耐药蛋白 3（MRP3）的表达水平有关。HNF1α 失活型和未分类型在肝胆特异期绝大多数为低信号；而 39% 的炎症型、83% 的 β-连环素激活型肝腺瘤表现为不同程度的等或高信号，免疫组化证实肿瘤细胞 OATP 表达正常或增加、MRP3 表达正常或减少，提示存在对比剂摄取及排泄受阻。Gd - EOB - DTPA 增强 MRI 诊断炎症性、HNF1α 失活型和 β-连环素激活型的灵敏度和特异度分别为 80.9%/77.3%、80%/100% 和 83.3%/91.9%。

5.2.5　诊断要点

　　有口服避孕药史的年轻女性，无肝炎病史，AFP 阴性，肝内单发或多发病灶，易出血，病灶呈动脉早期强化，有包膜强化，提示腺瘤。

5.2.6　鉴别诊断

　　应注意与肝血管瘤、HCC 和转移瘤等鉴别。血管瘤密度或信号均匀，很少有出血，强化程度与主动脉相仿；HCC 可有出血和坏死区，但常有慢性肝炎或肝炎后肝硬化病史，肿瘤强化程度低于血管肉瘤，且无充填趋势，门静脉期和延迟期病灶呈相对低密度（信号）；多灶型肝血管肉瘤应与多发富血供转移（如神经内分泌肿瘤）鉴别，前者病灶内的出血坏死更为常见，找到原发性肿瘤有助于转移瘤的诊断。

5.3　肝血管平滑肌脂肪瘤

5.3.1　概述

　　血管平滑肌脂肪瘤（AML）是一种少见的肝脏间质源性肿瘤，最早由 Ishak 等于 1976 年报道，由不同比例的脂肪组织、平滑肌和扭曲的血管组成，属于血管周上皮样细胞肿瘤（perivascular epithelioid cell tumor，PEComa）家族成员。

5.3.2　病理

大体病理：肿瘤无包膜，大小通常在 $0.3 \sim 36$ cm，与周围肝组织分界清楚，大多实性、细腻，切面呈灰白、粉红色，质地不均。

镜下病理：AML 瘤细胞大部分呈上皮样，呈巢状或片状排列，与周围组织分界清楚，但无明显包膜。瘤细胞体积较大，细胞质丰富，略嗜酸，间质富含血管，细胞核大小不一，核仁明显，核分裂象少见，免疫组化染色特点是黑色素细胞标志物（HMB45 和 Melan - A）阳性，平滑肌源性标志物（SMA）有部分阳性表达。

AML 可以分为经典型和上皮样（EAML）。经典型 AML 由平滑肌细胞、厚壁血管及脂肪细胞混合组成，根据各成分比例可分为以下 4 型。①混合型：最为常见，占 70% 左右，各种成分均存在；②脂肪瘤型：以脂肪细胞为主，脂肪含量＞70%；③肌瘤型：以平滑肌细胞为主，主要由上皮细胞构成的窦状小梁组成，脂肪含量＜10%；④血管瘤型：以厚壁血管为主或以扩张的血窦为主。EAML 在经典型 AML 的基础上以上皮样细胞为主，有或无 3 种经典成分。当光镜下肿瘤由单一的上皮样细胞构成时，可称为单形性EAML。EAML 免疫表型具有黑素瘤细胞和平滑肌细胞双向分化的特征，HMB45、Melan A 和 SMA 表达阳性，但所有上皮标志物包括上皮膜抗原（EMA）和 S - 100 均呈阴性。

5.3.3　临床表现

AML 好发于中青年女性，可合并结节性硬化。肿瘤较小时，通常在临床上无症状，多因体检或其他疾病就诊时偶然发现。当肿瘤非常大时，患者可能出现腹胀、腹痛或因肿瘤破裂并发症而就诊。EAML 具有恶性潜能，可能导致预后不良，约有 1/3 的病例可出现淋巴结、肝脏、肺或骨转移。

5.3.4　MRI 表现

多为单发，类圆形或椭圆形，边界清楚，平扫信号多不均匀，在 T_1WI 呈高低混杂信号，T_2WI

呈不同程度的高信号，血管瘤型可呈显著高信号，易与血管瘤混淆。血管在 T_1WI 可呈流空信号，在 T_2WI 多因慢血流而呈高信号。脂肪成分的存在是 AML 的特征之一，在 T_1WI、T_2WI 均呈高信号，在脂肪抑制序列呈低信号。脂肪瘤型 HAML 影像表现酷似单纯脂肪瘤。但病灶内脂肪组织的含量有很大差异（5% ～ 90%），可为细小灶状或条状脂肪，在诊断中仔细寻找脂肪成分是诊断准确的关键，T_1WI 化学位移成像有助于检出少量脂肪（图 5 - 9）。

除脂肪瘤型外，大多数 HAML 是富血供的，在动脉期实质部分明显强化，但不均匀。“中心血管影”的显示高度提示 HAML，表现为病灶中心和/或周边出现点状、条状强化血管影，特别是脂肪成分中见到血管影更具诊断意义。增强门静脉期及平衡期多表现为持续性强化，当肿瘤体积较大时压迫周围肝实质时可形成不完整的假包膜，在延迟期较为明显。HAML 不含正常肝细胞，在 Gd - EOB - DTPA 增强 MRI 肝胆特异期呈低信号（图 5 - 10）。

EAML 通常不含脂肪成分，出血坏死少见，在 T_1WI 呈均匀低信号，在 T_2WI 呈不均匀高信号，动脉期明显强化，门静脉期及延迟期呈低信号，可见到环形强化的假包膜，较小病灶也可呈延迟强化（图 5 - 11）。

5.3.5　诊断要点

无肝炎病史，AFP 阴性，病灶多呈肝内孤立圆形或卵圆形，边缘光滑，信号可均匀，病灶较大时信号不均，偶有多发。为富血供肿瘤，动脉期明显强化，部分瘤内可见点状、迂曲血管样强化，甚至可见供血动脉和粗大引流静脉，多呈“快进慢出”型强化，病灶内可见大量或微量脂肪，提示 AML 诊断。

5.3.6　鉴别诊断

应注意与 HCC、FNH 和肝腺瘤等鉴别。HCC 在中年男性中多见，常有肝炎、肝硬化病史，AFP 多升高，肿瘤较大时伴静脉癌栓，强化呈“快进快出”型，HCC 可有出血和坏死区，延迟期明显

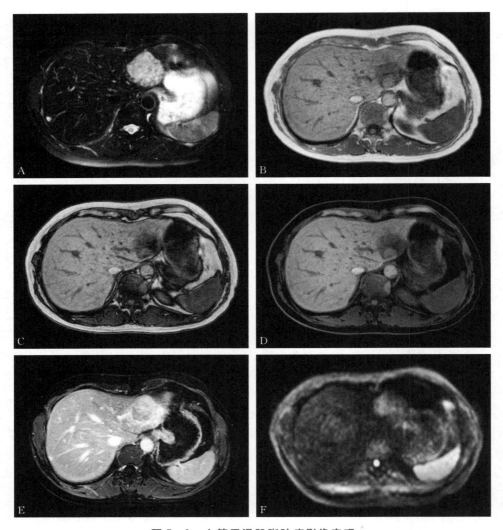

图 5 - 9　血管平滑肌脂肪瘤影像表现

注：女性患者，54 岁，体检发现肝脏占位。横断面 T_2WI 脂肪抑制（A）呈高信号，T_1WI（B）呈等低不均匀信号，反相位（C）和 T_2WI 脂肪抑制（D）见斑点状信号减低灶，提示脂肪；注入对比剂 Gd－DTPA 门静脉期（D）肿瘤明显不均匀强化，DWI（E）呈稍高信号。

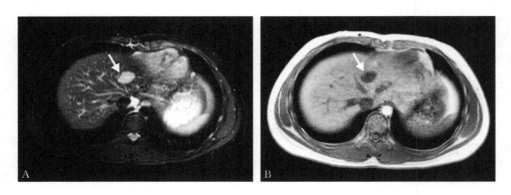

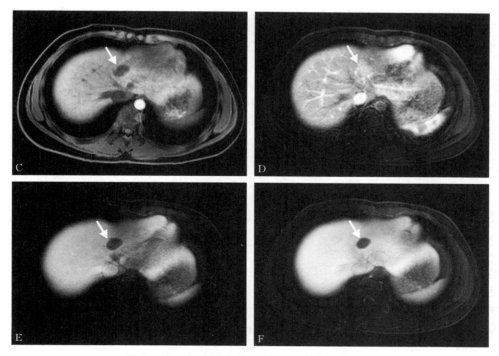

图 5-10 上皮样血管平滑肌脂肪瘤影像表现

注:男性患者,16 岁,体检发现肝脏占位。横断面 T_2WI 脂肪抑制(A)呈中等高信号(箭),T_1WI(B)呈低信号(箭),T_1WI 脂肪抑制(C)呈低信号(箭),注入对比剂 Gd-EOB-DTPA 后动脉期(D)肿瘤轻度强化(箭),平衡期(E)强化减低(箭),肝胆特异期(F)呈低信号(箭)。

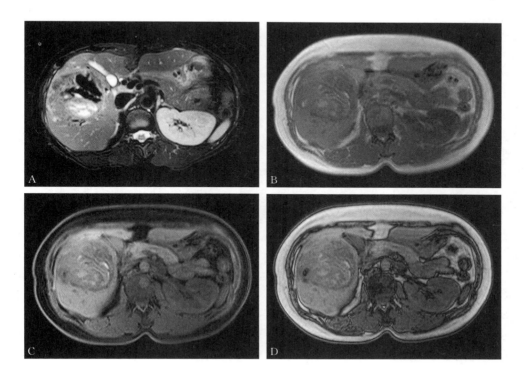

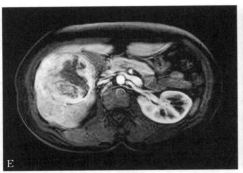
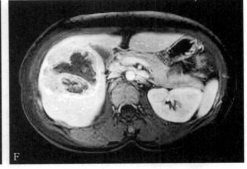

图 5-11 上皮样血管平滑肌脂肪瘤影像表现

注：女性，40岁，体检发现肝脏占位。横断面 T_2WI 脂肪抑制（A）呈高等低混杂信号，T_1WI（B）呈不均匀等高信号，T_1WI 脂肪抑制（C）和反相位（D）肿块内见斑点状信号减低灶，考虑脂肪，余条片状高信号考虑出血；注入对比剂后动脉期（E）肿瘤明显不均匀强化，平衡期（F）强化减低。

廓清，和 AML 不同；FNH 平扫多为等信号，中心可见星状瘢痕，余信号均质，而 AML 多信号不均，成分复杂；肝腺瘤多见于青年女性，病灶内常伴出血，可有脂肪变性，较少发生坏死，多有包膜，较少见粗大供血动脉和引流静脉，和 AML 内可见血管样强化不同。

5.4 血管瘤

5.4.1 概述

海绵状血管瘤（cavernous hemangioma）是最常见的肝良性肿瘤，发病率在 $1\% \sim 20\%$，男女发病比例为 $1:(2\sim5)$。患者多无症状，病变较大时可压迫周围结构导致腹痛、黄疸等，也可因外伤、穿刺而破裂出血，自发性破裂者少见。多数病灶长期保持稳定，少数可缓慢生长或自然消失。

5.4.2 病理

小者多为实性，大者多为囊性，外观呈紫红色，边界清楚，多无包膜，切面呈蜂窝状，犹如海绵。镜下可见大小不等的囊状血窦，内衬覆单层内皮细胞，窦腔大小不一、形态不规则，血窦间为纤维组织所分隔，在较粗的大分隔中可有小动脉分支及小胆管结构。巨大的血管瘤（>6 cm）多继发血栓、钙化、纤维化、动静脉分流、出血、透明样变及黏液变等。

5.4.3 MRI 表现

在 T_1WI 上血管瘤多表现为圆形或卵圆形的低信号，边界清楚、锐利。海绵状血管瘤具有长 T_2 弛豫时间，在 T_2WI 上呈高信号，且随 TE 时间延长（>160 ms）信号逐渐增高，称为"亮灯征"。巨大的海绵状血管瘤（>6 cm）信号多不均匀，在 T_2WI 仔细调节窗宽窗位更易于观察其内部不均质特征。囊变成分呈 T_1WI 更低、T_2WI 更高信号，纤维瘢痕在 T_1WI 及 T_2WI 均呈显著低信号，如纤维瘢痕组织内有出血或血栓，T_2WI 上可为高信号。位于周边的海绵状血管瘤可因纤维化而出现肝包膜皱缩。在 DWI 上，海绵状血管瘤呈高信号，但约一半存在 T_2 透射效应。与发生于正常肝脏者相比，发生于肝硬化背景下的血管瘤，病灶更小，T_2 透射效应更少见，易误诊为实性病灶，应注意与 HCC 的鉴别。

在动态增强图像上，海绵状血管瘤的典型表现为动脉期边缘强化，呈结节状、片状或环状，强化程度接近腹主动脉，门静脉期强化区逐渐向病灶中央扩展，延迟后病灶呈等或略高信号，表现为"快进慢出"。血管瘤强化方式取决于病灶大小、血管腔隙大小、瘤内出血、纤维化、血栓等变性情况及患者循环状态。典型的强化方式以中等大小病灶（$1.5\sim5$ cm）最为常见；较小病灶也可以表现为动脉期均匀强化，而较大病灶常不能完全充填。另外，极少数病灶在动态增强各期始终未出现强化表现,这类血管瘤管壁厚,管腔小,病灶内有大量的纤维组织增生使对比剂也难以进入(图5-12~5-14)。

Gd-EOB-DTPA增强MRI上,海绵状血管瘤的动态增强表现与常规MRI有所不同。两者动脉期表现总体相仿,以周边结节样、环形或均匀强化最多见,但海绵状血管瘤在门静脉期病灶-肝脏对比度减低,在移行期表现为延迟强化者较为少见,肝胆特异期呈低信号,会增加血管瘤与HCC鉴别难度,这与Gd-EOB-DTPA注射剂量少、血浆半衰期短、缺少肝细胞摄取有关,也与EOB的弛豫率低有关。

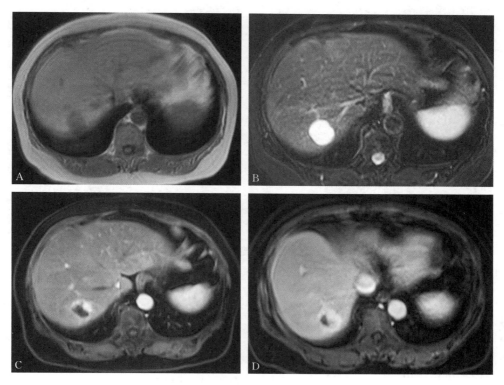

图5-12　海绵状血管瘤影像表现

注:病灶边缘光整锐利,在$T_1WI(A)$上呈低信号,$T_2WI(B)$上呈显著高信号,动脉期(C)周边结节样强化,门静脉期(D)可见对比剂向心性充填。

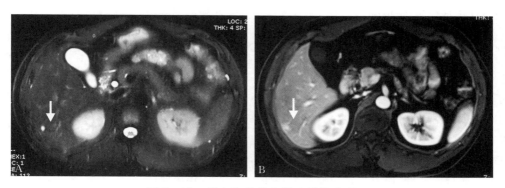

图5-13　微小海绵状血管瘤影像表现

注:病灶在$T_2WI(A)$呈显著高信号,动脉期(B)即刻充填(箭)。

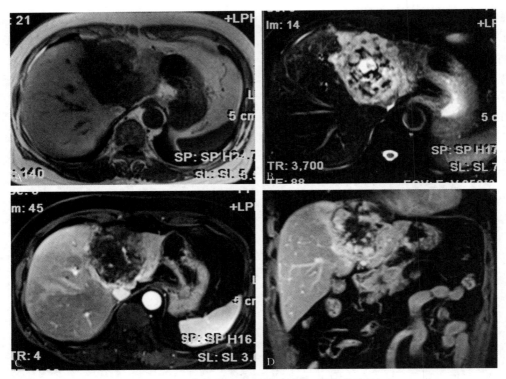

图 5-14 海绵状血管瘤伴血栓机化影像表现

注:T₁WI(A)呈不均匀低信号,T₂WI(B)呈高低混杂信号,增强后动脉期(C)周边强化,延迟期(D)中心始终无充填。

5.4.4 鉴别诊断

肝细胞癌:T_2WI 高信号不如海绵状血管瘤明显,增强后为"快进快出"强化,包膜、AFP 阳性、乙型病毒性肝炎和肝硬化病史均有助于诊断。

FNH:信号强度多与背景肝脏相仿,动脉期均匀强化,可显示供血动脉。中心瘢痕具有特异性,在 T_2WI 呈高信号,延迟强化。海绵状血管瘤的中心瘢痕为纤维组织,T_2WI 呈低信号,始终不强化。

肝腺瘤:患者多为育龄期妇女,有口服避孕药史。病灶平扫信号多不均匀,易见出血及脂肪成分,动脉期多明显强化,但强化程度低于血管瘤,有包膜。

血管平滑肌脂肪瘤:脂肪成分和中心血管影是其特征性表现。另外,血管平滑肌脂肪瘤虽也是富血供的,但在门静脉期和延迟期多数持续强化。

5.5 炎性假瘤

5.5.1 概述

肝脏炎性假瘤(inflammatory pseudotumor, IPT)是一种罕见的良性肿瘤样病变,一般认为是某些致炎因子引起肝脏局部组织炎症细胞浸润和纤维组织增生所致,目前确切病因尚不明确,可能与感染及自身免疫性疾病有关。1953 年,Pack 和 Baker 首次报道了原发于肝脏的 IPT。由于其临床症状及影像表现缺乏特异性,以往误诊率极高,达 90%以上。

5.5.2 病理

大体病理:大体标本观察,炎性假瘤为圆形、椭圆形或不规则的肿块,肝右叶多见,可有较为完整的包膜,也可没有包膜,为实性,质韧。切面光滑平坦,多为黄色。可分为3型:黄色肉芽肿型(以组织细胞为主),浆细胞肉芽肿型(以浆细胞成分为主),玻璃样硬化型(以纤维素增生为主)。

镜下病理:镜下以慢性炎症细胞如浆细胞(浆细胞为主)、淋巴细胞、泡沫样组织细胞及嗜酸性粒细胞的浸润和纤维基质增生为主。病灶内常伴凝固性坏死,病灶周围可见纤维组织增生,部分病灶内可见闭塞性门静脉炎。IPT病程不同,病理表现亦存在差异。病变早期局部肝细胞坏死,肝组织结构被破坏,周边肝实质充血、水肿,伴有不同程度的炎症细胞浸润。随着病程进展,纤维组织增生逐渐增加,进入修复期后病灶以增生为主,肉芽肿逐渐形成。

5.5.3　临床表现

炎性假瘤可发生于任何年龄,以中年人多见,男女均可发病,男性多于女性(2∶1)。一般无症状,常在体检或其他检查时偶然发现,少数伴有发热、黄疸、右上腹痛、消瘦等症状,50%患者有近期感染史。绝大多数患者无慢性乙型病毒性肝炎病史,肝功能多正常,AFP及CEA多为阴性,少数病例可有AFP升高,可能和炎性假瘤刺激肝细胞增生或伴有活动性肝病有关。整个肝脏通常无肝硬化,位于肝表面的炎性假瘤可与腹壁、膈肌或周围脏器有炎性粘连。炎性假瘤的肿块可以自行消退或保持不变。

5.5.4　MRI表现

IPT病灶内不同程度的纤维组织增生、炎症细胞浸润、凝固坏死及炎症过程中的动态变化是产生IPT多样化影像学表现和不同强化类型的基础。MRI软组织分辨率高,对IPT的诊断具有较高的灵敏度。T_1WI上病灶多为略低或等信号,且内部信号不均。T_2WI信号复杂,当病变处于进展期且以炎症细胞浸润为主时,T_2WI为高信号,若病灶内含液化坏死区,则T_2WI为更高的水样信号。当病变处于静止期,病灶组织发生凝固性坏死或被增生的纤维组织取代时,病灶在T_2WI则呈低或等信号。病灶在T_2WI上边界显示相比T_1WI更加不清楚,往往无法确定其病变范围。

IPT无肝动脉血供,增强早期常无强化表现,而门脉及延迟期因纤维组织的存在多有不均匀延迟强化表现,强化形式包括周边环形强化、偏心结节状强化、中心核心样强化及分隔强化等。最为常见的是周边环形强化,出现概率在90%以上。对于少见的富血供IPT,增强动脉期可见不同程度的强化,且强化程度高于正常肝实质水平,这可能是炎症早期病灶以炎症细胞浸润为主,且加之急性炎症过程介导病灶内新生小血管构筑,使得病灶血供较为丰富所致,随后门静脉期及延迟期既可出现延迟强化,也可呈"快进快出"改变(图5-15)。

近年来,相关研究提出IPT与自身免疫性疾病有关,将肝脏IPT分为IgG4相关性IPT及非IgG4相关性IPT。IgG4相关性IPT病理上以浆细胞肉芽肿型为主,常合并肝外多脏器受累及肝功能异常,类固醇激素治疗有效。多见"快进快出"样强化伴包膜延迟强化,快进快出样强化病理上可能与其合并闭塞性门静脉炎相关,周边包膜则主要为纤维成分,其包膜常厚于恶性肿瘤包膜。非IgG4相关性IPT则以玻璃样硬化型为主,主要表现为渐进性强化伴环形强化为主,中央无强化区域对应凝固性或液化性坏死。

5.5.5　诊断要点

炎性假瘤T_1WI呈低或等信号,T_2WI信号复杂,动脉期扫描病灶往往无强化表现,门静脉期和延迟期扫描病灶可有轻至中度强化,以周边强化和偏心结节样强化为主,以及纤维间隔强化。对不典型病例,行穿刺活检可减少不必要的手术。

5.5.6　鉴别诊断

需与HCC、胆管细胞癌、转移性肝癌、肝脓肿等鉴别。少数乏血供型HCC与IPT影像表现存在重叠,且HCC"快进快出"的典型征象与部分富血供IPT表现类似。T_2WI最具鉴别诊断价值,HCC多为高信号,而炎性假瘤可表现为等信号或略低信号。胆管细胞癌也表现为门静脉期及延迟期强化,病灶内因大片坏死液化多见,因而在T_2WI上多为不均匀的高信号。但胆管细胞癌好

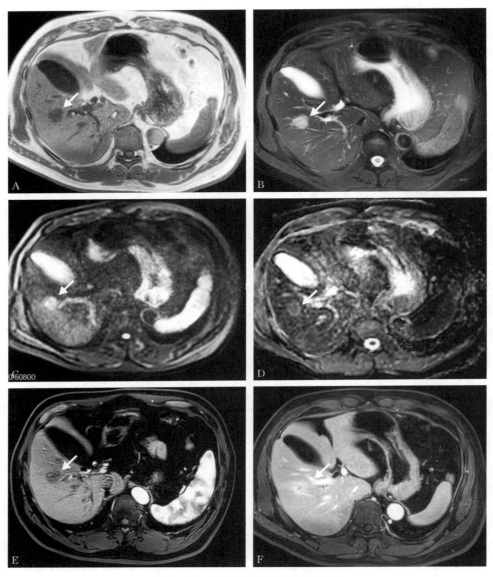

图 5‑15　肝脏炎性假瘤影像表现

注:肝脏 S5 段结节影,T_1WI(A)呈低信号(箭),T_2WI(B)呈高信号(箭),DWI(C)呈高信号(箭),ADC 图(D)呈高信号(箭),未见明确弥散受限,动脉期(E)强化不明显(箭),延迟期(F)持续强化,中心见斑点状坏死(箭)。

发于左叶,病灶多为单发,范围广,病灶内或周边常可见扩张胆管,病灶无纤维包膜形成,同时多伴有 CA199 升高。转移性肝癌:多为多发病灶,大小不一,增强后可见边缘强化,"牛眼征"为其典型表现。结合原发性肿瘤病史及相关肿瘤标志物检查一般可做出诊断。肝脓肿:多有发热、腹痛等

临床症状,典型的肝脓肿多为边界不清的占位灶,其内大片坏死液化,信号更高。病灶周边常可见水肿区和环形带,增强后多有边缘环状强化,可表现为"单环""双环"甚至"三环"。病灶内有时有分隔形成,可呈多房状,也有强化表现。不典型的慢性肝脓肿和炎性假瘤较难鉴别。

5.6　肝囊肿

肝囊肿(hepatic cyst)是一种很常见的肝良性疾病,分为寄生虫性、先天性和继发性肝囊肿。临床和影像诊断的其他病因引起的肝囊肿样病变还包括脓肿吸收、肿瘤坏死和肝损伤后囊肿。本节主要讨论先天性肝囊肿。

单纯性肝囊肿(simple cyst)是起源于肝内迷走胆管的一种滞留性囊肿,腔内面由立方上皮细胞衬覆,内含浆液,不与胆管系统相交通。单纯性肝囊肿极为常见,超声人群筛查检出率达 2.5%,女性多见,常为多发,大小不等,小者直径仅数毫米,大者含液量大于 500 mL,甚至可占据整个肝叶。患者多无症状,但巨大囊肿可压迫肝脏和邻

近脏器,产生相应症状,如上腹部不适、恶心或疼痛等,合并出血、感染、破裂时可有腹痛、发热、白细胞计数升高等。

病理上,单纯性囊肿呈圆形或卵圆形,多为单房,少数也可为多房,囊壁菲薄,内层为柱状上皮细胞,外层为纤维组织及被覆的胆管血管束。肝囊肿可合并胆管狭窄、胆管炎和肝炎。

在平扫图像上,单纯性肝囊肿呈均匀 T_1WI 低、T_2WI 显著高信号,囊肿壁一般很难显示(图 5-16),类似海绵状血管瘤,但在重 T_2WI($TE >$ 600 ms)图像上肝囊肿仍为显著高信号,而海绵状血管瘤则出现信号衰减。继发出血、感染、钙化时,囊液信号不一,T_2WI 可呈高低混杂信号,增强扫描时肝囊肿在各期均无强化,继发感染时因囊壁增厚可出现环形强化(图 5-17)。

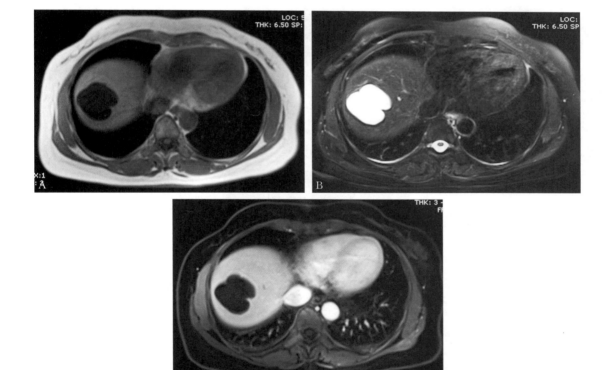

图 5-16　肝囊肿影像表现(一)

注:病灶在 T_1WI(A)呈均匀低信号,在 T_2WI(A)呈均匀高信号,边缘光整锐利,无强化(C)。

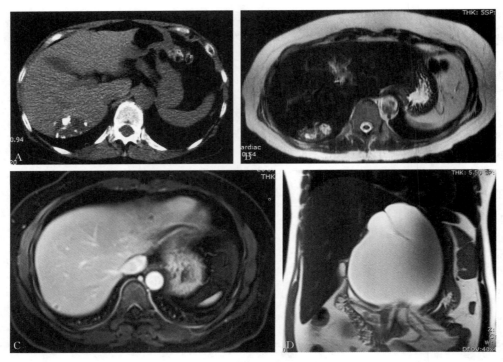

图 5-17 肝囊肿影像表现(二)

注:(A~B)囊肿伴钙化,在 T_2WI 呈高低混杂信号;囊肿伴感染,增强后呈环形强化(C);外生型肝囊肿,内见纤细分隔(D)。

(吴 卓 李若坤 严福华)

参考文献

[1] BA-SSALAMAH A, ANTUNES C, FEIER D, et al. Morphologic and molecular features of hepatocellular adenoma with gadoxetic acid-enhanced MR imaging [J]. Radiology, 2015, 277(1): 104-113.

[2] ELSAYES KM, MENIAS CO, MORSHID AI, et al. Spectrum of pitfalls, pseudolesions, and misdiagnoses in noncirrhotic liver[J]. Am J Roentgenol, 2018, 211(1): 97-108.

[3] JANG HJ, KIM TK, LIM HK, et al. Hepatic hemangioma: atypical appearances on CT, MR imaging, and sonography[J]. Am J Roentgenol, 2003, 180(1): 135-141.

[4] LEGOUT JD, BOLAN CW, BOWMAN AW, et al. Focal nodular hyperplasia and focal nodular hyperplasia-like lesions[J]. Radiographics, 2022, 42(4): 1043-1061.

[5] VAN AALTEN SM, THOMEER MG, TERKIVATAN T, et al. Hepatocellular adenomas: correlation of MR imaging findings with pathologic subtype classification[J]. Radiology, 2011, 261(1): 172-181.

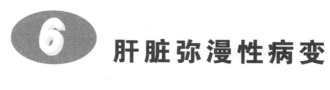

6 肝脏弥漫性病变

6.1 脂肪肝

6.1.1 概述

脂肪肝是一个临床概念，是指由各种毒性、感染性和缺血性等原因导致的肝脏代谢功能受损的并发症，其主要特征是肝脏甘油三酯（triglycerides，TG）沉积，当无炎症和纤维化形成时称为单纯性脂肪肝，是一种可逆性肝细胞损伤表现。代谢相关脂肪性肝病（metabolic-associated fatty liver disease，MAFLD），曾称非酒精性脂肪性肝病（nonalcoholic fatty liver disease，NAFLD），其全球患病率达 25% 以上，我国成人患病率已高达 29.2%。MAFLD 的结局包括肝癌、肝硬化、肝纤维化等肝脏相关结局和心血管疾病、恶性肿瘤等肝外结局，目前已经成为美国肝移植的主要原因之一。其对我国医疗造成了重大的经济负担。迄今该疾病在临床上尚未有批准的治疗药物，已成为极具挑战的全球健康问题。为方便阅读，下文仍用 NAFLD 进行阐述。

6.1.2 病理

脂肪肝病理上表现为肝脏脂肪变性，即肝细胞内的脂质沉积，主要为甘油三酯，以及少量游离脂肪酸、胆固醇和磷脂。镜下见肝细胞质内出现脂肪滴，早期为微小的脂肪空泡，大量脂肪滴沉积可将细胞核压向一侧。

NAFLD 的病理特征为肝腺泡 3 区大泡性或以大泡为主的混合性肝细胞脂肪变性，伴或不伴有肝细胞气球样变、小叶内混合性炎症细胞浸润及窦周纤维化。其中，NAFL 又称单纯性脂肪肝，是 NAFLD 的早期表现，可以伴有轻度非特异性炎症，其进展较为缓慢。而 NASH 则是 NAFLD 的严重类型，是单纯性脂肪肝进展至肝硬化中间阶段且难以自行康复，5% 以上的肝细胞脂肪变合并小叶内炎症和肝细胞气球样变性。NASH 的病理分类：不合并肝纤维化或仅有轻度纤维化（F0～1）为早期 NASH；合并显著纤维化或间隔纤维化（F2～3）为纤维化性 NASH；合并肝硬化（F4）为

NASH 肝硬化。肝脂肪变性、肝细胞气球样变和肝脏炎症同时存在是诊断 NASH 的必备条件。

大体病理方面，肝脏脂肪变性可以是弥漫性的，也可以是局灶性的，可呈地图状或节段性分布，程度不一，甚至可呈结节样改变。弥漫性脂肪肝大体可见肝脏体积明显增大，质脆。弥漫性或局灶性脂肪肝累及部位切面黄腻。同时，脂肪变性时未受影响的肝实质也可有不同的形态表现，被称为脂肪缺失（fatty sparing），有时亦可呈结节样。这些结节样的局灶性脂肪表现和结节样的局灶性脂肪缺失，需要与肝占位性病变鉴别。

此外，脂肪变性亦可发生于肝脏病灶内部，如肝细胞癌、肝腺瘤等。值得一提的是，血管平滑肌脂肪瘤、脂肪肉瘤和畸胎瘤等转移性病灶内部亦可有脂肪成分，但其不同于脂肪变性。

6.1.3 临床表现

脂肪肝起病可无临床自觉症状，但会有轻度升高的肝功能异常（早期可逆），当发展到脂肪肝炎时可能有明显异常的实验室肝功能检查异常（如 AST、ALT 和 GGT 等升高），而且一些炎症指标（如 CRP、IL - 6 等）也会相应升高；此外，患者肝大时也可有相应的右上腹不适、食欲不振、乏力、黄疸等；一部分病例（酒精性肝病和 NAFLD）随着病情加重及肝硬化的发展，可有神经精神症状、蜘蛛痣、肝掌等表现。

肝活检仍然是诊断肝脏脂肪变性尤其是 NASH 的金标准，但是患者普遍无法接受有创检查，活检时严重并发症的风险、活检采样误差和病理组织学评估的一致性使其难以在各地区广泛开展和动态监测。当前，磁共振技术的发展，包括脂肪定量及磁共振弹性成像（magnetic resonance elastography，MRE）预测肝纤维化的技术，已使得磁共振可能作为无创、可重复的检查技术而应用于脂肪肝的临床监测，从而准确评估整个肝脏的情况及定量患者肝脏脂质含量，并识别包括肝硬化在内的各种并发症。

6.1.4 MRI 表现

肝脏含脂病变可含有宏观（macroscopic fat）

或微观(microscopic fat)量的脂肪。传统脂肪抑制成像技术可用于检测以脂肪为主的病灶中宏观量的脂质。而对细胞内微观脂质成分的检测，需要更灵敏的技术，目前无创评估和定量肝脏脂肪变性的磁共振检查主要包括氢质子磁共振波谱(^{1}H - MRS)，化学位移同相位(in-phase，IP)、反相位(op-phase，OP)序列，多回波 Dixon 技术。

^{1}H - MRS 可以收集有关共振频率在水和脂肪之间的代谢峰的代谢物信息，是基于化学位移成像的相同原理，它不会生成解剖图像，而是生成感兴趣区域内组织化学成分的图，用以进行定性和定量评估，具有空间定位准确、对呼吸运动不敏感、图像信噪比高的特点，可精确评价脂肪肝的严重程度，对肝脂肪变性的严重程度进行量化分级。由于单体素成像，其检测的区域 ROI 虽然相对于活检穿刺而言范围大得多，但所得到的结果仍有局限性，故不能全局反映肝脏的脂质含量。欧洲肝病学会 2016 年年会正式发布了首部欧盟国家 NAFLD 诊疗指南，MRS 是唯一可以定量评估肝脏脂肪含量的无创手段，可用于临床试验和实验研究。2018 年由中华医学会肝病学分会修订的非酒精性脂肪性肝病防治指南中也提及 MRS 分析能够检出 5% 以上的肝脂肪变。

化学位移利用水和脂肪质子信号相互叠加和抵消，从而获得水和脂肪的同相位和反相位图像。同相位图像的效果是水和脂肪信号之和，而反相位图像的效果则是两者信号之差，两者对比时，反相位序列显示有脂肪的组织信号强度减低。在同相位和反相位成像中，需要肝脏存在 10%～15% 以上的脂肪分数时才可见反相位信号丢失。当肝脏有 50% 的脂肪浸润时发生最大的信号损失。而在脂肪浸润>50% 的情况下，异相序列矛盾地变得低于 50% 脂肪浸润时的低信号，这种情况是因为相对较少的水分子可以抵消脂肪信号，此时组织界面处的化学位移伪影有助于检测这种情况，铁沉积也可掩盖成像中的脂肪信号。

Dixon 技术在临床的应用最广，且能够缩短扫描时间。双回波 Dixon 技术利用水和脂肪的共振频率的差异，借助向量运算得出水、脂分量从而实现水、脂分离。一次扫描中，通过不同时间点水和脂之间产生的不同相位差，可以同时得到同相位、反相位图像，以及独立的脂肪信号图(脂像)和水信号图(水像)(图 6 - 1)。但普通的双回波 Dixon 技术因为磁场不均匀导致的 T_2^* 衰减效应、T_1 偏移及脂质谱的复杂性等因素的影响，其最终计算出的脂肪分数(fat fraction，FF)值常存在一定的偏移，并不能够确切反映真实的肝脏脂肪含量。而改良多回波 Dixon 技术一次扫描除了获得双回波 Dixon 技术相同的同相位、反相位、脂像和水像图像，还可得到脂像、水像、R2* 图及 FF 图，并可在任意 ROI 测量肝脏 FF 值(图 6 - 2)。此外，改良多回波 Dixon 技术对于磁场的不均匀性不敏感，回波时间可以自由设定，并可通过增加回波数量减少 T_2^* 衰减导致的偏移。而通过低翻转角度进行数据采集可基本除外 T_1 偏移造成的影响。而在定量分析时，还可以对脂质谱的复杂的失相位因素进行灵活调整和测控，从而获得更加准确的结果。总之，改良多回波 Dixon 技术的这些优势使其对于脂肪肝的定量分析结果与 MRS 在量化肝脏脂肪含量方面表现出很好的相关性和一致性，笔者所在医院两者相关性达 0.98 以上。由于可以自由选取 ROI 测量 FF 值，不限大小与位置，因此改良多回波 Dixon 技术能够对肝脏的整体情况更好地进行全局分析，从而更具有临床应用价值。此外，在临床场景中 3T 场强相较于 1.5 T MR 能够更好地检测和定量脂肪变性。

基于多回波 Dixon 的质子密度脂肪分数(MRI - PDFF)指的是脂肪中可移动质子密度在组织中所占的比例，可由校正了所有影响脂肪定量因素的磁共振技术测得，不受场强及设备的影响，与 MRS 相比，可测量整个肝脏的脂肪含量，目前成为脂肪定量的首选。近年来，作为代谢相关脂肪性肝病的临床试验中评估疗效的手段之一，一系列研究确定了 MRI - PDFF 在无创检测 NAFLD 中的意义，结果表明 MRI - PDFF 与病理结果具有很高的一致性，可以更好地进行随访和监测。当 MRI - PDFF 大于 5% 时被认为肝实质细胞内有脂质沉积，当 MRI - PDFF 含量增加≥15% 则与早期纤维化形成风险相关(图 6 - 3)。

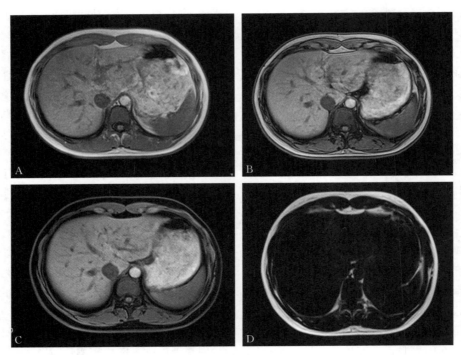

图 6-1 肝脏脂肪定量影像表现(一)

注:双回波 Dixon 技术的同相位(A)、反相位(B)、水像(C)和脂像(D)。

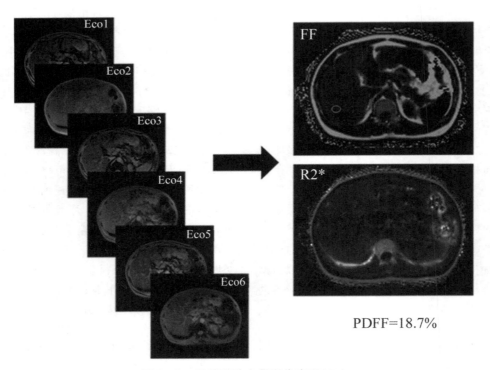

图 6-2 肝脏脂肪定量影像表现(二)

注:多回波 Dixon 技术处理后可得到 R2 * 图及 FF 图。

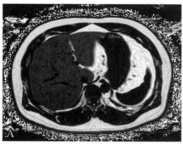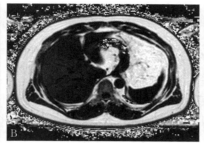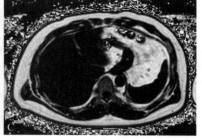

图 6-3　肝脏脂肪定量影像表现（三）

注：男性患者，37 岁，肥胖症。BMI＝39.07 kg/m²。胃袖状切除术前 PDFF＝30.6%（A）、术后 1 个月 PDFF＝14.6%（B）、3 个月 PDFF＝1.6%（C）。

在临床实际应用场景中，除了上述特殊的脂肪定量方法，通常通过传统磁共振图像的信号强度改变对临床上一系列的脂肪肝相关改变进行诊断和鉴别。不论病灶的形态如何，其脂质成分的磁共振表现特点均相似。常用 Dixon 技术的同相位脂肪肝的信号增加，反相位影像上脂肪信号强度降低或丧失，脂像上显示脂肪信号而水像图像信号缺失。此外，组织界面处的化学位移伪影亦有助于鉴别（要注意其他因素如出血等也可引起信号改变）。其他常规序列如射频频率选择性脂肪抑制和反转恢复序列（STIR）图像上也可见含有脂肪区域的信号减低。

脂肪肝时肝内脂肪分布的影像表现可为弥漫性累及或局灶性改变。前者的识别和鉴别不难，后者可呈肝叶性、节段性或楔形分布。其中最常见的位置是肝左叶的内侧段（段Ⅳ）位于肝门前或邻近镰状韧带肝包膜下，以及胆囊窝和胆囊附近的楔形分布，通常被认为与局部血供的变化有关，需要同其他局灶性病变鉴别。肝内脂肪分布的不均匀性与进展性纤维化的风险相关，脂肪分布的异质性越高，发生进展性纤维化的风险越高。

脂肪变性的另一个重要的影像学特征是病变不造成肝脏本身管道结构（血管和胆管）的走行改变。识别较大的脂肪变性区域内正常走行的血管及胆管对于病变的鉴别诊断至关重要。

在 NAFLD 患者中，除了脂肪变性的影像识别，鉴于肝纤维化是目前唯一准确预测肝脏不良结局的肝脏病理学改变，可通过弹性成像这一新的非侵入性手段，进行纤维化分期和区分 NAFL 和 NASH。而更早的无创性识别肝纤维化和肝硬化，对预后判断和治疗随访的价值很大。

此外，局灶性脂肪变性亦可呈现为结节状的形态改变，尤其是多灶性病变发生时，需要注意同转移或原发性肝脏肿瘤进行鉴别。同时，脂肪变性时未受影响的肝实质也可有不同的形态表现，称为脂肪缺失（fatty sparing），有时亦可呈结节样，若对其不能正确识别，可使得临床上的诊断发生误诊。此外，脂肪变性亦可发生于原发性肝脏病灶内部，如肝细胞癌、肝腺瘤等。而血管平滑肌脂肪瘤和脂肪肉瘤、畸胎瘤等的转移性病灶内部亦可有脂肪成分，但其脂肪成分并非来源于脂肪变性，临床上也要注意鉴别。

最后，根据病变分布、区域炎症反应的有无和程度不同，以及是否伴有纤维化等进展期改变，脂肪变性区域在增强影像上可呈无明显强化或低度强化、晚期延迟强化及不均匀网格状强化的表现，后者同其他病因造成的肝硬化表现相似。此外，占位性病灶内的脂肪成分不随病灶强化，但可能被早期强化掩盖。

6.1.5　诊断要点

MAFLD 的诊断强调患者合并代谢异常或具有相关风险因素的必要性，即由肝活检、影像学、血液生物标志物检查中的任何一项提示脂肪肝，同时合并超重/肥胖、2 型糖尿病、存在代谢功能障碍之一，即可诊断为 MAFLD。

含脂质肝脏病灶的诊断并不困难,只要牢牢把握脂质在磁共振检查多个序列上的信号特点,无论是弥漫性累及还是局灶性改变,无论是单个病灶还是多发病灶,其鉴别不难。

对于占位性病变内的脂质成分,肝细胞癌中脂肪变性往往是片状不规则和微观的,但可以在化学位移成像中被检测;而肝腺瘤中的脂质倾向于偏实质性聚合样分布,较肝细胞癌往往更加明显。当然两者的表现可以重叠,要根据其他影像征象加以鉴别。

此外,在使用化学位移成像或基于 Dixon 的方法量化肝脂肪变性时,肝脏中铁含量所导致的 T_2^* 效应,可能掩盖叠加的脂肪变性信号而影响诊断,可以通过使用多回波序列来量化脂肪含量和 T_2^* 效应。

6.1.6 鉴别诊断

脂肪肝是一种包含各种病因的临床症状,影像诊断时单一的肝脏脂质信号改变无诊断特异性,对于脂肪肝的病因要结合临床病史进行诊断。对于脂肪变性合并纤维化的表现,以及脂肪肝随访过程中出现的早期肝硬化的表现,则要充分考虑 MAFLD 的可能性,这对预后判断和治疗随访的价值很大。

形态改变方面,结节样肝脏脂肪变性尤其是多发性病灶需要同肝脏转移进行鉴别,典型的脂肪信号和无明显强化的表现有助于鉴别。而作为对照,结节样的脂肪缺失也可在脂肪肝时发生,根据其周边脂肪信号的特点,以及各个序列上同其他脂肪缺失区域信号相同、无异常强化改变的特点,也容易进行识别。

如前所述,肝脏占位性病变内也可有脂肪成分,其鉴别诊断包括肝细胞癌、肝腺瘤、血管平滑肌脂肪瘤、脂肪肉瘤、畸胎瘤等,总体而言,脂质成分无强化,且脂质的存在并非良性病变的特征,病变的鉴别要充分结合病史和磁共振多序列成像的特点进行诊断。举例来说,在已有慢性肝病风险的情况下,含脂质的强化病灶不论其脂质成分多寡,要首先考虑和排除肝细胞癌,而不是其他少见的病变如肝腺瘤或平滑肌脂肪瘤等。

6.2 肝硬化

6.2.1 概述

肝硬化(cirrhosis)是一种常见的慢性进行性、弥漫性肝病,可由病毒性肝炎、酒精性肝炎、非酒精性脂肪性肝炎、药物性肝炎、自身免疫性肝炎、胆汁淤积性肝病、心源性肝病、血吸虫病等引起,是肝脏长期反复的慢性炎症反应和纤维化所导致的正常肝组织结构的弥漫性破坏,是各类肝脏损害的晚期阶段。国内大部分肝硬化为病毒性肝炎尤其是慢性乙型病毒性肝炎所致,其次为酒精性肝炎,近年来,非酒精性脂肪性肝炎(可合并病毒性肝炎)所致肝硬化发病率显著上升。肝硬化可经历多年的无症状期或有食欲减退、易疲劳、体重下降等非特异表现。晚期表现为门静脉高压、腹腔积液,以及出现失代偿的肝衰竭。肝硬化通常是进行性和不可逆的,是世界上主要的死亡原因。临床上,MRI 对于肝硬化的诊断评估、治疗随访及并发症的识别都有着重要作用。

6.2.2 病理

肝硬化是由一种或多种病因长期或反复作用形成的弥漫性肝损害,是实质损伤、炎症、纤维化和纤维溶解及肝细胞再生彼此互相作用的结果,是许多慢性肝疾病的末期表现。慢性或反复的肝损伤可激发炎症反应和肝内间质细胞活化和增生,表现为肝实质弥漫性变性坏死并继发肝细胞结节性再生,以及广泛结缔组织增生并形成纤维间隔,从而形成特征性的致密纤维组织包绕再生结节的表现。随着肝硬化的进展,肝脏外观呈结节性轮廓、裂隙扩大并可有尾状叶增大,中度至晚期肝硬化时肝脏体积明显缩小,通常以右叶更为明显。

肝硬化根据形态学改变可分为小结节性肝硬化、大结节性肝硬化及混合性肝硬化。小结节性肝硬化的特点是均匀的小结节(直径<3 mm)和厚而规则的结缔组织条带,其中央肝静脉和门静脉三角区被破坏,通常缺乏小叶结构。随着时间的推移,大结节性肝硬化常常发生,其结节大小不

一(3 mm~5 cm),由不同厚度的广泛的纤维带环绕大结节,并有一些含门静脉三角区和中央肝静脉的相对正常形态的小叶结构。混合性肝硬化则融合了小结节和大结节性肝硬化的表现。肝硬化时肝内血管结构重建引起门静脉高压,其定义为门静脉压大于 5 mmHg。门静脉高压的成因是存在于包绕结节的纤维鞘中的新生血管将肝动脉、门静脉分支与肝静脉分支直接连接而改建肝内循环路径,但这种相互连接的短路血管不能像正常血管床一样适应较大血液容量,从而引起门脉压力增高。此外,再生结节对肝静脉的压迫导致血流扭曲也可进一步造成门脉压力增高。门静脉高压可导致门静脉及肠系膜静脉扩张、脾大、胃肠淤血及腹腔积液,同时门体侧支循环形成,导致常见的如食管下段静脉丛曲张(破裂可引起大呕血)、直肠静脉丛曲张(破裂常发生便血)、脐周围静脉曲张(临床上出现"海蛇头"征象)等一系列分流症状。

肝硬化时肝内结节可分为再生结节(regenerative nodule,RN)和异型增生结节(dysplastic nodule,DN),后者根据其细胞异型性程度又分为低级别 DN(low grade DN,LGDN)和高级别 DN(high grade DN,HGDN)。目前认为肝硬化时肝细胞癌的产生大多是连续的、多阶段的病理过程,可经由 LGDN、HGDN 的发生、发展(RN 可能也是一个病理发展阶段)最终演变成肝癌。

RN 是在肝硬化基础上发生局灶增生而形成的肝实质小岛,是一种非肿瘤性结节。根据结节大小,RN 可分为小结节(<3 mm)、大结节(>3 mm)和混合类型结节。在切面上多呈灰白色,镜下结构较致密,内含正常的肝细胞、Kupffer 细胞及胆小管等结构,肝板通常 1~2 层,细胞形态与邻近组织相仿,周围被硬化肝脏的粗糙纤维间隔包绕,无新生血管(不成对小动脉及血窦毛细血管化)。RN 可累及多个腺泡、含有多个门脉分支时,甚至可有 >5 cm 的巨大再生结节(罕见)。RN 可以自发消退,可能是变性、坏死的结节由正常肝细胞取代或者结节内的肝细胞出现了再分化。肝硬化患者的 RN 也可积聚铁质,称为铁质沉着再

生结节(siderotic nodule RN),其通常是严重病毒性或酒精性肝硬化的标志物。

DN 是一种较 RN 大的结节,常大于 1 cm,无真正包膜,其大小、色泽、质地及切面凸出程度均不同于周边肝组织。镜下有相对紧密的结构,包括含血管和胆管的汇管区。HGDN 异型性更为明显,但无门脉结构及间质侵犯。随着 LGDN 向HGDN 进展,细胞形态变小、细胞密度增加,汇管区减少甚至消失,HGDN 还可有一定程度的结构异型性,如细胞板增厚,偶见假腺体样结构,其细胞密度增加(为邻近硬化肝组织的 1.3~2 倍)。DN 可以存在不成对血管,而在 HGDN 中不成对血管的数目更多,这一征象提示了肿瘤血管的生成,有利于确认病灶的恶变倾向。DN 内亦可见到铁质积聚,称为铁质沉着异型增生结节(siderotic nodule DN)。DN(尤其是 HGDN)是明确的癌前病变,LGDN 年癌变率小于 3%,HGDN 癌变率可达 46%。DN 内部出现癌灶时可呈结中结改变。

当肝硬化出现良性结节时,门静脉血供增加,而良性结节向恶性结节演变过程中,随着恶性程度增加,结节内的门静脉供血趋于下降,同时由于肿瘤新生血管生长,结节内动脉供血出现先减少再增加的变化。

6.2.3　临床表现

肝硬化可以隐匿起病而长期无症状,首发症状常常是非特异性的,包括全身乏力、食欲减退和体重下降等。典型的肝脏表现为可触及、质地硬、边缘钝,但有时肝脏变小时则难以触及,结节通常不能触及。

从临床进程来看,肝硬化代偿期(一般属Child-Pugh A 级)可有肝炎临床表现,亦可隐匿起病。可见轻度乏力、腹胀、肝脾轻度增大等非特异症状,也可出现轻度黄疸,肝掌、蜘蛛痣。影像学、生化学或血液检查有肝细胞合成功能障碍或门静脉高压症证据(如脾功能亢进及食管胃底静脉曲张),或组织学活检符合肝硬化诊断。肝硬化代偿期无食管胃底静脉曲张破裂出血、腹腔积液或肝性脑病等严重并发症。

肝硬化失代偿期(一般属 Child-Pugh B 和 C 级)临床上则出现肝功损害及门静脉高压综合征,包括乏力、消瘦、面色晦暗,尿少、下肢水肿的全身症状;食欲不振、腹胀、胃肠功能紊乱(吸收不良综合征)、肝源性糖尿病等消化道症状;以齿龈出血、鼻出血、紫癜为表现的出血倾向及贫血;以蜘蛛痣、肝掌、皮肤色素沉着,女性月经失调、男性乳房发育、腋毛脱落、睾丸萎缩等为表现的内分泌障碍;以双下肢水肿、尿少、腹水、肝源性胸腔积液为临床表现的低蛋白血症(hypoalbuminemia);以及出现腹水、胸腔积液、脾大、脾功能亢进、门脉侧支循环建立、食管胃底静脉曲张,腹壁静脉曲张等典型门静脉高压的表现。

肝硬化的死亡通常是由并发症(如门静脉高压、肝功能衰竭等)引起。因此对肝硬化的早期诊断和病变随访对于疾病管理和治疗具有重要意义。

6.2.4　MRI 表现

早期肝硬化的表现比较隐匿,常规磁共振检查对其缺乏灵敏度或特异度,主要用于发现相关的并发症。尽管磁共振弹性成像对于检测肝硬化有一定的价值,但临床上仍然以操作更加简易的超声弹性成像为首选。

中、重度肝硬化时,肝脏具有典型的形态改变,包括体积缩小及结节样的轮廓。肝脏纤维化在 T_1WI 上呈低信号,在 T_2WI 上为高信号,通常呈不均匀分布,另外,弹性成像技术也能对肝硬化做进一步的定量评价。肝硬化时还可伴有脂肪变性及铁质沉积,在同相位及反相位图像上有比较

特征性的表现,脂肪变性在同相位表现出高信号而在反相位表现出低信号,而铁质沉积在同相位表现出低信号而在反相位表现出高信号。磁共振也能够很好地识别肝硬化的并发症如门静脉高压及腹腔积液,从而更好地指导治疗和随访。

同时,磁共振对于肝硬化的检测优势还在于其对于肝硬化时 RN、DN 及肝细胞癌的检出和鉴别,磁共振也具有多序列评估的优势。

RN 通常为多发,表现为肝脏内周围存在纤维化的类圆形边界清楚的结节。一般在 T_1WI 呈等高信号,在 T_2WI 呈等低信号。T_2WI 低信号可能来源于 RN 内的铁质沉积(siderotic RN),同时也可能与 RN 周围的纤维间隔有关,后者由于炎症反应或扩张的血管使含水量增加而形成小环形或网状高信号影,从而使 RN 呈相对低信号。部分铁质沉积 RN,由于铁的顺磁性效应,在 T_1WI 也呈低信号。另外除了 Budd-Chiari 综合征的 RN 外,RN 很少在 T_2WI 上呈现高信号。RN 在 DWI 上没有弥散受限的信号改变。动态增强时,RN 没有动脉期增强,在门静脉期和延迟期与正常肝实质的增强表现相似或略低。使用肝细胞特异性对比剂时,RN 在肝胆特异期其病灶对对比剂的摄取亦同正常肝实质相似,但有时可略高于周边肝实质(图 6-4)。

典型的 DN 信号改变为 T_1WI 呈高或等信号,在 T_2WI 呈等或低信号,但此信号特征与 RN 甚至部分小肝癌(<2 cm)可能有重叠。如果 DN 含铁量明显增高,则在 T_1WI、T_2WI 上均表现为低信号。值得一提的是,铁质沉着 RN 与铁质沉着

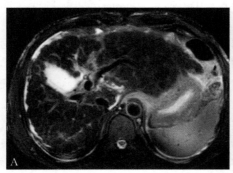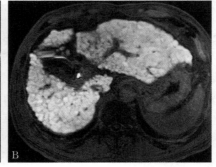

图 6-4　肝硬化再生结节影像表现

注:肝脏体积缩小,肝内弥漫性分布再生结节,Gd-EOB-DTPA 增强肝胆特异期可摄取对比剂,呈稍高信号。

DN 亦难以鉴别。此外,DN 与 HCC 的鉴别点是 DN 也极少在 T_2WI 上呈现高信号,且不含有真正包膜,当 T_2WI 上信号发生高改变时要高度怀疑 HCC(图 6-5)。LGDN 在 DWI 上一般没有弥散受限的信号改变,当病变进展时 HGDN 在 DWI 上可能出现不均匀的弥散受限,需要除外早期肝细胞癌。动态增强扫描时,动脉期多数 DN 无明显强化,仅有 4% 左右的 LGDN 可表现为动脉血供增多,而 HGDN 有 20%～30% 可出现动脉血供增多。门静脉期和平衡期多数 DN 呈现等密度,

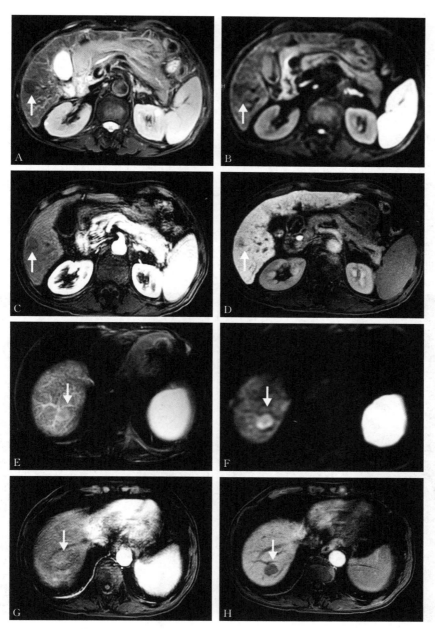

图 6-5　肝硬化同时伴发 HGDN 和 HCC 影像表现

注:男性患者,75 岁,同一患者在肝脏 S6、S7 段结节。(A～D)S6 段 HGDN。T_2WI 为低信号,DWI 为无弥散受限,动脉期无强化,Gd-EOB-DTPA 增强肝胆特异期呈稍低信号(箭)。(E～H)S7 段 HCC(DN 癌变),T_2WI 大部分为低信号,边缘部分区域高信号,DWI 呈稍高信号,部分区域呈显著改变,动脉期边缘结节状明显强化,肝胆特异期呈显著低信号(箭)。

也可因为周围的纤维组织延时强化而呈现相对略低密度,但无真正的廓清现象。在肝胆特异期,LGDN 对于对比剂的摄取亦接近于正常肝实质,而部分 HGDN 的摄取可能降低,与 HCC 的表现存在重叠。

特别要指出的是,DN 进展和增大时,有时可出现特征性的"结中结"征象,代表早期肝细胞癌在 DN 中发生。T_2WI 上显示低信号 DN 中出现的高信号灶,病灶较大时可见 DWI 弥散受限,动态增强影像上 DN 内部的"结中结"部分可以呈现典型的肝细胞癌的强化/廓清方式(图6-6)。

6.2.5 诊断要点

磁共振对于肝硬化的诊断价值除了评估肝硬化时肝脏形态改变及相关并发症,最重要的是其对于肝内结节的评估。由于一般认为肝硬化时肝细胞癌的发展可经由 LGDN、HGDN 最终演变成肝癌(RN 可能也是一个病理发展阶段),磁共振对其中癌前期病变尤其早期肝癌的识别就愈发重

要。在整体影像学表现方面,RN、LGDN、HGDN 甚至部分分化好的肝细胞癌存在众多的重叠,其中动脉期病灶血供及 T_2WI 的高信号改变则成为区分 RN、DN 和肝细胞癌的重要"影像节点",即 RN 以门脉血供为主通常无增加的动脉血供;随着 LGDN 向 HGDN 过渡,其动脉血供逐渐增加但无廓清,且 T_2WI 无高信号改变;肝细胞癌则同时具有增加的动脉血供及 T_2WI 高信号改变。此外,病灶内出现脂肪变性、T_1WI 信号减低及病灶进行性增大也是提示病灶可能癌变的征象,而结中结的表现则是明确的早期肝细胞癌的影像学征象。此外,肝细胞特异性对比剂应用对于结节的鉴别也有提示意义,其中 RN 及 LGRN 一般在肝胆特异期可摄取对比剂从而同周边肝实质信号接近,而部分 HGDN 及大部分肝细胞癌则无摄取。

6.2.6 鉴别诊断

肝硬化是各类引起肝损伤的病因的晚期共同

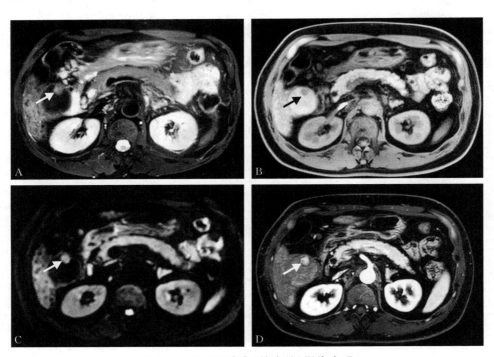

图6-6 HGDN 癌变(结中结)影像表现

注:肝脏 S6 段 HGDN,T_2WI(A)呈低信号,T_1WI(B)为高信号,DWI(C)无弥散受限,动脉期(D)无强化;其内见一"结中结",T_2WI(A)呈高信号(箭),T_1WI(B)为低信号(箭),DWI(C)高信号(箭),动脉期(D)明显强化(箭),病理证实为 HCC。

表现,基于一系列形态学改变的影像学诊断并不难,但需要结合临床其他资料对其原发病因进行鉴别。此外,一部分肝脏疾病可形成类似肝硬化的表现,包括假性肝硬化(通常见于乳腺癌化疗后)、其他广泛(粟粒型)肝转移、慢性 Budd-Chiari 综合征、肝结节病、慢性门静脉血栓形成等。而对于肝内结节的鉴别,则依赖于上述各类影像征象的识别,尤其是动脉期血供、T_2WI 高信号改变及肝胆特异期改变,在肝硬化时对肝脏结节的鉴别诊断至关重要。

6.3 铁过载

6.3.1 概述

铁过载是铁质在体内的过度沉积,成因可分为原发性血色素沉着症(primary hemochromatosis)和继发性血色素沉着症(secondary hemochromatosis)。过量的铁在心脏、肝脏、胰腺、性腺、脑垂体和下丘脑等组织器官沉积时,可导致组织细胞损伤和器官功能受损。近年来,除血清铁蛋白(serum ferritin, SF)、肝铁浓度(liver iron concentration, LIC)检测等传统方法以外,MRI 作为无创性检测手段已逐渐成为临床诊断铁过载和监测去铁治疗效果的优选方法。

6.3.2 病理

原发性血色素沉着症是一种常染色体隐性遗传病,通常由位于第 6 号染色体短臂的 HFE 基因突变引起,导致肠细胞对铁的过量吸收。继发性血色素沉着症则由一系列不同的临床情况引发,包括血红蛋白病(如镰状红细胞病、铁粒幼细胞性贫血)、先天性溶血性贫血、骨髓增生异常综合征、反复输血及外源性补铁治疗等。

原发性血色素沉着症时肠道吸收的铁进入非网状内皮系统(RES),主要沉积在门静脉周围肝细胞中(过量的铁储存为细胞质铁蛋白和溶酶体含铁血黄素)。肝脏沉积过载时可发生胰腺、心脏、骨骼和中枢神经系统沉积,直到疾病晚期才影响 RES。继发性血色素沉着症则相反,铁质最初

主要在肝脏和脾脏的 RES 沉积(Kupffer 细胞或骨髓及脾脏的网状内皮细胞),在 RES 饱和后铁质则进一步在其他全身组织器官的实质细胞中积累。

无论铁过载的病因和病理生理学如何,铁过载的临床结局是一样的,即由铁过量造成的进行性组织损伤(RES 内的铁沉积并且不引起器官损伤)。肝脏的进行性组织损伤早期可见肝大及铁质沉着引起的颜色改变,后期肝纤维化导致小结节性肝硬化肝脏体积缩小,肝癌的发生率也增加。

值得一提的是,在没有原发性或继发性血色素沉着症的情况下,肝硬化患者的再生结节和退变结节内也可积聚铁质,称为铁质沉着结节(siderotic nodule)。其中铁质沉着再生结节通常是严重病毒性或酒精性肝硬化的标志,而铁质沉着异型增生结节则是癌前期病变。

6.3.3 临床表现

尽管铁过载的病因不同,其临床表现是相似的。铁过载导致的症状和体征是缓慢隐匿的,乏力和非特异性躯体症状常发生较早。随着病变进展可出现肝病(最终导致肝硬化)、心肌病、糖尿病、关节病等各种进行性组织损伤的表现。另外女性月经导致的铁丢失可能是保护性的,导致临床上男性病例更多见(男女比例约为 2:1)。过去,遗传性血色病的诊断是基于肝脏活检标本检查结果和肝铁含量及分布情况。基因检测的发展和磁共振检查技术的进步,使得疾病的诊断更加安全而精准,其中磁共振已经成为估计肝脏铁含量的一种替代性无创性检查,不仅是诊断血色素沉着症的最敏感成像方式,而且还能够估计治疗过程中肝脏内的铁浓度变化,从而降低了重复活检的需要。

6.3.4 MRI 表现

铁过载的一般内脏影像特征是器官铁沉积导致 CT 密度增加和 MRI 信号改变,在肝脏还包括肝大和肝硬化的一系列相关改变。MRI 对肝脏铁过载相对敏感,典型的表现包括梯度扫描同相

和异相序列上特征性的信号改变,即铁过载时同相序列的肝脏表现出低信号而反相位序列表现出高信号,与脂肪肝时的信号变化正好相反。此外,铁过载所致的磁敏感性伪影,导致 T_2^* 信号损失,造成所有序列上的低信号改变,特别是 T_2WI。将器官信号与骨骼肌信号进行比较时可见器官信号低于肌肉(图6-7)。

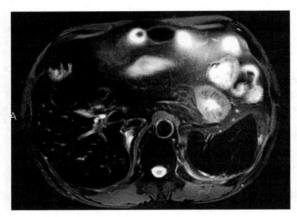

图6-7 原发性血色素沉着症影像表现

注:肝脏、脾脏重度铁沉积, T_2WI信号弥漫性显著减低。

定量检测方面,用磁共振测定心脏 T_2^* 和肝脏 R_2、R_2^* 值可以很好地反映心脏和肝脏的铁负荷,与肝铁浓度有良好的相关性,是一项很有应用前景的无创性检查。需要注意的是,磁场强度对于测量很重要,例如3.0 T场强下测量的心脏和肝脏 R_2^* 值高于1.5 T时的值。高场强可能对检测低铁组织更敏感且图像分辨率高,但由于其对磁敏感性伪影更敏感,组织中严重铁过载时反而可能导致铁的检测和定量不准确。

最后,磁共振对于铁过载导致的肝硬化的评估尤其是肝细胞癌的早期检出也相对敏感。

6.3.5 诊断要点

磁共振的典型信号改变对于铁过载的识别并无困难。而对于铁过载累及脏器的识别则是临床上鉴别铁过载病因的重要环节。如同上述病理环节中所讨论的,RES铁沉积的发生是鉴别原发性血色素沉着症和继发性血色素沉着症铁质沉积的

关键,当 T_2WI上出现肝脏,进而心脏和胰腺(早期出现低胰腺信号通常仅在肝硬化时)呈低信号而无脾脏及骨髓低信号时,提示无早期RES累及的原发性血色素沉着症。而肝脏和脾脏均见低信号但无其他脏器信号改变时则支持累及RES的继发性血色素沉着症。

6.3.6 鉴别诊断

如上所述,脾脏 T_2WI低信号的识别对于鉴别原发性血色素沉着症和继发性血色素沉着症是关键。而明显的铁质沉着信号改变对于铁过载或其他病因导致的肝大、肝硬化也很有指导性,尽管肝硬化本身包括再生结节也可导致铁质沉积的发生。最后,铁质沉着结节的识别对于病变的随访和早期干预也相当重要,因为铁质沉着异型增生结节是已知的癌前期病变。

6.4 糖原贮积症

6.4.1 概述

糖原贮积症(GSD)是先天性葡萄糖和糖原代谢错误,由参与糖原合成,降解(糖原病)或调节的蛋白质的基因突变引起。糖原贮积症除Ⅷ/Ⅸ型为性连锁遗传外,其余类型的GSD均为染色体隐性遗传,发病率约为1/25 000。症状和体征以低血糖和肌病最常见,常见累及肝脏的糖原贮积症包括Ⅰ、Ⅲ、Ⅵ和Ⅷ/Ⅸ型。

6.4.2 病理

糖原贮积症是由于糖原合成和分解过程中某些酶的缺乏和结构异常,导致机体内各种组织细胞内的糖原异常增多的一类遗传性疾病。目前至少已确定15种累及肝脏的糖原贮积症,其中80%来自Ⅰ、Ⅲ和Ⅸ型,尤以Ⅰ型(Gierke病)累及肝脏最为常见。受累的肝脏呈现苍白肿胀的外观,光镜下可见肝细胞因沉积大量糖原而明显肿胀、淡染,肝细胞排列紊乱,肝窦受压。糖原过多还可进一步导致肝脏纤维化。此外,Ⅰ型和Ⅲ型糖原贮积症还与肝腺瘤相关,其

中Ⅰ型发病率＞50％，Ⅲ型约为25％。肝腺瘤通常多发，以男性患者更常见，常发生在20岁之前。肝腺瘤生长与机体代谢水平控制密切相关，并且肝腺瘤有恶变倾向，需要临床上定期随访。Ⅰ型和Ⅲ型糖原贮积症少见并发症还包括肝细胞癌。

6.4.3　临床表现

糖原贮积症是一类遗传性疾病，其最常见的表现包括低血糖的症状、酮症酸中毒、癫痫发作、肌肉症状（包括肌肉疼痛，痉挛，运动不耐受，进行性无力，肌红蛋白尿）、生长迟缓、反复感染及精神运动发育延迟等一系列临床症状。临床上根据病史、体格检查、磁共振影像和组织活检发现有糖原和其中间代谢产物时要考虑糖原贮积症。糖原贮积症的特定治疗包括通过饮食调控维持接近正常的血糖水平，以及对于腺瘤病患者或有肝细胞癌的糖原贮积症患者行选择性肝移植。

6.4.4　MRI表现

糖原贮积症患者的肝脏可以增大或维持正常大小，可出现脂肪变性。磁共振的重要价值在于

对Ⅰ型和Ⅲ型糖原贮积症相关的肝腺瘤（常为多发）及其可能的恶变进行定期评估随访，以及对原发性肝癌进行筛查。

根据基因型-表型相关性分析，可将肝细胞腺瘤分为4个亚型，即肝细胞核因子1α失活型肝腺瘤、β-连环素激活型肝腺瘤、炎性肝腺瘤和未分类肝腺瘤（可参考肝腺瘤相关章节）。与糖原贮积症-1a相关的肝腺瘤无肝细胞核因子1α失活型，其分类包括炎性肝腺瘤（52％），β-连环素激活型肝腺瘤（28％）及未分类肝腺瘤（20％）。鉴定肝腺瘤亚型在患者随访管理中仍然至关重要，因为β-连环素激活型肝腺瘤具有较高的恶性转化率。

影像学表现上，糖原贮积症导致的肝腺瘤常为多发富血供病灶，可有包膜强化表现，通常为持续强化。当病灶随访中出现病灶增大、强化不均匀及廓清时则要除外肝腺瘤恶变。值得一提的是，如果使用肝细胞特异性对比剂，肝腺瘤在肝胆特异期上并无固定表现，可呈现高低不等的信号。此外，肝细胞癌也是糖原贮积症Ⅰa型和Ⅲ型的少见并发症，MRI能够很好地识别其典型的影像学表现（图6-8）。

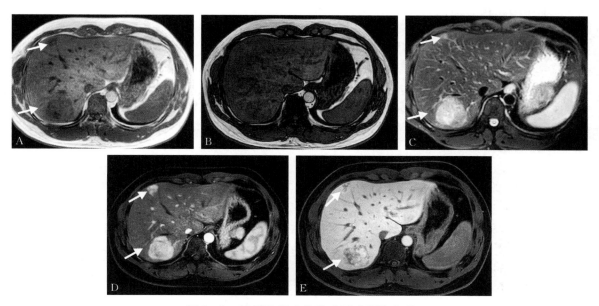

图6-8　糖原贮积症伴腺瘤形成影像表现

注：肝脏形态增大，T_1WI正相位（A）与反相位（B）示脂肪沉积（箭），肝内多发占位，T_2WI呈高信号（C）（箭），动脉期明显强化（D）（箭），肝胆特异期呈不均匀高信号（E）（箭）。

6.4.5 诊断要点

糖原贮积症患者的肝脏增大及脂肪变性的表现无特异性。磁共振检查的价值在于对相关并发症,包括肝腺瘤和原发性肝癌进行评估和随访。

6.4.6 鉴别诊断

相对而言,其他病因造成的肝大及脂肪变性较糖原贮积症更为常见,如酒精性和非酒精性脂肪性肝炎,结合病史及实验室检查能够帮助鉴别。此外,多发性肝腺瘤则需要同多发性 FNH、多发性肝细胞癌、多发性富血供转移瘤、多发性血管瘤等进行鉴别,详见肝腺瘤章节。

6.5 结节病

6.5.1 概述

结节病是一种病因不明的全身性疾病,以单个或多个组织脏器出现的非干酪性肉芽肿性病变为表现,可侵犯几乎全身各个脏器,临床上以肺部最常受累,而在腹部脏器中,则以脾脏和肝脏的累及相对常见,在 40%～70% 的患者中可见。肝脏受累的常见表现是肝大,并可伴有脾大及腹部淋巴结的肿大,同时肝实质可呈现不均匀及结节状改变。总体而言,肝脏结节病的影像学表现并无特异性,其诊断主要依赖于对全身系统性疾病的识别,以及对于肝脏病灶识别、分析、排除常见病后的鉴别。

但脏器累及并不一定导致临床症状,在肝脏病变中大约 5% 的患者出现临床症状,另外 2%～60% 的患者有肝功能实验室检查异常,以及系统性的高钙血症、高钙尿、高丙种球蛋白血症、贫血和白细胞计数低下,另外进展型的病变相对少见,但可有相对较有识别性的肝内胆汁淤积、门静脉高压及布-加综合征表现。

6.5.2 病理

结节的病理标志是炎症反应形成的非干酪性肉芽肿,其引发的机制尚不清楚。结节病和自身免疫性疾病(如原发性硬化性胆管炎,原发性胆汁性肝硬化)之间可能存在关联。一些基因(HLA DR 11,12,14,15 和 17)对结节病的易感性也有影响。

结节病最常见于肺和淋巴结,但可累及任何器官,并引起显著功能障碍。结节病累及肝脏时,病理大体标本可见肝大,表面或切面有黄色或灰白色界限分明的粟粒大小结节单发或散布(可融合)。镜下可见含 Langhans 多核巨细胞的非干酪性上皮样肉芽肿散布在肝脏中。在严重肝脏受累的病例中,门静脉肉芽肿或肝内纤维化等可导致窦性阻塞,肝内胆汁淤积,进而引发门静脉高压及肝硬化(需要注意门静脉高压可能在没有直接肝硬化的情况下发展)。此外,结节病时激活的巨噬细胞可产生维生素 D 类似物,引发高钙血症、高钙尿症。后者也可以引发肾结石和肾钙化,并导致慢性肾脏疾病。

6.5.3 临床表现

结节病常见于 20～40 岁人群,偶有儿童和老年患者。在世界范围内,以美国黑种人和北欧人种(尤其是斯堪的纳维亚人)发病率最高,女性发病率高于男性。结节病冬季和早春的发病率增加,其原因未明。实验室检查可见高钙血症、高钙尿症、高丙种球蛋白血症、贫血、白细胞减少症等,少部分患者可见肝酶的轻度升高(4%)。

结节病腹部累及时可见肝脾大(约占 20%),并合并腹、盆腔淋巴结肿大。大多数肝结节病患者通常无临床症状,只有 5%～30% 的患者出现腹痛、黄疸、恶心、呕吐。在极少数情况下,肝结节病可导致胆汁淤积、门静脉高压、肝硬化或 Budd-Chiari 综合征,在严重的情况下患者甚至可能需要肝移植。对于结节病患者,早期发现和及时随访对于预防肝功能衰竭非常重要。

6.5.4 MRI 表现

在病史明确的情况下,肝大、肝脏及脾脏的结节状改变及淋巴结肿大,是比较典型的肝脏结节病影像学表现。

肝大是最常见的肝脏改变，一般呈现实质均匀表现，通常合并脾大。5%～15%的肝脏结节病患者可显示肝脏结节性病变，大小从几毫米到几厘米不等，甚至有巨大肿块样表现的病变。脾脏内亦可见多发结节性改变。典型的结节病结节平扫 T_1WI 低信号，其 T_2WI 上病变的信号强度与疾病活动程度有关，高信号可能是由于炎性改变导致水肿和高血管通透性。DWI 一般无明显弥散受限。结节灶内有时还可见完整的肝脏穿支血管，从而提示良性肿瘤样病变。肝内结节的强化一般不明显，但部分结节可呈现延迟期晚期增强表现，疾病活动程度较高时还可出现早期强化及周边水肿改变。此外，进展型的结节病会导致肝纤维化，形成同肝硬化相似的肝内网格状 T_2WI 高信号改变。肝脏结节病引起肝门及腹腔淋巴结肿大也较为常见，其表现并无特异性。此外，肝脏结节病时亦可见肝内或肝外胆管改变，可造成胆汁淤积，严重者可形成原发性胆汁性肝硬化。

6.5.5　诊断要点

尽管肝脏结节病缺乏特异性的影像学表现，但质地均匀的肝大合并肝、脾的结节状改变及淋巴结肿大时，要将肝脏结节病作为一个重要的鉴别诊断，尤其是在有相应临床病史的情况下。对于以肝脏病灶为首发表现的患者，则要在诊断时充分考虑其他常见肝脏病变后再行诊断。基于病变活动程度的不同，肝脏结节病亦可有不同的平扫及增强改变，同其他肝脏肿瘤的表现可能存在重叠，活检仍然是临床上明确诊断的依据。

6.5.6　鉴别诊断

必须强调，肝脏结节病最重要的诊断因素仍然是患者的病史及其他部位（尤其是肺部）的结节病表现。其他鉴别：①肝脏转移癌，肝脏和脾脏同时受累的情况在转移性疾病中少见；②淋巴瘤，影像表现可类似，但淋巴结肿大可能更明显，另外淋巴结融合更常见于淋巴瘤；③局灶性脂肪浸润，有典型的脂肪信号特征；④感染性病变，病

史、临床表现及病灶的短期变化有助于鉴别；⑤原发性胆汁性胆管炎，可有肝大、淋巴结肿大、网格样纤维化，AMA 阳性（抗线粒体抗体）能够帮助鉴别；⑥淀粉样变性，亦可见肝大伴淋巴结肿大，增强扫描无明显强化。

6.6　淀粉样变

6.6.1　概述

淀粉样变性是一组互不相同的疾病，其特征在于在各种组织中沉积异常蛋白质（淀粉样蛋白），可以是全身性或局灶性沉积。淀粉样蛋白沉积物本身无代谢活性，但其在机体内的沉积会干扰器官组织的结构和功能。

6.6.2　病理

淀粉样变性是指细胞外间质内出现淀粉样蛋白沉着物的一种病变，后者是一类形态学和特殊染色反应相同的嗜酸性细胞外物质，刚果红染色阳性，但化学结构并不相同。淀粉样变性的产生，一方面是变性的淀粉样蛋白产生过多；另一方面，变性蛋白的清除障碍也是淀粉样变性病情进展的重要机制。

系统性淀粉样变性时的循环淀粉样蛋白可以在全身多个脏器沉积，其主要分类包括原发性淀粉样变性（AL）、遗传性淀粉样变性（AF）、老年性系统性淀粉样变性（SSA）、继发性淀粉样变性（AA），以及 β2 微球蛋白淀粉样变性（透析相关，目前发生率已趋于降低）。局部的淀粉样变性主要是某种淀粉样蛋白（如免疫球蛋白轻链）在受累器官内产生过多并堆积，而不是由循环中的变性蛋白沉积引起的，常受累部位包括中枢神经系统（如阿尔茨海默病）、皮肤、上或下呼吸道、膀胱和其他部位。淀粉样沉积物无代谢活性，但是会干扰器官组织的结构和功能。

56%～95%的原发性系统性淀粉样变性患者肝脏受累。淀粉样蛋白沉积通常始于 Disse 腔周围，进而压迫使肝细胞变性坏死，肝细胞明显萎缩，出现肝小叶结构紊乱，脂肪浸润。淀粉样蛋白

还可以阻滞肝窦导致门静脉高压,并可浸润门脉血管壁。严重病例肝细胞受压萎缩形成髓样岛状分布,从而干扰胆汁引流,可导致肝内胆汁淤积。

6.6.3　临床表现

大量的淀粉样物质的积聚会破坏许多器官的功能。虽然有许多人不表现出任何症状,但有些人会有严重的危及生命的表现。常见的症状有疲乏、体重减轻。其他症状与淀粉样蛋白积聚的器官相关,其中最常见的部位是肾脏、心脏和肝脏。肾脏淀粉样蛋白沉积引起的肾衰竭是最常见的死亡原因(50%),心力衰竭则是第二常见的死亡原因,另外,周围神经病变也是常见症状。胃肠道受累时,可有胃肠道出血、肠动力障碍、吸收不良等症状。

淀粉样蛋白沉积于肝脏可无临床症状或临床表现较轻,主要临床表现为肝大和血清碱性磷酸酶轻度升高。严重病例可出现黄疸、门静脉高压症、肝功能衰竭,甚至发生肝脏自发性破裂。脾大也可发生,进而导致脾功能亢进和严重感染。少数患者还可出现严重胆汁淤积、肝性脑病或难治性腹腔积液。

6.6.4　MRI 表现

新型治疗方式的发展,包括化疗,自体干细胞移植和肝移植的应用使得淀粉样变性的存活率显著提高,因此早期诊断,尤其是非侵入性诊断愈发成为有效治疗的关键。肝脏受累时,其最重要表现是肝大、肝实质信号不均匀及门脉周边受累。其中,肝大可呈现不对称的肝脏轮廓、尖端向着镰状韧带的三角形增大(累及 S4 段)。而受累肝实质的不均匀表现可呈 T_2WI 低信号和 T_1WI 中、高信号改变(脾脏亦可有相似改变)。门脉受累时,则可呈现门脉周边 T_1WI 和 T_2WI 低信号改变。这些表现亦可作为鉴别肝脏淀粉样性和其他浸润性病变的参考。此外,弥漫性 T_2WI 低信号也可作为提示肝脏弥漫性淀粉样变性的一个影像学特征。进展型的病变可有门静脉高压相关的典型影像学表现。而肝脏淀粉样变性导致的肝破裂和明显钙化很少见。此

外,对于病变的评估亦有通过磁共振弹性成像测量肝硬度的报道。

6.6.5　诊断要点

尽管肝脏的淀粉样变性具有非特异性的表现,但影像学发现肝实质不均匀、门静脉受累、T_2WI 上肝脏和脾脏呈现弥漫低信号改变时,如果同时合并相关的慢性炎症病史和临床病史,则可以提示淀粉样变性存在的可能,以指导临床进一步检查。

6.6.6　鉴别诊断

肝硬化:有相关的肝脏病史,可有 S4 段萎缩,而肝脏淀粉样变性则会导致肝增大。

脂肪肝:脂肪敏感序列呈典型信号改变,而肝脏淀粉样变性在异相位图像上无信号下降的改变。

铁过载:铁沉积可导致同相位图像中信号下降,而肝脏淀粉样变性在同相位图像中没有信号下降。

6.7　肝豆状核变性

6.7.1　概述

肝豆状核变性(hepatolenticular degeneration, Wilson disease)是一种引起进行性铜代谢障碍的常染色体隐性遗传病,发病率为 1/30 000。肝豆状核变性导致铜在肝脏和其他器官中病理性积累,进而损害肝脏或引起神经系统症状。

6.7.2　病理

肝豆状核变性为常染色体隐性遗传性铜代谢障碍性疾病,患者均为第 13 条染色体上出现突变的隐性基因纯合体,基因缺陷导致肝细胞胆小管膜上铜输出 ATP 酶失活,铜的转运障碍减少了铜分泌到胆汁,从而导致在肝脏淤积。当肝贮存铜超过极限时铜被释放出来,累及中枢神经系统、肝、肾等器官,引起肝硬化、脑基底节变性、损害肾脏和生殖器官,还会引起溶血性贫血。肝豆状

核变性造成的肝损伤是非特异性的,早期包括轻或中度脂肪变、脂褐素沉积、肝细胞核内糖原贮积,逐渐发展成轻-重度慢性肝炎,甚至偶发性暴发性肝坏死。肝内慢性病程可引起纤维化,最终导致肝硬化,并可在肝内形成多个再生结节。

6.7.3　临床表现

肝豆状核变性导致铜在肝脏和其他器官中病理性积累,症状通常在 5～35 岁时出现,但病程进展可以从 2 岁至 72 岁。近一半患者,特别是青少年,首发症状为急性、慢性活动或急性重型肝炎,其中急性重型肝炎最常见于女性(男：女=1：2)。临床上由于铜沉积在角膜的后弹性层上及虹膜边缘,形成特征性的 Kayser-Fleischer 环。肝豆状核变性的确诊则是基于低血清铜蓝蛋白水平及尿中铜的过高排泄,有时还需要肝脏活检结果。

6.7.4　MRI 表现

当前使用的临床磁共振成像技术对于铜沉积不能诊断,CT 上则能够显示肝脏密度明显增高。磁共振对于肝豆状核变性的作用是评估其所引起的脂肪肝及肝硬化进展情况,以及相应并发症尤其是 HCC 的检出,而不是用于对肝豆状核变性进行直接诊断。

MRI 主要用于显示肝豆状核变性患者肝脏的轮廓异常和实质结节(图 6-9),而这些形态学改变与肝功能障碍和临床表现的严重程度密切相关。在肝豆状核变性的肝硬化患者中可见正常的尾状叶,与其他类型的肝硬化相反。此外,再生结节中伴有铁沉积时,可使得整个肝脏内的结节表现为 T_1WI 和 T_2WI 低信号。

6.7.5　诊断要点

肝豆状核变性所导致的一系列肝损伤无特异性影像学特征,需要结合临床检查及 CT 等进行综合评估。此外,头部 MRI 对于评估治疗情况也有一定的辅助价值。而对于已知肝硬化患者,磁共振能够更好地早期诊断和识别 HCC。

6.7.6　鉴别诊断

肝豆状核变性所导致的肝损伤,包括脂肪变性、肝炎、肝硬化无特异性影像学特征,鉴别诊断主要依靠临床表现及实验室检查。

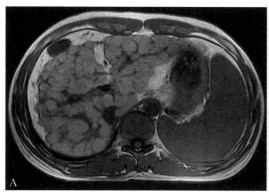
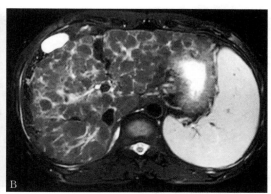

图 6-9　肝豆状核变性 MRI 表现

注:肝脏体积缩小,轮廓不规则,肝裂增宽,肝内弥漫分布大结节,T_1WI 呈高信号(A),T_2WI 呈低信号(B)。

(张嘉佳　徐欣欣　杨琰昭　严福华)

参考文献

［1］ BOLL DT，MERKLE EM. Diffuse liver disease：strategies for hepatic CT and MR imaging［J］. Radiographics，2009，29(6)：1591－1614.

［2］ FARIA SC，GANESAN K，MWANGI I，et al. MR imaging of liver fibrosis：current state of the art［J］. Radiographics，2009，29(6)：1615－1635.

［3］ LABRANCHE R，GILBERT G，CERNY M，et al. Liver iron quantification with MR imaging：a primer for radiologists［J］. Radiographics，2018，38(2)：392－412.

［4］ MERKLE EM，NELSON RC. Dual gradient-echo in-phase and opposed-phase hepatic MR imaging：a useful tool for evaluating more than fatty infiltration or fatty sparing［J］. Radiographics，2006，26(5)：1409－1418.

［5］ PETITCLERC L，SEBASTIANI G，GILBERT G，et al. Liver fibrosis：Review of current imaging and MRI quantification techniques［J］. J Magn Reson Imag，2017，45(5)：1276－1295.

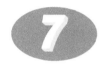 **肝脏血管性疾病**

7.1 肝梗死

7.1.1 概述

肝梗死(hepatic infarction，HI)是肝脏局部组织因血流阻断而引起的坏死,任何引起肝脏血流阻断又未建立有效的侧支循环均可导致肝梗死。肝脏为双重血管器官,肝动脉和门静脉之间存在不同水平的侧支循环,单纯肝动脉或门静脉栓塞时,一般不发生肝梗死。肝梗死相当罕见,可发生于任何年龄,无性别差异。

7.1.2 病理

肝梗死的基本病理是肝实质缺血引起的广泛肝细胞凝固性坏死。肝组织学检查显示沿门脉周围分布的纤维蛋白沉积、出血和肝细胞坏死，毛细血管内可见栓子。有人认为纤维蛋白的沉积引起弥漫性血管内凝血，还有人认为肝段血管的痉挛为初始事件，收缩和扩张的肝段血管内皮细胞受损，内皮下胶原暴露，导致纤维蛋白沉积，而阻塞肝窦的血流，导致肝梗死。

7.1.3 临床表现

肝梗死可能的原因主要有血栓形成或栓子导致的血管阻塞，血管受压闭塞，动脉痉挛等，可以是医源性的，如肝胆外科术后，肝脏介入术后，也可以发生于创伤后，如肝动脉或门静脉撕裂后。可能是肝移植后肝动脉狭窄或血栓形成的并发症（导致梗死的肝动脉血栓形成据报道发生于 3% 的成人移植受体和 12% 的小儿移植受体），也可能继发于高凝状态（镰状细胞病或抗磷脂抗体综合征），血管炎（结节性多动脉炎或系统性红斑狼疮），感染（败血症，休克和罕见的"肺气肿性肝炎"），或由心力衰竭或慢性阻塞性肺疾病所致的氧含量降低等。

临床表现：肝梗死患者可无自觉症状，也可表现为短时间内上腹部疼痛，伴发热和白细胞计数升高、黄疸、血清转氨酶水平短时间内急剧升高等。

7.1.4 MRI 表现

CT 上梗死区可呈边界平直的地图样分布，增强扫描后病变显示更为清晰，表现为灌注缺损区。平扫可呈楔形、类圆形或平行于胆管的不规则管状低密度影，楔形区域主要位于肝脏外围，并且延伸到肝包膜表面，而圆形区域倾向于位于中心位置，于增强各期均无强化的低密度区，病理上代表没有血供的坏死、出血或血供最少的纤维组织。病变区如存在无移位的血管（门静脉、动脉或静脉侧支循环），可夹杂正常斑片状或不均匀强化肝实质影。门静脉期强化程度与周围肝实质相似区病

理上代表残留有活性的肝组织或有血供的纤维组织。胆汁湖可被视为胆管上皮缺血性坏死所致大面积梗死的晚期后遗症。

MR 检查中，肝脏缺血梗死区信号特点与梗死时期、组织坏死类型及是否合并出血有关。凝固性坏死的梗死灶多呈 T_1WI 等或稍低信号，T_2WI 低信号或等信号；液化性坏死的病灶呈 T_1WI 低、T_2WI 高信号；合并出血时，病灶信号与血肿的时期有关。动态增强检查，缺血区强化程度减低，呈不均匀强化或延迟强化；梗死区增强各期均不强化；典型者病变区肝动脉/门静脉分支稀少、纤细或不显影（图 7-1）。大的梗死灶继发感染时可形成局限性脓肿。根据文献，部分患者梗死区可见钙化，以肾衰竭及钙磷代谢障碍者常见，T_1WI、T_2WI 均呈较低信号，无强化。无菌或感染后的梗死区有时可见到气体影，无菌气体与坏死组织中细胞内气体的释放有关，类似于肝肿瘤栓塞治疗或射频消融后术区气泡的来源。

肝脏缺血梗死区分布与血管病变部位有关：肝动脉主干狭窄或血栓患者，肝实质内缺血灶可单发或多发，多发者病灶常散在于肝脏各叶；以肝动脉、门静脉分支血栓或狭窄为主者，缺血灶位于受累肝动脉、门静脉分支的供血区，以肝包膜下分布为主，多数呈基底朝外、尖端指向肝门区的楔形异常信号灶，局部缺血明显时可按肝叶或肝段分布。

7.1.5 诊断要点

外周分布的楔形、圆形或卵圆形低信号区，或平行于胆管分布的不规则低信号区，增强扫描无强化或强化程度不均匀减低，提示肝梗死诊断。梗死区可见气体影。晚期后遗症可见胆汁湖形成，表现为囊性区。

7.1.6 鉴别诊断

应注意与肝脏脂肪浸润、肝脓肿等鉴别。肝脏脂肪浸润可表现为地图样或楔形，具有好发的特征部位，病变区于 GRE T_1W 反相位信号低于同层面正相位，增强扫描可见强化血管影走行，且病变区域强化程度与正常肝实质相似；肝脓肿通

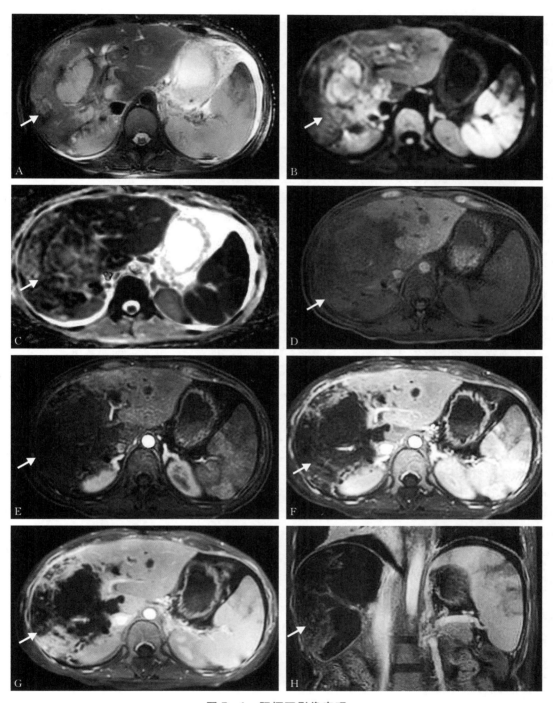

图 7-1　肝梗死影像表现

注:肝脏梗死区呈大片状 $T_1WI(A)$ 低、$T_2WI(B)$ 高及稍高信号;DWI(C)局部信号增高。动态增强各期(D~H)均不强化,病变区肝动脉/门静脉分支稀少、纤细或不显影。

常为伴有分隔的球形病灶,脓腔内无强化,可见外周强化。病变区仍有门静脉走行是肝梗死的一个较有特征性的表现,有助于与肝脓肿进行鉴别。

7.2 布-加综合征

7.2.1 概述

布-加综合征(BCS)是由各种原因所致肝静脉和/或肝段下腔静脉阻塞或狭窄引起的窦后性门静脉高压的一组综合征。充血性心力衰竭、心包疾病所致功能性肝静脉流出道阻塞和小的肝静脉阻塞造成的肝静脉阻塞性疾病,由于其病理生理学基础和临床意义不同,不包括在此范围内。

肝静脉阻塞大多为肝静脉血栓形成,常见原因为高凝血状态导致肝静脉栓塞,可由于因子 V Leiden 突变、凝血酶原基因突变、蛋白 C 缺乏、蛋白 S 缺乏、抗凝血酶缺乏、抗磷脂综合征、高同型半胱氨酸血症、红细胞增多症、骨髓增生异常综合征、血小板增多症、阵发性睡眠性血红蛋白尿症等所致。也可因使用抗肿瘤药、口服避孕药、妊娠、外伤、感染等引起,还与全身性炎症性疾病有关,如白塞病、结节病、血管炎和其他结缔组织病,约2/3 的病例原因不明。

下腔静脉阻塞可由肿瘤、纤维性隔膜或血栓引起,其中以肝后段的膜型闭塞为主,此型在亚洲和非洲常见,节段性狭窄较少见。下腔静脉阻塞也可由肝内局灶型占位性病变压迫或侵犯肝静脉所致,以肝癌最常见。膜型闭塞的形成机制目前尚有争议,早期有人认为系下腔静脉的先天发育异常所致,近年来研究发现其可能由血栓机化后改变。

7.2.2 病理

由于 BCS 的病理和临床表现复杂,目前国内外尚无统一的分型。根据病因可分为原发性(血栓形成导致静脉阻塞为主要病因)和继发性(脓肿或肿瘤外源性压迫静脉为主要病因)BCS;根据临床进程可分为暴发性、急性、亚急性或慢性 BCS;根据影像学表现,依阻塞的部位不同有肝静脉型、下腔静脉型和混合型;依病变性质不同有膜型和节段型;依阻塞的程度不同,分为完全性和不完全性。

(1)以肝静脉完全性阻塞或伴有肝段下腔静脉节段性阻塞者,表现为急性改变,肝脏急剧增大,表面光滑,边缘变钝,呈紫色或紫黑色,伴有血浆流入肝淋巴间隙,再经肝包膜涌入腹腔形成大量腹腔积液,镜下病理可见肝窦扩张淤血,中央型肝细胞萎缩、坏死、出血,淋巴管及肝小叶静脉扩张,血细胞进入 Diss 间隙。

(2)隔膜型病变伴有部分肝静脉开放,临床多呈慢性经过。肝脏逐渐硬化,尾状叶代偿增大,肝表面可呈现紫红色,其间可见弥漫性粟粒结节。晚期肝硬化更为明显,右叶萎缩,镜下可见小叶中央区纤维变性、充血,Diss 腔内红细胞堆积,肝细胞萎缩及消失,窦周可见纤维化但无炎症细胞浸润,而左叶和尾状叶代偿性增大,脾脏形态增大,但多为轻度或中度增大,巨脾少见,腹腔积液减少或处于相对稳定状态。在门静脉压力增高的同时,肝内外分流通道也逐渐形成和建立,下腔静脉回流障碍则在肾脏、下肢及盆腔脏器均有相应的病理改变。

(3)小的肝静脉 BCS 是罕见的,并且缺乏关于该病症的文献报道,其特征是肝脏流出阻塞局限于小的肝内静脉,大的肝静脉影像学表现正常。当出现无法解释的腹腔积液、肝脾增大和腹痛时,需要怀疑有无小的肝静脉 BCS 的可能性,影像学可表现为肝脏不均匀强化,但以病理学诊断为金标准。据报道,约 67% 的 BCS 移植肝脏标本形态学分析可见小的肝静脉出现闭塞。肝小静脉闭塞病和充血性心脏病不包括在该定义中。

(4)组织学检查结果与预后无关,可能是由于梗阻和取样区域的不均匀,肝脏活检也可用于排除恶性肿瘤引起的继发性 BCS。

7.2.3 临床表现

BCS 以青年男性多见,男女比为(1.2~2):1,年龄在 2.5~75 岁,以 20~40 岁多见。

BCS 可以急性发病,但多数为慢性起病,病程较长,长者可达数十年。临床主要有门静脉高压表现,如食欲缺乏、乏力、腹痛(61%)、腹腔积液(83%)、肝大(67%)、脾大,部分患者表现有黄疸、消化道出血(5%)、肝性脑病(9%)。也可有下腔静脉阻塞的表现,如双下肢水肿、下肢静脉曲张、下肢色素沉着、下肢溃疡、胸腹壁静脉曲张、发热及内分泌紊乱等。其中腹壁静脉曲张与潜在的下腔静脉血栓形成有关,并随着血栓形成的治疗而改善。部分患者在临床急性发病和疾病的实际持续时间上出现了"临床病理分离"症。大多数急性起病的患者在肝活检中有广泛的纤维化或肝硬化,这表明患者有长期存在的慢性疾病,发病之前表现为亚临床改变。只有不到 10% 的急性起病的患者,病理上没有慢性病的证据(纤维化)。

标准实验室检查[全血细胞计数,肝肾功能检查,凝血酶原国际标准化比值(international normalized ratio,INR)]有助于估计疾病的严重程度和预测死亡率。全血细胞计数和血涂片可能反映潜在的血液病。白蛋白、凝血酶原时间(prothrombin time,PT)或 INR、胆红素、丙氨酸氨基转移酶和肌酐是 BCS 常用的预后指标。

7.2.4　MRI 表现

急性 BCS 多因肝静脉内血栓形成所致,血管成形术治疗效果较差,多数需行颈内静脉门体分流术或肝脏移植术。肝静脉新鲜血栓易脱落,可能引起肺动脉栓塞,严重者可导致患者死亡。MR 在鉴别新旧血栓上具有一定优势,新鲜血栓因含游离、稀释的高铁血红蛋白而表现为 T_1WI 高信号、T_2WI 高信号,陈旧血栓因含纤维组织则表现为 T_1WI 等信号、T_2WI 等或低信号。

急性 BCS MRI 多表现为肝脏弥漫性增大,但形态正常,下腔静脉及肝静脉显影纤细(图 7-2)。急性 BCS 由于没有肝内外侧支循环代偿,肝静脉阻塞后,肝血窦血流瘀滞,门静脉高压形成完全性离肝门脉血流,肝动脉和门静脉血供减少,肝中央小叶充血、坏死、出血,淋巴水肿,间质液体增加,肝组织水肿,尾状叶和中心部分肝实质受累相对较轻,故 SE 序列肝脏充血和坏死区多位于肝周边区域,T_1WI 上表现为较低信号,T_2WI 上表现为高信号,增强扫描动脉期尾状叶及下腔静

脉周围的肝实质可见早期明显强化,周边的肝实质强化不明显。门静脉期呈"翻转样"强化,也即肝脏中央部分由于对比剂退出呈低信号改变,肝脏外周区域由于肝包膜下静脉内对比剂积聚呈高信号改变(图 7-2)。

慢性 BCS 多因静脉内膜性闭塞所致,血管成形术治疗效果较好。MRI 可见肝脏萎缩变形,尾状叶增大(尾状叶与肝右叶宽度之比≥0.55,正常人<0.55),主要是由尾状叶静脉直接流入下腔静脉导致代偿性增生所致。侧支循环形成,下腔静脉与肝静脉由于侧支循环形成和流速降低多不显影。肝实质信号不均匀,在 T_1WI 和 T_2WI 上均呈低信号的是纤维化所致。增强扫描肝脏可表现为周边强化,斑片状强化或均匀强化。周边强化表现为肝包膜下区及外周肝实质相对明显而早期强化,中央部分肝实质强化不及外周部分,推测可能与肝内静脉侧支循环形成,而肝外侧支循环尚未形成有关。斑片状强化可能是因肝充血后,肝血窦和门静脉内不均匀的血流瘀滞所致。均匀强化可能是由于长期肝静脉回流受阻,肝动脉和门静脉间形成交通,门静脉血液反流及肝内外小静脉侧支形成后,血液向外分流,肝组织压力恢复正常,各个部分肝实质强化程度降低(图 7-3)。

肝内侧支血管的出现对于确诊有较大帮助。肝内侧支血管可以有两种形式:通过包膜下血管与体循环相交通;阻塞的肝静脉与未阻塞的肝静脉之间交通。MRI 显示肝内侧支血管主要表现为肝内"逗号"样或迂曲粗大的血管影,走行无规律。

肝外侧支血管影有:①左肾静脉→半奇静脉通路;②腰升静脉→奇静脉通路;③腹壁浅静脉通路;④膈下静脉→心膈周围侧支静脉通路;⑤副肝静脉。其中以半奇静脉和奇静脉扩张较明显,有学者认为半奇静脉和奇静脉扩张出现率分别为 89% 和 80%,按出现率高低依次为半奇静脉、奇静脉、腹腔或腹膜后静脉、腹壁静脉。当 MRI 显示半奇静脉和奇静脉扩张时,提示下腔静脉梗阻可能性很大。半奇静脉和奇静脉扩张常被误诊为主动脉旁肿块或肿大的淋巴结。腹壁静脉

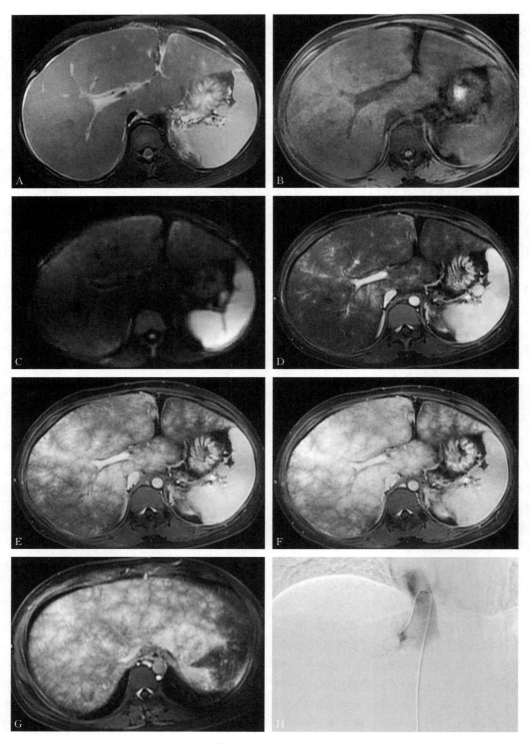

图 7 - 2　布-加综合征(急性)影像表现

注:MRI 显示肝脏弥漫性增大,但形态正常,下腔静脉及肝静脉显影纤细,增强扫描肝脏呈斑片状强化影。DSA 证实为肝静脉型布-加综合征,DAS 提示肝左静脉近心端迂曲狭窄,肝右静脉和肝中静脉闭塞。

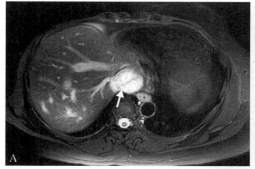
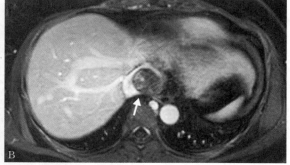
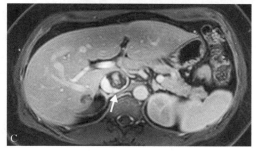

图 7-3　布-加综合征(慢性)影像表现

注：T$_2$WI(A)下腔静脉内结节样高信号影,增强扫描延迟期(B、C)不均匀强化,肝实质强化均匀,肝左静脉与肝中静脉,肝中静脉与副肝静脉间侧支循环形成。手术证实为右心房及下腔静脉内平滑肌瘤病所致布-加综合征。

曲张在增强扫描时明显,在 MRI 上腹壁浅静脉分布为腹壁后外侧,腹壁下静脉分布于腹壁内侧。心膈周围静脉可表现为左心膈角处血管性肿块,沿左心室左缘上升,常被误诊为肺部肿瘤。副肝静脉(也称右肝后下静脉),常位于第二肝门下方4～6 cm 处,当肝静脉阻塞时部分患者通过副肝静脉代偿,使的静脉回流到下腔静脉,表现为肝右叶的下段与下腔静脉右侧壁相连的粗大迂曲血管影。副肝静脉的显示对于 BCS 的诊断和治疗有重要价值,副肝静脉也可以出现狭窄和阻塞,当副肝静脉出现狭窄时,患者的门静脉高压往往表现较为明显,介入治疗开通副肝静脉可以建立有效的肝静脉分流通道,使升高的肝窦压力降低。

BCS 的其他 MRI 表现有腹腔积液、脾脏增大、胆囊增大等。在急性 BCS 患者中,腹腔积液往往比较明显,而在慢性 BCS 患者中,脾脏往往明显增大。

慢性 BCS 患者肝内可出现良性再生结节,一般认为结节的出现可能与肝静脉阻塞后肝脏的微循环改变有关,多表现为 T$_1$WI 呈高信号,T$_2$WI

呈高信号或等信号,信号均匀,病灶多发,直径较小,有研究认为结节数目＞10 个,直径＜4 个多考虑为良性再生结节。

BCS 与肝细胞癌(HCC)有一定的关系,一方面,HCC 可以阻塞肝静脉或下腔静脉,常导致急性过程,预后往往较差;另一方面,在慢性 BCS 患者中可以发生 HCC,常出现在下腔静脉膜型梗阻的患者中,门静脉常受到侵犯。

7.2.5　诊断要点

伴有急性或慢性肝脏疾病,特别是出现肝静脉流出道或肝段下腔静脉梗阻的症状和体征的患者都需要考虑 BCS 的可能性,直接征象为静脉血流停滞或倒流和静脉侧支形成,间接征象主要为肝静脉流出道或肝段下腔静脉阻塞的形态学表现,如未受影响的肝组织(特别是尾状叶)肥大,受影响的肝组织萎缩导致结节形成和门静脉高压征象。急性 BCS 可见翻转样强化,慢性 BCS 肝内外侧支循环形成,肝脏形态异常伴多发较大再生结节,脾脏增大。

7.2.6 鉴别诊断

布-加综合征的再生结节需要与多灶性肝癌鉴别,再生结节多表现为 T_1WI 呈高信号,T_2WI 呈高信号或等信号,信号均匀,病灶多发,直径较小,而肝癌则多表现为 T_1WI 呈低信号,T_2WI 呈高信号,信号不均匀。

肝炎后肝硬化的侧支循环常出现在肝外,主要表现为门-体循环通路,而布-加综合征的侧支循环在肝脏内外均可显示,肝内侧支循环形成高度提示 BCS 可能,半奇静脉、奇静脉和腹壁静脉扩张更容易出现于 BCS,肝炎后肝硬化少见此表现。

7.3 遗传性出血性毛细血管扩张症

7.3.1 概述

遗传性出血性毛细血管扩张症(hereditary hemorrhagic telangiectasia,HHT)又名朗-奥-韦综合征(Rendu-Osler-Weber syndrome),是一种少见的常染色体显性遗传性多器官疾病,由编码结合转化生长因子的蛋白质遗传缺陷引起,导致纤维血管发育不良,多发性薄壁扩张通道样的毛细血管及动静脉畸形,以皮肤、黏膜及内脏的毛细血管和微静脉扩张伴出血为特点。$40\sim50$ 岁为 HHT 发病高峰,其在欧洲发病率为 $(1\sim2)/10$ 万,我国尚没有相关流行病学统计资料。其中 $41\%\sim78\%$ 的病例可累及肝脏,主要累及肝脏的小动脉、小静脉和毛细血管。

7.3.2 病理

HHT 的主要病理基础为毛细血管扩张与动静脉畸形。毛细血管扩张多发生于口、鼻、胃肠道、皮肤及手指等部位,动静脉畸形多发生于胃肠道、肺、脑及肝脏等部位。毛细血管扩张通常引起的主要症状为出血,动静脉畸形导致的症状通常为动静脉分流引起的血栓。轻微病变表现为毛细血管后静脉局部扩张,严重病变者血管出现显著扩张和扭曲,管壁由多层平滑肌组成而没有弹力

纤维,且扩张的静脉常常与扩张的动脉直接相连。

肝脏受累的 HHT 的病理特征是肝内弥漫性血管畸形,包括 3 种类型:肝动脉-静脉瘘、肝动脉-门静脉瘘及门静脉-肝静脉瘘。其中肝动脉-静脉瘘形成最常见。肝动脉-门脉瘘也可在肝脏受累的 HHT 患者中出现,但相对少见,可导致患者出现门静脉高压及其相应并发症如上消化道出血、腹腔积液等;门静脉-肝静脉瘘在肝脏受累的 HHT 中很少见,其存在可导致肝脏增大。肝脏受累的 HHT 的显微镜下主要表现为后毛细血管网的扩张,随病情进展毛细血管床逐渐动脉化,大量的血流直径进入心脏,从而使循环系统的后负荷增加,出现心慌气急的症状,面部和肢体水肿、心脏增大、肝大、肺动脉高压等体征。

7.3.3 临床表现

HHT 男女发病率均等,$40\sim50$ 岁为 HHT 发病高峰。多数肝脏受累的 HHT 并无临床症状,大部分患者可以终生无症状。出现症状者仅占 $5\%\sim8\%$,多见于女性患者,主要是因为肝脏血管分流引起相应临床症状。且 HHT 患者肝脏局灶性结节性增生的发生率较一般人群高。最常见的 3 种临床表现是高排血量心力衰竭、门静脉高压和胆道系统疾病,三者可同时出现,也可能先后出现,除此之外,少数患者可出现门体分流性脑病及腹痛等。

7.3.4 MRI 表现

由于肝脏受累的 HHT 先天性肝内血管壁缺陷,穿刺病理活检多不宜进行。对怀疑肝脏受累的 HHT 患者,临床主要通过症状和影像学检查明确诊断,DSA 可提供肝内血管畸形的细节信息,为诊断该病的金标准。多普勒超声、增强 CT 及 MRI 作为非侵入性检查方法也能明确诊断。

MRI 和 MRA 是肝脏受累的 HHT 诊断和疗效随访的影像学检查手段之一。MRI 和 MRA 可显示肝血管的灌注异常和肝动脉-静脉瘘、肝内胆道坏死改变,手术前肝脏复杂的血管解剖和解剖变异,以及术后栓塞效果。有症状的肝脏受累的 HHT 患者 MRI 可见由于肝内弥漫性毛细血管扩

张导致的肝内不均匀增强和肝动脉扩张,通过动脉期、静脉期等不同增强时相的比较可明确肝内血管畸形的类型。特征性表现为肝动脉-静脉瘘、肝动脉-门静脉瘘、上述分流同时存在、肝实质灌注异常、毛细血管扩张、大的血管融合性团块、门静脉高压的间接征象及肝动脉解剖变异。由于肝动脉压力较静脉高,肝动脉异常扩张的受累表现往往更多见(图7-4、7-5)。

7.3.5　诊断要点

　　对于有鼻衄家族史、皮肤黏膜毛细血管扩张的患者,如果同时出现气短、劳力性呼吸困难、端坐呼吸、水肿、腹腔积液、消化道出血、右上腹痛等症状时,应考虑肝脏受累的HHT。其影像学特征性表现为肝总动脉及肝内毛细血管扩张。

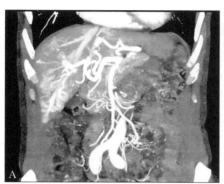
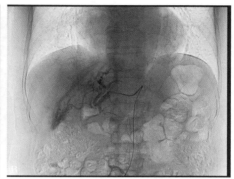

图7-4　肝脏HHT影像表现(一)

注:CTA(A)及DSA(B)示肝脏右后叶动脉分支扭曲、静脉早显,动静脉瘘形成。

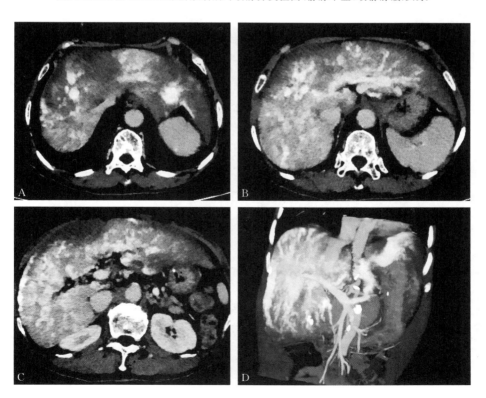

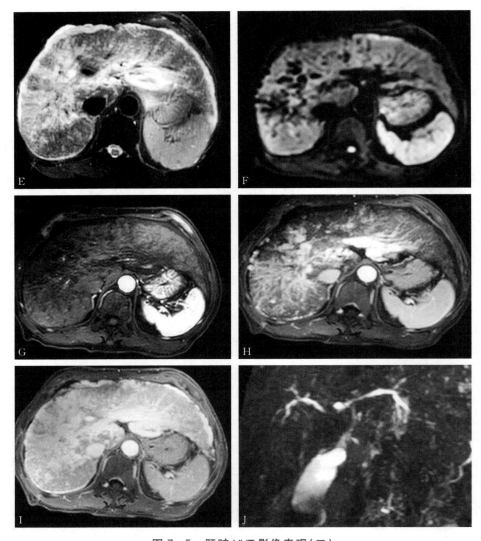

图 7-5　肝脏 HHT 影像表现(二)

注:增强扫描示肝内弥漫性血管瘤样改变,门静脉期(A～C)及重建图像(D)可见门脉-肝静脉瘘。脂肪抑制 T_2WI(E)示肝内不均匀条片状高信号影,肝周腹腔积液,DWI(F)示肝内迂曲流空血管影,增强扫描(G～I)示肝内血管瘤样强化及门静脉-肝静脉瘘,并可见肝包膜静脉显影,MRCP(J)示肝内胆管节段性狭窄及扩张。

7.3.6　鉴别诊断

　　累及肝脏的 HHT 的鉴别诊断主要有:①肝硬化、肝内肿块引起的肝动脉扩张。肝动脉走行正常或受压绕行,但仍呈单支结构,区别于 HHT 时的团状或蚯蚓状,且扩张程度及血流速度均明显低于累及肝脏的 HHT 患者。②门静脉海绵样变性。二维超声表现为门静脉栓塞、脾大、腹腔积液,结合多普勒超声对血流的检测,不难与

本病鉴别。③肝内外胆管扩张。二维超声表现为梗阻段以上胆道扩张,胆囊增大等,彩色多普勒超声显示扩张的管道结构未显示血流信号。④BCS 肝静脉型:引起肝静脉远端扩张甚至侧支循环形成,但无明显迂曲或团状形态,多沿肝静脉走行分布。且近端肝静脉多狭窄或闭塞,新建立的侧支循环多与扩张的远端肝静脉或下腔静脉相通。

7.4　肝紫癜

7.4.1　概述

肝紫癜（peliosis hepatis，PH）是一种十分少见的肝脏良性血管病变，由多发囊状充血扩张的腔隙组成，周围可见正常肝组织包绕，大体上于肝表面可见紫红色或蓝黑色斑块。类似的紫癜病变也见于脾、淋巴结及其他器官（如骨髓、肺、胸膜、肾脏、肾上腺、胃及回肠）。并发症有肝功能衰竭、门静脉高压及自发性肝内及腹腔内出血，有时可危及患者生命。

7.4.2　病理

大体病理上，PH 特征性地表现为肝实质内散在大小不等的囊状充血腔隙，通常直径为 1 mm 至数厘米，切面呈"瑞士奶酪"样表现。1964 年 Yannoff 与 Rawson 将肝紫癜分为两型：①肝实质型。由肝实质出血坏死形成，囊腔壁未衬有内皮细胞。②扩张血窦型。充血腔隙为肝窦或中心静脉瘤样扩张形成，囊腔内衬内皮细胞。但该分型目前已很少采用，因为在同一个患肝内两种类型可共存，均可导致血栓形成、出血，有时可导致病灶钙化，考虑两种类型可能是肝紫癜发展的不同阶段。

显微镜下可见肝窦呈囊状扩张，囊腔内衬的内皮细胞遭到广泛破坏，腔内充满红细胞，这些囊腔可与正常肝窦或中央静脉沟通。Diss 间隙可见扩张，与肝窦间的内皮细胞屏障有破坏，偶可见红细胞穿过。内皮细胞和 Kupffer 细胞增生，肝窦和肝小静脉周围有纤维化，病变囊腔周围可见肝细胞萎缩和变性。

目前，PH 的发病机制不明，多数人认为是由于肝脏血液流出道在窦状隙水平发生阻塞，导致肝小叶中心静脉扩大与肝窦扩张，或肝细胞坏死、肝窦屏障破坏、内皮细胞受损，红细胞由肝窦腔进入 Disse 间隙，形成充满红细胞的囊腔。

7.4.3　临床表现

PH 可见于任何年龄，但成人多见，无性别差异。肝右叶多见。多认为可能与长期服用某些药物（如合成类固醇、口服避孕药、类固醇皮质激素、他莫昔芬、己烯雌酚、硫唑嘌呤、6‑硫鸟嘌呤、6‑巯嘌呤和氨甲蝶呤等）有关；毒素（聚氯乙烯、砒霜、氧化钍等）；慢性消耗性疾病（如结核、麻风病、各种恶性肿瘤特别是肝细胞肝癌等）；血液系统疾病（霍奇金病，多发性骨髓瘤等）；最近也有报道感染汉赛巴尔通体（Bartonella henselae 或 rochalimaea henselae）的器官移植与 HIV 阳性患者亦是肝紫癜的易发人群。而且目前仍有 25%～50% 的肝紫癜患者病因尚不明确。

大多数 PH 患者无任何临床症状，有时需尸检才能发现，少数可出现肝大及轻度转氨酶升高，偶伴有脾紫癜，极少数情况下因大量肝细胞损伤及广泛弥漫性肝紫癜引起肝功能衰竭。部分 PH 患者可出现乏力、黄疸、肝大、门静脉高压、腹腔积液、腹腔内积血、休克、自发性腹膜炎，甚至肝功能衰竭。目前该病尚无特殊治疗，可发展为肝硬化、肝功能衰竭，病损破裂所致失血性休克常为致死原因，故有原因可查者及时去除病因甚为重要。

7.4.4　MRI 表现

PH 的影像学表现亦无特异性。随病变的大小、范围、病理组织成分、病变内有无伴发出血或血栓、出血所处时期及伴随的肝脂肪变性程度而表现各异。PH 根据病变范围可分为弥漫性或局灶性，其中局灶性肝紫癜病变大小一般为 1 mm 至数厘米。

MRI 表现主要取决于病变内出血所处时期，T_1WI 上多呈高信号，内可见出血所致更高信号灶，也可表现为等信号或低信号；T_2WI 上呈低信号，与病灶内亚急性出血有关，也可呈等或高信号，增强扫描动脉期病变可呈低信号，或病变中心见球形血管样明显强化，呈"靶征"；门静脉期病变强化范围离心样向周边扩展，病变邻近血管无受压移位表现；实质期病变呈弥漫性均匀强化，周边可呈低信号。但有些患者也可出现类似血管瘤的向心性强化灶,有些小于 2 cm 的病灶于动脉期及门静脉期均可表现为高信号影。故多不具特征性。部分病灶于压脂 T_1WI 增强扫描延迟期可出现明显的血管分支影(branching appearance),主要与病灶内含血管有关。

7.4.5 诊断要点

PH 患者症状隐匿且诊断困难,多为偶然发现,严重病例病变分布广泛时肝动脉造影、B 超、CT 和 MRI 有帮助,而组织学检查是其确诊的方法。总之,肝紫癜病理特征为肝内多发充血腔隙,影像学表现为肝内无占位效应病变,邻近血管无受压移位改变,动脉期明显中心性强化,门静脉期及延迟期持续强化,强化方式与邻近血管相似,对于影像学表现不典型的肝脏局灶性或弥漫性病变,应考虑该病的可能性。

7.4.6 鉴别诊断

局灶性肝紫癜需与肝内良性富血供肿瘤,如海绵状血管瘤(hemangioma)、腺瘤(hepatic adenoma,HA)、局灶性结节增生(FNH)、肝脓肿(hepatic abscess)、富血供转移瘤相鉴别。肝紫癜无占位效应,邻近血管无受压移位改变,动脉期明显中心性强化,门静脉期及延迟期持续强化,强化方式与邻近血管相似,根据上述强化特点可与上述各病灶鉴别。肝脏血管瘤表现为向心性强化,且对邻近血管有占位效应。HA 有口服避孕药史,但肝腺瘤内含有脂肪,可与肝紫癜相鉴别。FNH 多表现为动脉期明显强化的肿块,门静脉期及延迟期表现为等密度,中央低密度瘢痕影于延迟期强化,多可与 PH 相鉴别。肝脓肿与 PH 的鉴别非常重要,因为对误认为肝脓肿的 PH 进行穿刺引流具有一定的风险,甚至会导致患者死亡,肝脓肿多表现为多分隔的肿块,或含不强化内容物的葡萄串样改变。富血供转移瘤多于 CT 增强扫描延迟期表现为低密度或等密度改变,仅有极少量出现纤维变性的转移瘤于延迟期可表现为稍高密度影。弥漫性肝紫癜的影像学表现无明显特异性,易与肝硬化、静脉闭塞或 BCS 导致的继发性肝充血相混淆。

7.5 肝窦阻塞综合征

7.5.1 概述

肝窦阻塞综合征(hepatic sinusoidal obstructive syndrome,HSOS)是肝小叶中央静脉和小叶下静脉损伤导致管腔狭窄或闭塞而产生的肝内窦后性门静脉高压症,临床表现类似于 BCS,诊断依靠肝组织活检。

7.5.2 病理

终末肝小静脉和肝血窦内皮细胞及肝小叶第三带(Ⅲ区)肝细胞损伤是 HSOS 的病理基础。光镜下可见肝窦状隙扩张充血,周围肝细胞坏死。肝小静脉及窦状隙内膜和内皮下区域出血、水肿,造成肝小静脉及窦状隙的向心性狭窄,随着小静脉壁硬化及致密胶原组织的进行性沉积,小静脉逐渐闭塞,周围肝细胞广泛坏死,最终纤维成分代替正常肝组织,出现类似肝硬化的表现。可分为 3 期。急性期:镜下可见小叶中央静脉和小叶下静脉内膜显著肿胀,管腔狭窄,血流受阻,中央静脉周围肝窦明显扩张、淤血伴有不同程度肝细胞坏死;坏死区肝细胞消失,网状纤维支架仍然残留,红细胞外渗进入肝窦或 Disse 腔,呈典型出血、坏死改变,不伴炎症细胞浸润。亚急性期:仍有肝窦扩张、淤血和肝细胞点状或碎片状坏死,中央静脉和小叶下静脉内皮增厚,出现纤维化,但尚未形成假小叶,肝索受挤压、萎缩。慢性期:呈非门脉性肝硬化改变。

7.5.3 临床表现

临床表现类似于 BCS。可分为三期。急性期:早期出现肝大、触痛和体重增加,随后有黄疸、脾大,多数有前驱症状,如发热、食欲缺乏、恶心、呕吐或腹泻等,常伴有肝功能异常。亚急性期:持久性肝大,反复出现腹腔积液,多在数月以上,肝功能可出现轻至中度损害。慢性期:表现与其他类型肝硬化相同,以门静脉高压为主要表现。

HSOS 的总体死亡率为 20%～50%。轻型

HSOS 没有明显的肝脏损害临床表现,病程多呈自限性,一般无须特殊处理;中型 HSOS 有肝区疼痛、腹腔积液等临床表现,经过积极对症处理后,多数可以好转,死亡率为 23%;重型 HSOS 对治疗反应差,常并发多器官功能衰竭,死亡率可高达 98%。

HSOS 的发病原因目前所知有两大类,一是食用含有吡咯双烷类生物碱(中药土三七中有该成分)的植物或被其污染的谷物。二是癌瘤化疗药物和免疫抑制剂的应用。国内患者病因以前者为主,国外病因以后者为主,尤其是造血干细胞移植后,发生率达 20%,死亡率 5%～70%,多于造血干细胞移植后 1 个月起病。目前已成为西方国家 HSOS 发病的主要原因。另有文献认为,3～4 周内肝区放疗接受剂量超过 3 500 r 时也可发生本病。

7.5.4 MRI 表现

HSOS 由于终末肝小静脉和肝血窦内皮细胞及肝细胞损伤,表现为肝大,肝静脉受压变窄。T_1WI 肝实质信号均匀或不均匀斑片状减低,T_2WI 呈均匀或不均匀高信号改变,严重者呈地图状、斑片状改变,门静脉及下腔静脉周围呈"袖口""晕状"或"轨道状"样高信号影,可能为窦后性高压,淋巴回流障碍和腹腔积液形成有关,可见中至大量腹腔积液,胆囊壁水肿增厚;增强扫描动脉期显示肝动脉呈代偿改变,血管增粗、扭曲,肝实质可有轻度不均匀强化,呈现"斑片状"改变。门静脉期这种强化不均匀改变更加明显,呈现特征性的"地图""马赛克"状分布,或可见雪花片状高强化区与肝小叶淤血坏死和水肿所致低灌注区呈补丁样分布。肝小静脉回流受阻,肝窦和门静脉压力增高,造成肝内门静脉血流灌注不足,导致门静脉强化时间明显延长,强化峰值降低和延迟,门静脉期肝脏强化程度低于脾脏。肝静脉显示不清或未见显示,下腔静脉肝段受肿大的肝尾状叶压迫而变细、变窄。DSA 经颈内静脉或股静脉肝静脉造影显示肝静脉和/或下腔静脉正常,肝内无交通支,同时可见肝内小静脉走行不规则,末梢肝静脉呈羽毛状或肝实质内斑片状对比剂滞留(图 7-6)。

7.5.5 诊断要点

如果患者病史中有明确的导致 HSOS 的病因,并出现肝大伴肝区疼痛、腹腔积液、体重增加、胆红素大于 34 μmol/L,MR 提示肝淤血改变,高度提示 HSOS 的可能,确诊有赖于肝脏活检。

7.5.6 鉴别诊断

(1)急性移植物抗宿主病

急性移植物抗宿主病(graft-versus-host disease,GVHD)通常接受移植后 20 天左右发病,与早期 HSOS 很难鉴别,但 GVHD 罕见以肝实质受累为首发表现,而以皮疹、腹泻、胆汁淤积性黄疸提示肝 GVHD 的诊断,GVHD 患者 ALP 及 5′-NT 显著升高,而 ALT、AST 轻度升高;肝穿刺可见以胆管炎症损伤及胆汁淤积为主,可以鉴别。

(2)布-加综合征

BCS 为肝静脉及其属支阻塞,部分伴有下腔静脉肝段狭窄或阻塞,其发病机制与血液凝固性增加导致血栓形成有关。其首要病变在肝静脉和/或下腔静脉肝段,B 超和多普勒彩超可对 85% 以上患者提示 BCS 诊断。BCS 确诊有赖于肝静脉和/或下腔静脉造影检查。HSOS 中明显肝大者会压迫下腔静脉造成其狭窄,超声图像常与 BCS 难以鉴别。不过,BCS 除下腔静脉近膈处或肝静脉近心端有狭窄外,还可能出现闭锁、栓子或隔膜梗阻图像,并伴有尾状叶肿大、肝静脉间交通支形成,肝短静脉代偿性扩张,第三肝门开放等特征性表现。

(3)其他药物性及病毒性重症肝炎鉴别

药物性肝损害有服用肝毒性药物病史;病毒性肝炎有病毒血清标志物阳性;临床表现为黄疸迅速加深,明显出血倾向,肝萎缩,神经系统症状有烦躁、谵妄、定向力和计算力障碍、嗜睡以致昏迷;多数患者有脑水肿、肝肾综合征等,一般鉴别不难。

(4)淤血性肝大

淤血性肝大的根本原因是右心衰竭,临床特征性表现为颈静脉怒张、下肢水肿等,超声图像可见下腔静脉及肝静脉明显均匀扩张。

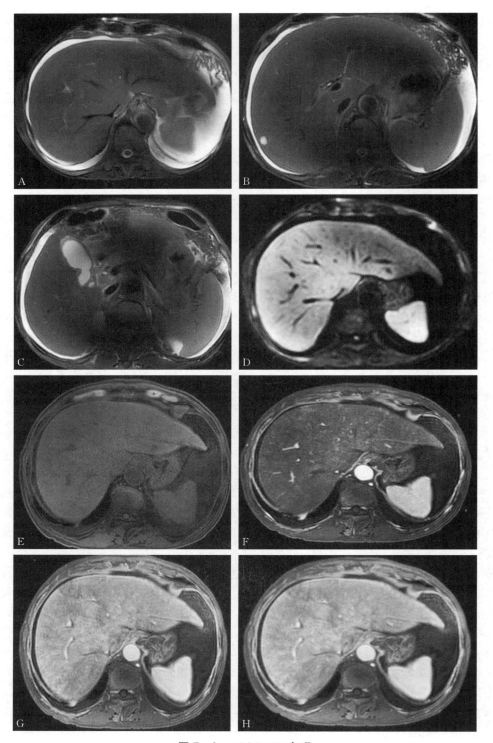

图 7 - 6　HSOS MRI 表现

注：T₂WI（A、B、C）示肝大，肝静脉受压变窄，门静脉周围呈"轨道状"高信号影，胆囊壁水肿增厚；DWI（D）肝实质信号增高，提示炎性水肿；T₁WI平扫（E）及增强动脉期（F）肝实质可有轻度不均匀强化，呈现"斑片状"改变。门静脉期（G）这种强化不均匀改变更加明显，呈现特征性的"马赛克"状分布，延迟期（H）肝实质不均匀持续强化。

7.6 特发性门静脉高压症

7.6.1 概述

特发性门静脉高压症(idiopathic portal hypertension, IPH)又称为特发性非肝硬化门静脉高压症(idiopathic noncirrhotic portal hypertension, INCPH),闭塞性门静脉病(obliterative portal venopathy, OPV),肝门静脉硬化症(hepatoportal sclerosis),非肝硬化门静脉纤维化(non-cirrhotic portal fibrosis),不完全分隔性肝硬化(incomplete septal cirrhosis)和结节再生性增生(nodular regenerative)等术语,是一种原因不明的以肝内门静脉小分支闭塞为特点的不伴有肝硬化的窦前性门静脉高压,临床主要表现为脾大、脾功能亢进,食管胃底静脉曲张及门体静脉分流等症状,肝功能改变通常较轻。

7.6.2 病理

IPH肝脏大体切面上可见门静脉主干及其肝内主要分支有显著的血管周围纤维化改变,明显多于发生肝硬化的肝脏,肝内门静脉分支扩张,血管壁不同程度增厚和纤维化。肝切面肉眼可见的肝静脉分布不规则,在肝萎缩明显处模糊不清,一些大的肝静脉有硬化改变,有时可见大面积缺血性坏死,可能是终末期改变。依据肝脏是否有实质萎缩和门静脉血栓等大体改变,将IPH分为4期。Ⅰ期:无肝萎缩,无被膜下肝实质萎缩;Ⅱ期:无肝萎缩,但有被膜下肝实质萎缩;Ⅲ期:有肝萎缩和被膜下肝实质萎缩;Ⅳ期:有肝萎缩和被膜下肝实质萎缩,伴门静脉主干或分支血栓闭塞。病变从Ⅰ期到Ⅳ期逐渐进展,Ⅳ期预后较差。

显微镜下可见门静脉主干及其肝内大分支有显著的血管周围纤维化改变,这些血管内膜增厚,并伴有中层平滑肌过度增生,血管腔偶见狭窄,或伴有炎症细胞浸润,也可有肝细胞结节样增生(nodular regenerative hyperplasia, NRH)和不完全分隔性硬化(incomplete septal cirrhosis, ISC)表现,但无假小叶形成及肝细胞坏死,也无明显肝动脉及其分支增多或扩张等异常改变。

IPH血流动力学改变为窦前性门静脉高压,即肝内门静脉压力显著升高而肝静脉楔压基本正常或轻度升高,但明显低于肝硬化患者,脾静脉及门静脉血流量增加。早期门静脉血流量增多,晚期趋于正常。肝动脉血流量减少。

其病因及发病机制尚不清楚,有毒物学说、感染学说、遗传学说、免疫学说等,但多数学者认为其可能是多种因素共同作用的结果。

7.6.3 临床表现

IPH在发展中国家的发病率明显高于发达国家,地中海地区、印度发病率较高,占10%～34.1%。日本发病率也相对较高。我国报道较少,可能与国内缺乏对本病的认识及资料不够完整有关。印度IPH主要累及青年男性,发病率男女之比为(2～4):1,发病年龄30～35岁。日本男女发病率之比为1:3,发病高峰在50～69岁。可能与感染、自身免疫、药物、免疫缺陷和促血栓形成状态有关。临床多无明显症状,但随疾病进展可出现门静脉高压的临床表现,如反复呕血及黑便,对消化道出血有较好的耐受性而无腹腔积液、黄疸、昏迷等肝功能失代偿表现,实验室检查肝功能可正常。预后主要取决于上消化道静脉曲张的严重程度及其处理,如果能很好地防止及控制出血的发生,则5年生存率甚至可高达100%。但20%～33%的患者可逐渐出现肝脏萎缩及功能性失代偿,甚至有些患者需要肝移植。

7.6.4 MRI表现

影像学检查肝脏多表现为大小、形态和信号正常,肝内无明显结节样改变,可出现尾状叶增大及肝右叶萎缩,脾脏明显增大,脾内可见Gamna-Gandy小体沉着(又称铁质沉着结节,是纤维组织包绕含铁血黄素和钙盐形成的结节,是长期门静脉高压形态学上的证据)。这是由于部分患者早期肝脏血流灌注尚未受到明显的影响,肝实质基本正常。而另一些患者,由于肝内门静脉纤维化和分支闭塞或血栓形成,门静脉血流灌注减少,造成不同程度的肝实质萎缩,轻者可表现为肝脏大小形态基本正常或略缩小,重者则表现为肝脏缩小或比例失调,肝裂增宽,大的门脉分支出现明显代偿性扩张。但所有肝实质信号均较均匀,与肝硬化的实质信号明显不均匀有很大不同。

　　MR检查有门静脉主干及脾静脉扩张,但肝内门静脉2~3级分支闭塞,呈枯树枝样改变,肝脏血流动力学受损,门静脉灌注不均匀减低,肝内动脉代偿性供血增多,表现为动脉期肝门或肝内肝动脉分支增粗,或在肝门区存在多条肝动脉,肝脏外周一过性灌注增多,强化明显,门静脉期上述明显强化区呈强化减低改变,为IPH的较为特征性改变。MRI梯度回波序列(GRE)显示肝内中

等大小的门静脉与肝静脉分支异常接近,且均靠近肝表面,并可见门静脉二级分支周围与之平行的小侧支血管显示,肝内门静脉血栓形成可表现为腔内充盈缺损,门脉分支突然终止或无对比剂增强改变,肝外门静脉异常主要表现为管壁增厚,钙化,腔内部分或完全血栓形成。T_2WI示门静脉周围呈高信号改变,可能是门脉周围新生侧支小血管所致。脾明显增大,肝表面光滑,质地均匀,不提示肝硬化。另外,动脉期肝内可出现富血供的局灶性结节增生,主要是由门静脉血流减少后动脉灌注代偿增多所致的血流动力学紊乱引起的(图7-7)。

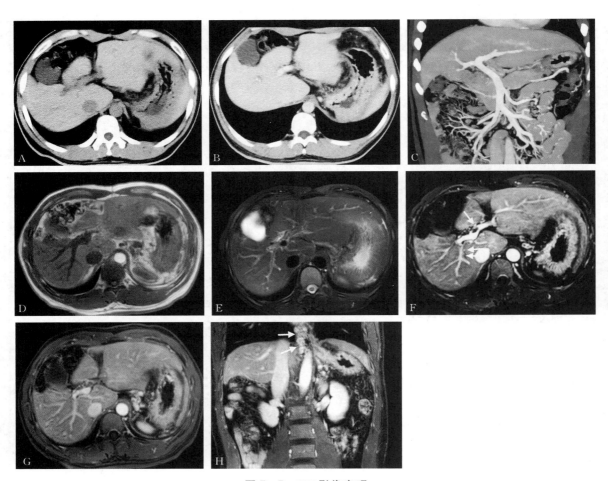

图 7-7　IPH影像表现

注:CT平扫(A)及增强门静脉期(B)示肝脏形态不规则,肝裂增宽,肝表面轮廓光整,门静脉CTA示门静脉2~3级分支减少(C)。MRI T_1WI(D)、T_2WI(E)肝实质信号均匀,未见明确肝硬化表现,增强门静脉期(F)、延迟期(G、H)显示肝内门脉分支显著减少,于肝包膜下区中断,门脉周围见伴行细小侧支,门脉左支血栓形成,食管胃底见迂曲血管影。

IPH 的门静脉造影显示肝内中等大小的门静脉分支数目减少,有些较小分支突然中断;在肝内门静脉 1、2 级分支周围出现板刷状细微脉管增加,门静脉末梢支不规则并呈钝角分支且偶尔突然中断,在肝脏包膜下区血管减少或消失;胃左静脉可见离肝血流,附壁血栓可见于胃短静脉(56.3%)、肠系膜下静脉(49.2%)、脐旁静脉侧支(43.5%)及门静脉主干(4.13%)。IPH 的肝静脉造影可见肝静脉主干及其属支相互成锐角,肝静脉主干在肝脏边缘区有吻合支相通,肝静脉较大分支靠近肝表面,肝静脉分支迂曲并呈垂柳状,称为"垂柳征"(weeping willow)。肝窦充盈,多数均匀,少数呈欠均匀的斑点状;如将带气囊导管插入肝静脉末梢行逆行性门静脉造影,可无逆行门静脉显影,说明门静脉有阻塞。

7.6.5 诊断要点

临床上凡反复呕血、黑便、脾大、食管胃底静脉曲张,而肝功能正常的不明原因的门静脉高压患者。肝内门静脉分支的狭窄闭塞可作为诊断 IPH 的特征性指标。

7.6.6 鉴别诊断

IPH 需要与以下疾病鉴别:①先天性肝纤维化(congenital hepatic fibrosis,CHF)。儿童常见,表现为消化道出血、肝大、肝内胆管扩张、肝功能一般均正常,50%~60% 合并肾脏疾病(海绵肾、多囊肾),结合病史与彩超检查对鉴别具有一定帮助。②窦周纤维化。患者有化学制剂接触、服用史,也可为肝紫癜病、肝窦扩张的结果。③HSOS。是由于某种原因导致的肝小叶中央静脉和小叶下静脉狭窄或闭塞而产生的肝内窦后性门静脉高压症。临床急性阶段出现肝大、黄疸和腹腔积液,常见于放、化疗及骨髓移植的患者,肝静脉压力梯度 > 10 mmHg。④区域性门静脉高压。多种原因所致单纯性脾静脉梗阻,导致门静脉、脾胃区压力超过正常,表现出 4 大特征:胰腺疾病、胃底静脉曲张、脾大、肝功能正常。结合病史与彩超检查对鉴别具有一定帮助。

(李卫侠 李若坤 严福华)

参考文献

[1] ALBERS BK, KHANNA G. Vascular anomalies of the pediatric Liver[J]. Radiographics, 2019, 39(3): 842 - 856.

[2] ELSAYES KM, SHAABAN AM, ROTHAN SM, et al. A comprehensive approach to hepatic vascular disease[J]. Radiographics, 2017, 37(3): 813 - 836.

肝脏炎症性病变

8.1 病毒性肝炎

8.1.1 概述

肝炎(hepatitis)是由病毒感染、大量饮酒、自身免疫、药物或毒素等多种因素所导致的肝脏炎症的统称。在我国,肝炎最常见的原因是病毒感染,称为病毒性肝炎,以乙型和丙型病毒性肝炎最常见。

8.1.2 病理

急性病毒性肝炎病理学主要表现为炎症细胞浸润、组织细胞反应、肝细胞坏死和变性。其病变程度随不同病毒类型、机体免疫反应和病程长短可有较大变化。慢性病毒性肝炎由于病程时间较长,使得肝脏的病理改变错综复杂。其基本病理改变与急性病毒性肝炎有许多相似之处,但增生性病变常较为明显。小叶内除有不同程度的肝细胞变性和坏死外,汇管区及汇管区周围炎症更明显,常伴不同程度的纤维化,主要病变为炎症坏死及纤维化。

8.1.3 临床表现

病毒性肝炎的确诊主要依靠诊断血清学和分子生物学检测。病毒性肝炎可发生于各个年龄段,男性发病率稍高于女性。

乙型病毒性肝炎分为急性和慢性感染,临床上表现为食欲减退、恶心、上腹部不适、肝区痛、乏力等,与其他病毒性肝炎不易区分。部分患者可以发展为慢性感染,在未治疗的慢性乙型病毒性肝炎患者中,5 年累积的肝硬化发病率为 8% ~ 20%,5 年累积的肝功能失代偿的风险为 20%。

在肝硬化患者中,发生肝细胞肝癌的年风险为 2% ~ 5%。乙型病毒性肝炎经母婴、血液和性接触传播。

丙型病毒性肝炎的急性感染症状轻,典型患者无黄疸表现。据统计,只有不到 15% 的急性丙型病毒性肝炎感染患者被诊断。有 60% ~ 85% 的人发展为慢性丙型病毒性肝炎。10% ~ 30% 的慢性丙型病毒性肝炎患者在未来 30 年内发展为肝硬化。

8.1.4 MRI 表现

MRI 可以直观显示肝脏形态的改变,各叶比例变化。急性肝炎一般体积增大。由于肝细胞变性、水肿及损害引起的 T_2WI 肝实质信号增高及肝内外汇管区、胆囊壁水肿(图 8-1),有助于了解急性肝细胞肝损伤的发展进程,但上述 MRI 征象是急性肝细胞肝损伤的共有表现,对病因学诊断无特异性,不同类型的肝炎诊断需结合临床及实验室检查。

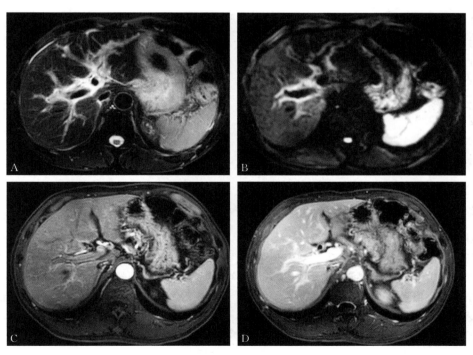

图 8-1 急性肝炎 MRI 表现

注:肝脏形态增大,$T_2WI(A)$ 及 DWI(B) 信号增高,门脉周围见伴行高信号影,呈"轨道征",动脉期(C)肝实质斑片状强化,延迟期(D)持续强化。

慢性肝炎轻重不一,表现为肝脏汇管区及汇管区周围不同程度的炎症坏死和纤维化,由于肝细胞的肿胀,点状、片状、桥接状坏死及纤维组织沉积,肝内可出现一些坏死或纤维组织带,纤维组织带内可有炎症细胞渗入或假胆管形成,这些变化可能导致T_2WI肝实质信号增高,且随炎症病变活动而愈加显著。慢性肝炎由炎症活动及肝纤维化的形成引起肝内血管间隙缩小、肝血窦毛细血管化、肝内流出道梗阻,均可引起肝血液循环障碍,进而引起肝内淋巴液循环障碍,聚集在肝内门静脉周围,表现为T_2WI呈高信号的"晕环征"或"轨道征"。慢性肝炎患者晚期可出现肝硬化相关表现。

8.1.5　诊断要点

MRI主要反映肝细胞损伤,对病因学诊断无特异性。肝炎特异性抗原抗体可以诊断及区别各种类型的肝炎。肝穿刺活检有助于评估肝炎的病因、病原、炎症情况及纤维化程度。

8.1.6　鉴别诊断

MRI对于肝脏的信号、边缘形态、胆道系统及肝外病变具有相当的优势。当肝实质T_2WI信号增高时,需要考虑肝炎的可能。对于慢性肝炎患者,动态增强多期MRI及肝脏细胞特异性增强剂显像对鉴别良、恶性肝内占位性病变具有较高的灵敏度与特异度。

8.2　肝脓肿

8.2.1　概述

肝脓肿是肝脏常见的感染性疾病,主要由细菌、阿米巴原虫、结核杆菌、真菌等感染引起。细菌性肝脓肿最常见,占肝脓肿发病率的90%,胆道感染和血行感染是细菌性肝脓肿的常见发病原因,近年发现糖尿病是细菌性肝脓肿的主要高危因素,致病菌由以大肠埃希菌为主变为以肺炎克雷伯菌为主。阿米巴肝脓肿常有阿米巴痢疾病史,由寄居肠道的阿米巴原虫侵入门脉及淋巴进入肝脏引起。

8.2.2　病理

（1）大体病理

常显示为包裹性病灶,大小不等,脓腔通常充满浓稠的化脓性物质,内含纤维组织分隔,脓肿周围纤维壁可达1 cm以上,并渐进融入肝实质。阿米巴性脓腔内为果酱样液体。

（2）镜下病理

脓肿早期主要表现为蜂窝状肝组织液化坏死,病变组织充血水肿,脓肿未液化或小部分液化,脓肿壁尚未形成。随着病变进展,炎症组织因受病原体产生的毒素或酶的作用,发生坏死溶解,形成脓腔,腔内充满脓液,周围肉芽组织增生形成脓肿壁,脓腔边缘有炎症细胞浸润。脓肿后期,肉芽组织逐渐增多,脓腔吸收缩小。阿米巴性脓肿可找到阿米巴滋养体。

8.2.3　临床表现

寒战、发热、肝区痛和叩击痛是最典型的临床表现,可表现为肝大、乏力、厌食、恶心、呕吐、体重减轻、咳嗽等,实验室检查显示白细胞计数和血清碱性磷酸酶水平增加,血沉升高。阿米巴性肝脓肿继发于阿米巴病,脓液有臭味,呈果酱样,易穿破到周围脏器或体腔,如膈下、胸腔、心包腔和胃肠道等,发病前可有痢疾或腹泻史,然后出现发热及肝区疼痛,血白细胞和中性粒细胞计数不高,粪便呈果酱样,可找到阿米巴滋养体。

8.2.4　MRI表现

（1）肝脓肿早期

即充血水肿期,脓肿壁尚未形成,病灶周边为变性坏死的肝组织,其内有炎症细胞浸润,邻近肝组织充血水肿。T_1WI呈低信号、T_2WI呈高信号,边缘模糊,少部分脓肿内因产气杆菌感染或化脓性肝内胆管扩张积气,CT表现存在小气泡或液气平,而MRI不能显示气体信号影。因肝脓肿早期主要病理变化为肝组织变性坏死,炎症细胞浸润,门静脉分支狭窄,血流减少,肝动脉血流代偿性增加所致血供改变,因此MR增强表现为形态不规则的强化,呈异常灌注征象(图8-2)。

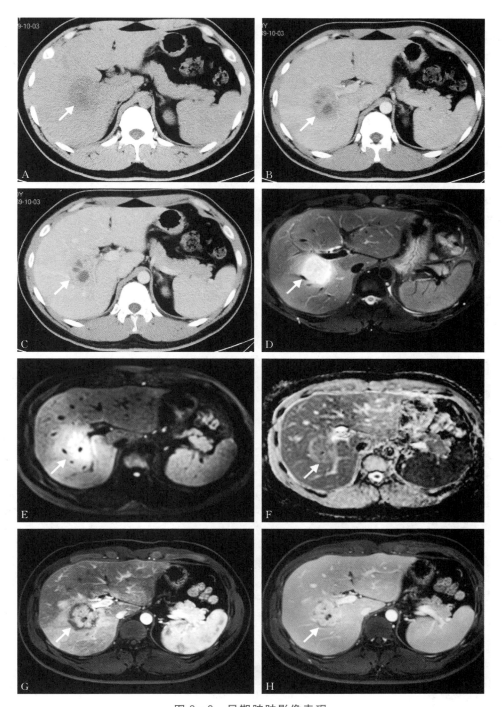

图 8-2　早期脓肿影像表现

注：CT 平扫（A）呈低密度，边界模糊不清，轻度强化（B、C），内见少量液化区域，与实性肿瘤囊变难以鉴别。MRI T$_2$WI（D）呈中等高信号，周边见水肿区域，DWI（E）呈高信号，ADC 图（F）呈现稍低信号，动脉期（G）明显强化，延迟期（H）持续强化，邻近肝组织因炎性充血出现早期高灌注改变。

（2）肝脓肿形成期

即液化坏死期，可单发或多发，单房或多房，圆形或卵圆形；T_1WI 呈低信号影，可因病灶含不同成分呈不均匀信号，脓肿壁的信号略高于脓腔、低于周围正常肝实质，壁周有略低信号的水肿带；T_2WI 呈高信号影，多房时其内可见低信号间隔，高信号脓腔内可见不规则低信号影，可能为炎症细胞及纤维素形成的碎屑；增强后脓肿壁呈环状强化，如脓腔存在多房，间隔也可增强，脓腔坏死区及周围水肿带不强化，表现为"靶环征"或"蜂窝样征"。肝脓肿由于脓腔内含有病原体、炎症细胞、蛋白成分及坏死组织碎片，使得水分子扩散运动受限，故 DWI 信号增高和 ADC 值下降（图 8 - 3）。

（3）肝脓肿后期

即脓肿吸收期，经药物治疗、引流治疗或者机体抵抗力的增强，脓液吸收，脓壁皱缩，肉芽组织及纤维组织增殖向脓腔填充，周围肝组织充血水肿减轻。MRI 显示病灶边界清楚，有包膜，增强后病灶花瓣状强化，延迟逐渐明显，病灶强化与正常肝组织逐渐接近。强化程度与病理成分有关，以肉芽组织为主的组织血管丰富，可在动脉期花瓣样强化并延迟强化，以纤维组织为主的组织随时间延迟逐渐明显强化（图 8 - 4）。

（4）阿米巴肝脓肿

由寄居回盲部及结肠等部位的阿米巴原虫滋养体经门脉或淋巴管进入肝脏，引起肝内小静脉栓塞及周围炎，肝实质坏死形成肝内脓肿，右叶居多，MRI 表现与细菌性肝脓肿近似，但阿米巴肝脓肿早期以多发小脓肿较常见，以后相互融合而成单个大脓肿，脓肿如不断扩张逐渐浅表化，可向邻近体腔及脏器穿破，如穿破膈肌累及胸腔。阿米巴肝脓肿 MRI 表现并不具有特征性，需要结合临床病史、临床表现及实验室检查资料综合分析。

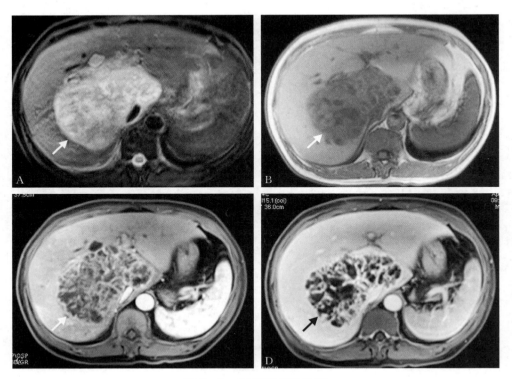

图 8 - 3　肝脓肿 MRI 表现

注：抑脂 T_2WI(A)示肝右叶及尾叶巨大占位性病变，呈高低混杂信号，在 T_1WI(B)上呈不均匀低信号，动脉期(C)病灶周边及内部分隔强化，其旁肝实质可见高灌注改变，门静脉期(D)病灶持续强化，内部液化坏死区无强化，呈蜂窝状。

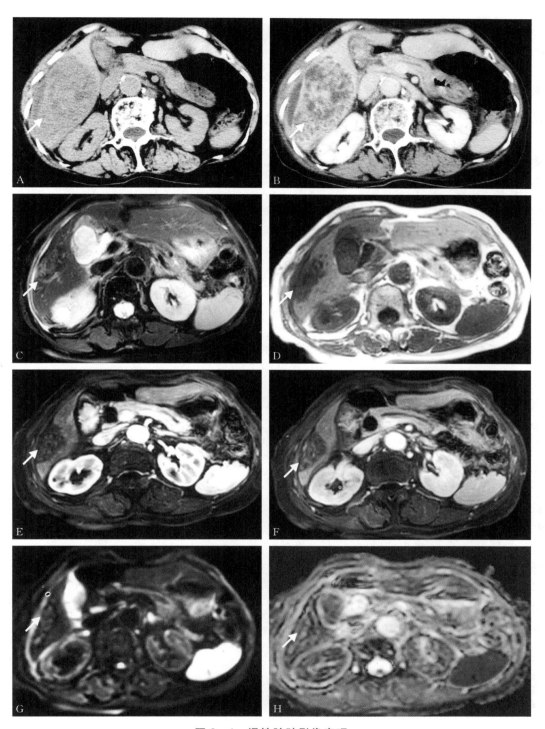

图 8-4　慢性脓肿影像表现

注:CT 平扫(A)S6 段见低密度影,增强后呈蜂窝状强化(B)。抗感染治疗后症状好转,2 个月后复查未完全吸收,T$_2$WI(C)呈稍高信号,T$_1$WI(D)呈低信号,增强后呈现轻度延迟强化(E、F),提示富含纤维成分,DWI(G)及 ADC 图(H)未显示明显扩散受限。

8.2.5 诊断要点

具有胆道系统疾病、糖尿病、阿米巴痢疾等病史,发热等临床表现,肝内单发或多发、圆形或卵圆形病灶,增强后病灶环状强化,中央坏死区及周围水肿带不强化,表现为"靶环征"或"蜂窝样征",提示肝脓肿诊断。

8.2.6 鉴别诊断

应注意与原发性肝癌、转移瘤、肝囊肿及囊肿合并感染等鉴别。

（1）原发性肝癌

可以存在坏死区,呈裂隙状或不规则状,强化环厚薄不均,可见结节影,边缘不规则,强化持续时间短,有"快进快出"表现,增强后病灶边缘与正常肝组织之间分界更清楚,如有门静脉癌栓、肝门部及腹膜后淋巴结肿大、慢性肝炎或肝炎后肝硬化病史、肿瘤指标增高有助于肝癌的诊断。

（2）肝内转移瘤

转移瘤典型的影像表现"牛眼征"与肝脓肿的典型表现"靶环征"相似,但是转移瘤常多发散在分布于肝各叶、段,肝脓肿以右叶为主。另外,转移瘤表现的"牛眼征"不论病灶大小,中央均可见点片状无强化灶,边缘有环形强化,而肝脓肿只有病灶较大时中央才出现液化坏死,且环状增强在较大的脓肿中常见。转移瘤也可表现为囊性转移灶,与肝内单发肝脓肿相似,囊性转移灶边缘可见薄层花边样软组织影向病灶内凸起。转移性病灶周围无水肿带,常有原发病灶,无感染相关症状,扩散加权成像有助于鉴别诊断。

（3）肝囊肿及囊肿合并感染

部分边缘清楚的肝脓肿需与单纯囊肿鉴别,脓肿周边常有强化,密度及厚度常高于单纯囊肿;囊肿合并感染与肝脓肿表现相似,合并感染的囊肿周边常无强化,治疗后随访可见囊肿边缘逐渐清楚但大小不变。

8.3 寄生虫感染

8.3.1 棘球蚴病

（1）概述

棘球蚴病（echinococcosis）又称为包虫病,是一种全球分布的人畜共患性寄生虫病。主要分为2种类型,一种是较为常见的细粒棘球蚴病,也称为囊型包虫病或包虫囊肿（cystic echinococcosis, CE）。另一种是少见的泡状棘球蚴病,也称为泡型包虫病（alveolar echinococcosis, AE）。本病好发于肝脏,其次是肺、脑、骨及全身其他脏器,未经治疗或治疗不当的肝囊型包虫病 10～15 年的病死率为 2%～4%,而肝泡型包虫病的病死率可高达 90%。本病主要流行于牧区,近年来随着旅游业的发展、人口流动频繁和家犬数量的增多,包虫病在全球范围内发病率有逐年上升的趋势,严重危害全世界公共卫生安全和经济发展,WHO已将包虫病列为 2050 年需控制或消除的 17 种疾病之一。

（2）病理

1）肝囊型包虫病（包虫囊肿）:病原为细粒棘球绦虫,寄生在终宿主（狗）的小肠内,虫卵随粪便排出,污染牧场草地,被牛、羊或者人食入后,在胃内孵化为六钩蚴,进一步钻透十二指肠壁进入门脉血流到达肝脏,发育为细粒棘球蚴。其外观呈乳白色圆球状囊肿,直径 1～10 cm,较大者可达 30 cm,由囊壁和内容物组成,囊壁可分为外囊和内囊,外囊系宿主组织在内囊周围形成的一层纤维包膜,而内囊包括两层结构,外层为多层角质层,内层为生发层,不断产生包括囊液、囊砂和头节等在内的囊内容物,使包虫囊肿呈膨胀性生长并不断增大,逐渐对肝周围组织和脉管结构产生压迫,其生长速度与寄生部位、患者年龄及病程长短等因素有关;包虫囊液无色、透明、不凝固,有很强的抗原性,一旦包虫囊肿破裂,其囊内容物外溢可导致过敏反应甚至过敏性休克,并可造成腹、盆腔内的种植和播散。

2）肝泡型包虫病:成虫为多房棘球绦虫,寄生在狐狸的小肠内,幼虫定居在中间宿主的肝脏后逐渐形成无数大小不等、直径 1～20 mm 的不规则的圆形或椭圆形小囊泡聚集的泡球蚴病灶。小囊泡内含有透明囊液及原头蚴,其囊壁的角皮层较薄且不完整,生发层不断外殖芽生呈浸润性生长,囊液不断漏出引起周围组织坏死并继发淋巴细胞浸润等慢性炎症反应、组织纤维化和钙化,因此病灶没有完整的纤维性包膜与宿主组织相分隔,其中心区常因营养障碍而变性坏死,形成液化腔。由于组织纤维化使泡球蚴变得致密和坚硬,加之其增殖芽生或浸润的方式,不断产生新的囊泡,深入周围组织,不仅直接侵犯邻近的胆管和血管结构,产生胆道梗阻和血管并发症,还可以经淋巴和血运转移到腹腔、腹膜后和远隔器官如脑、肺等部位,类似于恶性肿瘤一样的发展,因此该病又被称为"虫癌"。

（3）临床表现

囊性包虫病灶较小时可无任何症状,多在体检时发现。当病灶较大时(＞10 cm)可对周围脏器和脉管系统形成压迫,产生诸如肝区隐痛、上腹饱胀感、消化不良、消瘦、贫血和门静脉高压等表现。包虫囊肿破入胆道可以继发胆道梗阻和胆管炎;肝顶部的病灶感染后炎症可累及膈肌和胸膜产生粘连、炎症浸润及右胸腔积液。一旦包虫囊肿破入腹腔,患者可突发上腹部疼痛并累及全腹,类似于消化道穿孔的表现,多数患者同时产生过敏反应,表现出皮肤红斑、瘙痒、荨麻疹、恶心、胸

闷等现象,少数会有严重的过敏性休克,也是导致患者死亡的主要原因之一。

泡型包虫病患者在肝区可触及坚硬结节或明显肿块,肝脏质地坚硬,可有不同程度的胆汁淤积性黄疸,门静脉高压征。病灶具有"类肝癌"样浸润性生长的特点,可侵犯邻近脏器结构并发生远处转移,引起病灶所在脏器的症状。主要的并发症包括胆道系统受累和阻塞、感染而致的败血症或中毒性休克,肝功能损害,直至肝衰竭或多器官功能衰竭而死亡。

（4）MRI 表现

1）囊型包虫病:基本表现为肝实质内单发或多发、圆形或类圆形、边缘光滑锐利的囊肿,囊液信号均匀,在 T_1WI 上为低信号,T_2WI 上为高信号;囊壁呈厚度均匀一致的细线样低信号环,尤其是在 T_2WI 上呈低信号是其特征(图 8-5)。生长过程中会产生子囊,从而使病灶"囊中有囊",子囊沿着母囊边缘排列形成"玫瑰花瓣征""轮辐征"等,子囊较大相互挤压呈现"桑葚样"外观;子囊信号在 T_1WI 上低于母囊,在 T_2WI 上高于母囊(图 8-6);当内囊膜从外囊上剥离时,可见"新月征""双层壁征",完全塌陷并悬浮于囊液中时形成"水蛇征"或"飘带征"(图 8-7);老化的包虫囊肿,随着囊液吸收,囊壁折叠皱缩,继发干酪样变性,MRI 显示类似实性病灶。囊肿发生退变时,囊壁或囊内钙化在 T_1WI 和 T_2WI 上均为低信号,如果 CT 检查则更易显示其钙化特征。囊肿破入

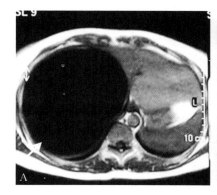
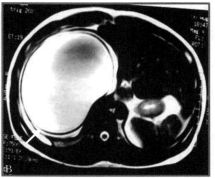

图 8-5 肝实质内单发、类圆形、边缘光滑锐利的囊肿性病灶影像表现(包出囊肿)

注:(A)囊液 T_1WI 上为低信号;(B)囊液在 T_2WI 上为高信号,信号均匀;囊壁呈厚度均匀一致的细线样低信号环,具有特征。

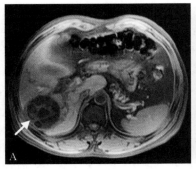
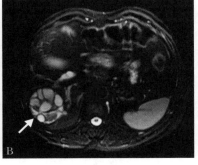
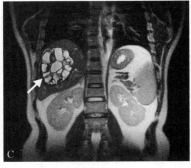

图 8-6　肝右叶含子囊包虫囊肿影像表现

注：(A)在 T_1WI 上低信号；(B)在 T_2WI 上高信号，子囊在 T_2WI 上信号高于母囊；(C)冠状面显示病灶呈现"桑葚样"多房外观，边缘光滑，囊壁及囊内分隔(母囊液)在 T_2WI 上呈低信号。

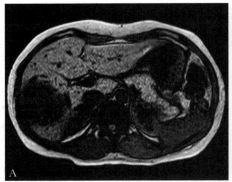
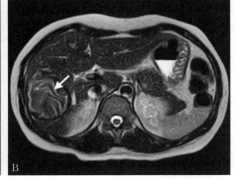

图 8-7　包虫囊肿内囊膜从外囊上剥离影像表现

注：(A)病灶 T_1WI 呈低信号；(B)T_2WI 呈高信号的囊液中，低信号的内囊膜呈"水蛇征"或"飘带征"。

胆道时，MRCP 技术可清晰显示囊砂或子囊破入胆道并继发胆道梗阻扩张。增强扫描时包虫囊肿本身无强化，但继发感染的包虫囊肿可类似脓肿样的强化。

世界卫生组织包虫病专家工作组(WHO/IWGE)建议依据囊型包虫病灶的影像特点将其分为 CE 0～5 型(简称 WHO 分型)，即单纯囊肿型(CL 型)，单囊型(囊型包虫病Ⅰ型，CE Ⅰ)，多子囊型(囊型包虫病Ⅱ型，CE Ⅱ)，过渡型(囊型包虫病Ⅲ型，CE Ⅲ)，实变型(囊型包虫病Ⅳ型，CE Ⅳ)和钙化型(囊型包虫病Ⅴ型，CE Ⅴ)。这个分类能在一定程度上揭示囊性包虫病在发生、发展过程中不同时期影像演变的特征，将有助于临床以此为据确定针对性的治疗方案。

2)泡型包虫病：本病在 MRI 上显示为不规则混合信号病灶，呈浸润性生长，边缘欠清，周围多

无水肿；病灶实性部分在 T_1WI、T_2WI 上表现为以低信号为主的混杂信号，尤其是在 T_2WI 上的低信号为其特征性表现；病灶内部及边缘可发现特征性的小囊泡和囊泡巢，其在 T_2WI 上及MRCP 上呈高信号(图 8-8)；新生小囊泡侵蚀肝组织时，其周围伴随"晕带征"；病灶中心坏死可形成液化灶，在 T_2WI 上呈高信号，腔壁是纤维组织构成的边界，形态不规则，MRI 可显示该腔壁 T_1WI 和 T_2WI 均呈较低信号、外周浸润带呈低信号，病灶外观呈"熔岩征"或"地图征"(图 8-9)；位于肝门或者累及肝门的病灶可以引起胆道并发症，MRCP 水成像技术可清楚显示病灶侵蚀破坏胆管、引起胆管梗阻及邻近胆管受压移位等情况(图 8-10)；MRA 可显示病变是否累及门静脉、下腔静脉和肝动脉等；与大部分肿瘤性病变不同，由于病灶内大量的纤维化和中心液化坏死，可导致

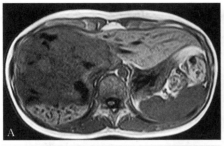

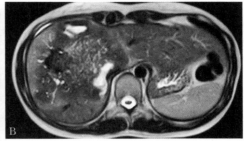

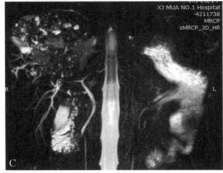

图 8 - 8　肝右叶泡型包虫病灶影像表现

注：(A)在 T_1WI 上呈低信号实性占位，(B)在 T_2WI 上呈现以低信号为主的病灶，但病灶内部及边缘有高信号的特征性小囊泡；(C)高信号的囊泡巢在 MRCP 显示更加明显、直观。

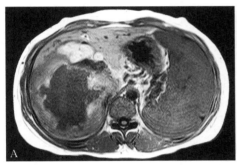

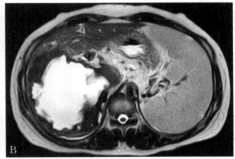

图 8 - 9　肝右叶泡型包虫病灶中心出现液化坏死腔影像表现

注：(A)T_1WI 呈不均匀的混杂信号；(B)中心液化坏死区 T_2WI 呈高信号，边缘不规则较厚的纤维组织实性成分腔壁为低信号，整个病灶外观类似"熔岩征"或者"地图征"。

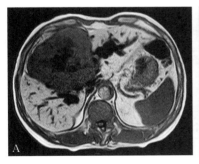

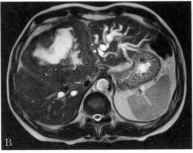

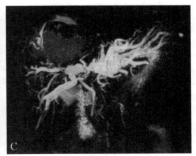

图 8 - 10　肝泡型包虫病影像表现

注：(A)肝方叶并累及肝门区的泡球蚴病灶，T_1WI 呈现不均匀低信号；(B)中心液化坏死区 T_2WI 呈现高信号而实质部分依然为低信号，肝内可见扩张的胆管；(C)MRCP 直观立体显示胆道受累及扩张。

病灶所在肝边缘收缩凹陷,同时寄生虫感染和慢性化过程常导致健叶代偿性增大。

DWI特征在一定程度上反映泡球蚴的纤维化演变过程,可用来定量评价肝泡型包虫病灶的增殖活性。研究显示,在高 b 值前提下(b 值 = 800、$1\,000\,s/mm^2$),DWI信号强度与病灶的病理分型及增殖分化程度相关,病灶中央的 ADC 值 > 病灶周边 ADC 值 > 病灶边缘带 ADC 值,病理与免疫组化结果表明病灶边缘带的 ADC 值与肝纤维化程度呈显著负相关。

肝泡型包虫病的影像学分型尚无定论,日本学者 Kodama 提出基于肝脏泡型包虫病灶内部小囊泡特征的 MR 分型方法。Ⅰ型:病灶内见到多发小囊泡而无实性成分;Ⅱ型:病灶内多发小囊泡伴有实性成分;Ⅲ型:实性成分伴中央坏死区及周围小囊泡结构;Ⅳ型:实性成分中无中央坏死区及周围囊泡结构;Ⅴ型:囊性病灶无实性成分及囊泡结构,该分型有助于判断病变发展的阶段。此外,外科医生普遍接受 PNM 分型,该分型兼顾评价病灶位置与局部侵犯范围、淋巴结数量与分布范围,以及其他脏器有无转移等情况。

(5)诊断要点

1)囊型包虫病的影像诊断要点:基本表现为肝内圆形或者类圆形边缘光滑的囊性病灶,T_1WI 低信号、T_2WI 高信号;在此基础上,出现下列特异性征象之一即可诊断本病。

A. 囊壁显示:病灶边缘存在厚度均匀一致的在 T_2WI 像上呈低信号环。

B. 子囊出现:表现为"囊中囊""玫瑰花瓣征""轮辐征""桑葚征",子囊信号在 T_2WI 上高于母囊具有特征。

C. 囊膜剥离:内囊膜从外囊上剥离形成"新月征""双壁征";囊膜塌陷、悬浮于囊液中形成"飘带征""水蛇征"。

2)泡型包虫影像诊断要点:基本表现为肝内无包膜的实性占位,T_1WI 呈低信号,在 T_2WI 上多呈低信号为主的混杂信号;在此基础上发现下列特异性征象之一即可诊断本病。

A. 小囊泡征象:病灶内部及边缘的小囊泡、囊泡巢显示并在 T_2WI 上及 MRCP 上呈高信号。

B. 中心液化坏死,腔壁 T_1WI 和 T_2WI 均呈较低信号、外周浸润带呈低信号,病灶外观呈"熔岩征"或"地图征"。

3)不典型肝包虫病的诊断原则:凡 MRI 不具备上述典型表现的肝包虫病,均需要进一步分析增强后病灶有无强化及强化特征,是否伴随病灶边缘收缩凹陷和健叶代偿性增大等征象,建议结合 CT 图像上的钙化特点,参考生活史和免疫学检查,进行鉴别诊断。

(6)鉴别诊断

囊型包虫需要与单纯性肝囊肿进行鉴别。后者无流行病学史,囊壁较薄且光滑,无钙化,囊液均匀,无"囊沙征""双层壁"及囊壁"弧形钙化"等典型影像学特征,免疫学检查多呈阴性反应。

合并感染的囊型包虫需与细菌性肝脓肿相鉴别。细菌性肝脓肿表现为厚壁的囊性病灶,有时囊内可见气液平,增强扫描显示脓肿壁强化,外周伴有低密度水肿带;全身中毒症状较重,白细胞计数明显升高,包虫病血清学检查多为阴性。

含有子囊的包虫囊肿需与肝囊腺瘤相鉴别。肝囊腺瘤常有厚分隔或者向腔内生长的囊壁结节,增强扫描后这些囊内分隔和实性结节均会有强化;囊壁多无环形或弧形钙化,包虫病血清学检查多为阴性。

退变的包虫囊肿类似于肝脏肿瘤,但其内部有钙化,增强扫描无强化,使其区别于肝脏肿瘤。

肝脏泡型包虫病需要与肝内胆管细胞癌相鉴别。两者因病灶内的纤维化,都可以出现病灶所在的肝叶/段边缘收缩凹陷。但是肝内胆管细胞癌病灶增强后边缘强化,内部延迟强化;病灶内部没有小囊泡,无特征性钙化,可资鉴别。

8.3.2 血吸虫病

(1)概述

血吸虫病(schistosomiasis)是由血吸虫寄生于人体所致疾病。已经发现寄生于人体的血吸虫有 6 种,我国流行的是日本血吸虫病(schistoso-miasis japonica)。该病主要发生在我国南方地区,特别是长江流域。人们在生产、生活中皮肤接触含尾蚴的疫水而感染,虫体主要寄生在门静脉系统并产生大量虫卵,进一步继发以结肠壁和肝脏汇管区为中心的炎症和肉芽肿病变,晚期导致肠壁纤维化和肝硬化。

（2）病理

血吸虫尾蚴钻透人体皮肤后,随静脉血流到腹部器官。经毛细血管到达肠系膜下静脉内发育并长期寄生,产生大量虫卵。部分虫卵沉积于结肠壁黏膜下层,引起结肠炎症反应,晚期造成病理性组织增生增厚,甚至癌变;大量虫卵随门脉血流到达肝脏,在汇管区沉积,虫卵坏死钙化引起炎症反应和纤维化;增生的纤维组织沿着门静脉分支呈树枝状分布,肝包膜也出现明显纤维化,可见散在的浅沟纹而分隔肝表面,形成大小不等的突起小结节。门静脉分支血管壁增厚、钙化,并有血栓形成,发生肝窦前阻塞,引起门静脉高压,致使腹壁、食管、胃底静脉曲张,易破裂引起上消化道出血。

（3）临床表现

急性期可有发热、腹痛、腹泻、肝大等症状;慢性期主要有肝硬化、门静脉高压的相应症状,较早出现脾大、腹腔积液和食管下段静脉曲张;粪便可检出虫卵或孵化出尾蚴。

（4）MRI表现

肝内主要表现有:①肝硬化的相应表现,脾大、腹腔积液;②汇管区扩大;门脉扩张与迂曲;③如合并肝癌则有相应的异常结节灶。MRI对于钙化的显示效果不佳,CT更容易显示本病特征性的肝内线状、网格状、蟹足状或地图状钙化,以及血吸虫感染过程造成的门脉管壁钙化。

肝外异常改变:虫卵逆流至肠系膜根部并纤维化导致小肠肠曲呈扇形向肠系膜根部聚拢;结肠肠壁增厚和收缩。

（5）诊断要点

1）有血吸虫疫水接触史是诊断的必要条件。

2）晚期肝型血吸虫病除肝硬化的一般征象外,肝包膜钙化、肝实质内地图状钙化、肝内汇管区低密度灶及中心血管影、实质内间隔状强化及门静脉系统和结肠壁的钙化都有很强的特征性,有助于本病的诊断。

（6）鉴别诊断

晚期血吸虫病需要与以下疾病相鉴别:

1）血吸虫性肝硬化需与肝炎后肝硬化相鉴别。后者肝脏体积多缩小,尾状叶相对增大较常见,肝边缘呈较均匀的局限性隆起,肝包膜下及肝实质无钙化。前者肝左叶增大较常见,肝边缘呈不均匀局限性隆起,肝包膜下及肝实质内多形性钙化。

2）原发性肝癌:两者均可表现为结节样低密度灶。增强扫描肝型血吸虫病表现为静脉期边缘强化,延迟期无明显强化,不同于原发性肝癌速升速降、不均匀强化;结合肝型血吸虫病其他表现,如肝内钙化、血吸虫肝硬化及汇管区低密度灶与中心血管影等特点,有助于鉴别。值得注意的是对血吸虫性肝硬化合并肝癌病例的诊断。

（7）研究现状与进展

CT诊断血吸虫性肝硬化的主要依据是典型的钙化,因此诊断早期血吸虫性肝硬化较困难。超声是诊断血吸虫肝病的一种简单、安全和价格低廉的成像技术,但其结果易受操作者技术和患者状况的影响。MRI在评估肝血吸虫病时,虽然显示钙化的效果不如CT,但在显示肝脏的早期纤维化方面优于CT。应用MR功能成像和增强扫描有助于评估肝纤维化程度,随访及监测病情发展。

8.3.3　肝吸虫病

（1）概述

肝吸虫（hepatic distomatosis）又称华支睾吸虫,其成虫寄生于人的肝内胆管中,可致肝吸虫病。本病在国外主要流行于东南亚各国,国内流行于23个省、市,其中以广东、广西、东北等省为主要流行区。

（2）病理

肝吸虫的虫卵被淡水螺吞食,卵在螺体内发育至尾蚴阶段再逸出于水中,尾蚴遇到机会即侵入淡水鱼、虾体内,发育为囊蚴。未煮熟的感染鱼、虾被人食用后,囊蚴在十二指肠内脱囊逸出,由胆总管移行至肝脏胆管内寄生发育为成虫,而后繁殖产卵,虫卵又经胆管入肠,随粪便排出。

被肝吸虫病囊蚴感染的肝脏可增大,胆管管壁明显增厚,管腔扩张,充满胆汁和数目不等的成虫。胆管上皮和黏膜下腺体增生活跃,严重者呈

"乳头"状或"腺瘤"样结构,有时可见杯状细胞化生,与胆管细胞型肝癌的发生有密切关系。

（3）临床表现

临床症状包括食欲缺乏、腹痛、腹泻、上腹部不适和肝大,有时可出现轻度到中度的黄疸;实验室检查嗜酸性粒细胞计数增高;转氨酶可以升高。

（4）影像学表现

病变早期表现为肝内胆管不规则扩张,伴结石形成,肝包膜下末梢胆管呈囊状及杵状扩张为其特点。活动期胆管壁增厚伴明显强化。有时扩张的胆管内可见到软组织密度的虫体。MRCP可更加清晰地显示胆道扩张情况,肝内、肝外胆管扩张的程度不成比例,胆总管可以扩张。胆囊增大,如有虫体沉积则表现为胆囊内密度不均匀片絮状增高。肝实质内炎症表现为片状或结节状异常信号灶,增强后轻度强化。有时因肝吸虫进入胰管或胆总管,梗阻造成胰管压力过高伴随胰腺炎,但炎症的表现相对较轻。慢性期患者肝脏密度可以增高,肝内可见各种形态的钙化,汇管区扩大,肝脏表面因纤维收缩导致大结节状改变。门静脉系统血管壁可见"条状"或"轨道"状钙化。晚期可见脾大和腹腔积液。

（5）诊断要点

有生食鱼虾史,肝内胆管扩张主要累及次级胆管,肝包膜下末梢胆管呈囊状及杵状扩张为其特点,肝内外胆管的扩张不成比例,特别是胆管内见到软组织密度的虫体有诊断意义。

（6）鉴别诊断

需与肝血吸虫病、梗阻性黄疸等鉴别。肝血吸虫病很少累及胆管。而梗阻性黄疸患者临床上黄疸程度较重,影像学上肝内外胆管扩张是成比例的,并且影像学上可发现导致梗阻的原因。

8.4 肝结核

8.4.1 概述

多数肝结核(tuberculosis of liver)是全身性结核的一部分,故称为继发性结核。肝脏血供丰富,结核杆菌易经肝动脉或门静脉到达肝脏,也可经

淋巴管、胆管或邻近的病灶直接感染。由于肝脏有丰富的单核巨噬细胞及强大的再生修复能力,因此只有当机体免疫力下降时才发病。因抗结核药物的发展,其在临床上已非常少见。

8.4.2 病理

肝结核的分型有多种,目前尚无统一标准,常用的分型标准为5型:①粟粒型结核;②结核瘤型;③结核性胆管炎;④脓肿型;⑤肝浆膜型结核。粟粒型结核最为常见,往往是全身血行播散的一部分,临床症状明显,诊断不难。结核瘤型由较小的粟粒结节融合而成或由增殖型结核增大而成,临床症状无特征性,或往往由体检发现,影像学上容易误诊为肝癌或其他占位性病变,使患者不能得到及时的治疗,影响其预后。

粟粒型结核的病灶可遍布全肝,呈白色或灰白色结节,肝脏质地变硬,往往由尸检或剖腹探查时发现。结核瘤型为单发或多发性结节,边界清楚、质硬,酷似肿瘤。脓肿型常见的是单房型,多房少见,中心为白色或灰白色的干酪样脓液。胆管炎型常为病变累及胆管或脓肿破入胆管所致,胆管壁增厚,胆管狭窄,极为少见。浆膜型表现为局部浆膜增厚,包膜下积液形成等。

8.4.3 临床表现

可有低热、盗汗、乏力等症状,但无特征性。

8.4.4 MRI 表现

T_1WI上多表现为低信号,T_2WI上因病灶处于不同时期其表现也多种多样。多数病灶因干酪样坏死而表现为低信号,周边的炎性肉芽肿因含有各种炎症细胞和增生的小血管而呈高信号。因此形成了病灶中心低信号而周边为高信号的表现,这种征象的存在有助于肝结核的诊断和鉴别诊断(图8-11)。另外,处于液化坏死期的病灶,在T_2WI上表现为高信号。当病灶内含多种成分时,可表现为混杂信号。MRI对钙化的检出不敏感。结核病灶存在干酪样坏死时容易破溃,MRI上也可显示(图8-12)。MRCP可以显示胆管病变(图8-13)。

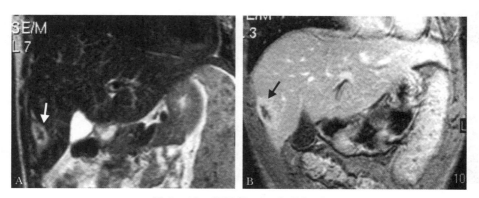

图 8 - 11　肝结核 MRI 表现（一）

注：$T_2WI（A）$冠状面示右叶下角肝脏边缘一病灶，中心低信号，周边为环状高信号（箭），增强扫描门静脉期（B）病灶中心部分无强化，周边环形强化明显（箭）。

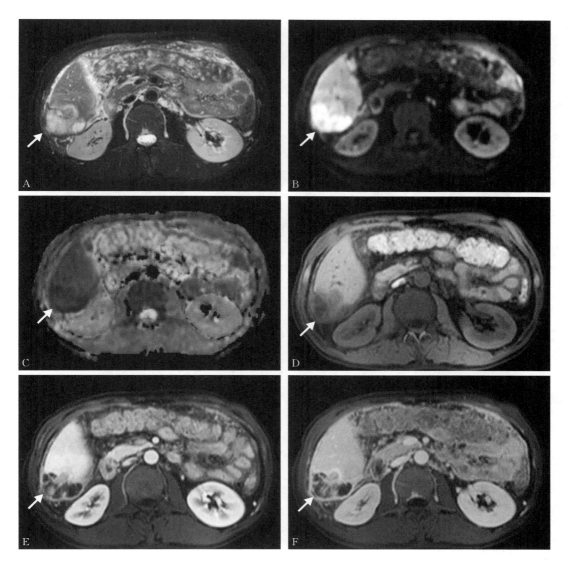

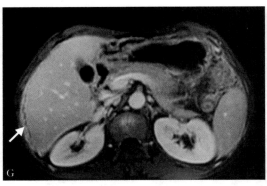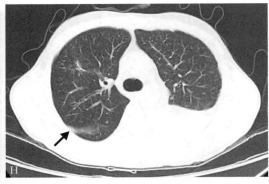

图 8-12 肝结核 MRI 表现（二）

注：T$_2$WI(A)示肝脏 S6 段边缘一高信号病灶，边界清楚，DWI(B)呈高信号，ADC 图(C)信号减低。T$_1$WI(D)病灶呈不均匀低信号，增强动脉期(E)分隔样强化，邻近肝实质因充血水肿而显著强化，延迟期(F)病灶持续强化，邻近肝实质强化趋于均匀。该患者同时可见肝包膜增厚(G)及结核性胸膜炎(H)。

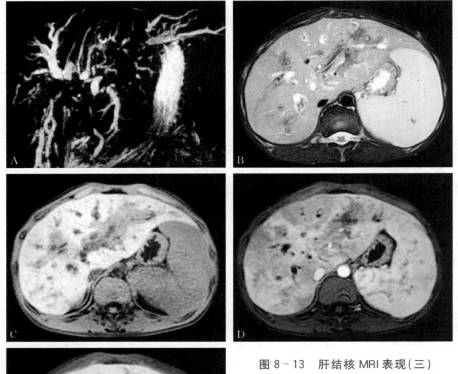

图 8-13 肝结核 MRI 表现（三）

注：患者，男性，22 岁，未婚，1 个月前确诊肺结核（痰涂片阳性），HRZE 抗结核治疗 1 个月，20 天前患者乏力伴皮肤巩膜黄染、食欲缺乏，经皮肝穿刺胆汁外引流，胆汁培养隐球菌阳性。MRCP(A)示肝内胆管弥漫性扩张，T$_2$WI(B)压脂相示肝脾大，沿胆管周围条状低信号影，平扫 T$_1$WI(C)为胆管周围条片状稍低信号影，增强扫描动脉期(D)肝实质内见条片状异常强化，边界不清，延迟期(E)与肝实质强化相仿，扩张的肝内胆管周围呈条片状低强化区。

8.4.5　诊断要点

病灶往往位于肝包膜下，可出现破溃，局部肝包膜增厚伴强化。CT 平扫上各种形态的钙化，特别是"中心粉末状"钙化有一定诊断价值。增强后表现为周边环形强化或分隔强化。T_2WI 上病灶中心低信号，周边环形高信号为特征性表现。MR 增强的表现和 CT 一致。

8.4.6　鉴别诊断

肝结核病灶多数为乏血供，因此需与少血供的肝细胞癌、胆管细胞癌、炎性假瘤、肝脓肿等鉴别。

8.5　真菌感染

8.5.1　概述

侵袭性真菌病（invasive fungal disease，IFD），又称系统性真菌感染或深部真菌感染，不包括真菌寄生和过敏所致深部组织真菌感染，在人群中发病率约 6/10 万。肝脏真菌感染常继发于免疫缺陷患者，如获得性免疫缺陷综合征（AIDS）、急性白血病、恶性肿瘤化疗后、器官移植（尤其是肝移植发生率约 10%）、异基因干细胞移植，以及免疫抑制剂或皮质类固醇治疗后。此外，长期应用广谱抗生素、胆肠瘘、人类疱疹病毒 6（HHV - 6）和巨细胞病毒（CMV）感染等，都是此病诱发或加重的风险因素，最常见的致病微生物是念珠菌，发病率为 2%～5%；其次是隐球菌、组织胞浆菌和毛霉菌，肝曲霉菌感染也有个案报道。肝脏真菌感染途径可能通过破坏呼吸道、胃肠道黏膜屏障进入肝脏，然后进入肝脾循环，也可通过血液播散或胆道入侵感染。

8.5.2　病理

（1）大体病理

肝念珠菌感染形成多发性微脓肿，肝实质弥漫性分布的白色小结节（直径<2 cm），境界不清，少数病灶有融合趋势，切面灰白色，有脓腔，其内可见坏死。

（2）镜下病理

念珠菌病组织学分析显示，念珠菌类可不引起或很少引起炎症反应，通常可引起化脓性反应，或偶尔在肝脏产生肉芽肿。典型的肝念珠菌病的组织学特征是微脓肿，病变中心有酵母菌或假菌丝形式，周围有坏死和多形核浸润；在愈合阶段，微脓肿变小，纤维组织增多。

8.5.3　临床表现

肝脏真菌感染好发于白血病、晚期肿瘤、AIDS 及器官移植等免疫功能低下的患者，男女比例无明显差异。大多数肝真菌微脓肿发生在白血病患者中，由白色念珠菌引起，表现为肝脏多发类圆形微脓肿，直径 0.2～2.0 cm，可以是单个的、彼此相邻的，也常累及脾脏，偶尔累及肾脏。其他与真菌相关的疾病包括隐球菌感染，组织胞浆菌病和毛霉菌病，散发的肝曲霉菌感染也有个案报道。临床表现：发热、寒战、肝区疼痛、体重下降、黄疸等。触诊常有肝脾大、淋巴结肿大。实验室检查结果：中性粒细胞减少症、转氨酶和碱性磷酸酶升高等生化异常。对于严重的中性粒细胞减少症患者，感染初期可无炎症反应，此时腹部影像表现和肝功能检查结果通常是正常的，但当中性粒细胞计数恢复后，影像学检查可显示肝或脾的特征性病变。

8.5.4　MRI 表现

肝脏真菌感染，以念珠菌感染常见，MRI 上常表现为肝脾大，肝脏散在多发类圆形小脓腔，直径 0.2～2.0 cm，也可以单发，常累及脾脏，偶尔累及肾脏。T_1WI 呈低信号，脓肿壁的信号高于脓腔而低于肝实质，呈"晕环征"；T_2WI 呈高亮信号，脓肿壁为中等信号，外周可见低信号纤维环；DWI 弥散受限呈高信号。增强扫描动脉期病灶外周呈一过性高灌注强化，为周围正常肝脏毛细血管炎性充血所致；门静脉期脓肿壁，由于其肉芽组织富含血供，呈明显环形强化；延迟期病灶边缘较门静脉期显示更清晰，主要原因是延迟期对比剂渗入纤维肉芽环，纤维组织增生阻碍对比剂廓清，肝实质强化峰值下降，对比增强。肝脏组织胞浆菌病与念珠菌感染影像表现类似,表现为肝或脾多发性小脓腔,而隐球菌和曲霉菌感染引起的肝脓肿可单发或多发,可单房或多房改变,增强后脓肿壁呈环形强化,多房可见分隔样强化,可侵犯胆道引起肝内胆管扩张。

8.5.5 诊断要点

白血病、晚期肿瘤或器官移植等免疫功能低下的患者;临床表现为全身感染性症状;MRI 上表现为肝脾大,肝脏多发性小脓腔,常累及脾脏,呈 T_1WI 低信号、T_2WI 高信号,DWI 呈明显高信号,增强扫描病灶周围环状一过性高灌注,囊壁环形强化,延长期病灶边缘更清晰,提示肝脏真菌感染可能。

8.5.6 鉴别诊断

应注意与肝结核、寄生虫感染、淋巴瘤及转移瘤等鉴别。其他还需考虑与胆道错构瘤和 Carolis 病鉴别。临床上,肝脏真菌感染的确诊是比较困难的,念珠菌病的血培养只有 20% 的患者呈阳性,而细针活检需穿刺活动性感染部位,真菌培养或组织病理学活检也仅有 50% 的患者呈阳性。因此,肝脏真菌感染的诊断在很大程度上依赖于影像学检查和抗真菌治疗的反应。

8.6 HIV 相关炎症

8.6.1 概述

人类免疫缺陷病毒(human immunodeficiency virus,HIV)侵入人体,破坏人体的免疫系统,引起获得性免疫缺陷综合征(acquired immunodeficiency syndrome,AIDS)。据我国疾病控制预防中心的《2019 年全国法定传染病疫情概况》,2019 年全国因 AIDS 死亡的人数近 2.1 万人,占甲、乙、丙类传染病死亡总数的 83%,是报告死亡数居第一位的病种。截至 2019 年底,全国报告存活感染者 96.3 万、死亡 31.6 万例,其中肝脏相关疾病仍是 HIV 感染者的常见死亡原因之一。

自引入现代抗反转录病毒治疗(antiretroviral

therapy,ART)后,HIV 感染者的肝脏疾病谱已从机会性感染转变为慢性感染的后遗症、药物累积毒性,以及包括病毒性肝炎、酒精中毒和脂肪性肝病在内的共病。

8.6.2 HIV 相关肝纤维化

HIV 感染引起多种途径汇聚在活化的肝星状细胞上。肝星状细胞是肝脏受损后胶原的主要来源,从而促进肝炎症和纤维化。相对于 $CD8^+$ T 细胞,HIV 诱导的 $CD4^+$ T 细胞耗竭改变了肝细胞因子的分布,形成易致肝纤维化的微环境。HIV 和/或其包膜蛋白 gp120 促进对肝星状细胞影响,具有促成纤维的作用,引起炎症细胞因子(如 MCP1)的分泌和肝细胞凋亡。因此,HIV 感染可引起肝纤维化。

8.6.3 HIV 合并肝炎病毒感染

虽然自 ART 治疗 HIV 感染以来,AIDS 相关的发病率和死亡率都有所下降,肝脏相关疾病的死亡率却增加,其原因为 HIV 患者常常合并感染乙型肝炎病毒(hepatitis B virus,HBV)和/或丙型肝炎病毒(hepatitis C virus,HCV)。

HIV 与 HBV、HCV 具有相同或相似的感染途径,可经静脉注射、血液及血液制品、性和母婴等途径传播,因此常可出现混合感染。随着 HIV 感染人群的急剧扩大,HIV 和 HBV、HCV 混合感染人数也在增加。在我国,一般人群中,HBV 感染较常见,而 HCV 感染者相对较少。但是在 HIV 感染者中,HIV 合并 HCV 感染较 HIV 合并 HBV 感染多见。研究显示,全球 15%～30% 的 HIV 感染者同时感染 HCV,而约 7.5% 的 HIV 感染者合并感染 HBV。

与单纯 HBV、HCV 感染者相比,HIV 患者同时感染 HBV 和/或 HCV 时,进展为慢性肝炎的风险更高,更加迅速地发展为肝纤维化、肝硬化、肝细胞癌和终末期肝病。

与单纯的 HIV 感染者相比,HIV 感染合并 HBV 和/或 HCV 的感染者的全因死亡率增加,尤其是与肝脏相关的死亡率。HIV 合并 HBV 的感染者接受不具有 HBV 活性的 HIV 药物进行

ART 治疗,会增加 HBV 相关免疫重建的炎症综合征的风险;而在合并感染的患者中,停用具有抗 HBV 活性的 HIV 药物,可与 HBV 再激活及肝衰竭相关。但也有一些不同的研究结果,可能是因为研究队列中潜在死亡率的差异,以及 HIV 和肝炎的治疗和管理策略的不同。

在肝硬化的影像诊断方面,HIV 合并病毒性肝炎,与其引起的肝硬化 MRI 信号表现上没有显著差异。而在肝细胞肝癌诊断时,HIV 合并病毒性肝炎的患者中,其肝癌多具有侵袭性;多见于有静脉注射药物成瘾的年轻男子;多以浸润性和结节性两种形式出现;浸润型肝癌患者 CD4$^+$T 水平与肿瘤大小相关(图 8 - 14)。

8.6.4　HIV 相关非酒精性脂肪肝

HIV 感染合并病毒性肝炎现在很容易治疗,直接肝毒性作用更少的新抗反转录病毒疗法开始得更早,患者的寿命也更长。因此,HIV 感染者中肝脏疾病的范围在不断扩大,如非酒精性脂肪肝疾病(NAFLD)之类的慢性肝脏疾病正变得越

来越普遍。HIV 感染患者的 NAFLD 患病率为 $30\%\sim60\%$。随着肥胖和代谢综合征的增加和 HIV 感染人群的老龄化,其患病率预计将增加。虽然肝活检是检测和分期 NAFLD 的金标准,但在没有病毒性肝炎合并感染的 HIV 感染患者中很少进行肝活检。HIV 感染者的肝脂肪变性,是由于 HIV 相关的代谢功能障碍或长期抗反转录病毒疗法或由 HIV 相关的慢性炎症诱发,从而对脂肪组织产生直接作用。抗病毒药物,尤其是蛋白酶抑制剂,可以通过诱导胰岛素拮抗和血脂异常,导致肝游离脂肪酸形成异常。

8.6.5　小结

随着对 HIV 相关肝脏病变的认识不断加深,早期开展 ART 和对病毒性肝炎的有效治疗,为改善所有 HIV 感染者的肝病转归提供了明确的策略。这包括对 HBV 和 HCV 感染的筛查及 NAFLD 的筛查。同时,需注意早期发现 HIV 感染者及合并肝炎病毒感染者发生肝纤维化、肝硬化、肝细胞癌和终末期肝病。

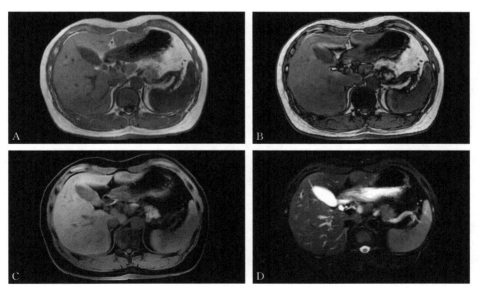

图 8 - 14　HIV 合并病毒性肝炎影像表现

注:男性患者,46 岁,HIV 感染,HBV 感染 20 余年,CD4$^+$T:46/μL,乙肝表面抗原＞250 IU/mL,乙肝病毒核酸 PCR:1.35E＋7 IU/mL,外周血 HIV RNA:4.69E＋4 copy/mL。否认吸烟、饮酒史。上腹部 MRI T$_1$WI 正相位(A)、反相位(B)、频率饱和脂肪抑制(C)及 T$_2$WI(C)图像示肝脏脂肪浸润,呈轻度肝硬化改变。

(施裕新　刘文亚)

参考文献

［1］BÄCHLER P，BALADRON MJ，MENIAS C，et al. Multimodality imaging of liver infections：differential diagnosis and potential pitfalls［J］. Radiographics，2016，36(4)：1001－1023.

［2］CHUNDRU S，KALB B，ARIF-TIWARI H，et al. MRI of diffuse liver disease：characteristics of acute and chronic diseases［J］. Diagn Interv Radiol，2014，20(3)：200－208.

9 肝损伤

9.1　概述

肝脏作为人体最大的消化和代谢器官,可受到多种因素影响发生损伤。除常见的各类细菌或病毒感染、免疫性或系统性疾病外,药物、毒物、辐射等也是常见的肝脏损伤原因。其中,药物性肝损伤(drug-induced liver injury, DILI)可由多种药物引起,包括抗结核药物,抗肿瘤药物、抗生素、激素类药物及降糖、降脂药物,中草药(如土三七、雷公藤、何首乌等)等,均可导致肝损伤,其中以抗结核及抗肿瘤药物最为常见。有报道应用奥沙立铂化疗引发的肝损伤发病率接近甚至超过 50%,而中草药导致的肝损伤近年来也越来越常见。常见的肝损伤机制主要包括:①各种病因直接杀伤肝细胞,干扰细胞代谢、破坏细胞稳态或细胞完整性,通常损害程度与损伤剂量有关;②损伤诱导机体产生体液免疫或细胞免疫,损伤肝细胞、血管或胆道,与药物剂量无关。

9.2　病理

不同原因的肝脏损伤会产生不同的病理组织学表现,主要分为以下几种类型。

(1) 各种损伤因素直接导致急性肝细胞损伤或诱导自身免疫性肝炎时,前者病变肝脏出现类似急性肝炎表现,常见肝板或小叶性炎症,严重者出现不同程度坏死,汇管区炎症伴显著淋巴细胞浸润和汇管区周围肝组织炎症,后者炎症细胞渗出浸润更加明显;肝内病变可局灶性分布或弥漫性、累及一叶或两叶。

(2) 损伤因素干扰破坏细胞线粒体功能,发生脂肪肝及脂肪性肝炎时,病变肝脏主要表现为肝细胞内脂质沉积,以及因氧化应激和炎症而导致的炎症细胞浸润。其中药物引起的急性脂肪肝又被称为瑞氏综合征(Reye syndrome, RS),严重者可导致肝衰竭并威胁患者生命。

(3) 继发性硬化性胆管炎多与慢性药物或毒物诱导的严重自身免疫性损伤有关,病理学表现为汇管区炎症、肿胀、淋巴细胞浸润,胆管壁纤维增生、瘢痕形成,相应区域管壁增厚、管腔狭窄,胆管周围纤维化,严重者出现纤维闭塞性胆管炎及周围胆管缺失;胆管病变可累及肝内和/或肝外胆管,胆管纤维化呈节段性分布,狭窄与扩张交替出现,呈串珠样改变;肝小管及肝细胞内显著的脂肪淤积。

(4)肝窦及血管内皮损伤可导致肝窦阻塞综合征(hepatic sinusoidal obstruction syndrome, SOS)或肝静脉/门静脉血栓,化疗、多种中草药及大剂量放射治疗是导致 SOS 的主要原因。病理学上以内皮细胞坏死脱落及红细胞淤积导致扩张肝窦阻塞和小肝静脉闭塞为特征,病肝可见肝窦扩张及紫癜,其内红细胞淤积;常伴有不同程度肝细胞损伤及肝小叶形态失常,部分患者可见肝窦扩张出血,严重者出现肝静脉甚至门静脉系统血栓形成。

研究显示,大剂量辐射可以导致肝脏充血、纤维化和静脉闭塞性疾病,甚至主肝静脉急性血栓形成。放射性肝损伤主要发生在照射区,病理组织学上小叶中央静脉血管闭塞性改变是其常见的特征性表现。现有研究证实,即使在局限性区域内使用超过 30 Gy 的照射剂量,也可能导致严重的辐射后肝损伤,受照射区域内的肝脏星状细胞活化可能是肝纤维化发生的前期表现。

(5)肝硬化:任何一种肝脏损伤原因持续长期作用,晚期均可发展为肝硬化,包括脂肪性肝硬化、坏死性肝硬化、胆汁性肝硬化及淤血性肝硬化。

9.3 临床表现

各种原因肝损伤的临床表现并无特征性。急性损伤患者多以转氨酶升高、黄疸、食欲不振、肝区不适为主要表现,类似病毒性肝炎;慢性损伤患者,轻者可无任何临床症状,晚期出现肝硬化表现,或者表现为进行性加重的黄疸。实验室检查以转氨酶、黄疸升高为主,同样缺乏特征性。

9.4 MRI 表现

9.4.1 局灶性或弥漫性脂肪肝

MRI 检查是脂肪肝目前最有效的影像学检

查方法,其中双回波化学位移梯度回波序列 T_1WI 扫描最常用,依据同相位及反相位图像上肝实质的信号变化可以初步定性并半定量脂肪肝严重程度。IDEAL IQ 技术采用多回波的水脂分离技术,根据多回波信号变化曲线能够更加精准地定量脂肪肝严重程度。

9.4.2 肝脏炎症表现

损伤原因直接导致肝细胞损伤、炎症或诱发自身免疫性肝炎时,病变区 MRI 表现与炎性损伤程度关系密切,肝内炎性损伤程度较重时,T_2WI 及 DWI 序列病变区信号可轻度增高,伴肝内门静脉分支周围增多,可见围绕门静脉分支周围的水样高信号带,病变缓解时可以消失;炎症轻微时平扫序列可无明显异常信号表现。动脉期增强扫描是 MRI 检查显示肝实质炎症的最敏感序列,动脉期肝实质异常强化高度提示活动性炎症,表现为病变区显著强化,边界模糊;随着疾病严重程度的增加,异常强化变得更加明显,并在静脉期和延迟期持续强化,活动性炎症消退时,上述异常强化的表现减轻或消失。值得注意的是,动脉期肝脏灌注升高并非肝脏活动性炎症的特异性表现,腹腔内其他向肝脏引流的器官(如胰腺、阑尾)发生急性炎症,同样可以出现动脉期肝脏灌注增强的表现。上述表现对诊断肝实质炎性损伤类型均没有特异性。

9.4.3 继发性硬化性胆管炎改变

胆管病变以管壁增厚、炎症为主要表现,典型急性期胆管炎性损伤的患者,增厚的胆管管壁于 T_2WI 呈高或稍高信号,DWI 可呈高信号,增强扫描呈中等程度进行性强化,受累段胆管管腔狭窄;由于肝内胆管壁和胆管周围炎性纤维化限制了胆管树的扩张,狭窄段远端可不出现或仅出现轻度胆管扩张,伴有不同程度的肝内外胆管形态僵硬,与肿瘤或结石继发的近端胆管显著、成比例均匀性扩张不同。胆管病变呈连续性、节段性或弥漫性分布,管腔粗细不均,严重者边缘毛糙,管腔狭窄,累及肝内和/或肝外胆管。文献报道肝外胆管扩张较肝内胆管扩张更加常见,包括氯胺酮在内的药物诱导的硬化性胆管炎胆管病变可能更常见于胆总管。MRCP检查有助于不受胆道梗阻的影响,更加清楚地显示肝内外胆管全貌,直观显示横断面图像不易显示的肝内胆管病变,清晰显示出肝内外胆管弥漫性或节段性狭窄,不同程度胆管病变所导致的"串珠征"(多发狭窄段与正常内径或轻度扩张的胆管交替)、"跳跃征"(扩张胆管不连续)和"剪枝征"(肝内胆管严重狭窄的情况下,小胆管闭塞使肝内胆管分支减少呈"剪枝状"胆管树)。混合型肝损伤的患者,可以同时出现肝实质信号异常。胆管壁厚度超过5 mm时需考虑恶变发生胆管癌的可能(图9-1、9-2)。

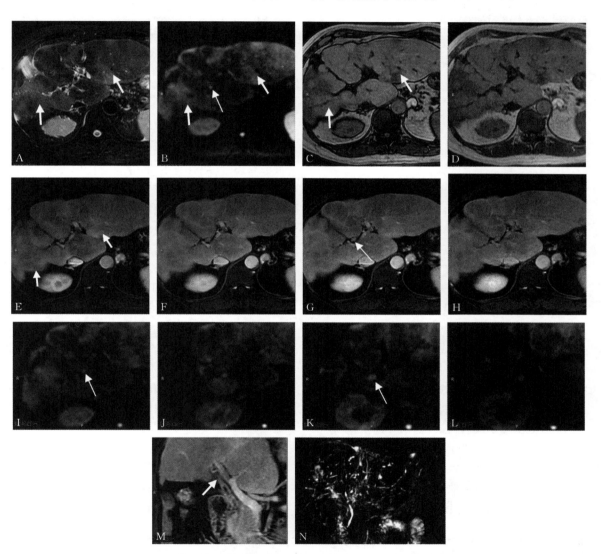

图9-1 药物性肝损伤继发硬化性胆管炎、肝硬化影像表现(一)

注:男性患者,56岁,服用抗结核药物后出现腹胀、上腹不适及黄疸,入院后排除病毒性肝炎等其他疾病,结合病史及活检结果,诊断药物性肝损伤继发硬化性胆管炎、肝硬化。肝内急性炎性区域(粗箭头)表现为:脂肪抑制 $T_2WI(A)$ 呈稍高信号、边界模糊、无占位感,$DWI(b=1000)(B)$ 呈稍高信号,双回波 $T_1WI(C、D)$ 呈等、稍低信号;LAVA动态增强扫描动脉期(E)呈斑片状稍高信号区,门静脉期(F)、肝静脉期(G)、延迟期(H)持续强化呈等、稍高信号。继发性硬化性胆管炎(细箭头)表现为:LAVA动态增强扫描横断面图像(E~H)见右肝管管壁增厚、强化程度增高,局部管腔狭窄,肝内胆管扩张不明显;$DWI(b=1000 \text{ s/mm}^2)$ 序列(I~L)显示肝总管至右肝管管壁信号增高;冠状面增强扫描(M)见肝总管管壁增厚、管腔狭窄;MRCP(N)图像可见肝总管、左右肝管、肝内胆管多节段性管腔狭窄,胆管扩张不明显,呈跳跃征、串珠征。

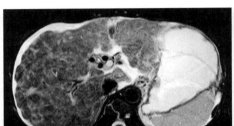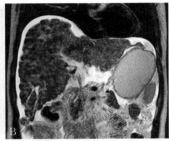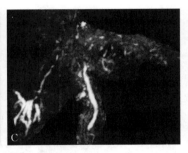

图 9-2　药物性肝损伤继发硬化性胆管炎、肝硬化影像表现（二）

注：女性患者，44 岁，服用胃药（具体不详）后出现身目黄染、厌油、上腹不适入院，诊断药物性肝损伤继发硬化性胆管炎、肝硬化。（A）（脂肪抑制 T_2WI 横断面图像）及（B）（Fiesta 冠状面扫描）见肝硬化改变，肝内网格状稍高信号区及左外叶及左内叶急性炎症区域呈较高信号（箭头）；（C）MRCP 图像见肝总管、胆总管边缘毛糙，肝总管以远左右肝管及肝内胆管分支管腔广泛性消失，呈现剪枝征；部分区域残留胆管分支呈跳跃征；肝右叶下部肝内胆管轻度扩张，近端未见明确肿瘤征象。

9.4.4　门静脉和肝窦内皮细胞损伤与肝窦阻塞综合征

各种损伤因素可以导致肝内局灶性或弥漫性 SOS，主要病理特征均为肝窦扩张、淤血和紫癜形成。当病变区仅有单纯肝窦扩张时，T_2WI 以均匀等信号为主，边界模糊；病变区出现紫癜形成时，T_2WI 以高信号为主，边界较清楚；T_1WI 多数病变区接近等信号，或呈稍低信号；高 b 值 DWI 以均匀等信号为主，部分呈轻微高信号，ADC 图没有扩散受限表现，ADC 不降低；动态增强扫描时以病变区肝实质强化时间延迟、强化程度降低为主要表现，动脉期强化程度不高，门静脉期、静脉期及延迟期随时间进展逐渐强化，晚期病灶边缘模糊、范围缩小或消失。依赖于钆塞酸二钠（普美显）增强 MRI 检查肝胆期对肝细胞和非肝细胞成分具有无与伦比的鉴别优势，用于 SOS 诊断具有显著优势，肝胆期多数患者肝实质信号不均匀，于非肿瘤性肝实质区出现不均匀网格状低信号区，外周带为主，病情严重的患者可呈肝内弥漫性低信号表现；局灶性 SOS 肝胆期边界模糊，病灶与周围肝组织信号差逐渐缩小，提示病灶内存在功能正常的肝细胞，可作为化疗诱导局灶性 SOS 与转移瘤或其他肝脏肿瘤鉴别相对特征性的征象（图 9-3～9-5）。

与药物诱导的 SOS 损伤不同，大剂量辐射诱导的肝损伤发生时，由于肝细胞受辐射作用影响，可发生变性、坏死和肿胀，MRI 检查常见高 b 值 DWI 中病变区信号增高，ADC 值下降；后期随着病变进展，肝纤维化发生也可引起 ADC 值降低。研究显示，选择适当 b 值，DWI 能于照射后 3 天即发现放射性肝损伤；并通过 ADC 值测量较为准确地判断损伤严重程度和部分时期的损伤病理演进过程。

9.4.5　肝硬化

各种损伤原因持续作用于肝脏，晚期均可发展为肝硬化。肝硬化 MRI 表现详见 6.2.4。

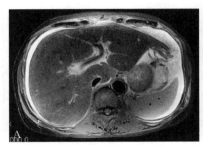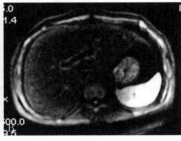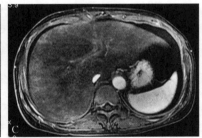

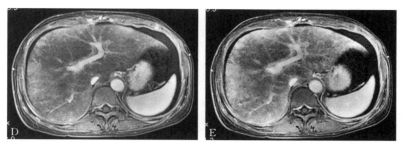

图 9 - 3　SOS 影像表现（一）

　　注：女性患者，52 岁；因糖尿病服用某"云南植物根茎"20 天，出现腹痛、腹胀进行性加重，伴反酸、嗳气、乏力、尿黄。肝炎病毒标志物阴性。脂肪抑制 $T_2WI(A)$ 示肝脏肿胀，肝实质信号弥漫性轻度增高，提示肝脏含水量增高；DWI（$b=1\,000\,s/mm^2$）序列示肝内信号不高；LAVA 动态增强扫描（C～E 分别为动脉期、门静脉期、延迟期图像）见肝实质强化程度显著降低，强化时间显著延迟，呈进行性轻度强化，提示肝脏严重淤血性损伤；肝内无侧支血管形成。门脉左右支周围见 T_2WI 高信号带，DWI 呈稍高信号，增强扫描可见门静脉左右支周围的非血管性强化，提示急性炎症反应。

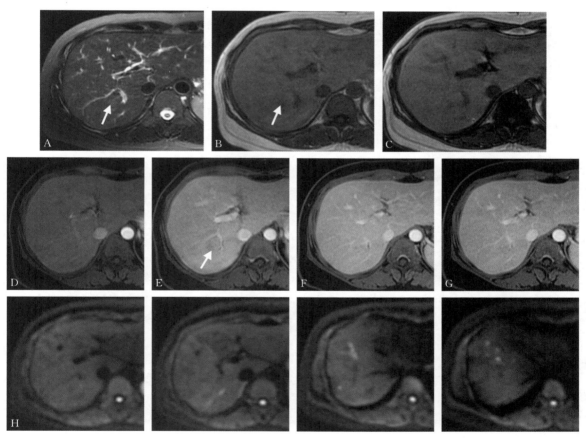

图 9 - 4　SOS 影像表现（二）

　　注：结肠癌化疗后患者，肝右叶病灶术后病理证实为 SOS；脂肪抑制 $T_2WI(A)$ 见肝右叶小斑片状轻微高信号区，边界模糊；双回波 T_1WI 同相位（B）及反相位（C）呈等、稍低信号；动态增强扫描动脉期（D）强化不明显，门静脉期（E）呈稍低信号，肝静脉期（F）及延迟期（G）病灶强化程度进一步增高，范围较 T_2WI 缩小，同时可见门静脉分支内栓子形成；不同层面 DWI（$b=1\,000\,s/mm^2$）(H) 见肝右叶病变区信号不高，但右前、右后叶散在条形高信号区，提示局部扩散受限，其他序列均未见明显显示，考虑为轻度急性期损伤所致可能性大。

9.5 诊断要点

排除病毒性肝炎、布-加综合征、肿瘤等常见的导致肝脏损伤的疾病后,药物与毒物接触史,接受大剂量辐射照射史是诊断药物性和辐射性肝损伤的前提,肝损伤表现出现于药物、毒物服用/接触后或大剂量辐射后,损伤因素停止作用后肝损伤可不再进展或一定程度缓解。掌握常见的导致肝损伤的原因有助于正确诊断,呋喃妥因、米诺环素、甲基多巴和肼苯哒嗪是自身免疫样 DILI 的常见原因,其中又以呋喃妥因和米诺环素最常见,而呋喃妥因相关的肝损伤常常程度更重/持续时间更长;与非药物诱导的自身免疫性肝炎相比:血清 IgG 升高程度较轻;急性期自身抗体轻度至中度升高,并可随病情恢复而改善;自身免疫标志物常见于严重肝损伤或病程较长的患者($\geq$ 1 个月)。此外,氯胺酮成瘾也可导致药物性肝损伤和胆管损伤。化疗、多种中草药(如土三七、何首乌等)及大剂量放射治疗可导致 SOS,其中奥沙利铂是导致化疗后 SOS 的主要原因。而服用水杨酸类药物(如阿司匹林)是导致儿童急性脂肪肝的重要原因,化疗也是导致弥漫性重度脂肪肝的常见原因。

影像学以不同程度局灶性或弥漫性脂肪肝、局灶性或弥漫性肝实质炎症(动脉期病变区强化程度增高,门静脉期、延迟期持续强化,伴或不伴 T_2WI 信号增高及 DWI 信号轻微增高,无占位效应)、肝内胆管损害(周围胆管炎症、有/无胆泥形成、不均匀肝内胆管轻度扩张、伴或不伴胆管僵硬)、不伴有肝静脉阻塞的局灶性/弥漫性肝脏淤血表现(动态增强扫描肝实质强化时间延迟、强化程度降低及廓清延迟)为主要表现;晚期可呈现不同程度肝硬化。

9.6 鉴别诊断

(1)肝脏炎症:影像学目前还无法有效鉴别各类肝损伤所导致的肝脏炎症与病毒性肝炎、原发性自身免疫性肝炎等肝脏炎症,诊断主要依赖于临床病史、血清学检查(肝炎病毒抗原抗体、其他自身抗体)等及肝脏活检。排除其他常见肝脏疾病后,详细了解患者的损伤因素接触史,例如,发病前服用某种抗结核药物、抗肿瘤药物、中草药,有明确的辐射接触史等,对指导正确诊断具有很大帮助。

(2)以 SOS 为主要表现的肝损伤,在 MRI 检查中局灶性病变通常需要与转移瘤或其他肝内肿瘤鉴别,弥漫性病变需要与布-加综合征及心源性肝淤血鉴别。

与转移瘤或其他肝内肿瘤病灶相比,SOS 相对较特异的鉴别点在于:SOS 病变区没有占位感,不影响周围血管分支的分布;绝大部分病变区信号均匀;高 b 值 DWI 上信号多数呈均匀等信号,或轻微高信号,信号强度显著低于肿瘤信号;ADC 值高于肿瘤;增强扫描动脉期、门静脉期增强扫描没有环形强化表现,早期强化不明显,门静脉期、延迟期呈进行性强化,普美显增强 MRI 检查肝胆期病灶边界模糊,可不出现摄取缺失或者病灶范围显著小于平扫序列或早期增强序列;病灶-肝脏强化率高于肿瘤;化疗结束后肝内病变可能范围缩小或消失。此外,与化疗前检查相比,背景肝脏可出现网格状低信号带。

与布-加综合征相比,SOS 鉴别要点在于,有肝脏淤血的表现(动态增强扫描肝实质强化时间延迟、强化程度降低并廓清延迟),但没有肝静脉、粗大副肝静脉或下腔静脉病变,肝静脉及下腔静脉通畅;没有肝内侧支静脉曲张,有助于进一步与肝静脉阻塞型或混合性布-加综合征鉴别。

与心源性肝淤血相比,SOS 鉴别要点在于,没有心包或心肌病变的病史和表现,没有动脉期右心血液向下腔静脉、肝静脉和肝内逆流的征象。

(3)以胆管损伤为主,表现为继发性硬化性胆管炎的肝脏损伤,主要需与沿管壁浸润的胆管癌、结石或化脓性胆管炎导致的胆管病变鉴别。

与沿管壁浸润的胆管癌相比,各种损伤导致的继发性硬化性胆管炎,胆管病变更加弥漫,可累及肝内外胆管、范围较长、常见多灶性管壁增厚、管腔狭窄，伴随不同程度胆管系统形态僵硬；而前者通常为局灶性单发病变，多灶性病变罕见，狭窄段远端胆管成比例均匀扩张，不伴有管壁僵硬。需要注意的是，继发性硬化性胆管炎癌变风险较高，早期影像学可能难以发现，血清肿瘤学指标（CEA 或 CA199）升高时，需要仔细辨别胆管病变。

（4）以局灶性或弥漫性脂肪肝为主要表现的肝脏损伤，应用双回波化学位移梯度回波序列 T_1WI 及 IDEAL IQ 技术均可得到有效诊断，此处不再赘述。

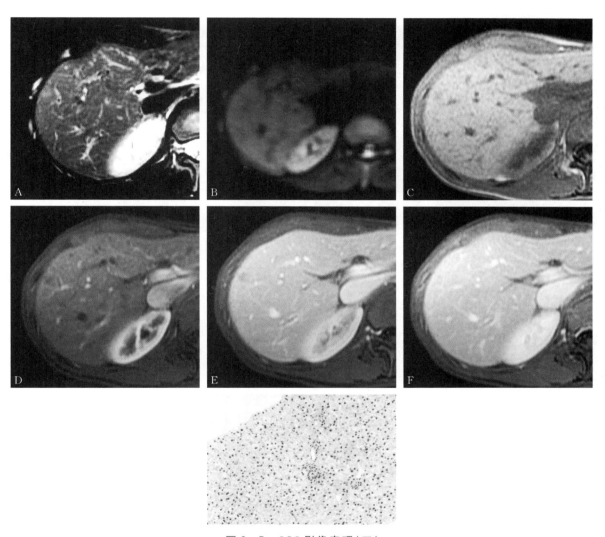

图 9 - 5　SOS 影像表现（三）

注：直肠癌患者化疗后复查，肝右叶病灶病理证实为局灶性 SOS：脂肪抑制 T_2WI(A) 见肝右叶小斑片状轻微高信号区，边界模糊；DWI($b=1\,000\,s/mm^2$)(B) 病变区信号不高；动态增强序列平扫(C) 病变区呈轻微低信号；动脉期(D) 仍呈稍低信号，门静脉期(E) 呈稍低信号，延迟期(F) 病变区接近等信号。(G) 肝穿活检 HE 染色显示肝窦扩张并肝窦内淤血。

（孟晓春）

参考文献

［1］VERNUCCIO F, DIOGUARDI BURGIO M, BARBIERA F, et al. CT and MR imaging of chemotherapy-induced hepatopathy［J］. Abdom Radiol (NY), 2019, 44(10): 3312-3324.

［2］YOU SH, PARK BJ, KIM YH. Hepatic lesions that mimic metastasis on radiological imaging during chemotherapy for gastrointestinal malignancy: recent updates［J］. Korean J Radiol, 2017, 18(3): 413-426.

10 胆道

10.1　胆道检查技术

10.1.1　概述

胆囊和胆道病变是临床上较常见的疾病。超声检查(US)简便易行,可重复性及准确性较高,在胆道疾病的诊断方面起着非常重要的作用,一直是首选的影像检查方法。常规 X 线检查组织分辨率低,常需要借助造影方能显示部分胆囊、胆道,由于操作复杂、结果有时较难分析,目前临床应用明显减少。CT 检查分辨率高,为 US 检查的补充手段,尤其对胆总管内结石和肿瘤的显示明显优于 US。CT 胆道造影(CT cholangiography,CTC)作为较新的无创性检查技术,为胆道梗阻性疾病的诊断和鉴别诊断提供了更多选择和信息。

近年来,随着 MRI 技术的发展、空间分辨率和成像速度的提高、动态增强扫描的运用、磁共振胆道造影(magnetic resonance cholangiography,MRCP)等技术的发展,使胆道疾病的影像检查技术得到进一步提高。特别是 MRCP 技术,由于它无须使用对比剂,不受操作者技术水平的限制,在胆道疾病诊断的准确性方面甚至优于一些常规有创性的成像技术,如经皮肝胆管造影术(PTC)、内镜逆行胰胆管造影术(ERCP)等,MRCP 已成为近年来快速发展的一项无创性胆道成像新技术,使得 MRI 在胆道方面的应用得以广泛开展。

10.1.2　检查前准备

胆道的 MRI 检查一般不需要口服胃肠道对比剂,检查前应常规禁食 8～12 小时,禁食的目的是有利于胆囊的良好显示,同时胃的排空可以减少伪影。此外,对于没有禁忌证的患者,可考虑使用低张药,如静脉或肌内注射山莨菪碱 20 mg,以减少胃肠道的运动伪影。

10.1.3　常规扫描序列

临床上主要采用自旋回波序列(SE)T_1WI 和梯度回波序列(GRE)T_1WI,以及 SE T_2WI 序列、SE T_1WI 抑脂序列、短恢复时间反转恢复序列

(STIR)。由于腹部脂肪较多,于 T_1WI 上呈高信号,T_2WI 上呈稍高信号,因此脂肪抑制技术有利于解剖结构和脏器轮廓的显示及提高图像的 SNR。为充分显示胆管壁和胆囊壁,以及胆管腔和胆囊腔,可采用不同的技术和序列。在 T_1WI 上因胆汁含水量很高,一般呈低或无信号。若胆囊内胆汁经过浓缩,水分减少,胆汁内脂肪成分较高,在 T_1WI 可呈较高信号。胆管腔和胆囊腔呈低或无信号表现,胆管壁和胆囊壁可以显示。加之脂肪抑制技术,显示更清楚。扩张的肝内胆管在 T_1WI 上呈较低信号,较肝内血管的信号更低,一般可以区分。但胆囊壁与肝实质之间缺乏对比而不能很好显示。在 T_2WI 上胆囊和肝内胆汁呈明显的高信号,在横断面上胆总管的显示非常清楚,在脂肪抑制的 T_2WI 上周围背景的脂肪被抑制,胆总管显示更为清楚(图 10－1)。但肝内扩张胆管与肝内血管内缓慢血流信号有时不易区分。

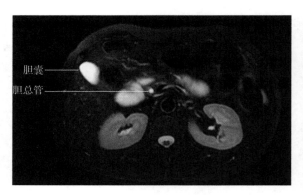

图 10－1　胆囊及胆总管 MRI

注:横断面抑脂 T_2WI 平扫图像:平扫 T_2WI 上,胆囊及胆总管腔内呈高信号。

10.1.4　增强方法

根据对比剂种类和扫描方法的不同,胆道 MRI 增强检查有两种方式:一种是 Gd－DTPA 动态增强——经静脉注射 Gd－DTPA,采用快速扫描序列,主要为快速多平面扰相梯度回波(fast multiplanar spoiled phase gradient-recalled,FMPSGR)序列,对肝胆区行多回合扫描,胆管壁和胆囊壁呈高信号,胆囊和胆管腔呈低信号;另一

种为胆道特异性对比剂增强扫描——经静脉注射由肝分泌经胆道排泄的对比剂,使胆管和胆囊腔呈明显高信号。

（1）Gd-DTPA 动态增强

Gd-DTPA 为血管内细胞外间隙顺磁性对比剂,由肾脏排泄。主要缩短 T_1 弛豫时间,在 T_1WI 上胆管壁和胆囊壁可强化,但腔内胆汁不强化。而且胆管和胆囊内肿瘤性病变同样可强化,在胆汁低信号的衬托下,对比十分清楚。另外,肝内血管强化明显,而肝内胆管不显影,呈低或无信号,两者很容易区别。弥补了常规 T_1WI 和 T_2WI 上肝内血管和胆管信号相近、难以区分的缺点。在胆管和胆囊内肿瘤性病变的检查中,Gd-DTPA 动态增强扫描十分重要,一般列为常规检查。常规增强扫描参数同肝脏动态增强扫描,包括平扫、动脉期、门静脉期和平衡期。静脉注射 Gd-DTPA 15～20 mL,速率 2 mL/s,于注射后 2 分钟内行 3 个回合动态扫描。每个回合扫描在患者屏气 20 秒内完成,扫描范围包括自十二指肠水平部至膈顶的全部层面。而后,患者呼吸 10 秒左右后,开始下一个回合的屏气扫描。必要时 3 分钟后再作一次延迟扫描。FMPSPGR 为快速屏气扫描,可避免运动伪影。

（2）钆塞酸二钠（Gd-EOB-DTPA）增强

Gd-EOB-DTPA 为肝特异性对比剂,其不仅具有非特异性细胞外对比剂的性质,还具有肝细胞特异性对比剂的特征,由肝细胞分泌经胆道排泄,部分由肾脏排泄。该增强检查同样缩短 T_1 弛豫时间,在 T_1WI 上胆道呈明显的高信号。因其具有高胆管排泄率,在了解肝细胞功能状况的同时,对显示肝内外胆道系统的解剖结构与畅通情况提供更多信息,因此在胆管疾病的临床应用中亦具有明显优势。目前推荐的常规注射剂量为 0.1 mL/kg（0.025 mmol/kg）,采用高压注射器,以 2 mL/s 的速率经周围静脉注射,并以同样速率继续推注 20～30 mL 生理盐水,采用常规的 3D 梯度回波三期动态扫描,于注射对比剂 10～20 分钟采集肝胆特异期图像（图 10-2）。如使用快速三维扰相梯度回波序列,如 LAVA（GE）、THRIVE（Philips）、VIBE（Siemens）,可有助于缩

短检查时间。

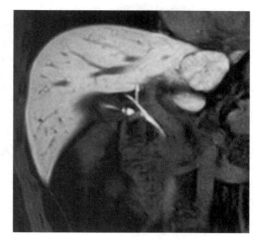

图 10-2 Gd-EOB-DTPA 胆道成像
注:肝胆特异期成像示胆总管呈高信号。

10.1.5 磁共振胆道造影

US 采集组织的声学衰减和界面反射综合的回声强度,CT 采集组织对 X 线的衰减,都是单一参数成像。MRI 则不同,是多参数成像,采集的虽然是组织的质子密度、纵向弛豫（T_1）和横向弛豫（T_2）等多项参数综合反映的信号强度,但操作者可以通过改变成像参数,如脉冲序列时间、数据采集顺序、辅助磁场的强度和变化速度,从而调整图像分辨率、对比度、成像速度,获得满足临床需要的多种图像。MRCP 就是基于 MRI 的这一特征,选择较长的有效回波时间（effective TE）,使含有大量活动质子、具有较长 T_2 的胆汁在重 T_2WI 上呈高信号,肝实质和周围软组织由于 T_2 较短,呈低信号,血液由于流空现象亦呈低信号或无信号。通过对原始图像经最大强度投影（maximum intensity project，MIP）及表面遮盖显示（surface shade display，SSD）等技术处理后,便可以获得不同方位,不同角度,与 ERCP 相似的二维投影（MIP）及三维 SSD 像,并可以在监视器上多角度、多方位旋转显示。目前应用最广泛的扫描序列为单次激发快速自旋回波序列（single shot fast spin echo，SFSE）,包括单次激发快速采集弛豫增强（rapid acquisition with relaxation enhancement，HARE）

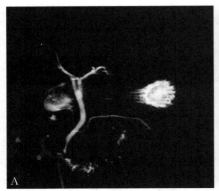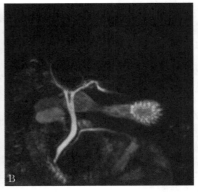

图 10 - 3 胆道系统 2D 和 3D MRCP 图像

注：(A)2D 图像可清晰显示胆道结构，但细节显示不如 3D 图像(B)。

法和单次激发快速涡流自旋回波半傅叶采集（half-fourier acquisition single-shot turbo echo, HASTE）。MRCP 的成像方式包括 2D、3D 两种（图 10 - 3），2D 图像一般采用屏气扫描，受呼吸运动影响小，图像背景抑制较好，分辨率高，但细节显示较差，3D 一般采用呼吸门控激发有助于提高诊断准确率。扫描体位多采用冠状面或 10°～40°右前斜非标准冠状面。脂肪抑制和空间预置饱和技术常被用来消除脂肪信号和伪影，以提高图像质量。

10.1.6　胆道磁共振成像技术进展

近年来，随着磁共振技术的发展及功能成像序列的出现，胆道疾病的检查水平得到进一步提升，其中 DWI 等在胆道梗阻早期诊断方面的应用也越来越多。DWI 通过探测活体内水分子的弥散运动（即布朗运动），借助水分子的弥散运动快慢，分析组织及病变的病理生理学变化，有助于胆道病变的早期诊断及定性诊断。

上腹部 DWI 多采用体部线圈，单次激发自旋回波-回波平面成像（single-short spin-echo planar imaging, SS‐SE‐EPI）、脂肪抑制序列进行扫描，b 值一般选择 $600～1\,000\ s/mm^2$。图像采集包括自由呼吸、屏气、呼吸门控及导航触发技术等。其中，自由呼吸技术适用于呼吸平稳的不能屏气患者，采集时间为 3～6 分钟，但图像伪影较多。屏气技术要求患者呼气末屏气并采集图像，可减少

呼吸运动伪影，采集时间一般为 20～30 秒，但其层面较厚，可设 b 值数量少、空间分辨率及信噪比低。呼吸门控采用外置呼吸探测器监测呼吸运动，在呼吸运动幅度上下阈值间采集数据，以减少呼吸运动的影响。导航触发技术则是以右侧膈肌最高点为中心放置导航条，先连续采集自由呼吸状态下的膈肌位置，而后采用断续导航脉冲，在膈肌位置与采集窗位置重合时采集图像。后两种技术的扫描时间较前两者长，但图像质量和信噪比较高。

10.2　正常解剖、正常变异和 MRI 表现

10.2.1　正常解剖

肝胆管可分为 3 个部分，即肝管、胆囊管和胆总管，包括其远端的壶腹和十二指肠乳头部。引流左右两肝叶的肝内胆管呈树枝状逐级汇向肝门，形成左右两个肝管，在肝门区汇合成肝总管。右肝管多近于垂直状下行，与肝总管延续走向一致，左肝管多呈斜行，可近乎横行，与右肝管成锐角连接，有时可近乎直角。左右肝管长 2.5～3.5 cm，有时左肝管可较右肝管稍长，管径大致相同，约为 0.3 cm，肝总管一般长 3～4 cm，宽 0.5～0.8 cm，左右肝管大多在肝门下 3～4 cm 处连接，但连接点亦可较高或较低。胆囊管长 3～4 cm，宽 0.2～0.3 cm，大部分扭曲呈螺旋状，多在右侧

以锐角与肝总管相连接,少数依次可在前方、左侧或后方与肝总管相接,所成角度亦有差别。胆总管从胆囊管与总肝管的连接处开始,实际上是肝总管的延续。胆总管一般长7~8 cm,宽度0.5~0.8 cm。

胆囊近似梨形,容量约为40 mL,长7~10 cm,宽3~4 cm,位于肝脏左叶内侧段后外侧方,与十二指肠球部和十二指肠降部近端有密切关系,同时亦与结肠肝曲接触。胆囊的大小、形状、张力和位置与人的体型有关,变异颇大。胆囊可以分为底部、体部、漏斗部和颈部4个部分,颈部与胆囊管的瓣膜部连接。组织学上胆囊壁分3层:①外层为浆膜;②中层为胆囊的基本结构,由纤维组织和平滑肌纤维组成;③内层为黏膜层,具有浅小的皱襞,当胆囊膨大时皱襞变平。在颈部黏膜皱襞呈斜行突起,形成螺旋样瓣膜。

10.2.2　胆道正常MRI表现

肝外胆管在T_2WI上表现为点状的高信号,显示率可达100%。没有扩张的肝内胆管在横断面较难分辨,而MRCP图像可显示亚段级肝内胆管,显示率约为90%(图10-4),T_1WI上肝内胆管为低信号,而肝外胆管其信号根据胆囊内胆汁成分的不同而改变,胆囊内浓缩的胆汁进入胆总管内则信号升高。

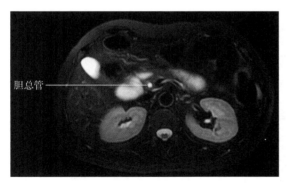

图10-4　正常肝外胆管影像表现

注:横断面抑脂T_2WI平扫图像:平扫T_2WI上胆总管腔内呈高信号。

在T_2WI上,胆囊壁往往不能显示;在T_1WI上,胆囊壁常常表现为中等信号强度,其显示情况主要取决于胆囊内胆汁的信号强度。如胆囊内胆汁为水样低信号,则胆囊壁可以显示;如胆囊内胆汁为中、低混合信号,则胆囊壁显示不佳。在增强扫描中,特别是动态增强扫描序列,胆囊壁显示较清楚。胆囊的内容物在T_2WI上表现为高信号,而在T_1WI上胆囊的信号随胆囊内容物的成分不同而改变。没有浓缩的胆汁因含较多的水,在T_1WI上呈低信号,随着胆汁的浓缩,胆固醇和胆盐的成分浓聚,与邻近的肝实质相比,胆囊的内容物多表现为较高的信号。在横断面图像上,一般胆囊管较难分辨,但在MRCP图像上,胆囊管的形态和走行容易观察。

10.2.3　先天性变异

双房胆囊为一个胆囊完全被分隔成两个腔,但为同一个胆囊管所引流。这种异常有两个类型:①外形呈一个胆囊,内部为一个纵行的纤维隔膜分成两个房腔;②外形呈两个胆囊,但于颈部相互融合,前者多见,功能大多正常,本身无临床意义。

葫芦状胆囊畸形并不罕见,可为先天性或获得性。在儿童中这种畸形多属先天性,而在成人中则往往可由于胆囊炎或胆囊周围炎所产生的局限性纤维性收缩或粘连造成。先天性葫芦状胆囊局限性狭窄使胆囊呈2个隔室,但它们的浓缩和排空功能正常。获得性葫芦状胆囊的外形与上述相同,其浓缩和排空功能有时较差。

胆囊憩室多数为先天性发育异常所致,获得性者可能由溃疡等因素引起。底部较多见,大小有很大差别,多数直径为1 cm左右,显示为突出于胆囊壁外的囊袋状阴影。

胆囊缺如是一种很少见的先天性异常。通常有多种先天性缺损同时存在。

双胆囊是一种极少见的变异。在胚胎期,常可有小囊自肝管或胆总管发生,偶尔这些小囊持续存在,形成第二胆囊。

折叠胆囊是胆囊最常见的变异,约占人群的10%。由于胆囊底部扭曲折叠犹如Phrygian帽,可分为2种类型:①扭结在胆囊体与漏斗部之间

（浆膜型）；②扭结在胆囊体与胆囊底之间（浆膜后型）。这种扭曲的胆囊功能是正常的,会造成双胆囊或胆囊间隔的印象。

胆囊异位主要包括以下类型：①肝内胆囊。在胎儿期,胆囊被埋藏于肝组织内,以后才逐渐移往肝外。某些病例肝内胆囊未能外移,持续存在。此种胆囊收缩功能差,易合并感染,常有结石形成,少数病例合并胆囊癌。此类胆囊位置高,部分位于肝组织内,而正常胆囊窝内无胆囊。②左叶胆囊。是一种少见的变异,胆囊位于肝左叶,在镰状韧带的左侧。③肝后胆囊。少见,胆囊位于肝右叶后方、右肾前方。此种胆囊位置的异常、常合并肝形态学的改变,如肝右叶因先天发育或肝硬化萎缩体积明显缩小。④漂浮性胆囊。胆囊的支持膜松弛使胆囊呈游走状,多见于老年体瘦者,胆囊易发生扭转,甚至发生内疝,通过网膜孔（winslow foramen）疝入小网膜囊内。

迷走肝管或胆囊管与肝管的异常连接是可以遇到的正常变异,前者如肝右后叶肝管直接引流入胆总管,后者如胆囊管汇合于肝管（图 10-5）、胆囊管低位汇合于胆总管下段（图 10-6）。这种变异使胆管在行胆囊腹腔镜或胆囊手术切除时极易被损伤。MRCP 识别这种变异,可明显降低术中胆管损伤的概率。

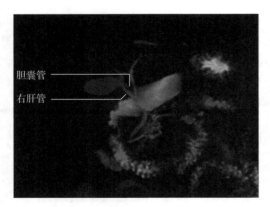

图 10-5 胆囊管汇合于肝管（MRCP 见胆囊管汇入右肝管）

先天性胆管闭塞可涉及胆管的任何部分或涉及所有的胆管,闭塞可为部分性或完全性,临床上患儿于出生时或出生后 3 周内即出现严重的阻塞

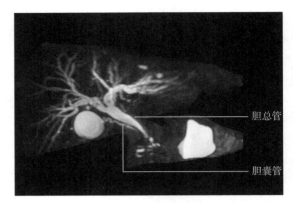

图 10-6 胆囊管低位汇合于胆总管（MRCP 见胆囊管汇入胆总管下段）

性黄疸。不论有无黄疸,患儿的大便于出生时即呈白色或灰白色。如果不经治疗,患儿于几周内即死亡。

10.3 胆道恶性肿瘤

胆道恶性肿瘤可分别发生于胆囊、肝内外胆管或壶腹部,胆囊癌的发病率一般高于胆管癌,胆道的其他恶性肿瘤如肉瘤、转移性肿瘤、淋巴瘤、恶性组织细胞病等均罕见。

10.3.1 胆管癌

（1）概述

胆管癌的发生率居胆道恶性肿瘤的第二位。与胆囊癌相反,胆管癌以男性多见,男女之比为 2~2.5:1,好发年龄在 50~70 岁。病因不明,可能与慢性溃疡性结肠炎、原发性硬化性胆管炎、Caroli 病、胆总管囊肿、肝胆管结石有关。

（2）病理

大体病理分 3 型,即结节型、浸润型和乳头型,以浸润型多见。浸润型致胆管壁增厚且僵硬,常累及整个胆管壁,使管腔狭窄,黏膜呈灰白色致密,结构模糊,并伴有大量纤维组织增生；结节型向腔内生长,形成硬质结节,直径小于 2 cm；乳头型可长成灰白色质脆的乳头状肿块,早期即可阻塞管腔。胆管癌根据发生的部位分为 4 型：①周围型,肿瘤位于肝内较小的胆管,又称肝内胆管细胞癌;②肝门型,肿瘤位于肝门附近较大的肝管;③肝外胆管型,即胆总管癌;④壶腹型,肿瘤位于胆总管下端近壶腹区。其中肝门型最常见,占50%～70%,Klatskin 于 1965 年首先描述,因此又名 Klatskin 瘤,是临床上高位梗阻性黄疸的主要原因。

（3）临床表现

胆管癌起病隐匿,发病的早期主要表现为右上腹或上腹部的不适。随病情的进展,患者出现黄疸,大部分患者的黄疸呈进行性加重,个别患者可呈间歇型,这类患者有时反而延误诊断和治疗。

（4）MRI 表现

主要表现为不同程度和范围的胆管扩张,胆管壁的增厚和/或肿块。肿瘤由于生长缓慢,瘤体往往较小,分化较好的或乳头型者,有时可见大小不一的肿块位于梗阻区。浸润型胆管癌以胆管壁增厚和狭窄为主要表现,肿块往往不明显,如见肿块则多伴肝脏受累。胆管癌在 T_1WI 上多表现为低信号或等信号,T_2WI 表现为稍高信号,动态增强扫描,少部分病例表现为动脉期早期肿瘤不规则中等程度强化,多数表现为门静脉期和延迟期强化。胆管癌延迟期趋向于持续强化,可能与对比剂滞留于肿瘤丰富密集的纤维间质有关,较多作者认为该征象是胆管癌的特点。因此,动态增强在胆管癌的诊断和鉴别诊断上有较大的帮助。对于无肿块病例,胆管壁增强是建立胆管癌诊断的早期依据,增强 MRI 优于 CT 和 US。扩张的胆管有时在 T_1WI 和 T_2WI 上均与血管信号对比不明显,增强扫描图像上两者可明确区分。MRCP可良好显示胆管扩张的程度和范围及梗阻的形态特点。胆管癌的胆管扩张多表现为中度和重度胆管扩张,扩张的胆管呈"软藤状",个别呈囊状,截断区呈残根状。

肝门型胆管癌或称近段胆管癌,是指原发于胆囊管开口以上,主要侵犯肝总管及其分叉部以上的左右肝管的胆管腺癌。从大体病理上,肝门型胆管癌可分为 4 种类型:①息肉样型;②结节型;③硬化型;④浸润型。胆管癌早期多位于胆管腔内生长,是影像学诊断的难点之一。过去PTC是肝门型胆管癌不可缺少的诊断方法,缺点

为有损伤性,有一定并发症。ERCP 在胆管癌造成梗阻性黄疸时,是一项有风险的检查方法,因可将细菌送至梗阻的胆管系统,诱发急性胆管炎,列为禁忌。

肝门型胆管癌由于肝门区胆管内径较小,左右肝管内径约 0.3 cm,肝总管内径约 0.4 cm,因此,早期即可造成胆管的完全梗阻,出现肝内胆管扩张和黄疸。肿块往往较小,常规 MRI 虽可显示,但不及增强扫描。一侧的肝门型胆管癌除了以上表现外,较有特征的征象是同侧的胆管明显扩张和肝叶的萎缩。胆囊常常缩小,如果增大,则提示肿瘤累及胆囊管或肿大的淋巴结压迫胆囊管。值得注意的是,一侧的肝叶萎缩在胆管结石合并反复的慢性炎症时也常有出现。肝门型胆管癌患者,常常在早期就发生肝门结构侵犯,如肝门区血管、肝脏及局部和远处淋巴结转移。近年来高分辨率 MRI 的出现,使得 MRI 在评价胆管癌周围侵犯方面的临床应用价值逐渐展示出来。

肝门型胆管癌,MRI 检查均可发现肝内胆管不同程度的扩张,扩张的胆管呈"软藤状",个别呈囊状,截断处呈残根状。大多数病例可见肝门不规则、边界不清的病灶。与周围肝实质比较,平扫 T_1WI 呈略低信号、T_2WI 呈稍高信号的结节形或不规则形肿块;动态增强多数于门静脉期及延迟期强化。胆管癌延迟期趋于持续强化,可能与肿瘤内丰富的纤维间质成分有关（图 10 - 7）。

胆总管癌主要为胆管内壁浸润性生长,胆管壁增厚造成胆总管不规则狭窄或完全梗阻,动态增强扫描增厚的胆管壁可强化,可与其他原因（如胆总管结石）造成的胆管梗阻相鉴别。MRCP 可显示肝内、外胆管扩张,以及狭窄段或梗阻端胆管的形态,胆总管癌所致胆道梗阻肝内、外胆管多成比例扩张,梗阻端呈突然截断或不规则狭窄,对鉴别诊断也有一定的帮助（图 10 - 8）。

壶腹型胆管癌是壶腹周围癌中最少见的一种,50% 呈乳头状,大多数分化良好,半数扩散至胰腺、十二指肠及局部淋巴结,可造成胆总管和胰管扩张。MRCP 和动态增强均能发现这一征象,动态增强扫描部分可发现扩张胆管腔内乳头状强化肿块（图 10 - 9）。

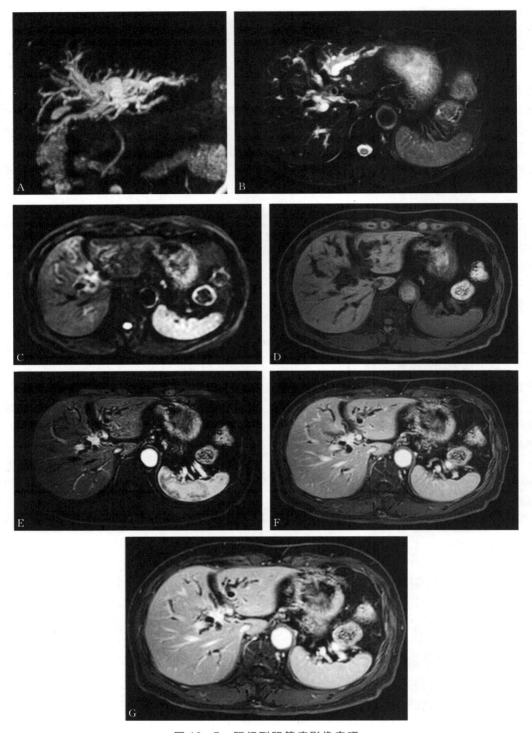

图 10-7 肝门型胆管癌影像表现

注：MRCP(A)显示肝门区肝管显示不清伴肝内胆管"软藤状"扩张，胆总管纤细；横断面(B)T₂WI肝门区等高信号，DWI(C)稍高信号，T₁WI等低信号(D)，增强后动脉期(E)有所强化，门静脉期(F)及延迟期(G)进行性强化，同时见其上方肝内胆管扩张。

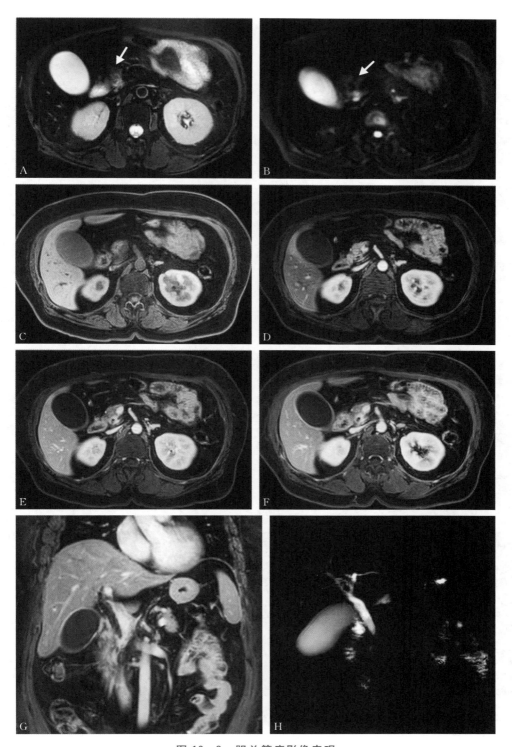

图 10 - 8　胆总管癌影像表现

注:胆总管下端见小团片状异常信号,平扫横断面(A)T₂WI呈稍高信号,DWI稍高信号(B),T₁WI等低信号(C),增强后动脉期病灶轻度强化(D),门静脉期(E)及延迟期(F)不规则增厚胆总管管壁进行性明显强化,同时见胆总管上段轻度扩张(MRCP)(H)。

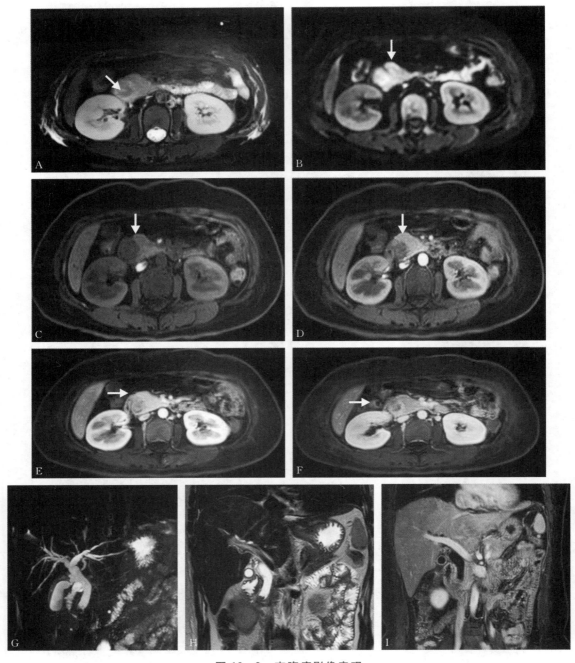

图 10 - 9　壶腹癌影像表现

注：胆总管下端管腔内见小团片状异常信号，平扫横断面 T_2WI 呈稍高信号（A），DWI 稍高信号（B），T_1WI 等低信号（C），增强后动脉期病灶轻度强化（D），门静脉期（E）及延迟期（F）不均匀强化，十二指肠管壁受累，同时见胆总管上段轻度扩张（MRCP）（G）。

总之，MRI 结合 MRCP 除了在胆管癌的诊断方面有重要作用外，对不能手术的患者制订姑息手术的方案也有很大帮助。与 PTC 或 ERCP 相比，MRI 有以下优点：3D 图像提供详细的胆道树解剖图像，对肝内多发狭窄的胆管显示特别有效；肝门结构复杂，对行胆道手术肝肠吻合的患者，显示梗阻的部位和与周围实质的关系，帮助制订非手术的引流方案有独特作用。

（5）诊断要点

当黄疸患者 MRI 表现为不同程度和范围的胆管扩张，胆管壁不规则增厚、胆管内发现结节或乳头状肿块时，需要考虑胆管癌的可能。

（6）鉴别诊断

浸润性胆管癌主要沿胆管内壁浸润性生长，胆管壁增厚导致胆管不规则狭窄或梗阻；乳头状或结节型生长的胆管癌表现为胆管腔内肿物，胆管截断征。动态增强均呈门静脉期或延迟期强化，可与胆管结石等其他原因造成的胆管梗阻相鉴别。MRCP 可显示肝内外胆管扩张、狭窄及梗阻端的形态，胆管癌所致的肝内外胆管多呈比例扩张，呈"软藤状"，梗阻端呈截断状或不规则状，与胆管炎的僵硬扩张及多发阶段性狭窄有所不同，有助于鉴别诊断。

10.3.2 胆囊癌

（1）概述

胆囊癌是胆道系统最常见的恶性肿瘤。86% 发生在 50～80 岁，女性发病明显多于男性，男女之比为 1∶3。其病因不明，一般认为胆囊癌的发生与胆囊结石及所伴发的慢性炎症有关。

（2）病理

病理上胆囊癌多发生在胆囊的颈部和底部。组织学类型以腺癌最常见，占 70%～90%，鳞癌和其他类型的恶性肿瘤非常少见。腺癌根据肿瘤的生长方式又可分为浸润型、乳头型和混合型，其中以浸润型较多见。早期多表现为胆囊壁局限性不规则增厚，晚期可使胆囊腔完全闭塞。乳头状腺癌约占 20%，肿瘤向腔内生长，形成菜花样肿物。

（3）临床表现

胆囊癌早期的临床症状无特异性，多系伴发的结石引起的上腹不适等。后期有进行性消瘦、右上腹痛，甚至黄疸，少数患者可扪及右上腹肿块。总之，临床无特异性表现，肿瘤转移出现早，预后差。

（4）MRI 表现

胆囊癌的表现根据其形态改变分 3 种类型：厚壁型、腔内型和肿块型。厚壁型者囊壁的增厚多为局限性不规则性，少数可表现为胆囊壁的均匀增厚，与炎性胆囊壁增厚改变难以或不能区别，但胆囊壁厚度超过 1 cm 者，高度提示胆囊癌可能。腔内型主要表现为突向腔内的肿块，可以有较宽的不规则的基底或呈草莓样改变。肿块型表现为胆囊区的不规则肿块，胆囊的基本形态往往消失，晚期胆囊癌病例多呈这种表现。因胆囊腔明显缩小变形，甚至完全被肿块填塞，尤其是邻近肝脏受侵犯时，和肝癌侵犯胆囊不易区分。另外在动态增强图上，两者的增强类型对鉴别诊断有一定帮助。其他表现有肝门淋巴结肿大压迫胆管或胆管侵犯造成肝内胆管的扩张，邻近肝脏的侵犯和肝内的转移灶。周围其他脏器如胃窦、十二指肠、胰腺和结肠也可受侵犯。胆囊癌病灶在 T_1WI 多表现为稍低或等信号，T_2WI 表现为稍高信号，胆囊癌强化较明显，且持续时间较长，与典型的肝细胞癌"速升速降"型强化有别。增强后胆囊壁的局部不规则增厚和壁结节的显示往往较平扫更明显，病灶局部黏膜层破坏，理论上不会出现急性胆囊炎（图 10－10）。

（5）诊断要点

胆囊壁增厚，黏膜层破坏，增强后明显持续强化，侵犯周围组织脏器，提示胆囊癌诊断。

（6）鉴别诊断

厚壁型主要与慢性胆囊炎鉴别，后者胆囊壁均匀增厚，腔内面光滑，增强检查黏膜线无中断；此外尚需与胆囊腺肌症鉴别，后者胆囊壁内小囊样结构为其特征；结节型需与胆囊息肉和乳头状腺瘤相鉴别，结节＞1 cm 者应多考虑恶变；肿块型需与原发性肝细胞癌相鉴别，胆囊癌合并胆管扩张的发生率高于肝癌，且胆囊癌呈持续强化，而肝癌呈"快进快出"的强化特点，易形成门静脉瘤栓，同时临床上 AFP 升高及肝炎、肝硬化病史也

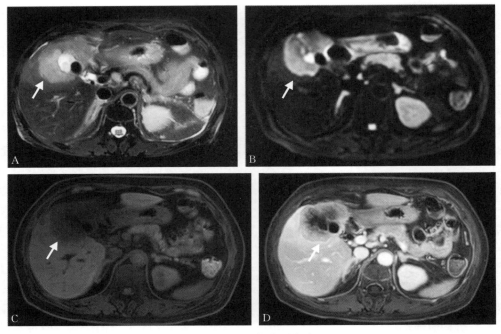

图 10－10　胆囊癌影像表现

注：T_2WI（A）见胆囊壁不规则增厚，呈等高信号，并与周围肝组织分界不清；胆囊腔内可见结节状低信号充盈缺损（胆囊结石）；DWI（B）病变实性区域呈高信号；T_1WI平扫（C）呈等低信号，增强后延迟期（D）持续较明显不均匀强化，胆囊黏膜面破坏。

有助于两者的鉴别诊断。

10.4　胆道良性肿瘤和肿瘤样病变

10.4.1　胆总管囊肿

（1）概述

胆管的囊肿传统称为胆总管囊肿，实际上为胆管的囊状扩张。本病病因尚不明确，可能有以下几种，如胆总管下端阻塞和其上部管壁的先天性薄弱，有人认为本病系胆总管和胰腺管连接部不正常，导致胰液倒流入胆总管引起慢性炎症所致。成年人胆管囊肿易恶变或合并其他消化道肿瘤。胆管囊肿引流术后发生胆管癌的可能性明显增加。胆管囊肿恶变为胆管癌的病因尚不明确，文献报道囊肿恶变与囊肿壁反复的炎症、溃疡和胰胆管系统汇合畸形使胰液易于向胆管反流致胆管上皮破坏、化生有关，也有学者认为与胆管囊肿内结石，炎症反复刺激有关。肿瘤以腺癌多见

（90％），少数为不定型癌、鳞癌和腺棘皮癌。

（2）病理

胆管囊肿可发生于胆管系统的任何部位，以单发为主，也可多发，形态、范围和大小各异。胆总管扩张可涉及胆总管的一部分或全部，囊壁可厚 2～4 mm，由纤维组织构成，一般无上皮层。本病根据囊肿的位置和形态分为 5 型：Ⅰ 型（80％～90％），胆总管呈囊状、纺锤状或柱状；Ⅱ 型（2％），胆总管的单发憩室；Ⅲ 型（1.4％～5％），十二指肠壁内段胆总管呈囊状膨出；Ⅳ 型（19％），多发胆管囊肿，位于肝内和肝外，或肝外多发；Ⅴ 型，又称 Caroli 病，为肝内胆管多发囊状扩张。

（3）临床表现

胆总管囊肿多见于女性，男女之比为 1∶3～1∶4。在年龄分布上多见于婴幼儿，占本病的50％～80％。早期婴幼儿表现为阻塞性黄疸。在儿童及青少年中往往出现下述 3 种较典型的症状和体征：①右上腹部肿块。巨大者可占据右腹大部，肿块张力高的有囊性感，固定不能活动。

②腹痛。轻者为阵发性较缓和的腹痛,重者呈剧烈胆绞痛,腹痛是继发感染的表现,因而临床上常有发热。③黄疸。严重程度与胆道梗阻程度有关。以上 3 个症状的发生多呈间歇性,可以同时存在,亦可单独出现。部分患者症状不明显,仅于体检时偶尔发现。长期反复发作者最后并发胆汁性肝硬化伴贫血、脾大、食管静脉曲张。

(4) MRI 表现

MRI 可清楚显示肝内、外管的解剖结构和囊肿形态。扩张的胆管可呈囊状、柱状或憩室状、边缘清晰。由于其内含胆汁,在 T_1WI 上呈低信号,在 T_2WI 上呈高信号,部分病例其内胆汁淤积,呈泥样改变,或合并结石,在 T_2WI 上呈不均匀的混杂信号或在高信号的背景中见多个低信号的充盈缺损。而沉积的少量胆泥则表现为新月形充盈缺损,即"新月征"。冠、矢状位扫描有利于囊肿与胆管树的解剖关系,特别是 MRCP 能反映胆管树的全貌,准确地对胆管囊肿进行分型,比 CT、ERCP 提供更多的信息,而且无损伤,不需对比剂,已成为先天性胆管扩张的首选检查方法。Ⅰ型表现为肝门区液性(囊性)信号占位,信号均匀,边缘光滑,壁薄。肝内胆管不扩张或仅轻度扩张。扩张的肝内胆管呈球状或梭状,即外周几乎不扩张,明显不同于梗阻性黄疸所致肝内胆管扩张形式,胆总管高度扩张,直径可达 16 cm 或以上,压迫邻近组织器官,如胰腺、胃和胆囊等,胆管囊肿须与肝囊肿、胰腺假性囊肿、肾囊肿及肾上腺囊肿等鉴别。Ⅱ、Ⅲ型胆总管的表现各异,但多表现为肝外胆管的囊状或梭状扩张,肝内胆管轻度扩张或不扩张,Ⅲ型者,囊肿较大时表现为囊性肿块突入十二指肠肠腔内或壶腹部囊肿呈海蜇头样,与胆总管相邻近,肝内胆管和胆总管不扩张。Ⅳ型表现为肝内胆管和胆总管囊样扩张。Ⅴ型,即 Caroli 病是肝内胆管的节段性扩张,特点是扩张的肝内胆管沿胆管树分布,胆总管和左右肝管正常。多发囊肿之间为正常胆管相连,这种不成比例的扩张与正常胆管相间的特点是与阻塞性胆道扩张鉴别的要点(图 10-11)。

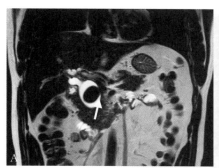
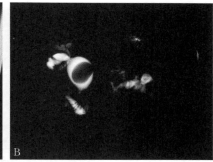
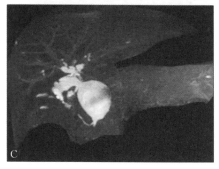

图 10-11　胆总管囊肿影像表现

注:(A)T_2WI 见胆总管囊状扩张伴腔内低信号充盈缺损(结石);(B)2D MRCP 显示胆总管囊状扩张伴腔内低信号充盈缺损(胆囊结石),相邻肝管轻度扩张;(C)3D MRCP 显示胆总管囊状扩张伴相邻肝管轻度扩张,腔内低信号充盈缺损影显示欠佳。

（5）诊断要点

胆管单发或多发性，边界清楚、内部信号均匀的囊状病变。增强扫描无明显强化。

（6）鉴别诊断

目前认为 MRI 结合 MRCP 可基本诊断胆总管囊肿。有时胆管囊肿需要和胰腺头部的假性囊肿和胰腺的囊腺癌、淋巴管瘤鉴别。3D－MRCP 可以多平面、多角度重建显示胆道与囊性病灶的关系，并且行 MRI 检查都要注意观察胆道、胆囊、胰腺有无异常，不局限于胆管囊肿的诊断，并建议在胆道系统范围内采用薄层动态增强或三期扫描，甚至多期扫描技术，将有利于鉴别诊断。由于成人的胆管囊肿并发胆道系统肿瘤的可能性较高，成人的胆总管囊肿发现局部胆总管壁增厚，或形成软组织肿块要高度怀疑合并胆管癌。

10.4.2　胆道内黏液乳头状瘤

（1）概述

胆管导管内乳头状黏液瘤（intraductal papillary mucinous neoplasm of the bile tract，BT－IPMN）是一种黏液高分泌性的胆管乳头状瘤病，临床较为罕见。本病中年患者多见，平均年龄约 61 岁，男女发病比例约 2∶1。

（2）病理

病变可以发生于胆道系统的任何位置，肉眼见胆管内膜上多发性乳头状或息肉状突起，有蒂或无蒂，灰白色，质脆易碎。具有两个特征性改变：①胆管内可见较多的胶冻状黏液。②大量叶状乳头状突起，由围绕长纤维血管茎的柱状黏液上皮细胞组成，沿肝内、外胆管长轴匍匐生长并突入管腔。病灶常多发，易恶变通，常认为呈低度恶性潜能，是癌前病变的一种。

（3）临床表现

本病临床表现无特异性，主要表现为黄疸、上腹部疼痛，可伴有发热，黄疸以间歇性黄疸多见，可能与肿瘤组织的脱落，坏死组织及分泌的胶冻状黏液部分间歇性阻塞胆管有关。

（4）MRI 表现

扩张的胆管内乳头状充盈缺损影，在 T_1WI 呈等或稍低信号，T_2WI 呈等高信号，肿瘤与胆管

壁相连或见两者间液性间隙。DWI 显示为高信号。增强扫描，胆管内病变呈轻度不均匀强化，胆管壁强化稍明显。MRCP 的重建，可以看到等高信号病变呈弥漫性生长方式充满胆管系统，同时胆管壁可见，有作者称之为树枝状生长，并认为此为本病的特征性表现（图 10－12）。

（5）诊断要点

全胆道系统扩张，胆总管下段无明确占位或结石堵塞，扩张胆管内出现乳头状结节影或条状生长肿块影，DWI 上呈乳头状及条状高信号，增强扫描肿块呈轻度强化时需考虑到 BT－IPMN 的可能。

（6）鉴别诊断

主要需与胆管细胞癌、胆管囊腺瘤/囊腺癌进行鉴别。胆管癌可见结节状肿块，胆管节段性梗阻伴远段胆管扩张；可合并病灶所在肝叶萎缩、门静脉侵犯和局部淋巴结转移，增强后病灶呈进行性强化。胆管囊腺瘤/囊腺癌呈囊实性，囊壁不规则，有壁结节及分隔影，病变不与胆管相通，很少造成病变区域胆管扩张，部分囊腺癌也可分泌黏液，但黏液局限于肿瘤不进入胆管。

10.4.3　胆囊息肉样病变

（1）概述

胆囊息肉样病变（polypoid lesions of gallbladder，PLG）是指胆囊壁向腔内呈息肉状突起的一类影像学表现相似的病变，分为非肿瘤性息肉和肿瘤性息肉。包括 20 余种疾病，既有息肉型早期胆囊癌、具有癌变可能的胆囊腺瘤及胆囊血管瘤、脂肪瘤、纤维瘤等真性肿瘤，也有未见恶变倾向却为数众多的胆固醇性息肉及胆囊腺肌瘤、炎性息肉、腺瘤样增生、胰腺异位结节等假性肿瘤。

（2）病理

胆固醇性息肉是肝脏对胆固醇脂质代谢失调导致胆固醇大量沉积在胆囊壁固有层，形成隆起突入胆囊腔且上覆正常的黏膜上皮。炎性息肉为炎症直接刺激所引起的肉芽肿，分为无上皮和有上皮成分，质中等，单发或多发，直径约 5 mm。腺瘤为胆囊黏膜上皮成分增殖形成的肿块，多为单

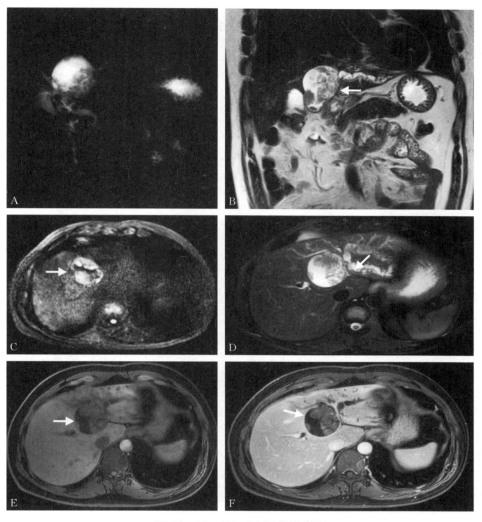

图 10 - 12 BT - IPMN 影像表现

注:(A)2D - MRCP 见肝门区囊状液性信号状,其内见乳头状充盈缺损影。(B、D)T$_2$WI 肝门区囊状液性信号状,其内见乳头状等高信号灶;(C)DWI 乳头灶呈高信号;(E)T$_1$WI 平扫呈等低信号,增强后轻度不均匀强化(F),肿瘤与胆管壁相连,呈弥漫性生长方式充满胆管系统,树枝状生长,肝左叶肝内胆管轻度扩张。

发,有蒂息肉,外形可呈乳头状或非乳头状,组织学分型可分为乳头状瘤、管状腺瘤和混合性腺瘤,其恶变率约为 30%,癌变概率与腺瘤大小呈正相关。

有学者认为,胆囊息肉样病变的发病与基因编辑及表达失衡有关。在正常人体胆细胞内也存在 KRAS 和 GRAS 两种基因,在正常情况下,这两种基因处于一种相对平衡状态,在机体抵抗力下降时,机体免疫细胞对上述两种基因的监控能力下降,再加上胆囊炎及胆固醇代谢异常等诱因,出现基因突变,使胆囊壁细胞发生一种异常增生现象,并向胆囊腔内生长赘生物,即为息肉样病变。

(3)临床表现

胆囊息肉样病变大多数为单发,少数为多发,可发生在胆囊的任何部位,部分病例同时伴有胆囊结石。多数学者认为,息肉样病变直径≥1 cm,患者年龄大于 60 岁,应怀疑恶变。位于胆囊颈部直径＜1 cm 的单发病变应高度怀疑是恶性。

临床症状主要有右上腹胀痛不适、恶心、消化不良、胆绞痛等。多数患者无明显临床不适，在体检时发现。

（4）MRI 表现

对于直径较小的胆囊息肉样病变，MRI 检出率很低，即使 US 发现胆囊息肉或小腺瘤，MRI 检查往往阴性，US 的检出率明显高于 MRI。但当病变较大时，MRI 表现为胆囊壁向腔内突起的结节影，T_1WI 和 T_2WI 呈等或稍高信号，DWI 信号增高，增强动脉期明显强化，门静脉期和延迟期延迟强化。同时增强 MRI 还可观察病灶与周围组织脏器的关系，腹膜后淋巴结变化等，为临床准确诊断和治疗决策的制订提供帮助（图 10‑13）。

（5）诊断要点

胆囊壁向腔内突起的结节影，T_1WI 和 T_2WI 呈等或稍高信号，DWI 信号增高，增强动脉期明显强化，门静脉期和延迟期延迟强化。

（6）鉴别诊断

胆囊腺瘤主要与胆囊息肉、胆囊结石、隆起型胆囊癌鉴别。胆囊息肉多为胆固醇息肉，其直径多＜1 cm，多发、窄基、常伴有细蒂，T_2WI 呈等信号。胆囊结石 T_2WI 多表现为低信号。腺瘤与早期胆囊癌较难鉴别：息肉样病变直径≥1 cm，无蒂、单发，分叶状，患者年龄大于 60 岁，应高度怀疑恶变。位于胆囊颈部直径＜1 cm 的单发病变应高度怀疑是恶性。

10.4.4 胆囊腺肌增生症

（1）概述

胆囊腺肌增生症（adenomyomatosis of the gallbladder，ADM）是一种非炎症性、非肿瘤性增生性胆囊疾病。由 Jutras 于 1960 年首先提出，被认为是一种退行性、增生性胆囊病变。目前其发病机制尚不明确，可能与植物神经紊乱、胆囊输出及胆囊管的起始部分痉挛致胆囊强烈收缩，胆囊炎反复发作及胚胎期胆囊化不全有关。

（2）病理

病理学表现为胆囊黏膜上皮及肌层增生，黏膜向增厚的肌层内突出或穿过肌层形成囊壁憩室罗‑阿窦（Rokitansky-Aschoff sinuses，RAS），RAS 与胆囊腔相通，内有胆汁淤积、胆固醇沉积或小结石形成，常伴肌层肥大。病理上病变直径约在 0.8 cm 以下，部分达 2 cm。根据病理 Ootani 分型法，可以分为：①弥漫型，胆囊壁弥漫性增厚；②节段型，体部或体、颈交界处胆囊壁增厚，使胆囊壁的一段出现环形狭窄；③局限型（基底型），最常见，为胆囊底部局限性增厚，呈帽状，常出现脐凹征。

（3）临床表现

胆囊腺肌增生症发病率为 2.8%～5%，女性多于男性，发病年龄以 50～60 岁多见。超过一半的患者伴有胆囊结石、胆囊炎，所以三者症状类似。一般病程较缓慢，无特异性临床症状，多数表现有反复发作的上腹胀痛或不适、恶心、呕吐，厌

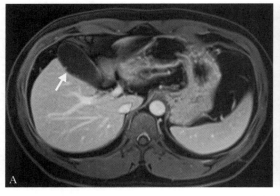
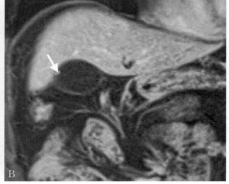

图 10‑13　胆囊息肉影像表现

注：胆囊壁见小结节轻度强化。

油腻食物,少数患者可以完全没有症状,体检时由 US 或 CT 检查发现。也有罕见案例报道以不明原因的发热为唯一症状。

(4) MRI 表现

在 T_2WI 上表现为局灶性或弥漫性增厚的胆囊壁及胆囊壁内点状或小囊状高信号,在 MRCP 上表现为胆囊壁内多个小圆形高信号,即所谓的"珍珠项链征"。增强扫描见病变处的黏膜层早期强化和浆膜层的延迟强化,多期增强可见强化范围不断扩大,反映了病理上的胆囊黏膜和肌层的增生肥大。此外强化的黏膜线连续完整及 RAS 的发现,是 ADM 诊断和鉴别诊断的重要特点。扩大的 RAS 在 T_2WI 上呈明显高信号,向腔外、壁内突出,动态增强扫描表现为强化的、增厚的胆囊壁内不强化的低或无信号灶(图 10 - 14)。

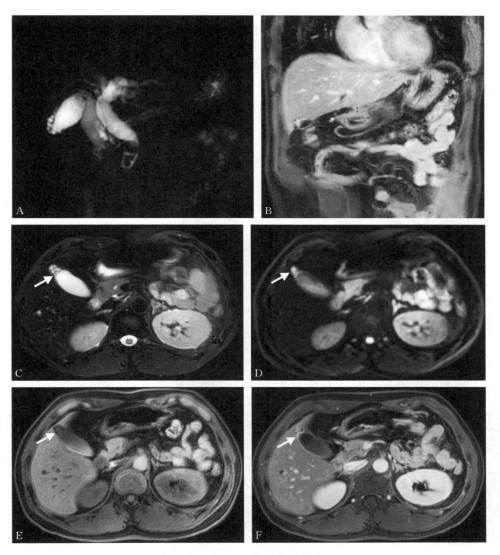

图 10 - 14　胆囊腺肌增生症影像表现

注:胆囊底部壁局部增厚,其内见 T_2WI(C)小结节状异常信号,MRCP(A)上表现为增厚胆囊壁内多个小圆形高信号,呈"珍珠项链征"表现;DWI(D)呈稍高信号;T_1WI(E)平扫呈等低信号灶,增强增厚胆囊壁多发环状强化(F)。

（5）诊断要点

局灶性或弥漫性胆囊壁增厚，胆囊壁内见点状或小囊状高信号 RAS，增强后黏膜线连续完整及不强化，考虑 ADM 可能。

（6）鉴别诊断

胆囊腺肌增生症需与胆囊炎、胆囊息肉、胆囊癌及黄色肉芽肿性胆囊炎等进行鉴别。①胆囊息肉。内膜面桑葚状或乳头状突起，直径多 < 10 mm，常有细蒂附着于胆囊黏膜上，增强扫描可有强化，其内无囊变 RAS。②早期胆囊癌。胆囊壁通常不规则，少见"小帽征"，黏膜面增厚、凹凸不平呈菜花状，病变与周围分界不清，增强扫描明显不均匀强化，其内未见囊状扩张的 RAS。③局限性黄色肉芽肿性胆囊炎。是急性胆囊炎症和梗阻的综合作用，RAS 被浓缩的胆汁堵塞致破裂，其内胆汁进入邻近组织，引起炎症反应。增厚的胆囊壁内见低密度结节，动脉期增强呈环形强化，胆囊外壁毛糙，易与胆囊周围组织粘连，少见"小帽征"。

10.5 胆道炎性病变

10.5.1 急性化脓性胆管炎

（1）概述

急性化脓性胆管炎（acute suppruative cholangitis，ASC）的病因主要是胆道的梗阻和感染。常见原因有胆管结石，其次是胆道蛔虫症、胆管狭窄、肿瘤和胰腺病变、胆道术后的胃肠道反流等。由上述原因导致胆道阻塞、胆汁淤积，继而引起细菌感染。最常见的感染途径为肠道细菌逆行进入胆道，而血行感染或经淋巴道感染者较少。

（2）临床表现

临床上多起病急骤，表现为右上腹剧烈疼痛、高热寒战，常伴恶心呕吐，多数有轻重不一的黄疸，但黄疸与病情的严重程度可不一致。梗阻多发生在胆总管下端，此时胆总管明显扩张，管壁增厚，管腔内充盈脓性胆汁，腔内压力增高。急性化脓性胆管炎病情凶险，严重者可出现感染性休克，危及生命。

（3）MRI 表现

主要表现有胆管扩张和胆管壁增厚。胆管扩张以肝内胆管扩张最为常见，可呈"剪枝征"，半数以上的患者可合并肝外胆管扩张。急性化脓性胆管炎的患者，胆管壁呈轻至中度增厚，增厚的胆管壁一般小于 4 mm。增强扫描胆管壁强化，持续时间较长。部分病例可合并肝内多发的脓肿形成，大小不一。50%～60% 的病例可见胆管内结石，在 T_2WI 上呈低信号。有研究发现在急性化脓性胆管炎的患者中，扩张胆管周围的肝组织内常有炎性水肿和炎症细胞浸润，DWI 序列可见胆管周围炎性改变肝组织呈高信号，增强检查病变区肝脏动脉期异常灌注（图 10-15），该征象对于 ASC 的诊断有一定辅助价值。MRCP 在了解梗阻的原因和狭窄的程度及范围方面可以提供有价值的信息；但 MRCP 无法准确评价胆管壁的增厚，需要结合腹部 MR 增强来协助诊断。

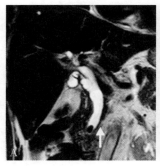
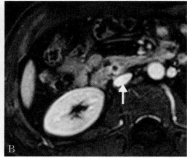
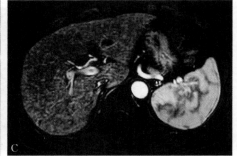

图 10-15 急性化脓性胆管炎影像表现

注：胆总管下段结石（A），胆总管下段管壁增厚，显著强化（B）。肝脏异常灌注改变（C）。

（4）诊断要点

ASC 诊断标准：①胆总管引流物为脓性胆汁；②发热体温超过 39℃；③休克；④神志改变，如表情淡漠、嗜睡、昏迷等；⑤胆汁细菌培养结果为阳性。符合第①项且伴有第②～⑤项中任何一项者即可确诊。MRI 发现胆管扩张、胆管壁增厚，且患者临床有高热、腹痛、黄疸的典型症状时，需高度怀疑急性胆管炎。

（5）鉴别诊断

由于紧急胆管减压或胆道引流手术对化脓性胆管炎治疗非常重要，有利于降低致死率，因而其与非化脓性胆管炎的鉴别在临床治疗方面非常重要。有研究提出，MRI 增强动脉期，化脓性胆管炎的肝脏异常灌注出现率大于非化脓性胆管炎。此外，化脓性胆管炎还需要与肿瘤性梗阻相鉴别，当病变胆管壁增厚均匀且范围较大，且增强后呈早期强化时，提示胆管炎可能。

10.5.2　原发性硬化性胆管炎

（1）概述

硬化性胆管炎分为原发性和继发性两种。原发性硬化性胆管炎（primary sclerosing cholangitis，PSC）又名狭窄性胆管炎，是一种以特发性肝内外胆管炎症和纤维化导致多灶性胆管狭窄为特征、慢性胆汁淤积病变为主要临床表现的自身免疫性肝病。继发性硬化性胆管炎往往是胆道损伤的结果，可见于胆道手术、胆道结石、感染、肝动脉内化疗等。PSC 可发病于任何年龄，发病年龄高峰约为 40 岁，且多数为男性患者，男女之比约为 2∶1，女性的诊断平均年龄约为 45 岁。在 PSC 和溃疡性结肠炎（ulcerative colitis，UC）同时存在的人群中，男性比例接近 60%～70%，疾病诊断年龄一般为 30～40 岁，而在不伴 UC 的患者中女性稍多于男性。

（2）病理

主要病理过程为肝脏和胆管进行性感染和纤维化，以肝内外胆管的慢性纤维化引起胆管狭窄和闭塞为特征。胆管纤维化呈节段性分布，狭窄与扩张交替出现；肝内小胆管典型改变为胆管周围纤维组织增生，呈同心圆性"洋葱皮样"纤维

化。胆管壁增厚，管腔明显变窄或闭塞，外径无明显增大。目前，肝活检对于诊断硬化性胆管并不是必需的，但对影像学检查阴性的患者仍有重要价值。

（3）临床表现

原发性硬化性胆管炎起病隐匿，临床表现个体差异较大，近半数患者确诊时无明显临床症状。随着疾病进展表现为慢性进行性阻塞性黄疸，后期可发生胆汁性肝硬化或门静脉高压等并发症。继发性硬化性胆管炎表现复杂，症状与原发病有关。

（4）MRI 表现

依据病变的部位和范围不同，影像表现各异。局灶或弥漫性胆管狭窄，其间胆管正常或继发性轻度扩张。局限在肝外胆管者，表现为低位胆管梗阻，狭窄处远端的胆总管影仍可显示，狭窄段胆管壁增厚，管腔不规则狭窄，增强扫描管壁明显强化。病变广泛的硬化性胆管炎表现为肝内外胆管节段性不连续的、散在分布的不规则扩张和狭窄，这种跳跃式的胆管扩张，反映了肝内胆管的多发性狭窄。典型者胆管树呈"串珠样"改变，狭窄区的胆管壁厚 3～4 mm。显著狭窄的胆管在 MRCP 上显影不佳，表现为胆管多处不连续或呈"虚线"状，病变较重时可出现狭窄段融合，小胆管闭塞导致肝内胆管分支减少，其余较大胆管狭窄、僵硬似"枯树枝"状，肝外胆管病变主要表现为胆管粗细不均，边缘毛糙欠光滑。除了 T_1WI 和 T_2WI 外，MRCP 三维图像显示胆管多发的狭窄和扩张更为直观（图 10-16）。

（5）诊断要点

实验室检查见胆汁淤积血清指标碱性磷酸酶（ALP）和 γ-谷氨酰转肽酶（GGT）升高。MRCP 显示肝外和/或肝内胆管局灶/弥漫性狭窄，呈"串珠样"改变，并除外其他因素引起胆汁淤积。

（6）鉴别诊断

主要是与恶性的胆管狭窄相鉴别，尤其是单节段、孤立性的胆管壁增厚和狭窄时尤其需要排除恶性狭窄的可能。狭窄段胆管壁在门静脉期相对肝实质明显强化、胆管壁增厚大于 3 mm 或狭窄段长度大于 12 mm，以及管腔的不规则或不对

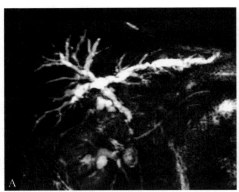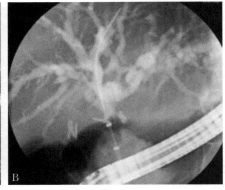

图 10 - 16　原发性硬化性胆管炎影像表现

注：MRCP(A) 和 ERCP(B) 均显示肝内胆管节段性狭窄伴扩张，呈"串珠"状改变。

称的狭窄，都提示恶性病变的可能。此外，硬化性胆管炎和感染性胆管炎的区别主要依靠临床表现，影像学上前者胆管壁的强化不及后者。而继发性硬化性胆管炎是一组临床特征与 PSC 相似，但病因明确的疾病。常见病因包括胆总管结石、胆道手术创伤、反复发作的化脓性胆管炎、肿瘤性疾病等。

10.5.3　IgG4 相关硬化性胆管炎

（1）概述

IgG4 相关硬化性胆管炎（immunoglobulin G4 related sclerosing cholangitis，IgG4 - SC）是以 IgG4 升高为特征的 IgG4 相关性全身疾病（IgG4-related systemic disease，IgG4 - RD）的一部分，继胰腺后，胆管是第二位最常受累的器官。IgG4 - SC 患者明显偏好 60 多岁的男性（平均发病年龄 63 岁），患者通常以梗阻性黄疸就诊，与其他 IgG4 - RD 患者相同，其血清 IgG4 通常升高。

（2）病理

IgG4 - SC 有着与 IgG4 - RD 相同的免疫组织病理特征，其特征是胆管壁密集、富有 IgG4 阳性浆细胞的淋巴细胞浸润、轮辐状间质纤维化及闭塞性脉管炎。

（3）临床表现

临床症状复杂多样，以梗阻性黄疸最为常见。大部分患者没有严重的腹痛。IgG4 - SC 的患者常合并其他 IgG4 相关的疾病，如高达 92% 的

IgG4 - SC 会有胰腺受累的相应表现，还常并发硬化性泪腺炎、硬化性腮腺炎、腹膜后纤维化等。

（4）MRI 表现

在 MRI 上表现为胆管壁弥漫性不均匀增厚，胆管系统狭窄但并不闭塞，胆管壁增厚与狭窄部位相对独立。由于胆管壁弥漫性增厚可能与胆管壁纤维化相关，因而胆管病灶在 T_2WI 上呈低信号（图 10 - 17）。

（5）诊断要点

符合以下 4 条标准时可诊断 IgG4 - SC。①胆管影像学表现。肝内和/或肝外胆管壁增厚、弥漫或节段性狭窄。②升高的血清 IgG4 水平（≥135 mg/dL）。③同时并存自身免疫性胰腺炎，IgG4 相关的泪腺、涎腺炎或腹膜后纤维化。④组织病理学特征性表现：标志性的淋巴或浆细胞的浸润及纤维化；IgG4 阳性的浆细胞浸润（每高倍视野中 IgG4 阳性浆细胞＞10 个）；轮辐状纤维化；闭塞性静脉炎。尽管血清 IgG4 是诊断 IgG4 - SC 的敏感标志，但不是诊断 IgG4 - SC 的金标准，其他器官的累及也是诊断 IgG4 - SC 的重要线索。但有些 IgG4 - SC 患者并没有明显的胰腺疾病，因此，不存在胰腺疾病时也不能排除 IgG4 - SC 的诊断。

（6）鉴别诊断

主要需与 PSC、胆管癌相鉴别。PSC 好发于青壮年男性，少有全身受累，影像特点为肝内外胆管多灶性、节段性狭窄及"串珠样""剪枝样""憩室

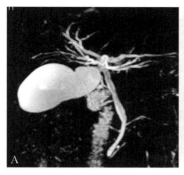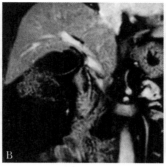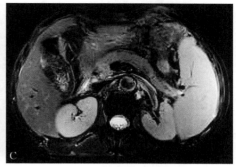

图 10－17　IgG4－SC 影像表现

注：肝内外胆管粗细不均，管壁增厚，延迟强化，胰腺周边线状 T_2WI 低信号，呈"腊肠样"改变，符合自身免疫性胰腺炎表现。

样"表现。80％PSC 伴有炎性肠病；IgG4－SC 好发于老年男性，常伴有其他 IgG4 相关疾病。而胆管癌所致胆管壁呈偏心性增厚，并于相应区域发生管腔狭窄甚至闭塞伴上方胆管显著扩张，部分患者还伴有肝脏及周围淋巴结转移；IgG4－SC 患者病变区胆管壁增厚部位与管腔狭窄部位相对独立，且管腔未见闭塞。

10.5.4　急性胆囊炎

（1）概述

急性胆囊炎是由胆囊管阻塞和细菌侵袭引起的胆囊炎症，分为结石性和非结石性。其中，结石嵌顿所致梗阻是主要原因，多发生于胆囊颈部。

（2）病理

急性胆囊炎病理表现分 3 种类型：①急性单纯性胆囊炎，主要表现为胆囊黏膜充血和水肿；②急性化脓性胆囊炎，胆囊壁内弥漫性白细胞浸润形成广泛蜂窝织炎，胆囊内充满大量脓液，浆膜面纤维渗出；③急性坏疽性胆囊炎，见于少数严重细菌感染、损伤及极度虚弱的患者，病理上表现为胆囊壁缺血、坏死、出血、甚至穿孔，引起胆汁性腹膜炎。如为产气细菌感染，则胆囊坏疽的同时，胆囊内和胆囊壁积气，为气肿性急性胆囊炎。

（3）临床表现

典型症状为右上腹痛，呈持续性、阵发性加剧，并向右肩背部放射，可伴有发热、畏寒、黄疸、恶心、呕吐等症状。早期多无黄疸，当继发胆管炎或炎症导致肝门淋巴结肿大时可出现黄疸。体格检查有右上腹压痛、肌紧张和 Murphy 征阳性。胆囊炎穿孔后则出现腹膜炎体征及相关全身症状，严重时可有感染性休克。

（4）MRI 表现

主要表现为胆囊腔增大、胆囊壁增厚和胆囊周围渗出和积液，部分患者可见胆囊结石和胆囊周围脓肿。胆囊结石在 T_2WI 和 MRCP 图像上表现为胆囊腔内低信号充盈缺损。胆囊壁增厚是主要的 MRI 表现，增厚的胆囊壁多较均匀，特别是腔内面较光整，浆膜面往往因为炎症反应和粘连可以不光整，境界不清。总之，在影像学上确定急性胆囊炎诊断的主要标准为胆囊增大和胆囊颈部结石，以及胆囊壁的增厚。胆囊壁的增厚可从轻度到重度不等。轻度增厚的标准不明确，在无结石发现的情况下，诊断难以确立。动态增强的 MRI 动脉期图像上，肝胆交界区的肝实质可见散在的一过性不规则强化，反映了邻近肝实质的炎性充血和局部肝动脉血流量增加，此表现被认为是急性胆囊炎最具特异性的征象之一。胆囊壁的强化也具有一定的特点，动脉期胆囊壁内层强化，随扫描时间的延长，增厚的胆囊壁全层逐渐出现强化。有作者认为这两个征象在胆囊急、慢性炎症及胆囊癌鉴别方面有重要价值。典型病例显著增厚的胆囊壁呈三层结构，内层（黏膜层）和外层（浆膜层）因充血而显著强化，中间层为水肿区，强

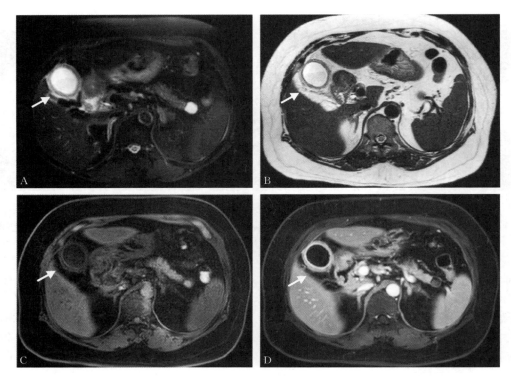

图 10 - 18　急性胆囊炎影像表现

注:胆囊增大,囊壁均匀增厚,增强后黏膜面光整、明显强化。$T_2WI(A)$见胆囊周围少许渗出积液。$T_1WI(B)$、T_2WI(C)胆囊腔内信号增高,并呈分层改变,(D)抑脂 T_1WI 腔内高信号被抑制,增强后无明显强化,考虑胆汁淤积改变。

化不明显呈 T_1WI 低信号。急性单纯性胆囊炎如临床症状典型,一般无须做 MRI 检查,而急性化脓性胆囊炎病情严重,并发症多,CT 和 MRI 不失为 US 之外的重要检查手段,可发现胆囊周围积脓和扩散,邻近肝脏脓肿形成,以及肝总管、胆总管周围因粘连水肿而受压,产生胆管梗阻扩张(图10 - 18)。

(5)诊断要点

急性胆囊炎的诊断一般不难,临床上突发右上腹痛的患者,伴有发热、畏寒、恶心、呕吐等症状,影像学上发现有胆囊结石及胆囊增大、胆囊壁增厚水肿、胆囊窝渗出积液、胆囊床邻近肝组织动脉期一过性异常灌注时,诊断即可确立。

(6)鉴别诊断

急性胆囊炎症状和影像学表现典型时,一般无须鉴别。当胆囊不大、周围渗出不明显时,则需要警惕其他疾病引起的右上腹痛,如胆总管结石、胰腺炎、高位阑尾炎等。

10.5.5　慢性胆囊炎

(1)概述

慢性胆囊炎(chronic cholecystitis,CC)可以是急性胆囊炎反复发作的结果,也可开始即为慢性,它往往和胆结石并存。病因一般认为是细菌感染、代谢失常和胆道不通畅。

(2)病理

主要病理表现为胆囊壁的增厚和纤维组织增生,黏膜萎缩。慢性胆囊炎常与周围结构致密粘连,胆囊壁增厚、纤维化、慢性炎症细胞浸润、肌纤维萎缩、胆囊功能丧失,可伴有胆囊萎缩、胆囊腔缩小或充满结石。

(3)临床表现

临床表现多样,可表现为慢性胆囊炎急性发作,或长期出现右上腹隐痛,部分患者表现为餐后上腹饱胀、嗳气,甚至部分患者始终无任何临床症状。

（4）MRI 表现

MRI 诊断慢性胆囊炎，其准确性是有限的，主要表现是胆囊结石、胆囊壁增厚和/或胆囊壁钙化。胆囊壁增厚是慢性胆囊炎的重要表现，但很少超过 4 mm，增厚的壁较均匀。MRI 显示胆囊壁钙化较 CT 灵敏度差，对细小的钙化不能显示，明显的胆囊壁钙化表现为胆囊壁的信号缺失。从理论上讲，慢性胆囊炎的形态不规则，体积缩小，由于胆囊大小和形态与胆囊的充盈程度有密切关系，因而该征象的价值非常有限。增强扫描增厚的胆囊壁中度强化，周围肝实质的改变无强化或程度较轻。慢性胆囊炎合并穿孔时，周围肝实质受炎症浸润，动态增强可表现为胆囊窝周围肝实质内不均匀强化，很难与胆囊癌相鉴别，但慢性胆囊炎增厚的胆囊壁的内壁多较光滑，有一定的鉴别诊断价值。总之，伴结石的慢性胆囊炎的诊断较容易，而非结石性慢性胆囊炎的诊断需慎重。需要注意的是，临床上除了急、慢性胆囊炎和胆囊癌可造成胆囊壁增厚外，其他原因也可造成胆囊壁的增厚，如急性肝炎、肝硬化腹腔积液、胰腺炎等。这些原因造成的胆囊壁增厚多呈一过性，增厚的胆囊壁均匀，往往合并胆囊窝积液。以上原因造成的胆囊壁增厚，常被误诊为急性胆囊炎，结合临床病史不难鉴别（图 10-19）。

（5）诊断要点

结石性慢性胆囊炎一般不难诊断，结合反复发作的右上腹痛病史，影像学检查发现胆囊结石及胆囊壁增厚，伴/不伴有胆囊萎缩。非结石性慢性胆囊炎诊断需谨慎。

（6）鉴别诊断

慢性胆囊炎需要与厚壁型胆囊癌相鉴别。鉴别要点是胆囊癌的胆囊内壁增厚通常凹凸不平，胆囊壁僵硬，增强扫描时胆囊内壁的黏膜线中断、破坏，且可伴有肝脏侵犯及区域淋巴结转移。

10.5.6　黄色肉芽肿性胆囊炎

（1）概述

黄色肉芽肿性胆囊炎（xanthogranulomatous cholecystitis，XGC）又名胆汁肉芽肿性胆囊炎、纤维化黄色肉芽肿性胆囊炎、胆囊蜡样色素肉芽肿

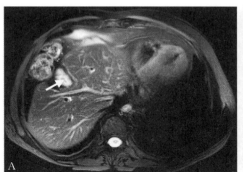
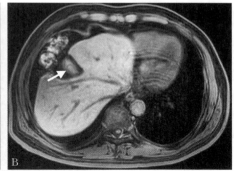
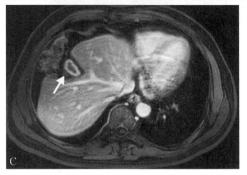

图 10-19　慢性胆囊炎影像表现

注：胆囊缩小，囊壁均匀增厚，增强扫描增厚的胆囊壁中度强化。

等,是以胆囊壁内黄色肉芽肿为特征的胆囊慢性炎症的一种少见类型,占胆囊炎性病变的0.7%～13.2%,是一种良性病变,但临床和影像学检查难以与恶性肿瘤相鉴别。好发于60～70岁,女性多于男性,80%的患者合并胆囊结石。

（2）病理

XGC的病因和发病机制目前尚未确定。多数学者认同的观点是:急性胆囊炎和胆囊结石所致梗阻导致胆囊黏膜溃疡、RAS破裂,胆汁渗入胆囊壁刺激T淋巴细胞发生免疫反应,胆汁被降解为胆固醇和脂质,经过巨噬细胞吞噬形成富含脂质的泡沫样细胞,最终形成黄色肉芽肿。大体病理胆囊壁增厚,切面呈黄色,镜下胆囊炎性区内大量的泡沫细胞聚集及纤维组织增生,形成多量大小不一的黄色结节为其特征。

（3）临床表现

XGC患者的临床症状和体征无特异性,常有慢性胆囊炎或胆囊结石病史,主要表现为反复发作的右上腹痛,类似普通的胆囊炎症。急性发作时可有恶心、呕吐、发热及白细胞计数升高等,部分患者可有肿瘤标志物升高,如CA199等。目前尚没有可靠的用于诊断XGC的实验室检查。

（4）MRI表现

XGC的影像学表现缺乏特征性,与其他类型的胆囊炎及胆囊癌不易区分。XGC最常见的表现是胆囊壁增厚,包括弥漫性增厚和局灶性增厚,以前者更多见。增厚的胆囊壁通常不均匀,壁内可见大小不一的黄色肉芽肿结节,结节在磁共振上多呈T_1WI等低信号/T_2WI稍高信号,当富含脂质成分时也可呈T_1WI高信号。增强扫描动脉期胆囊壁的黏膜层和浆膜层明显强化,中间肌层强化相对较弱,呈典型的“夹心饼干征”。由于XGC的病灶主要在囊壁内,因此胆囊的黏膜线通常连续、完整,在T_2WI上呈相对低信号,增强扫描显示为连续的线样强化;小部分病例因黏膜溃疡或黄色肉芽肿破坏了黏膜,此时黏膜线不完整。此外,邻近肝实质一过性的强化为XGC较常见的MRI征象;当病变穿破胆囊外壁直接侵犯肝脏时,可出现肝脓肿表现。在MRI中,XGC在同相位上的信号强度高于反相位,可能是由于泡沫细胞含有胆固醇,导致增厚的胆囊壁内脂肪含量增加,因此,在化学位移上,囊壁结节发现脂肪成分,可能提示XGC,没有明显的脂肪成分,也不能排除XGC。DWI呈稍高信号(图10-20)。

（5）诊断要点

单纯从影像学上诊断XGC并不可靠。胆囊壁弥漫性增厚、伴有壁内结节,胆囊黏膜线完整,邻近肝实质动脉期的一过性强化等是XGC相对特征性的表现。XGC的确诊主要依靠病理学检查,显微镜检出现泡沫细胞、成纤维细胞及炎症细胞是诊断的金标准。

（6）鉴别诊断

XGC最主要是要与胆囊癌进行鉴别,鉴别要点是黏膜线是否连续:XGC通常黏膜线连续,而胆囊癌黏膜线不连续、破坏、中断;此外是否存在区域淋巴结及肝脏和远处器官的转移也可作为鉴别诊断的参考依据。

10.6 胆石症

10.6.1 概述

胆石症又称胆结石,是指胆道系统包括胆囊或胆管内发生结石的疾病,按发病部位分为胆囊结石和胆管结石。胆管结石作为胆石症的一种,分为肝外胆管结石和肝内胆管结石。胆管的结石分为原发性和继发性两种,原发性者结石在胆管内形成,继发性者胆囊结石因为各种原因排至胆总管。

10.6.2 病理

胆结石是由不同成分的胆固醇、胆色素和钙盐所组成的。形成结石的原因尚不完全清楚,感染和胆汁滞积是两个重要因素。胆结石根据其不同的化学成分可以分为:①胆固醇结石;②胆色素结石;③胆固醇和胆色素混合结石;④含有钙盐的混合性结石;⑤滞积性结石。胆固醇结石多为单发,呈圆形,往往较大,剖面可见粗糙的胆固醇结晶体呈放射线状排列。胆色素结石常为多发,呈黑色,形如桑葚状颗粒,小而无一定的形态。

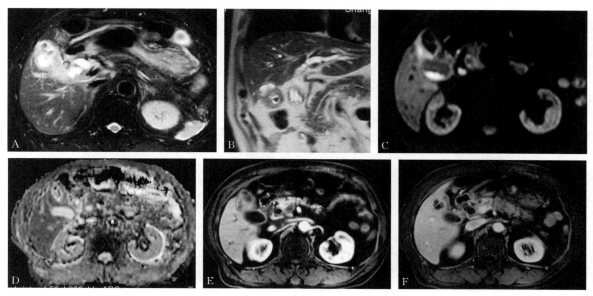

图 10-20　黄色肉芽肿性胆囊炎影像表现

注:(A)T₂WI 示胆囊壁不均匀增厚,腔内可见结石;(B)胆汁呈分层改变,下层为脓液成分,(C)DWI 呈高信号,(D) ADC 图呈低信号;增强动脉期明显强化(E),门静脉期分隔状持续强化(F)。

胆固醇和胆色素合并组成的结石,其中心为胆固醇,周围为成层的胆色素和胆固醇,可夹杂钙盐。滞积性结石可为单发或多发,多见于胆管内;这种结石大多是在胆囊内形成,然后移入胆管,但偶尔可在胆管本身产生,多伴有不同程度的胆管梗阻,它们的形态不一,大多是由胆色素和胆固醇组成,一般含钙盐很少。

10.6.3　临床表现

胆石症的临床表现取决于胆结石的部位,是否有移动或嵌顿,以及有无并发胆道梗阻和继发性感染等。胆绞痛和阻塞性黄疸是胆石症的两个较为特殊的临床表现。胆绞痛大多是由胆囊内的结石移动至胆囊管和胆总管内所引起的。局限于胆囊内的结石一般不产生绞痛。黄疸则多是由结石停留在胆总管或肝管内引起梗阻所致。胆绞痛可以缓解或反复发作。黄疸可为间歇性或可持久存在。此外,胆石症引起的其他症状与胆囊炎相同。如有胆囊坏疽穿孔则可产生腹膜炎表现。胆总管结石的典型临床表现为胆绞痛、发热、寒战和黄疸,即夏科(Charcot)征。但不典型的病例也不

少见,也有少数患者可完全无疼痛,仅感上腹不适,黄疸一般不深,并有波动的特点。但有些患者,黄疸为其唯一的临床表现。

10.6.4　MRI 表现

胆管结石的 MRI 特征性表现为在 T₁WI 和 T₂WI 上信号缺失区,圆形、椭圆形或不规则形,但少数结石可呈混杂信号,甚至高信号,这与结石成分有关。伴发的改变包括胆管扩张、局部胆管壁的增厚等。此外,胆管结石常合并胆囊结石、胆囊炎。MRCP 成像表现为胆道内圆形、椭圆形或多形性低或无信号充盈缺损,但液体成分较多的胆色素结石可伴有高信号,形成“靶征”,胆管梗阻断端多呈倒杯口状,少数呈平直状。MRI 诊断胆管结石应该综合多方面的信息分析,如横断面和重建前的原始图像,不能单凭三维的 MRCP 图像,因为图像重建过程中,胆汁的高信号往往掩盖细小的结石。

高场强 MRI,胆囊结石通常在 T₁WI 和 T₂WI 上均表现为信号缺失,呈低信号或无信号,部分情况下胆囊结石成分不同可能导致结石呈混杂信号

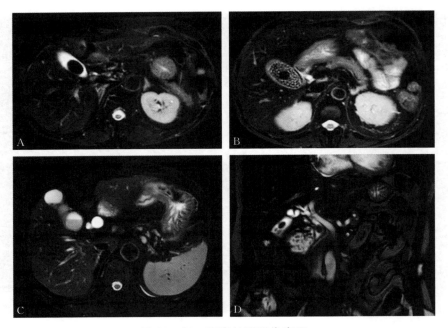

图 10-21 胆囊结石影像表现

注:(A~D)T$_2$WI横断面及冠状面显示不同形态胆囊结石。

或高信号。有个别的文献报道,胆囊结石在 T$_1$WI 上表现为明显的高信号。目前的研究认为,胆囊结石的信号改变除与结石中的脂质成分有关,也和结石中的大分子蛋白有密切关系。MRI 诊断胆囊结石的准确性较高。但在 T$_1$WI 上,无信号的结石与低信号的胆汁之间对比不明显,极易漏诊,仅混杂信号和高信号可以识别。在重 T$_2$WI 上,胆囊内容物为明显高信号、低信号或无信号的结石呈充盈缺损,易于显示。MRCP 能更好地显示胆囊结石的情况,特别是结合 2D 和 3D 成像及横断面 T$_2$WI 可有效提高诊断的准确率(图 10-21)。

10.6.5　诊断要点

患者 T$_2$WI 及 MRCP 成像表现为胆道或胆囊内圆形、椭圆形或多形性低或无信号充盈缺损,增强无明显强化,考虑胆石症可能。

10.6.6　鉴别诊断

鉴别诊断包括胆管内及胆囊的息肉、乳头状腺瘤及恶性肿瘤等。结合病史及 MR 增强检查有助于鉴别诊断。

10.7　米里齐综合征

10.7.1　概述

米里齐综合征(Mirizzi syndrome)作为胆石症的一种并发症,是胆囊颈部或胆囊管结石嵌顿压迫肝总管,使肝管狭窄梗阻,并发胆管炎、黄疸、肝功能损害的一组综合征。于 1948 年由阿根廷外科医生 Mirizzi 根据术中胆道造影表现首次提出。1989 年,Csendes 根据结石突入肝总管的程度,将 Mirizzi 综合征分为 4 型:Ⅰ型为结石仅压迫肝总管;Ⅱ型为胆囊胆管瘘形成,瘘管口径小于肝总管周径的 1/3;Ⅲ型为瘘管口径超过肝总管周径的 1/3;Ⅳ型为胆囊胆管瘘完全破坏了肝总管壁。其中以Ⅱ、Ⅲ型多见。2007 年,Beltran 和 Csendes 等提出第Ⅴ型:胆囊肠管瘘,伴或不伴胆石性肠梗阻。1997 年 Nagakawa 根据诊断与治疗特点提出最新的分类方法。Ⅰ型:胆囊颈部或胆囊管结石压迫肝总管;Ⅱ型:胆囊管与肝总管有融合;Ⅲ型:胆囊管结石压迫右肝管;Ⅳ型:胆囊管中无结石,由于胆囊三角炎症纤维化致胆管狭窄。Nagakawa分型比较适合影像学诊断。

10.7.2　病理

Mirizzi综合征临床症状产生的病理解剖基础是胆囊管较长且与肝总管并行,两者间隔一层纤维膜。嵌顿于胆囊管或胆囊颈的结石压迫肝总管导致狭窄、梗阻而继发胆管炎,或其压迫引起肝总管侧壁缺血坏死而形成胆囊胆管瘘。一般认为形成Mirizzi综合征有以下几个条件:①胆囊管比较长且与肝总管并行一段;②胆囊管或胆囊颈部有嵌顿的结石;③嵌顿结石压迫肝总管;④胆囊三角有炎症。胆囊管与肝总管融合及瘘的形成,其发生机制目前尚有争议,可能与以下因素有关:①胆囊三角处有严重的炎症浸润;②有纤维化和瘢痕形成过程;③胆囊收缩,胆囊内压力增高;④胆囊管与肝总管解剖结构异常;⑤胆总管管壁神经节神经元的数目减少,调节功能障碍。

10.7.3　临床表现

临床表现缺乏特异性,可表现为急性胆囊炎的症状和体征、梗阻性黄疸、胆绞痛、胆道炎等症状,结石长期嵌顿,临床症状反复发作,可使胆囊管和肝总管侧壁发生慢性局灶性溃疡、坏死,引起胆囊胆管瘘。

10.7.4　MRI表现

Mirizzi综合征MRI表现主要有:胆囊颈部结石,胆囊壁增厚,胆囊周围炎症;肝总管受压变窄,其上方胆管可有扩张,胆总管不扩张。MRCP能无创显示胆系和胰管解剖结构,并能清晰显示结石,能检查Mirizzi综合征所致肝内胆管扩张、邻近肝总管的胆囊管或胆囊颈部结石及胆管炎;MRCP再结合常规MRI的横断面T_2WI和T_1WI表现,可更好地显示胆系解剖与梗阻性病变,并进一步观察胆管周围组织的结构与解剖形态(图10-22)。

10.7.5　诊断要点

直接影像学检查有以下特点:①胆囊萎缩;②胆囊颈以上的肝管扩张;③肝管偏位,偏侧性充盈缺损、边缘光滑;④扩张的胆管突然变成结石以下正常的胆管。

10.7.6　鉴别诊断

一般而言,急性胆囊炎合并肝门水平的胆管梗阻,除外肿瘤、肝门淋巴结肿大压迫等,应考虑本病的诊断。

10.8　胆管损伤

10.8.1　概述

胆管损伤是指外伤或者腹部手术误伤引起的肝内、外胆管的损伤,分为外伤性和医源性胆管损伤两大类,后者占绝大多数。随着腹腔镜胆囊切除术的开展,胆道损伤明显增加。胆管损伤包括胆

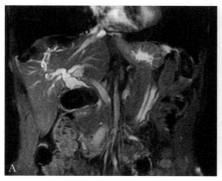
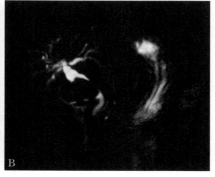

图10-22　Mirizzi综合征影像表现

注:T_2WI见胆囊管结石,部分嵌顿肝总管,导致胆道梗阻性扩张(A);2D MRCP显示胆囊管结石,部分嵌入肝总管,导致胆道梗阻性扩张(B)。

管狭窄、闭塞和胆漏。胆道出血是肝胆疾病的严重并发症，其病因很多，主要有肝内感染、肝内胆管结石、手术时的探查和肝损伤等。

10.8.2 临床表现

胆管损伤的临床表现取决于损伤的程度，狭窄的严重性和有无胆外漏。主要表现是胆瘘和/或梗阻性黄疸。患者在伤后或术后有大量胆汁从伤口流出，当胆汁流出减少后出现上腹部疼痛、发热和黄疸。也有在术后不久即出现逐渐加深的黄疸，伴随右上腹持续性疼痛和发热。

胆道出血在临床上多表现为不明原因的消化道出血。血液可通过开放的胆总管进入胆囊，胆管系统出血常合并胆道梗阻，引起胆管扩张、积血。

10.8.3 MRI 表现

MRI 可显示胆汁聚积的部位、范围和量的多少，鉴别单纯胆漏和合并出血，但不能显示胆漏的准确部位。MRCP 显示胆管树的同时，可以了解胆管狭窄或闭塞的部位，尤其是异位的肝内胆管，如肝右后叶胆管，阻塞后的该胆管与胆总管不连续，这时 ERCP 不能显示。残余胆囊结石及胆总管泥沙样结石者，可见 MR 信号略减低且不均匀。肝内及胆管感染 MRI 呈 T_1 低信号、T_2 高信号，DWI 高信号，增强环状明显强化（图 10-23）。

10.8.4 诊断要点

外伤或肝胆术后，患者胆道异常改变时，需考虑本病可能。

10.8.5 鉴别诊断

鉴别诊断包括十二指肠乳头旁憩室、胆囊癌、胆管肿瘤等，十二指肠乳头旁憩室表现为十二指肠降部乳头旁囊袋状呈 T_2 高信号，邻近胆总管受压。胆囊癌、胆管肿瘤可见软组织肿块及相应影像学表现。

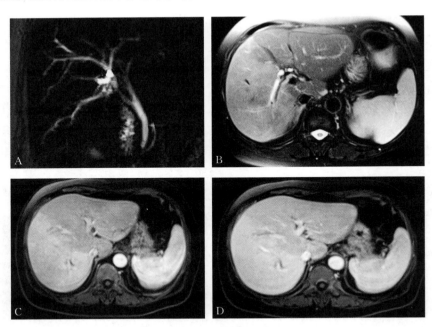

图 10-23 胆管损伤影像表现

注：胆囊术后。MRCP（A）示肝内胆管扩张，右后下段胆管局部狭窄。T_2WI（B）示肝脏形态肿大，肝右叶实质信号增高，增强动脉期（C）肝右叶肝实质显著强化，延迟期（D）持续强化。

（徐学勤　朱乃懿　朱　兰　朱晓雷）

参考文献

［1］ CATALANO OA，SAHANI DV，FORCIONE DG，et al. Biliary infections：spectrum of imaging findings and management［J］. Radiographics，2009，29（7）：2059 – 2080.

［2］ CHATTERJEE A，LOPES VENDRAMI C，NIKOLAIDIS P，et al. Uncommon intraluminal tumors of the gallbladder and biliary tract：spectrum of imaging appearances［J］. Radiographics，2019，39（2）：388 – 412.

［3］ JOO I，LEE JM. Imaging bile duct tumors：pathologic concepts，classification，and early tumor detection［J］. Abdom Imag，2013，38（6）：1334 – 1350.

［4］ KHOSHPOURI P，HABIBABADI RR，HAZHIR-KARZAR B，et al. Imaging features of primary sclerosing cholangitis：from diagnosis to liver transplant follow-up［J］. Radiographics，2019，39（7）：1938 – 1964.

［5］ ZULFIQAR M，CHATTERJEE D，YONEDA N，et al. Imaging features of premalignant biliary lesions and predisposing conditions with pathologic correlation［J］. Radiographics，2022，42（5）：1320 – 1337.

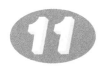 **胰腺 MRI 检查技术**

11.1 常用检查技术

随着 MR 扫描设备的不断更新换代,高性能梯度线圈和阵列线圈的应用,MR 新的扫描序列的开发和联合应用,如薄层动态增强屏气成像、单次激发快速自旋回波 T₂ 加权成像、脂肪抑制技术、512 矩阵的高分辨率成像及磁共振胰胆管成像技术等,改善了 MR 显示胰腺的效果,使得 MR 成像在胰腺疾病的检测中应用越来越多。相控阵线圈可以明显提高图像的信噪比。高性能梯度系统可使用更快速的 GRE 或 FSE 序列及 EPI 序列。

目前采用高性能梯度系统和相控阵线圈做胰腺疾病 MR 检查的比较常用的方法如下:①SSFSE (single shot fast spin echo,单次激发快速自旋回波) 或 HASTE 序列冠状面定位;②常规 T₂ 加权成像 (T₂ weighted imaging, T₂WI),FSE 序列和 SSFSE (HASTE) 序列(伴或不伴有脂肪抑制);③T₁ 加权成像 (T₁ weighted imaging, T₁WI),同反相位 GRE 序列;④冠状面和横断面 MRCP,SSFSE 或

HASTE 序列,用以观察胰管和囊性病灶;⑤3D 扰相 GRE 序列,脂肪抑制及动态增强,一般至少扫描 3 个时相(动脉期、门静脉期和延迟期)。

11.1.1 快速脉冲序列和脂肪抑制技术

传统的自旋回波(SE)序列由于扫描时间长,腹部影像易受心脏搏动、呼吸运动和胃肠蠕动等各种生理活动的干扰,图像伪影多。FSE 和 GRE 明显缩短了扫描时间,并可同时采用呼吸门控和屏气扫描技术,呼吸运动伪影大大减少,腹部图像质量明显提高。近年来,快速成像技术不断改进和完善,半数采集单次激发快速自旋回波(HASTE)、梯度恢复采集自旋回波(GRASE)序列及平面回波成像(EPI)等技术的应用日趋广泛。腹腔内的脂肪高信号严重影响了腹部 MR 断面图像的信噪比 (SNR) 和对比噪声比 (CNR),但脂肪抑制技术可以有效抑制脂肪信号;常规 T₁WI 和 T₂WI 检查均可选用脂肪抑制技术序列。

常规 SE 序列 T₁WI,胰腺相对于肝脏是等高信号或略高信号,胰腺与后腹膜脂肪之间有良好

的对比,但较难区别胰腺及其邻近的肠管。SE 序列脂肪抑制 T_1WI 上,正常胰腺组织因腺泡细胞内含有大量的水溶性蛋白质、丰富的内质网和高浓度的顺磁性锰离子而呈高信号,胰腺与周围结构之间信号对比明显,轮廓显示清晰,病灶与周围正常组织之间信号对比明显,显示清晰。近年来高矩阵 T_1WI 脂肪抑制梯度回波序列,如扰相梯度回波成像(SPGR)和快速小角度激发成像(FLASH)等,一次屏气可扫描整个胰腺,运动伪影得到明显控制。由于胰腺有丰富的淋巴回流、没有纤维包膜,胰腺癌易早期发生局部淋巴结和邻近组织的浸润和转移。在 T_1 加权脂肪抑制图像上,肿瘤浸润往往呈现邻近腹膜后脂肪内条状高信号改变。

平扫 T_2 加权像(T_2WI)多数采用脂肪抑制的快速自旋回波(FSE),FSE T_2WI 可以同时显示胰管和胰腺实质,但是胰腺边界显示模糊,与周围脂肪结构分界不清,与周围肠管亦难区别,在胰腺癌的诊断中作用有限。胰岛素瘤在 T_2WI 呈相对高信号,动态增强呈均匀强化或环状强化,表现较为特殊,可帮助检出较小的肿瘤。脂肪抑制 T_2WI 序列,肝实质显示清楚,易于肝内转移病灶的检出。重 T_2WI 对观察急性胰腺炎胰周渗出液有特别重要的意义。

弥散加权成像(DWI)应用在体部器官成像得以使诸多新技术相继得到开发,如并行采集技术(parallel acquisition technology,PAT)、光梭成像技术、部分 K 空间技术、三维容积内插快速扰相技术(西门子公司称为 volume interplated body examination,VIBE;飞利浦公司称为 T_1 high resolution isotropic volume exciation,THRIVE;GE 公司称为 liver acquisition with volume acceleration,LAVA)、心电门控技术(呼吸补偿技术、呼吸触发技术)、导航回波技术(navigator echo)、刀锋技术(Blade)或螺旋成像技术(propeller)等。

目前在腹部脏器,单次激发平面回波成像(single-short echo planar imaging,SE-EPI)序列已经在临床上得到广泛应用,可较好地冻结呼吸运动及其他生理运动、获得最佳 MRI;尽管 SE-EPI 序列基础上施加的弥散敏感梯度场可获得水分子 DWI 及 DTI(弥散张量)成像,但其无法控制组织内的血流运动对 DWI 的影响,导致 EPI-DWI 反映水分子热运动的 ADC 值受到组织血流灌注的污染;随着 b 值的增加,组织弥散所占权重加大,正常组织和病变组织之间的信号对比度增加,因此 b 值选择对 DWI 提高了对疾病诊断的灵敏度及特异度不容忽视;随着 b 值的增加回波时间(TE)相对延长,不可避免地导致组织信号衰减加剧,使影像信噪比(signal-to-noise ratio,SNR)降低,不利于对病灶的显示。近年来随着 MR 硬件及软件设备的不断更新换代,梯度磁场不断增大及切换率加快,尽管在施加高 b 值下,DWI 质量也得到显著提高,从而既不损失 DWI 的灵敏度,又使 SNR 得到很大提高,单指数模型 DWI 可以增加病灶检出的灵敏度。

实验研究证实,在高 b 值($b > 1000 \, s/mm^2$)范围内,脑活体水分子的信号衰减与快速弥散系数及慢速弥散系数有关,并分别对应细胞内、外的水分子,而低 b 值($b < 200 \, s/mm^2$)能把微灌注成分从扩散中分离出来。相比单指数模型,双指数模型也许可以更好地描述组织的信号衰减,反映组织的病理过程。此外,当 b 值超过 $1000 \, s/mm^2$ 时,组织中水分子的信号强度衰减不遵循单指数模型,而偏离直线衰减方式。有学者提出了新的生物学物理模型——拉伸指数模型(stretched exponential model),认为拉伸指数模型不但能更好地描述微环境区间内水分子运动的连续分布的扩散情况,还可以反映体素内的异质性。于是磁共振应用科学家假设了拉伸指数模型的多 b 值 DWI(multi-b value DWI)序列,但目前这些新的序列还处于临床应用前期研究阶段,并且需要专门的后处理软件,处理起来也很不方便,重复性有待提高。

11.1.2 增强 MRI 技术

由于快速脉冲序列的应用,成像速度明显加快,使得对比剂增强以后动态扫描成为可能,相比于平扫 MRI,动态增强 MRI 诊断胰腺病变的作用越来越受到重视。由于正常胰腺组织血供丰富,在动脉实质期明显强化,而胰腺肿瘤特别是乏血供的胰腺癌呈弱强化或轻度强化,使胰腺-肿瘤的对比信噪比(contrast to noise ration,CNR)明显提高,有助于小肿瘤的检出。动态增强扫描后能清晰显示胰周血管,结合多平面重建及血管三维重建,可用于评价肿瘤侵犯血管的情况。多时相增强扫描可提高肝内小转移灶的检出。动态增强对比剂多数使用 Gd-DTPA,通常经肘部浅静脉注射,为保证有足够长的时间在胰腺峰值强化时进行扫描,使用 2~3 mL/s 的速率比较合适,且可降低对比剂血管外渗的概率。胰腺的血流动力学特点不同于肝脏,必须综合考虑动态扫描序列的数据采集方式、对比剂剂量及注射速率、个体循环时间的差异等多种因素,才能取得高质量的 MRI 动态增强效果。正常胰腺血供非常丰富,动态增强动脉期明显强化,直到门静脉期仍维持较高水平,3 分钟后胰腺信号降低。胰腺癌在 T_1 加权脂肪抑制图像呈低信号而正常胰腺组织呈高信号。MR 动态增强成像对于胰腺癌的诊断和术前分期有较为重要的意义。脂肪抑制的动态增强 MRA 三维成像可以很好地显示局部的血管解剖改变及邻近血管受侵犯,如肿瘤包绕血管或血管阻塞、中断。

胰腺 MR 新型对比剂主要有胰腺组织靶向性及受体对比剂,如 Mn-DPDP(二磷酸吡哆醛锰)和磁标记胰泌素等。Mn-DPDP 是一种细胞特异性 MR 对比剂,Mn-DPDP 注入体内后分布在腺体器官,Mn 在体内很快为肝脏等组织器官吸收,大部分经胆道随粪便排泄。由于 Mn-DPDP 主要缩短组织的 T_1 弛豫时间,含 Mn-DPDP 的组织 T_1WI 呈明显高信号,对 T_2 弛豫时间影响甚微,因此临床研究均采用 SE T_1WI 和 GRE T_1WI 序列。就 CNR 而言,一般认为 GRE T_1WI 优于 SE T_1WI,而且,GRE T_1WI 上正常肝脏、胰腺组织的强化峰值要明显高于 SE T_1WI。但 SE T_2WI 是显示肝内病灶的最佳序列,增强前做 SE T_2WI 序列,以免遗漏病灶。

有关胰腺肿瘤 Mn-DPDP 研究的报道很少,因此,胰腺癌和胰腺内分泌肿瘤是否明显强化尚无定论。但是,因导管梗阻可致肿瘤"上游"正常胰腺细胞功能损害及继发性胰腺炎,其强化程度常低于肿瘤"下游"的正常胰腺组织。绝大多数肝

脏转移性肿瘤因不摄取 Mn 而无明显强化,因此在肝脏显著强化的背景上,病灶显示极为清晰,延迟后部分肿瘤可出现环形强化,以延迟 24 小时的表现最为典型,其形成机制与病灶周边区的胆管受压、阻塞及破坏有关,这种征象在定性诊断方面有一定价值。Mn-DPDP 是一种安全系数较大的组织特异性 MRI 对比剂,其允许成像的时间窗宽,有利于获得高质量的图像和更多的信息。

11.1.3 磁共振胰胆管成像

磁共振胰胆管成像(magnetic resonance cholangiopancreatography,MRCP)是近年来迅速发展起来并广泛应用于临床的一种无创伤性显示胰胆管系统的磁共振检查技术。其基本原理是利用快速采集弛豫增强序列(rapid acquired of relaxation enhancement,RARE)获得重 T_2WI,在重 T_2WI 上,胆汁和胰液含大量的液体,具有较长 T_2 值呈高信号,T_2 值较短的肝实质及周围软组织呈低信号;此外,流动血液几乎没有可测出的信号。因此,MRCP 能在胆汁和胰液的高信号与周围背景的低信号间形成最佳对比。

MRCP 是观察胰胆管系统和胰腺囊性病变必不可少的成像序列。由于 MRCP 为无损伤检查,其检查成功率高,对胰管显示特别是扩张胰管的显示具有显著优势,在诊断上已基本可以替代有创 ERCP 检查。胰头癌常引起胆总管和胰管的狭窄和阻塞,在 MRCP 上可表现为"双管征"及胰管和胆总管下端的截断表现,这种表现通常为胰头癌或壶腹癌所致,某些癌肿在检查时可仅表现为胰管和胆总管的扩张和截断,而无明显的异常信号病灶出现。胰腺慢性炎症性肿块常表现为在胰头出现局限性的增大表现后,可伴有胆总管扩张,与胰腺癌的表现类似,鉴别诊断较为困难。若 MRCP 显示主胰管狭窄较光滑或正常主胰管穿过肿块,则提示炎性肿块的可能性较大;MRCP 是近年来 MR 水成像技术的临床应用新进展之一,尽管 MRCP 有许多优点,但也不可避免有其缺点,故仅仅依靠 MRCP 图像在疾病的鉴别诊断中容易引起误诊及漏诊,因此将 MRCP 应用于疾病的鉴别诊断时不能忘记需要结合常规 MR 扫描

序列。

11.1.4 检查方案

胰腺 MRI 要求空间分辨率较高,通常在 1.5 T 以上的 MR 扫描仪上进行。胰腺 MRI 一般以冠状面图像定位,扫描以横断面图像为主,为了更好地显示胰腺全貌及其与周围组织的关系,必要时可进行斜冠位或斜轴位扫描。由于胰腺体积较小,周围脂肪组织丰富,胰腺本身血流丰富,其多数肿瘤相对乏血供,因此,胰腺 MRI 检查强调应用薄层扫描、压脂及动态增强技术,通常层厚为 3~5 mm,层距为 0~1 mm,其常规扫描序列与肝脏基本相同。

推荐组合:横断面 FSE - T_2WI(压脂)、SE 或 SPGR - T_1WI(非压脂及压脂);对于胆总管、胰管扩张的患者,可扫描 SS - FSE 重 T_2WI 序列及进行 MRCP 检查,以显示胰胆管扩张程度及明确其内有否结石和其他病变;需要鉴别囊肿和其他病变时,可用 DWI 序列;疑有胰腺肿瘤时,一般需要进行横断面薄层 T_1WI 多期动态增强。

(1)横断面 SE - T_1WI

采用呼吸补偿及脂肪抑制技术,TR/TE 400~600 ms/min,层厚/间距 3~5 mm/1 mm,FOV 32×32 cm,矩阵 256×256 或 256×192,NEX 2~4。

(2)横断面 SPGR - T_1WI

采用呼吸门控(RT)屏气扫描,TR/TE 120~140 ms/2~10 ms,矩阵 512×512 或 256×256,FOV 32×32 cm。

(3)横断面 FSE - T_2WI

采用流动补偿(RC)及呼吸门控(RT)技术,TR 1~2 R - R,TE=80~120 ms,回波链(ETL)8~32,FOV 32×32 cm,矩阵 256×256,扫描定位线与 T_1WI 保持一致。

(4)DWI 序列

屏气法,TR/TE/TI 9 000/100/2 200 ms,NEX=1,FOV 32×32 cm,矩阵 256×224。亦可采用呼吸门控、屏气扫描,采用 DWI - EPI 序列,TR/TE 常为 4 000~8 000/30~50 ms,层厚/间距 4~6 mm/2~4 mm,矩阵 128×128 或 256×256,

频率编码方向为 R/L,NEX=1,b 值取 500~600 s/mm^2;可于扫描范围上下方添加饱和带,以减少呼吸运动及腹壁脂肪等对图像的影响。

(5)动态增强

动态增强序列如 FMPSGR 或 FLSAH,不仅要求检查者屏气、适当的注射对比剂的量、速率及扫描时间等亦非常重要;随着快速序列的发展,各家公司分别推出了各种不同的增强序列,如 GE 公司的 LAVA 技术、西门子公司的 VIBE 技术、飞利浦公司的 THRIVE 技术等。在高场 MR 扫描仪上,常用 3D 技术:超快速容积内插 3D 扰相梯度回波 GRE - T_1WI 序列,使增强扫描的层厚更薄,空间分辨率更高,并且能进行多方位重建。瑞金医院采用的方法:首先行 LAVA 平扫,高压注射器或快速手推方式注射 MR 对比剂 Gd - DTPA 15~20 mL(0.2 mL/kg),注射完后做多期动态增强扫描(常 3~4 回合),通常动脉期扫描开始时间为 20 秒左右,门静脉期扫描时间为 50~70 秒,平衡期为 90~100 秒,必要时在增强后可延迟 120 秒或更长时间进行扫描。LAVA、FLASH 等序列能屏气扫描并获得质量很好的图像。

(6)MRCP

1)梯度回波序列 GRE。2D 采集:TR/TE= 17/7 ms,翻转角 70°,矩阵 256×256,层厚 5 mm,FOV:35×35 cm,每次屏气 16~20 s。3D 采集:TR/TE=17/7 ms 翻转角 90°,矩阵 128×256,层厚 32 mm,间距 4 mm,FOV 15 cm×35 cm,每次屏气约 20 s。由于 GRE 序列图像质量不高、空间分辨率较低,屏气时间较长,正常不扩张的胆胰管显示不理想,所以目前逐渐已被其他新序列所取代。

2)快速自旋回波 FSE。TR/TE=6 000~12 000/200~250 ms,矩阵 256×256 或 512×512,层厚 3 mm,间距 0 mm,FOV 24~35 cm,NEX 2~3,回波链(ETL)16~32,应用流动补偿(FC)及脂肪抑制技术(FS)。FSE 序列 MRCP 图像信噪比好,磁敏感性低,可间断屏气或不屏气扫描,结合脂肪抑制技术,能更好地显示扩张和不扩张的胆胰管,在临床中较常用,2D 层厚最小为 3 mm,3D 最小层厚可小于 1 mm(图 11 - 1)。

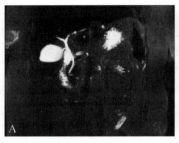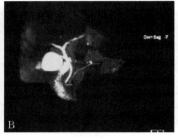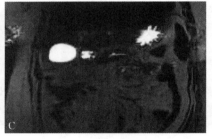

图 11-1　MRCP 影像表现

注：(A)2D-MRCP,显示肝内外胆管、主胰管及胰腺体部小囊性灶;(B)薄层原始图之一;(C)重建后 MRCP,3D-MRCP 更清晰,多角度显示肝外胆管、主胰管,胰腺体部囊性灶与 MPD 相通。

3)其他新技术。单次激发快速自旋回波半傅立叶采集(half-Fourier acquisition single turbo spin-echo,HASTE)序列:TE=87 ms,ETL=128~240,层厚 5 mm,间距 5 mm,屏气 10 s,FOV 20 cm。单次激发快速自旋回波技术(single-shot turbo spin echo,SS-FSE):TE=600~1 200 ms,矩阵 240×256,ETL 240,FOV 22 cm,层厚 2~15 cm,单次激发,长回波链,一个层面成像时间约 2 s,图像不需要再处理,且可多个方位成像。

11.2　功能成像技术新进展

11.2.1　弥散加权成像及体素内不相干运动

DWI 可以反映活体组织内水分子的扩散状态,既可以提供定性信息,也可以提供由 ADC 反映的定量信息。DWI 技术在胰腺肿瘤方面有许多应用,包括肿瘤的检测、良恶性鉴别及预后评估等。在检测胰腺神经内分泌肿瘤方面,DWI 是 T₂WI 的有力补充、其效能与增强 T₁WI 相仿,DWI 有助于 PNENs 小病灶及肝脏转移灶的检出,应该常规应用。定量分析显示 pNET 的平均 ADC 值低于正常胰腺;高级别肿瘤 ADC 值较低级别肿瘤更低,ADC 值与 Ki-67 指数呈负相关。

体素内不相干运动(intravoxel incoherent motion,IVIM)是一种特殊的 DWI 序列,可以将纯水分子的扩散效应和微循环灌注效应分开评估,能更真实地反映生物组织内部的结构和分子

运动情况。IVIM 序列图像数据采集至少需要 4 个 b 值(包括 b=0),当 b 值<200 s/mm² 时,微循环灌注效应在 DWI 信号衰减中所占比例较大,当 b 值>200 s/mm² 时,灌注对信号衰减产生的影像可忽略。IVIM 扩散加权磁共振成像在肝脏、肾脏、肾上腺上均有较多研究,在胰腺上的研究多集中在胰腺癌与正常胰腺或其他胰腺炎性疾病的鉴别上。研究显示胰腺癌的 Dfast 和灌注分数 f 低于神经内分泌肿瘤、慢性胰腺炎和正常胰腺;胰腺癌、神经内分泌肿瘤、慢性胰腺炎在普通 ADC(0、800 mm²/s)和 ADC(50、800 mm²/s)方面没有显著性差异。相比 ADC 和 Dslow,灌注相关参数 Dfast 和 f 更有助于 PNENs 与 PDAC 的鉴别,提示两者影像学鉴别的要点为血供方面的差异。恶性 IPMN ADC 值、Dslow 值低于良性 IPMN,而 Dfast 值、f 值高于良性 IPMN。IVIM 纯弥散系数 D 值较普通 ADC 值能更好地区分 G1 级神经内分泌肿瘤与 G2~3 级肿瘤,G1 级肿瘤 D 值高于 G2~3 级肿瘤,若结合肿瘤大小(肿瘤小于 2.0 cm),判断 G1 级肿瘤的特异性更高。IVIM 参数有助于 PNENs 与 PDAC、SPNs 的鉴别,PNENs 与 SPNs 在常规影像学鉴别中有时较困难,但其肿瘤微循环灌注和组织细胞水分子扩散是存在差异、可供鉴别的。

11.2.2　灌注成像

高场磁共振及并行采集技术的应用使体部 MRI 快速动态增强(dynamic contrast material enhanced,DCE)成为可能,基于快速 DCE 的灌注

成像（perfusion weighted imaging，PWI）参数能够对血流微循环进行定量计算。肿瘤组织对 MR 对比剂（GdDTPA）的吸收和滞留主要取决于肿瘤的血供、血管通透性及血管外细胞外间隙大小，PWI 有助于对肿瘤及器官组织的血流动力学特征进行评估。研究显示胰腺癌和慢性胰腺炎的 K^{trans}（volume transfer coefficient，容积交换系数，代表对比剂从血管到血管外细胞外间隙）、k_{ep}（rate constant，速率常数，代表对比剂从血管外细胞外间隙回流至血管内）、iAUC（initial area under the concentration curve in 60 seconds，前 60 s 曲线下面积）均低于正常胰腺，神经内分泌瘤的 iAUC、v_e（extravascular extracellular volume fraction，血管外细胞外容积分数）高于胰腺组织，神经内分泌瘤的 K^{trans}、k_{ep}、iAUC 均高于胰腺癌，符合胰腺癌作为乏血供肿瘤、神经内分泌瘤作为富血供肿瘤的表现；G1 级神经内分泌瘤 K^{trans}、k_{ep} 低于 G2 级，可能提示后者的血管通透性高于前者。

11.2.3　波谱成像

波谱成像（magnetic resonance spectroscopy，MRS）是当前一种无创性研究活体胰腺代谢、生化变化及化合物定量分析的方法；随着 MR 硬件及软件的不断发展，MRS 技术应用于胰腺的研究及报道不断增多，但是由于呼吸运动的影响、数据后处理（必须要有专门的分析软件）较为复杂等因素，胰腺 MRS 技术有待进一步提高。胰腺 MRS 有 ^1H - MRS 及 ^{31}P - MRS 两种，常采用单体素点分辨选择波谱（PRESS）技术，TR/TE＝1 500 ms/35 ms，NEX＝2，VOI＝2 cm×2 cm×2 cm。目前磁共振对胰腺波谱分析并没有提出正常胰腺组织、PDAC 及慢性胰腺炎特征性的代谢标志物，同时关于 PDAC 有价值的波谱分析仍然停留在初步的体外实验阶段。有作者在体外实验中提出了胆碱峰的降低及牛磺酸峰的升高是 PDAC 特征性的代谢标志物，这与胆碱升高作为其他恶性肿瘤公认代谢标志物恰好相反，虽然这个观点的提出有助于 PDAC 与慢性胰腺炎的鉴别，但是其可靠性、可重复性及临床实用性仍然需要大量的工作来验证。如果基础研究所提供的胆碱峰的降低及

牛磺酸峰的升高的观点是正确的话，其可能成为将来进一步研究 PDAC 代谢特征及治疗前后代谢物变化的切入点。

Cho 等在 1.5 T 磁共振上研究发现，局限性慢性胰腺炎（CP）和 PDAC 的 MRS 最显著的不同在于脂质含量。在 ^1H - MRS 中，局限性 CP 的脂质含量明显少于 PDAC，脂质含量的不同可能是由两者纤维组织含量不同造成的。MRS 中局限性 CP 的非脂质代谢物峰与脂质峰比值[P（1.6～4.1 ppm）/P（0.9～1.6 ppm）]明显高于 PDAC。两者分别为 0.88～5.44（2.78±167）和 0.22～2.31（0.51±0.49）。如采用比值＜2.5 作为 PDAC 阳性的评估指标，诊断 PDAC 的灵敏度和特异度分别为 100％和 53.3％。我们在 3.0 T - MR 上利用 MRS 对 P1.60～4.10 ppm/P0.90～1.60 ppm 的比值鉴别 PDAC 和慢性肿块型胰腺炎（CMFP）的效能进行了 ROC 分析，AUC 的 95％可信区间峰下面积为 0.935，P＜0.01，上限和下限分别为 0.844、1.026；以 1.125 作为截点值，其诊断 CMFP 的灵敏度、特异度分别为 81.8％，92.9％，假阴性率 18.2％，假阳性率 7.1％。

尽管活体 PDAC 与慢性胰腺炎的 MRS 鉴别诊断研究，提出慢性胰腺炎 P1.60～4.10 ppm/P0.90～1.60 ppm 的代谢物峰下面积之比明显高于 PDAC，但是也有一定重叠。其主要原因可能是在组织病理学上部分 PDAC 组织与慢性胰腺炎表现相似，均含有大量纤维成分，临床用 MR 仪器还不足以探测到 PDAC 少量的癌细胞所导致的高代谢产物。

11.2.4　其他功能成像技术

（1）磁化转移

磁化转移（magnetization transfer，MT）描述自由氢质子和结合于大分子的质子之间的磁化交换的物理过程，磁化转移效果取决于这些大分子的浓度（如水性环境中的胶原），大分子浓度越高、磁化转移效果越好。在脂肪环境中自由水氢质子池消失，因此软组织中脂肪沉积对磁化转移率（MT ratio，MTR）的影响是复杂的，测得的 MTR 值会降低。纤维化和脂肪化在胰腺组织中

均很常见,尤其在胰腺癌和慢性胰腺炎患者中,影响胰腺癌术后胰瘘的风险。磁化转移成像可用于胰腺纤维化的定量评估,MTR 能够反映胰腺组织纤维化程度,胰腺癌的 MTR 较胰腺组织更高。

（2）质子密度脂肪分数

多回波技术用于胰腺脂肪浸润的定量评估,质子密度脂肪分数（proton density fat fraction, PDFF)与胰腺组织脂肪沉积程度相关。

11.2.5 图像纹理分析技术

近年来,随着计算机技术的发展,一项新的图像分析技术——纹理分析逐渐在医学成像中得到应用。图像的纹理是指图像中某一对象各部分的外观、结构和排列。纹理分析可以通过对图像灰度分布特征、像素间关系及空间特征的定量分析,从医学图像中提取更多肉眼无法获取的数据。纹理特征实际上是根据像素的分布计算的数学参数,这些参数描述了纹理类型,从而描述了图像中显示的对象的基础结构。MRI 具有良好的软组织对比度,为胰腺肿瘤的主要检查方法之一。MRI 纹理分析已经成功应用于肝脏、甲状腺、乳腺、肾脏、前列腺、心脏、大脑及肺部疾病的病理组织分类及鉴别中。不同类型的胰腺病变可能会导致 MRI 中的纹理变化不同,这些变化可以通过纹理分析进行量化,从而达到鉴别的目的。

直方图分析显示图像的灰度分布特征,从而能够反映组织的异质性,研究报道 ADC 图直方图分析显示胰腺癌的偏度、丰度、熵值高于神经内分泌肿瘤。MRI 纹理分析可以为鉴别胰腺无功能神经内分泌肿瘤与实性假乳头状瘤提供额外的信息,其中动态增强 T_1WI+FS 序列可以提供更多鉴别 NF-PNENs 和 SPN 的纹理特征信息。在 DWI 序列和平扫 T_1WI+FS 序列中,共生矩阵特征,尤其是熵及熵和为更有鉴别能力的特征。而在动态增强 T_1WI+FS 序列中,直方图特征和小波变换特征为更有鉴别能力的特征,尤其是百分位数和均值鉴别效能最高。

（尹其华　林晓珠　缪　飞）

参考文献

［1］CHOUHAN MD, FIRMIN L, READ S, et al. Quantitative pancreatic MRI: a pathology-based review ［J］. Br J Radiol, 2019, 92(1099): 20180941.

［2］SIDDIQUI N, VENDRAMI CL, CHATTERJEE A, et al. Advanced MR imaging techniques for pancreas imaging[J]. Magn Reson Imag Clin N Am, 2018, 26 (3): 323-344.

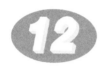 **胰腺 MRI 解剖及先天性变异**

12.1　解剖变异

12.1.1　胰腺分裂

（1）概述

胰腺分裂（pancreatic divisum，PD）是胰腺导管系统最常见的先天性变异，通常是指在胰腺发育过程中腹侧胰管和背侧胰管未融合，由于腹侧胰管与背侧胰管小融合或融合不全，主胰管与副胰管不相通，分别独立开口于十二指肠主乳头和副乳头，大部分胰液通过相对较细的副乳头引流，引起部分功能性梗阻，导致胰性腹痛和胰腺炎发作。多数（80%）主副胰管间完全分离，称为完全胰腺分裂（complete pancreatic divisum，CPD），部分患者（5%）的主副胰管间有细小交通支沟通，但不足以满足胰液畅通流出，称为不完全胰腺分裂（incomplete pancreatic divisum，IPD），另有部分患者背侧或腹侧胰管缺如。

（2）病理

在胚胎 2 个月时，背侧和腹侧胰管融合失败。胰腺的主要部分包括胰头的前上部、体部和尾部的胰管系统经背侧胰管引流入副乳头；胰头的后下部分和钩突经短小的腹侧胰管与胆总管汇合开口于大乳头。

（3）临床表现

发病率在 4%～14%，男女比例大致为 1∶1。胰腺分裂一般分为 3 型：Ⅰ 型为典型的胰腺分裂，为完全分裂；Ⅱ 型以背侧胰管为主，Wirsung 管缺如；Ⅲ 型为不完全分裂。

胰腺分裂如果主、副胰管分别有通畅的乳头开口，则可以无症状，否则往往合并复发性急性胰腺炎和慢性胰腺炎。有文献报道在急性胰腺炎患者中，完全胰腺分裂的检出率为 25%～38%。患者常于 20～50 岁发病，表现为上腹痛，有向背部放射和进食（尤其脂肪餐）后加重的特点，可有急性或慢性胰腺炎病史。

（4）MRI 表现

ERCP 是以往诊断胰腺分裂的首选方式。但是，MRCP 无须注射对比剂即可实现胆管树和胰管的无创多平面可视化，并且避免了 ERCP 诱发的胰腺炎或与手术所需的镇静有关的风险。MRCP 技术使用呼吸触发的三维薄层 MR 扫描序列，可获得<1 mm 原始图像，有利于重建分辨率

更高的三维整体胰胆管图像,并可多方向、多角度观察(图12-1)。利用胰泌素刺激后进行 MRCP 成像,可以使正常和异常胰管的显示更为理想。

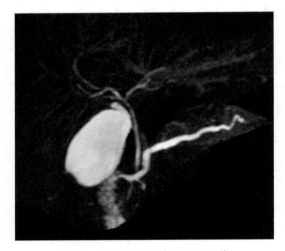

图 12-1 胰腺分裂 MRCP 图像

注:背侧胰管粗大,开口于十二指肠小乳头,腹侧胰管短小,与胆总管汇合,开口于十二指肠大乳头。

MRI 可以表现为:①独立的腹侧胰管;②背侧胰管和腹侧胰管共存,分别有单独的乳头开口;③偶然情况下可见腹侧胰管和背侧胰管被脂肪线分隔。

（5）诊断要点

MRI 发现独立的腹侧胰管或发现背侧和腹侧胰管共存时,可提示胰腺分裂的诊断。

（6）鉴别诊断

胰头癌:胰头癌 ERCP 或 MRCP 检查时可以出现主胰管的不规则狭窄或中断,远端胰管明显扩张,与胰腺分裂时的主胰管与副胰管未见融合不同。

12.1.2 环状胰腺

（1）概述

环状胰腺(annular pancreas, AP)是一种罕见的胰腺发育异常,其中腹侧旋转不完全导致胰腺的一部分围绕十二指肠降部,致使肠腔狭窄。本病在 1818 年首先由 Tiedemann 报道,1862 年由 Ecker 命名为环状胰腺,发生率排在胰腺分裂之

后的第二位,有文献报道发病率约为 1/2 000。

（2）病理

对于胚胎发育过程中形成环状胰腺的确切病因目前尚不完全清楚;胰腺腹侧始基旋转异常学说受到众多学者认可,即腹侧始基的一端与十二指肠异常融合,导致逆向旋转过程中,胰腺腹侧始基未能伴随十二指肠旋转,且以带状延伸的形态部分或完全围绕十二指肠第二段,使肠腔狭窄或梗阻;环状胰腺多数位于十二指肠降段,宽 0.5～5 cm,环状胰腺往往是真正的胰腺组织,含有正常的腺泡、胰岛组织和导管。环状胰腺的胰头仍位于十二指肠框内。

环形胰腺有 2 种类型:壁外型和壁内型。在壁外型中,腹胰管环绕十二指肠以连接主胰管。在壁内型中,胰腺组织与十二指肠壁中的肌肉纤维混合在一起,小的导管直接排入十二指肠。

（3）临床表现

在壁外型环形胰腺患者中,表现的症状通常是胃肠道高位阻塞。对于壁内型患者,症状通常为十二指肠溃疡。大约 10% 的环形胰腺病例会出现十二指肠堵塞。在大约一半有症状的新生儿病例中,环状胰腺会出现胃肠道阻塞或胆管阻塞,可能同时伴有胰腺炎。在成人中,可以表现出类似"消化性溃疡"、十二指肠梗阻或胰腺炎的症状。

（4）MRI 表现

MRI 有助于在评价胰腺实质的同时显示胰胆管系统,可看到与胰头相连续的围绕十二指肠降段、与胰腺等信号强度的组织结构,表现为在脂肪抑制的 T_2WI 上,胰腺头部相对增大,中央可含有相对低信号的十二指肠结构,如果十二指肠受压环状狭窄,则中空低信号结构显示不清;在 T_1WI 上,由于胰腺呈相对低信号,与十二指肠的分辨不清。

高分辨率的 MRCP 可很好地显示环状胰管影,呈单支型或多分支型:入主胰管、或独立开口于胆总管、十二指肠乳头或副胰管。在(斜)冠状面图像上可较好地显示环状胰管与十二指肠的关系,使诊断容易建立。

（5）诊断要点

MRI 显示胰腺组织和环形胰管环绕十二指肠降部。

（6）鉴别诊断

1）先天性幽门肥厚症：新生儿环状胰腺患者需要与先天性幽门肥厚症鉴别。后者多在出生后数周出现反胃和呕吐，呕吐物中不含胆汁，上腹部较膨隆，可有胃蠕动波，95%～100% 的患儿在右上腹可扪及橄榄状肿块。高分辨率的 MRCP 显示胰管走行未见异常，可以帮助鉴别。

2）胰头、壶腹部或十二指肠乳头肿瘤：环状胰腺伴黄疸的患者，尤其是中老年人，应与胰头、壶腹部或十二指肠乳头肿瘤鉴别。MRI 检查可以发现胰头、壶腹部或十二指肠乳头肿瘤，肿块一般表现为 T_1WI 稍低信号，T_2WI 稍高信号，DWI 呈明显高信号，增强后与周围正常胰腺强化不一致，对鉴别诊断意义较大。

12.1.3 异位胰腺

（1）概述

异位胰腺（heterotopic pancreas，HP），亦称迷走胰腺（aberrant pancreas）或副胰（accessory pancreas），凡在胰腺本身以外生长的与正常胰腺组织既无解剖上的联系，又无血管联系的孤立的胰腺组织，均称为异位胰腺。异位胰腺属于一种先天性畸形，文献报道发病率为 0.6%～13.7%。异位胰腺可以在胃（占 26%～38%）、十二指肠（占 28%～36%），空肠（占 16%）、Meckel 憩室或回肠中发现。少见发生在结肠、食管、胆囊、胆管、肝、脾、脐、腹膜等处。

（2）病理

异位胰腺的发生与胚胎发育异常有关。人胚胎第 6～7 周时，在背侧和腹侧胰始基随着原肠上段旋转融合过程中，如果有一个或几个胰始基细胞停留在原肠壁内，由于原肠纵行生长而可将胰始基带走。背侧胰始基产生的细胞组织，将被带到胃；腹侧胰始基产生者则被带到空肠，成为异位胰腺。如果胰始基伸入胃肠壁、胆系、网膜甚至脾脏，就会在这些器官中出现胰腺组织，也成为异位胰腺。异位胰腺组织大多呈淡黄色或淡红色，单个分叶状结节，偶见多个。异位组织的直径通常为 0.5～2.0 cm（很少到 5 cm），约 50% 的病例位于黏膜下层。

镜下部分仅见小导管结构，部分小叶中可见胰岛细胞。可分为 3 型：Ⅰ 型具有完整腺泡、导管和胰岛结构；Ⅱ 型仅有腺泡和导管结构；Ⅲ 型仅由导管组成。

（3）临床表现

胃肠道异位胰腺通常无症状，但是由于异位胰腺具有分泌功能，可出现囊肿、慢性间质炎、急性炎症和急性出血坏死等病理变化，有的可引起胃肠道大出血，极少数甚至可发生癌变。十二指肠异位胰腺可以引起十二指肠狭窄，可导致不同程度的梗阻。

（4）MRI 表现

异位胰腺表现为黏膜下无包膜的孤立性结节，多呈梭形，大小为 1～3 cm，其长径往往与所在器官长轴平行，边界清楚，黏膜表面可破溃形成溃疡，增强扫描时呈明显均一强化，各期强化程度与胰腺组织各期信号一致，部分病例中可以看到异位胰腺组织的胰管，表现为一细管状影延续至肿块表面，即"导管征"，是异位胰腺的特征性 MRI 表现。

（5）诊断要点

MRI 显示肿块边界清晰，信号及强化程度与胰腺组织一致，部分病例可以看到"导管征"。

（6）鉴别诊断

消化道异位胰腺应与息肉、腺瘤及黏膜下胃肠道间质瘤鉴别。

1）息肉与腺瘤：为黏膜来源，呈圆形或分叶状改变，多带蒂，增强扫描强化明显，与胃肠道黏膜强化一致，强化程度特别是动脉期强化一般高于正常胰腺组织。

2）胃肠道间质瘤：起源于胃肠道黏膜下的间质瘤和异位胰腺有时候鉴别困难，DWI 结合 ADC 图像可以用于观察病灶与胰腺的信号差异，MRI 动态增强扫描观察病灶与胰腺组织的强化程度差别对鉴别诊断有帮助。

12.2　先天性胰腺疾病

12.2.1　胰腺囊性纤维性变

（1）概述

胰腺囊性纤维性变（cystic fibrosis of pancreas，CF）又称囊性纤维化，是好发于幼儿和青少年的一种罕见的常染色体隐性遗传性外分泌腺疾病，预后不良。多见于高加索人，亚洲人和非洲黑人相对较少见。Andersen 首先报道此病并命名。囊性纤维化是儿童期最常见的外分泌腺功能不全的原因之一。

（2）病理

患者的胰腺病理改变可以从轻度到重度，表现有所不同。轻度改变可仅为黏液在导管内的集聚；重度表现为黏液在导管内集聚导致导管梗阻。胰腺实质被纤维或脂肪组织取代，胰腺萎缩、纤维化和囊肿形成。组织学改变为胰腺导管扩张、腺泡增大，其内充满含钙的嗜酸性凝结物，炎性改变明显，纤维组织和脂肪组织增生取代正常腺泡，胰岛组织相对正常。

（3）临床表现

囊性纤维化的临床表现主要在呼吸、消化系统，表现为反复呼吸系统感染和气道梗阻症状，胰腺外分泌功能不足和汗液电解质异常升高。新生儿由于肠黏液分泌和黏度增加、缺乏胰酶等影响蛋白质消化，常出现胎粪阻塞综合征。汗液中含异常高浓度的电解质（Na^+），有时还有肝硬化等。

（4）MRI 表现

囊性纤维化的胰腺受累影像学主要表现是胰腺脂肪变性、慢性胰腺炎和胰腺纤维化。

T_1WI 显示胰腺体积缩小。因正常胰腺在 T_2WI 呈低信号，因此胰腺脂肪变性在 T_2WI 显示为信号增高，脂肪抑制 T_2WI 信号被抑制；可见胰腺内囊肿；增强后胰腺实质强化明显减弱。

有文献总结其 MRI 的表现有 3 种类型：①胰腺增大伴完全胰腺的脂肪化；②胰腺萎缩伴部分胰腺组织脂肪化；③胰腺弥漫性萎缩变小。

囊性纤维化在胰腺外器官组织可以累及呼吸系统、肝、肠和骨关节系统。影像学检查可发现鼻窦炎，肺部改变包括肺气肿、支气管壁增厚、支气管扩张、肺部散发结节病灶、肺门淋巴结肿大、肺动脉扩张、肺心病及肺炎等。肝脏受累表现为脂肪肝，可出现门静脉高压。骨关节可表现为关节炎，以及肺源性骨关节肥大。新生儿发生胎粪性腹膜炎，也是囊性纤维化的常见表现。

（5）诊断要点

主要依据临床表现和实验室检查及汗液检查来确诊。对于有一种或多种 CF 表现或有 CF 家族史的患者，可以通过鉴定已知的 CF 突变基因加以确诊。影像学表现缺乏特征性，但可作为病变程度和范围的评价。

胰腺萎缩、脂肪化，可见大小不一的多发囊肿；肺部病变可表现支气管扩张、黏液嵌塞、肺炎、肺不张等。儿童和青少年同时出现上述胰腺和肺部变化，应考虑本病。

12.2.2　希佩尔-林道病

（1）概述

希佩尔-林道（von Hippel-Lindau，VHL）病，又称脑视网膜血管瘤病，是一组家族性、多发性、多器官的良恶性肿瘤综合征，其中家族性血管母细胞瘤是 VHL 的标志。WHO 分类将其划为组织来源不明的肿瘤。该病发病率为 1/40 000～1/35 000，18～30 岁发病，患者子女均有 50% 的发病概率。1904 年 Von Hippel 首次报道视网膜血管瘤有家族性遗传。1926 年 Lindau 报道了小脑延髓和脊髓血管瘤，合并内脏囊肿或肿瘤。1964 年，由 Melmon 和 Rosen 正式命名为"von Hippel-Lindau disease"。

（2）病理

VHL 是一种常染色体疾病，20 世纪 90 年代初基因连锁研究证明，本病为第 3 号染色体短臂（3P25－26）基因突变或丢失所致。VHL 胰腺囊肿与胰腺神经内分泌肿瘤病理学上有明显差异。神经内分泌肿瘤为实性、有分隔和/或有胶原基质带的腺管状结构，能分泌致密小颗粒，而胰腺囊肿中不存在。免疫组化染色 S－100 蛋白阳性，胰腺囊肿染色为阴性。胰腺囊肿病理组织学可见富含糖原的上皮细胞、内皮细胞和平滑肌细胞；囊肿周围环绕纤维组织。

（3）临床表现

多侵犯机体多个系统和器官，常见病变及出现比例为中枢神经系统血管母细胞瘤（60%～80%）、视网膜血管瘤（50%～60%）、肾细胞癌和/或肾囊肿（30%～60%）、胰腺囊肿和肿瘤（60%～80%）、嗜铬细胞瘤（11%～24%）、附睾囊腺瘤（20%～54%）等。其中视网膜血管母细胞瘤最早发生，也最常见，小脑血管母细胞瘤和肾细胞癌常为本病的致死原因，患者的中位存活年龄为 49 岁。

VHL 胰腺囊肿可布满全胰腺，大小和数量不等，发病在 20～40 岁。患者可无症状或仅轻度腹部不适。极少数患者可出现占位性病变的并发症，如胆道阻塞，胰腺炎或内外分泌障碍。

VHL 综合征临床诊断标准如下。

1）单一病例（不知有否 VHL 家族史的个体）出现 2 种或以上特征性病变：

A. 2 个或以上部位 CNS 血管母细胞瘤（视网膜、脊髓、颅脑）或一个 CNS 血管母细胞瘤，一个内脏肿瘤（如多发肾脏或胰腺囊肿）。

B. 肾细胞癌。

C. 肾上腺或肾上腺外嗜铬细胞瘤。

D. 少见，内淋巴囊肿瘤、乳头状附睾囊腺瘤或乳头状阔韧带囊腺瘤、或胰腺神经内分泌肿瘤。

2）有 VHL 病阳性家族史病例出现 1 种或以上表现：

A. 视网膜血管瘤。

B. 脊髓或小脑血管母细胞瘤。

C. 肾上腺或肾上腺外嗜铬细胞瘤。

D. 肾细胞癌。

E. 多发肾脏、胰腺囊肿。

3）其他 VHL 病的特征性病变：内淋巴囊肿瘤（ELST）、胰腺神经内分泌肿瘤，并非临床确诊 VHL 的标准。

4）也可根据其临床表现及分子生物学变化，分为 Ⅰ 型（无嗜铬细胞瘤）和 Ⅱ 型（有嗜铬细胞瘤）。其中伴有肾癌者为 Ⅰ A 型，不伴肾癌者为 Ⅰ B 型；Ⅱ A 型无肾细胞癌及胰腺囊肿，Ⅱ B 型有肾

细胞癌和胰腺囊肿等内脏病变，仅有孤立性嗜铬细胞瘤者归为 Ⅱ C 型。

（4）MRI 表现

VHL 伴发的胰腺肿瘤可以是单纯囊肿（50%～91%）、浆液性囊腺瘤（12%）或神经内分泌肿瘤（5%～17%），以及腺癌。囊肿最为常见，常为多发，其对于 VHL 的诊断比较特异，表现为散在分布于胰腺的无强化囊性病变，浆液性囊肿则表现为数目较多而小（直径<2 cm）的成簇中央钙化的囊性病灶。

其次，VHL 病伴发胰腺神经内分泌肿瘤，可与胰腺囊肿并存（多为小囊肿），多为无功能性、多发性，生长缓慢，可有恶性潜能，尤其当肿瘤大小超过 3 cm。通常位于胰头，为圆形或卵圆形，境界清楚，大小一般<3.0 cm，较大病灶边界欠清，可导致胆管梗阻。CT 平扫或 MRI T_1WI 上，相对于正常胰腺组织为低密度或低信号，可伴有坏死或钙化。病灶在 MRI T_2WI 上为高信号，但比囊肿信号低。胰腺神经内分泌肿瘤为富血供，腹部 CT 增强扫描动脉期胰腺内见明显强化结节有助于诊断。Hani Macos 等报道直径小于 3.0 cm 的病灶无肝脏转移（18 例），大于 3.0 cm 的病灶（2/11 例）有肝脏转移；有文献报道肝转移发生率为小于 10%。病灶中央坏死与囊性变容易区分，前者为厚壁强化，而后者轻度薄壁周边强化。研究报道胰腺神经内分泌肿瘤与嗜铬细胞瘤有关联，研究 25 例患者中有 10 例（40%）手术证实存在肾上腺嗜铬细胞瘤（图 12-2～12-4）。

（5）诊断要点

VHL 影像学诊断标准：包括以下 3 条中的任意 1 条即可成立：①中枢神经系统 1 个以上的血管母细胞瘤；②1 个中枢神经系统血管母细胞瘤及 1 个或多个内脏病变；③1 个中枢神经系统血管母细胞瘤或本病的内脏病变加上明确的家族史。

（6）鉴别诊断

胰腺单纯囊肿、胰腺囊腺瘤：均仅为胰腺病变，无其他脏器受累。而 VHL 伴发的胰腺囊肿常为多发，且除胰腺囊肿、胰腺囊腺瘤外，可有多脏器肿瘤征象。

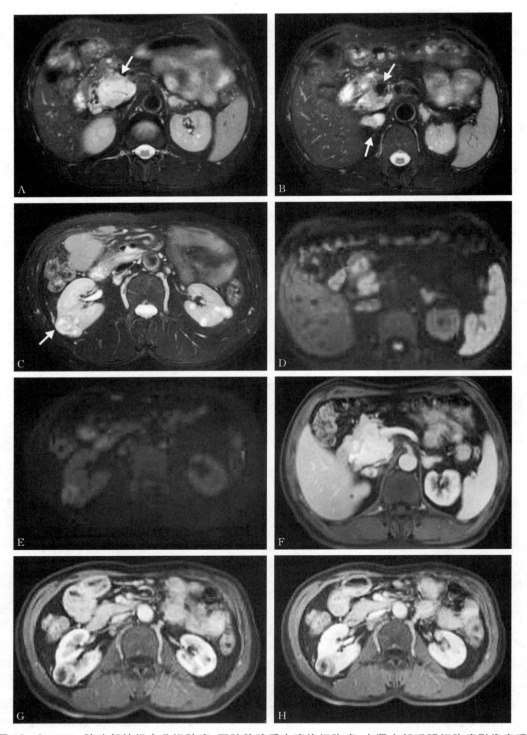

图 12 - 2　VHL,胰头部神经内分泌肿瘤,下腔静脉后方嗜铬细胞瘤,右肾中部透明细胞癌影像表现

注:男性患者,50 岁,上腹部不适,超声发现胰头占位。横断面 T_2WI 脂肪抑制(A, B, C),胰头、右肾上腺、右肾可见不均匀高信号肿块,横断面 DWI(D, E)胰头及右肾肿块呈高信号,横断面 T_1WI 脂肪抑制增强(F, G, H)示肿块不均匀强化。

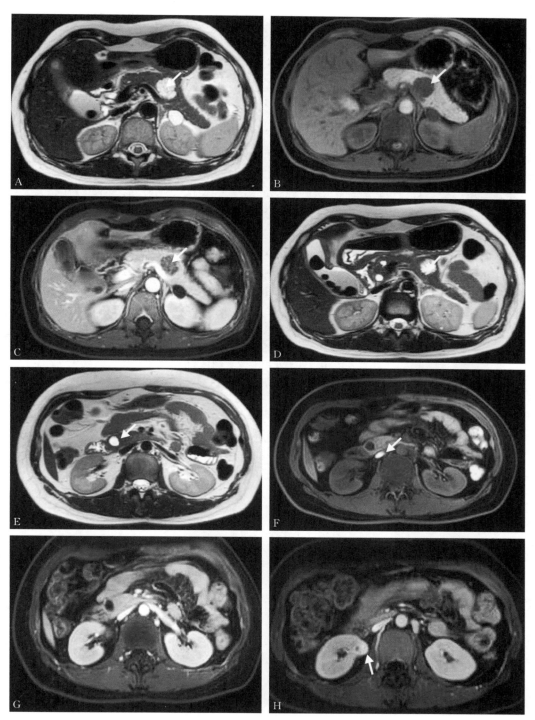

图 12-3　VHL 影像表现（一）

注：女性患者，37 岁，体检发现胰腺占位。横断面 $T_2WI(A)$、横断面 T_1WI 脂肪抑制平扫＋增强（B，C），胰体部多房囊性灶，增强后病灶内分隔强化，囊性成分不强化；横断面 $T_2WI(D，E)$、横断面 T_1WI 脂肪抑制平扫＋增强（F，G），另见胰头部前方及偏右下囊性灶，未见明显强化；横断面 T_1WI 脂肪抑制增强（H）示右肾中部肾细胞癌。

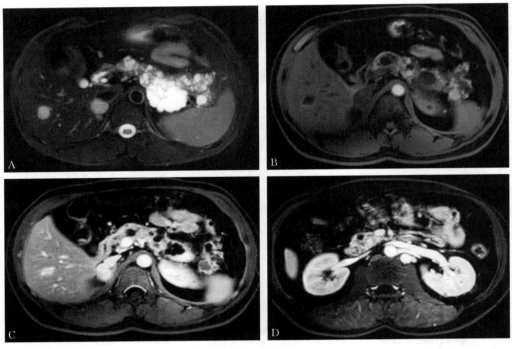

图 12 - 4　VHL 影像表现（二）

注：男性患者，36 岁，因高血压、双侧肾上腺占位就诊。横断面 T_2WI 脂肪抑制（A），胰腺弥漫性多发高信号灶，横断面 T_1WI 脂肪抑制平扫＋增强（B，C，D），胰腺弥漫性多发低信号、病灶未见明显强化；右侧肾上腺区呈稍高信号，增强明显强化；另见胰头部明显强化结节，可能为神经内分泌肿瘤。

（王明亮　朱乃懿）

参考文献

[1]　BORGHEI P, SOKHANDON F, SHIRKHODA A, et al. Anomalies, anatomic variants, and sources of diagnostic pitfalls in pancreatic imaging[J]. Radiology, 2013, 266(1): 28 - 36.

[2]　YU J, TURNER MA, FULCHER AS, et al. Congenital anomalies and normal variants of the pancreaticobiliary tract and the pancreas in adults: part 1, Biliary tract[J]. Am J Roentgenol, 2006, 187(6): 1536 - 1543.

[3]　YU J, TURNER MA, FULCHER AS, et al. Congenital anomalies and normal variants of the pancreaticobiliary tract and the pancreas in adults: part 2, Pancreatic duct and pancreas[J]. Am J Roentgenol, 2006, 187(6): 1544 - 1553.

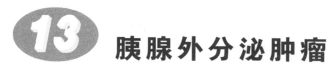

13 胰腺外分泌肿瘤

13.1 胰腺导管腺癌

13.1.1 概述

胰腺导管腺癌(pancreatic ductal adenocarcinoma, PDAC)约占胰腺外分泌肿瘤 90%以上,俗称胰腺癌。80%源于导管上皮,该类型占全部胰腺肿瘤的 85%～90%,60%～70%发生于胰头部。胰腺癌为胰腺导管上皮分化的浸润性上皮癌,常表现为管腔内和/或细胞内黏液生成,无胰腺其他类型肿瘤的主要组织成分;此外,PDAC 常表现出显著促结缔组织增生及间质纤维化反应。由于 PDAC 发展迅速,临床结果凶险,预后极差,目前尚缺乏有效的综合治疗措施,故被国际医学界称为"21世纪最顽固堡垒之一"。

PDAC 的病因尚未完全明了,目前认为其风险因素包括环境、生活方式、遗传等方面。经过多年研究,现已经证实 PDAC 的发生与多种因素有关,吸烟与 PDAC 的发生存在剂量依存关系,慢性胰腺炎的患者及长期大量饮酒者 PDAC 发生率较正常人群明显升高,PDAC 的发生也具有遗传倾向。

PDAC 的不良临床结果与其具有的独特病理生物学行为密切相关,而其独特的生物学行为必然有一定的分子学基础。Wood 等通过研究正常胰腺导管、胰腺导管上皮内瘤变(pancreatic intraepithelial neoplasia,PanIN)和 PDAC 的分子水平上的变化特点,结合病理形态学特征,建立了 PDAC 发生、发展的分子模型,从而解释了正常胰腺导管上皮经过 PanIN 演变至 PDAC 的发展过程,以及这些不同阶段涉及的基因变化。高级别 PanIN,特别是 PanIN-3 发展到导管腺癌的时间是很短的。越来越多的研究结果表明,在由正常胰腺导管→PanIN-1A→PanIN-1B→PanIN-2→PanIN-3→PDAC,多基因共同参与导致上皮细胞的保护机制破坏,以致肿瘤发生。

13.1.2 病理

（1）大体病理

PDAC 常为实性肿瘤,质硬,与邻近组织分界不清。切面呈黄至白色,正常胰腺小叶腺体被肿瘤组织取代,出血坏死不多见,可以有微小囊出现。多数位于胰头的 PDAC 大小范围 1.5～5 cm,平均 2.5～3.5 cm,位于体尾部 PDAC 体积常较胰头大。直径小于 2 cm 病灶较少见,常规体检时亦易漏诊,但随着 MDCT 及 MR 的快速发展,甚至 1 cm 也常被发现。

PDAC 以高、中分化癌多见,低分化较少见。大部分导管腺癌分化良好,形成较成熟的腺样结构。周围增生的大量纤维组织导致肿瘤组织质地坚硬。在同一肿瘤组织中也能出现不同分化程度的肿瘤实质。①高分化 PDAC:由较大的导管样结构和中等大小的腺管组成,可见黏液分泌,缺乏明确的纤维血管中轴;肿瘤性腺体中可掺杂一些非肿瘤性导管、残留的腺泡和胰岛结构。②中分化 PDAC:由中等大小的导管样结构和纤维间质组成,黏液含量较少,胰周组织浸润时常可见低分化的不规则腺体。③低分化 PDAC:由密集、小而不规则的腺体、实体癌巢或条索状排列的癌组织组成,完全取代腺泡组织,少量或无黏液产生。进展期癌边缘常可见到肿瘤细胞向胰周组织浸润。

由于肿瘤性导管阻塞导致梗阻性慢性胰腺炎,几乎所有 PDAC 邻近的癌旁组织中均可出现或多或少的纤维组织增生及炎症反应;尤其当主胰管完全梗阻时,远端胰管明显扩张,引起周围组织萎缩,纤维组织增生。与酗酒引起的慢性胰腺炎不同,梗阻性胰腺炎中少见导管内钙盐沉积;低分化 PDAC 常破坏胰岛组织,中至高分化癌中则见胰岛为肿瘤组织所包裹。

（2）镜下病理

PDAC 细胞角蛋白(CK7、CK8、CK18、CK19)、上皮膜抗原(EMA)及癌胚抗原(CEA)阳性,波形蛋白、内分泌标志物和胰酶阴性。

众多分子遗传学研究显示,PDAC 癌基因改变有 *Kras* 点突变(>90%),*HER-2/neu* 过度表达(>70%),*myb*、*AKT2*、*AIB1* 扩增(10%～20%);抑癌基因表达失常有 *TP53*(p53 表达产物)缺失、突变(50%～70%),*p60* 缺失、突变(40%),*DPC4* 缺失、突变(20%～35%),*BRCA2*、*LKB1/STK11*、*MKK4* 等缺失、突变

（4%～7%）。此外，3%～10%的PDAC患者有家族史，遗传性胰腺炎、家族性非典型多痣黑色素瘤（FAMMM）综合征、Peutz-Jeghers综合征和遗传性非息肉病性结直肠癌（HNPCC）患者对PDAC的易感性增高。

PDAC具有超强侵袭性、早期转移是其预后不良的重要因素，其中嗜神经发生率在所有人类恶性肿瘤中最高。有研究显示，PDAC对神经浸润可达90%～100%。有学者对PDAC这种独特的生物学行为和意义进行了大量相关研究，认为PDAC神经浸润必定伴有淋巴结的转移，且神经浸润常呈跳跃性，这也是PDAC手术治疗效果不佳的原因之一。PDAC嗜神经性的分子病理学机制研究认为其可能与一些神经生长因子及受体、细胞外基质的变化有关，如NGF/NGFR、TGF、EGFR、GDNF、NCAM、COX-2、基质金属蛋白酶等。因此，深入探讨PDAC侵袭转移，特别是神经侵袭的分子机制，无疑具有重要的理论和应用价值。

PDAC是人类肿瘤中具有最高原发性耐药现象的肿瘤之一，几乎对目前大多数抗肿瘤药都存在不同程度的耐药性，导致其化疗效果不佳。

13.1.3　临床表现

PDAC临床表现多样，几乎与其两个生物学行为密切相关：围管性浸润及嗜神经生长。围管性浸润是指肿瘤组织容易侵犯胆总管、胰管及周围血管，因此胰头特别是钩突部PDAC早期即可出现明显黄疸及皮肤瘙痒等症状，患者上腹部饱胀，食欲下降导致不能解释的体重减轻。嗜神经生长是指肿瘤组织更容易向腹膜后生长，因腹膜后具有丰富的交感及副交感神经丛。PDAC对神经浸润可达90%～100%，因此PDAC患者出现明显持续、顽固性背部疼痛最为常见。晚期临床表现与肝脏转移灶及相邻器官受侵有关（如十二指肠及腹膜后器官受侵），如明显消瘦、恶病质及胸腔积液、腹水等。约70%的患者具有糖尿病表现，以初发糖尿病为首发临床表现的PDAC病例亦不少见，主要原因与肿瘤组织破坏胰岛细胞有关。少数病例往往以急性胰腺炎，转移性血栓性静脉炎、低血糖及高钙血症表现而就诊。临床实践中，高危人群一旦出现以上表现，应引起临床及影像科医生的警惕；PDAC的病程与临床表现并不完全一致。

PDAC相关抗原CA199是最常用的标志物。许多研究比较了CA199和其他肿瘤标志物（血清AFP、CEA、CA125、细胞黏附分子17.1等）检测PDAC的效能，多数学者仍认为CA199以其高灵敏度（大约80%）和高特异度（60%～70%）成为目前检测PDAC的最好指标。

作为影像科医生，应该对CA199临床意义更深一步认识：①其他消化系统恶性肿瘤也可能出现CA199升高，比如胃、结肠或胆道系统的肿瘤，甚至良性病变如胰腺炎、肝炎和肝硬化等；②CA199作为PDAC的相关抗原，其表达依赖于Lewis血型抗原的表达，Lewis阴性者，CA199的检查也为阴性；③CA199通常在中等或大导管细胞内被发现，位于肿瘤细胞表面，当患者发现肿瘤标志物升高时，胰腺肿瘤通常已超过3cm，因此降低了它在检测早期可切除胰腺癌中的价值。

有研究发现PDAC患者的血清AFP、CEA、CA199、CA125水平明显高于良性胰腺疾病患者及健康人群的水平，且随其疾病程度的加重，此4项血清水平也呈上升趋势，说明4项联合诊断对于提高PDAC的诊断率有一定临床价值。

目前在研究的肿瘤标志物除上述几种，还有胰腺癌胚抗原（POA）、胰腺特异性抗原（PaA）、胰腺相关抗原（PCAA）等。目前正在对新的标志物如"解离素和金属蛋白酶（ADAM9）"及"肝肠钙黏蛋白"进行广泛研究，以期发现它们的诊断价值。但就目前研究结果来看，肿瘤标志物特异性仍不够理想，影像学仍然是临床诊断PDAC的首选。当胰腺腺泡广泛破坏时，胰淀粉酶分泌减少，PDAC患者的血清淀粉酶可下降，是否对于PDAC的诊断及其进展分期有提示作用，尚未见相关报道。

13.1.4　MRI表现

虽然多排螺旋CT（MDCT）是目前胰腺肿块

最常用、最准确的影像学检查方法之一,但 MRI 为多参数成像,不但能从形态学上,还可应用功能成像等多参数进行联合诊断,对发现 PDAC 的早期病灶、临床分期、胆胰管扩张及探测隐匿性病灶有一定优势。随着 MR 技术的快速发展及临床广泛应用,MR 不但在 PDAC 诊断准确率及鉴别诊断方面有了长足进步,在提高对 PDAC 的病理认识中也发挥了重要作用。

(1) 典型 PDAC 表现

MRI 对 PDAC 的诊断目前主要依赖直接征象及间接征象。

1) 直接征象:胰腺结节或肿块影(图 13-1)。

正常胰腺组织富含水样蛋白,而 PDAC 组织中其含量很低,在脂肪抑制薄层 T_1WI 序列上正常胰腺组织为高信号,而 PDAC 呈低信号,两者形成鲜明对比,对 PDAC 检出极为有利。脂肪抑制薄层 T_1WI 上 PDAC 与正常胰腺组织的信号对比度最大,有利于小 PDAC 的检出,可以发现直径 < 1.0 cm 的肿瘤。有研究显示,T_1WI 上 PDAC 呈低信号者 17 例,等信号 1 例,其中 1 例病灶直径约 1 cm。小 PDAC 由于病灶较小,很少引起胰腺形态轮廓的变化,此时 MR 较 MDCT 平扫的优势体现在胰腺 MRI 信号的变化上,这点显得尤为重要。

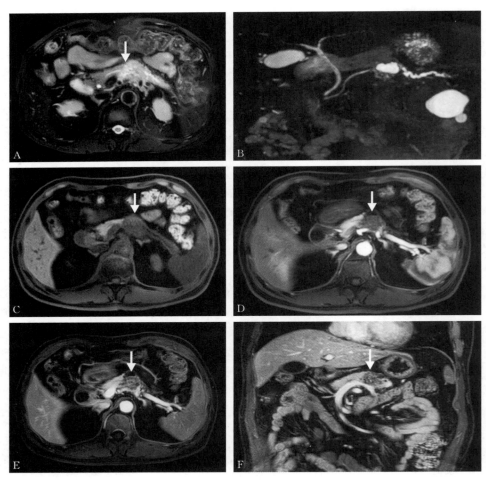

图 13-1 胰腺体部导管腺癌影像表现

注:男性患者,60 岁,体检发现胰占位 1 周。胰体部中分化导管腺癌,肿瘤侵犯胰周脂肪组织。(A)横断面 T_2WI 脂肪抑制(箭),(B)MRCP,(C~F)依次为 T_1WI 脂肪抑制平扫、动脉期、门静脉期、平衡期图像,可见胰体部肿块,T_2WI 稍高信号,T_1WI 稍低信号,胰体部胰管中断、上游胰管扩张、胰腺实质萎缩,肿块向后侵犯胰腺包膜,包绕脾动脉、压迫脾静脉。

胰腺自身血供丰富,而 PDAC 为相对少血供肿瘤,在增强扫描的动脉晚期,信号多低于正常胰腺,使 PDAC 与胰腺实质对比更明显,注意观察胰腺信号变化,以便检出小 PDAC,对于在脂肪抑制薄层 T_1WI 上呈等信号的小 PDAC 更有利于显示。超快速容积内插 3D 扰相梯度回波 GRE-T_1WI 序列(LAVA)增强扫描,门静脉期增强对比剂(Gd-DTPA)积聚于 PDAC 间质内,表现为逐渐强化趋势,故门静脉期 MRI 对 PDAC 瘤体的显示不如动脉期明显,但动脉晚期和胰腺期有利于 PDAC 的判断及鉴别诊断。

对于最佳扫描期相,目前尚存争议。Obuz 等认为在动脉期能提供最佳的肿瘤和正常胰腺对比。Kim 等认为磁共振动态增强只能提高诊断的信度,并不能明显提高诊断准确度。近几年的研究总体更趋向于支持门静脉期,认为增强后的最佳扫描时间应在门静脉期,此时胰腺实质处于最大强化状态,PDAC 因为是少血供肿瘤仅有轻度强化,从而能最佳显示病灶——胰腺实质对比。笔者认为情况也不一定,对于较大的 PDAC 来说,MR 增强后多数肿瘤无论动脉期还是静脉期基本显示相对低信号;但对于小的 PDAC 来说,病灶有可能为低信号、等信号或高信号,这主要与肿瘤的间质结构有关:对比剂进入间质内量的多少及其回流的量(通畅程度及速度)。此时 MR 多参数成像的优势得到体现,参考文献研究及笔者实际工作中应用脂肪抑制薄层 T_1WI 及梯度回波(GRE)-T_1WI 序列(LAVA)增强扫描可作为胰腺肿块性病变的最佳组合方式,既可以有利于小 PDAC 显示,也可注意观察胰腺信号变化,以利于病灶的检出。

磁共振扩散加权成像(DWI)是一种对水分子扩散运动敏感的成像技术,是一种无创测定活体组织细胞内部水分子扩散过程的检查技术。DWI 上信号强度与组织内的细胞密度具有很好的相关性。在富细胞的组织中,如生长迅速的肿瘤,水分子活动度明显减弱,这在体内和体外研究中已经得到证实。PDAC 组织相对于正常胰腺组织及癌周胰腺组织,细胞密度更高,细胞外间隙减小,PDAC 组织在 DWI 中信号高于正常胰腺组织;但因血流因素及穿透效应的影响,病灶与周围组织未形成良好的对比度,分界欠清,随着 b 值增大,ADC 值逐渐减小,肿瘤组织与周围正常组织的对比度也越来越高。目前临床上取 b 值为 $500\sim700\ s/mm^2$ 时,ADC 值不但能更接近组织的真实弥散值,还能获得对比度相对较高的图像。但需要警惕有时 DWI 上 PDAC 也可表现为等信号或低信号。笔者对上海市瑞金医院 130 例经病理证实的 PDAC 进行 DWI 分析,发现 52 例显示边界清晰,呈相对高信号,48 例瘤体远端边界不清呈高信号,22 例为等信号,8 例为低信号,其 ADC 值 $[(1.03\pm0.19)\times10^{-3}\ mm^2/s]$ 明显低于近端胰腺组织 $[(1.43\pm0.18)\times10^{-3}\ mm^2/s, P<0.001]$ 及远端胰腺组织 $[(1.54\pm0.33)\times10^{-3}\ mm^2/s, P<0.01]$,此外 PDAC 远端胰腺组织 DWI 上亦呈现高信号,DWI 不能准确显示 43% PDAC 的边界(图 13-2)。

最近有学者提出双指数模型 DWI 用于鉴别胰腺局灶性病变。ADC 值随着细胞密度增大而降低,但有些肿瘤呈现不一样的弥散特点,原因多为液体黏度、细胞渗透等。双指数弥散模型分析可提供较单指数更为符合真实组织弥散的特点。Charles-Edwards 等报道,恶性肿瘤 ADC 值下降的原因是细胞密度增高,细胞外间隙的减少限制了水弥散。有文献认为双指数模型快速成分 ADC 与快速成分所占比例代表细胞外容积所占比例。与单指数弥散信号衰减模型 ADC 值诊断效果一样,尽管一些病变能够用 F_{fast}、ADC_{fast}、ADC_{slow} 进行分析鉴别,但明确鉴别诊断良恶性肿瘤仍然有难度。各种组织 ADC_{fast}、ADC_{slow} 差异的原因还有待进一步研究。将来进一步研究可重点关注活体双指数分析,如何准确估算快速成分与慢速成分所占比例及灌注、细胞膜渗透、弥散受限对各个参数的影响,希望能提供高密度恶性肿瘤弥散机制的详尽解释。

磁共振波谱分析(magnetic resonance spectroscopy, MRS)是检测活体内细胞生理或病理过程中的化学变化,以反映代谢和生化信息的一种非损伤性技术,灵敏度高、具有很强的肿瘤鉴别能力,有可能成为早期诊断胰腺肿瘤的重要工具。

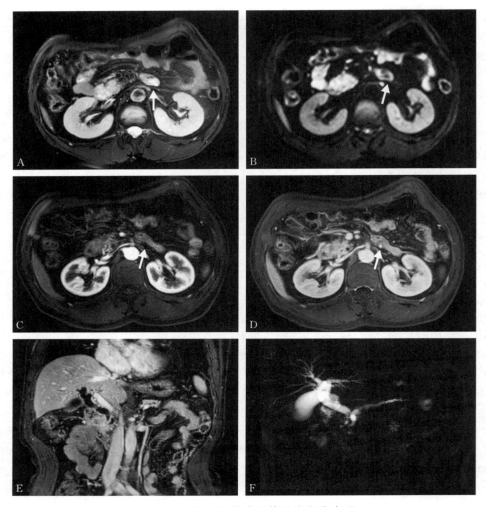

图 13-2 胰头癌伴胰胆管扩张影像表现

注：男性患者，68 岁，发现胰腺占位性病变 3 天余。胰头部中分化导管腺癌（普通型）3.8 cm×3.5 cm×2.5 cm，肿瘤侵犯胰腺周围脂肪及十二指肠壁。（A）横断面 T_2WI 脂肪抑制，（B）DWI，（C～E）依次为 T_1WI 脂肪抑制动脉期、门静脉期、平衡期图像，（F）MRCP，可见胰头部肿块，T_2WI 稍高信号，DWI 信号增高（箭）T_1WI 增强病灶信号低于周围胰腺组织，平衡期病灶边缘信号增高，肿块上游胰胆管扩张，呈"双管征"。

目前，磁共振对胰腺波谱分析并没有提出正常胰腺组织、PDAC 及慢性胰腺炎特征性的代谢标志物，同时关于 PDAC 有价值的波谱分析仍然停留在初步的体外实验阶段。有作者在体外实验中提出胆碱峰的降低及牛磺酸峰的升高是 PDAC 特征性的代谢标志物，这与胆碱升高作为其他恶性肿瘤公认代谢标志物恰好相反，虽然这个观点的提出有助于 PDAC 与慢性胰腺炎的鉴别，但是其可靠性、可重复性及临床实用性仍然需要大量工作来验证。如果基础研究所提供的胆碱峰的降低及牛磺酸峰的升高的观点是正确，其可能成为将来进一步研究 PDAC 代谢特征及治疗前后代谢物变化的切入点。

Cho 等在 1.5 T 磁共振上研究发现，局灶性慢性胰腺炎（CP）和 PDAC 的 MRS 最显著的不同在于脂质含量。在 ^1H-MRS 中，局灶性 CP 的脂质含量明显少于 PDAC，脂质含量的不同可能是由两者纤维组织含量不同造成的。MRS 中局灶性 CP 的非脂质代谢物峰与脂质峰比值[P（1.6～4.1 ppm）/P（0.9～1.6 ppm）]明显高于 PDAC

的,两者分别为 $0.88 \sim 5.44(2.78 \pm 167)$ 和 $0.22 \sim 2.31(0.51 \pm 0.49)$。如采用比值 < 2.5 作为 PDAC 阳性的评估指标,诊断 PDAC 的灵敏度和特异度分别为 100% 和 53.3%。

笔者在 3.0 T - MR 上利用 MRS 对 $P1.60 \sim 4.10$ ppm/$P0.90 \sim 1.60$ ppm 的比值鉴别 PDAC 和慢性肿块型胰腺炎(CMFP)的效能进行了 ROC 分析,AUC 的 95% 可信区间峰下面积为 0.935 ($P < 0.001$),上限和下限分别为 0.844 和 1.026;以 1.125 作为截点值,其诊断 CMFP 的灵敏度、特异度分别为 81.8% 和 92.9%,假阴性率为 18.2%,假阳性率为 7.1%。

尽管活体 PDAC 与慢性胰腺炎的 MRS 鉴别诊断研究,提出慢性胰腺炎 P($1.60 \sim 4.10$ ppm)/P($0.90 \sim 1.60$ ppm)的代谢物峰下面积之比明显高于 PDAC,但是也有一定的重叠。其主要原因可能是,在组织病理学上部分 PDAC 组织与慢性胰腺炎表现相似,均含有大量纤维成分,临床用 MR 仪器还不足以探测到 PDAC 少量的癌细胞所

导致的高代谢产物。

2)间接征象:瘤体远端胰腺实质萎缩、胰管扩张、潴留囊肿形成、胰周血管及脏器受侵、腹膜后淋巴结及或肝脏转移等(图 13 - 3)。"双管征"尽管对 PDAC 并无特异性,但有时可能为胰头钩突部 PDAC 唯一早期间接征象。

SE 序列 T_1WI 由于脂肪组织呈高信号,更容易显示呈明显低信号的淋巴结,SE 序列抑脂 T_2WI 亦可显示转移淋巴结呈中高信号,LAVA 动态增强门静脉期呈轻至中等强化,DWI 可在淋巴结无明显增大的情况下显示弥散受限的早期转移灶。

MR 诊断胰腺癌肝脏转移与 MDCT 基本相仿,常表现为圆形或类圆形异常信号,T_1WI 呈稍低信号,抑脂 T_2WI 呈稍高信号,LAVA 动态增强门静脉期病灶中心呈低信号,代表转移肿瘤组织同 PDAC 一样具有少血供特性,周围呈轻至中等环形强化,代表纤维组织形成及慢性炎症反应。此外,DWI 可更利于肝脏内小病灶的发现,常能发现在其他序列上遗漏的病灶(图 13 - 4)。

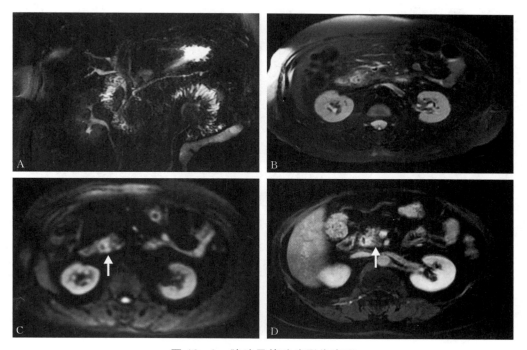

图 13 - 3 胰腺导管腺癌影像表现

注:女性患者,77 岁,食欲缺乏伴皮肤瘙痒 1 月余。胰腺导管腺癌Ⅲ级,浸润胰腺周围脂肪组织,累及胆总管黏膜,侵犯神经。(A)MRCP,(B)横断面 T_2WI 脂肪抑制,(C)DWI,(D)T_1WI 脂肪抑制平衡期图像,可见胰胆管轻度扩张,胰头部异常信号灶,T_2WI 稍高信号,DWI 信号增高(箭),T_1WI 增强平衡期病灶信号高于周围胰腺组织(箭)。

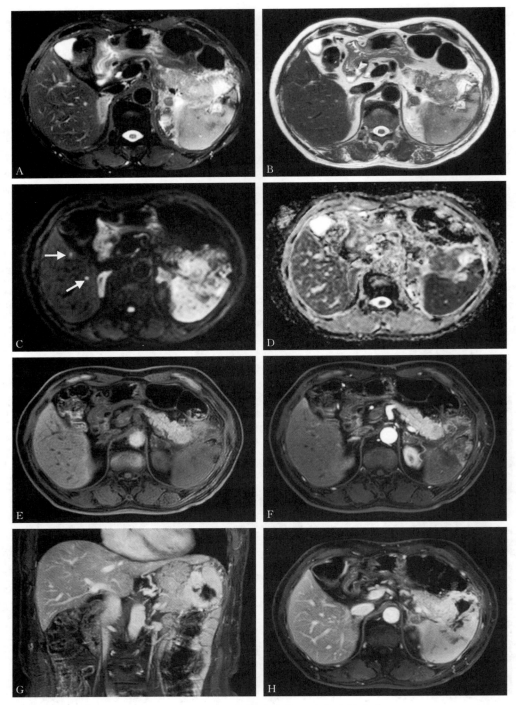

图 13-4　胰腺尾部导管腺癌伴肝脏转移影像表现

注:男性患者,64 岁,反复中上腹痛 6 月余,加重 2 周。胰尾部中-低分化导管腺癌,脾脏见肿瘤累及。"肝结节 1""肝结节 2"见腺癌浸润/转移。(A)横断面 T$_2$WI 脂肪抑制,(B)T$_2$WI,(C)DWI,(D)ADC,(E~H)依次为 T$_1$WI 脂肪抑制平扫、动脉期、门静脉期、平衡期图像,可见胰尾部肿块,T$_2$WI 稍高信号,DWI 呈高信号,ADC 值减低,T$_1$WI 平扫呈等信号,动脉期信号略低于胰腺组织,门静脉期和平衡期信号高于胰腺组织,肿块侵犯胰腺包膜累及脾门、左侧肾上腺,脾脏可见梗死灶,肿块周围可见少量液体信号及囊性灶,T$_2$WI 及 DWI 示右肝两枚高信号灶(箭),增强后可见强化,略高于肝实质。

PDAC 对胰周血管的侵犯在常规序列、增强扫描均可显示,平扫表现为血管周围脂肪信号部分消失及流空效应消失,呈等或稍高信号,增强扫描见管腔充盈缺损,管壁毛糙,包埋管腔狭窄甚至中断(图 13 - 5)。血管受侵的程度在 3D - TOF 的 MRA 及 3D - GRE 序列增强扫描可显示更加清晰。

胰头癌大多数合并胆总管和主胰管扩张,即"双管征"。MRCP 利用重 T_2WI 技术来直接显示胆、胰管形态和结构,可了解有无梗阻或变异,在很大程度上可替代 ERCP。发生于胰头和钩突部的 PDAC 尽管有时很小,但亦可有围管性浸润生长的特性,易压迫胆总管下端引起梗阻性胆管扩张或阻塞胰管引起远端胰管扩张,其早期可表现出较显著的间接征象,而 MRCP 在显示胰胆管扩张方面具有明显优势(图 13 - 6)。

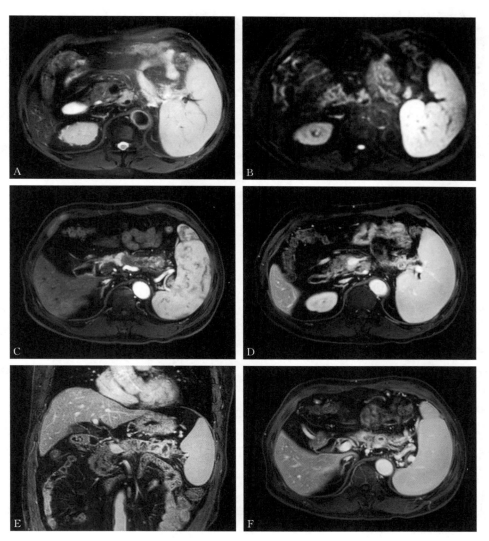

图 13 - 5　胰体癌影像表现

注:男性患者,64 岁,上腹痛 2 月余。胰体部中-低分化导管腺癌(普通型),肿瘤侵犯胰周脂肪组织,侵犯血管壁,胰周淋巴结 1/12 枚见癌转移。(A)横断面 T_2WI 脂肪抑制,(B)DWI,(C~F)依次为 T_1WI 脂肪抑制、动脉期、门静脉期、平衡期图像可见胰体部尾部肿块腹膜后侵犯,肠系膜上动脉旁可见异常信号组织包绕,T_2WI 稍高信号,DWI 呈高信号,肿瘤接触脾动脉,致脾静脉闭塞、胰源性门静脉高压,脾大,脾门区静脉曲张,胰体部肿块 T_1WI 动脉期、门静脉期信号低于胰腺组织,胰尾部胰管扩张伴梗阻性胰腺炎。

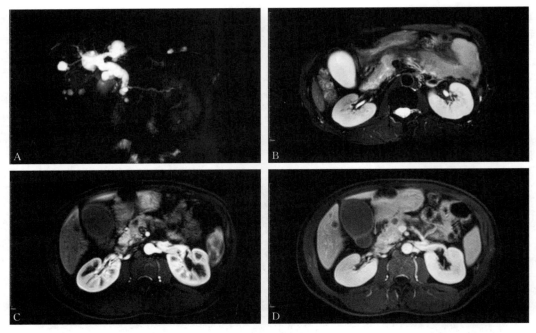

图 13-6 胰头癌影像表现

注:男性患者,52 岁,上腹胀伴皮肤巩膜黄染 10 余天。胰头中-低分化导管腺癌(普通型),肿瘤大小为 1.8 cm×1.5 cm×1.2 cm,肿瘤侵犯胰周脂肪组织及胆总管。(A)MRCP,(B)横断面 T_2WI 脂肪抑制,(C、D)分别为 T_1WI 脂肪抑制动脉期、平衡期图像,可见胰头部异常信号灶,T_2WI 稍高信号,T_1WI 增强动脉期病灶信号低于周围胰腺组织,平衡期病灶呈等信号,肿块上游胰胆管扩张,呈"双管征",肿块周围可见继发囊肿。

Adamek 等对 124 例临床高度怀疑 PDAC 的患者分别施行 MRCP 和 ERCP,发现 MRCP 与 ERCP 诊断 PDAC 的灵敏度相似。Becker 等认为 MRCP 诊断胰胆管变异的灵敏度可达 $97\% \sim 99\%$,特异度可达 $95\% \sim 97\%$。Inoue 等认为由 PDAC 引起的主胰管狭窄的程度比 CP 引起严重,且梗阻以上的扩张,恶性也较良性严重。但根据笔者的研究,由良恶性病变引起的梗阻,扩张的胰胆管管径之间没有明显差异。

笔者认为,胰胆管管径的扩张程度与病变的良恶性没有直接关系。PDAC 主胰管的侵犯多不规则,呈节段状缩窄、缺损或完全梗阻。CP 主胰管主要表现为壁僵硬、扭曲,常合并全部胰管系统的普遍扩张,特别是细小分支,有时呈串珠状改变,梗阻多呈不完全性。故笔者认为分支胰管的变化对鉴别诊断价值有一定意义。"双管征"最初被认为是 CP 的一个征象,后来 Inoue 等和 Menges 等研究却表明"双管征"对诊断 PDAC 更

具特异性。此外,CP 扩张的胆总管为圆形、光滑,自上而下逐渐缩小,中间无中断,所谓"导管穿行征",笔者认为此征象诊断 CP 更具有特异性。

但在实际工作中,最好的方法是 MRCP 检查技术结合其他 MR 序列;不能仅仅依靠 MRCP 成像排除 PDAC 的可能性,如发生在胰腺体尾部的 PDAC,MRCP 就无能为力,甚至会导致误诊、遗漏。全 PDAC 因无明显"双管征",病变范围广泛,缺乏信号对比,不能显示病变边界,T_1WI 和 T_2WI 上几乎呈等信号而容易漏诊,DWI 上胰腺信号弥漫性稍高信号,仍不能勾画出 PDAC 的边界;但抑脂 T_2WI 易于显示轻微扩张的主胰管,较 MDCT 敏感。增强扫描胰腺实质信号强化不均匀见散在多发点状稍低信号灶,仔细观察可发现胰腺实质内杂乱胰管为低信号,边界清楚。

MRCP 能很好地显示胰腺体尾部胰管局限性、不规则、花簇状扩张,胰管局限性增粗、中断,这些表现是诊断 PDAC 的重要征象,但 MRCP 对

全 PDAC 诊断需要结合 MR 其他序列扫描,多序列的综合应用可帮助我们了解更多信息,增加诊断的准确度。据文献报道,抑脂 T_1WI 序列、MRCP 及抑脂 T_1WI 薄层增强扫描序列是检出胰腺肿瘤的最佳组合,特别是对小 PDAC 的检出。有学者评估报道,结合 MRCP 检查的应用,T_2WI 及 T_1WI 的准确性明显提高至 89%(95% CI:82%~95%)和 84%(95% CI:77%~92%)。此外,还必须重视患者的临床资料,对黄疸、上腹部不适、腰背痛、体重减轻等早期可疑症状予以重视。

一项比较 MRI 和 MDCT 扫描诊断胰腺肿瘤的研究显示,MRI 并不优于 MDCT,但 MRI 具有较高的软组织分辨率,多参数、多方位成像的优势,具有无辐射、安全的优点。对 PDAC 可疑患者可行多期相薄层增强扫描,MRCP 在显示胆、胰管结构方面又具有独特的价值,MRCP 结合 MRI,对 PDAC 的诊断具有重要临床价值。MRI 各个序列各有所长,可通过研究血流灌注变化、组织生化代谢水平、水分子扩散运动等变化来观察胰腺的病变情况,做出准确的判断。功能性磁共振成像(fMRI)在胰腺疾病中的应用目前仍处于初步探索阶段,研究结果也不尽相同,但目前的研究不断开发和采用了更先进的成像技术,相信在不久的将来,fMRI 在胰腺疾病中的临床价值将会得到广泛运用。

(2) PDAC 的不典型表现

PDAC 的不典型表现是相对于典型病变表现而言的,众所周知,PDAC 病灶直接征象常表现为边界不清,平扫呈低密度,增强扫描多呈轻度强化灶;间接征象主要有主胰管扩张或"双管征",胰腺体尾部实质萎缩及胰周血管受侵,胰周淋巴结及肝脏等远处转移。临床上出现典型征象对影像科医生来说诊断或鉴别诊断并不难。但是在临床工作中影像科医生面对的 PDAC 患者往往并不都具有这些典型表现,或仅出现某一征象,甚至并不明显,这就给诊断带来挑战,能否敏锐发现这些不典型、细微的征象对于早期诊断 PDAC 尤为重要。

1) 抑脂 T_1WI 等信号病灶:PDAC 在平扫脂肪抑制薄层 T_1WI 上常呈低信号,但有时亦可呈等信号灶(图 13-7)。T_1WI 平扫并未见明显异常信号,可仅表现胰头钩突局部稍膨隆,轻度推移肠系膜上、动静脉致这一对平行排列的血管向左前方移位,甚至仅推移肠系膜上静脉而发生排列错位。此时 MR 多参数成像优势得到体现,注意观察 T_2WI 及 DWI,增强扫描病灶常呈轻度强化,但有时亦可呈中度强化,少数亦可呈环形强化。对于此类仅表现胰腺局部形态变化时,要仔细观察腹膜后淋巴结有无增大,呈簇状分布的淋巴结边缘不清。

2) 外生型生长:有时 PDAC 向胰腺外生长、从影像学上观察,似乎与胰腺不相连。此种外生型 PDAC 表现,如位于胰头部,需要排除十二指肠和腹膜后来源的肿瘤;若从钩突向胰外生长,往往沿着系膜根部浸润,易误认为腹腔或系膜来源的肿瘤,此时需要在冠状面、斜冠状面图像上对肿瘤与周围解剖结构进行系统分析(图 13-8)。

3) 类似急性胰腺炎样改变:临床上 PDAC 以急性胰腺炎为首发症状的病例并不少见,胰头部导管腺癌阻塞主胰管导致急性水肿型胰腺炎或急性坏死型胰腺炎(图 13-9)。主胰管常仅表现为轻度扩张甚至未见扩张,胰腺肿大、信号不均匀、胰周明显渗出,胰腺短期可发生坏死,位于胰腺颈部的胰腺导管腺癌常因液化、坏死,表现类似胰腺假性囊肿,从而增加鉴别诊断难度,此时短期随访,病灶可明显增大。胰腺导管腺癌还与 AIP(自身免疫性胰腺炎)的弥漫性胰腺肿大或局灶性胰腺肿大、胰周渗出类似。

在鉴别诊断时,注意观察邻近血管及淋巴结的情况,胰腺导管腺癌主要表现为局部静脉癌栓和包埋局部动脉,胰腺炎的血管侵犯主要为局部静脉血栓形成(血栓静脉不增粗,增强扫描,栓子不强化),血栓的静脉可闭塞或再通。对于疑难病例,需结合临床、实验室(CA199、IgG4)和胰腺内部病灶影像特点综合考虑,必要时需要穿刺活检。

4) 局灶性胰腺炎样改变:PDAC 病灶并不表现明显侵犯周围胰腺实质、脏器及周围血管,T_1WI 有时仅表现边界尚清晰稍低信号,抑脂 T_2WI

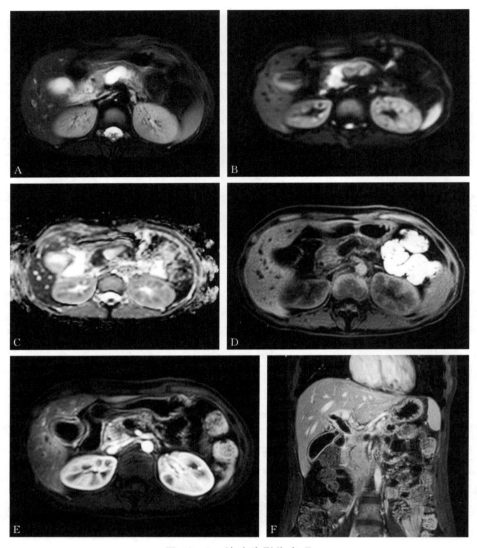

图 13－7　胰头癌影像表现

注：女性患者，33 岁，胰头颈部中分化导管腺癌（普通型），肿瘤侵犯胆总管。（A）横断面 T_2WI 脂肪抑制，（B）DWI，（C）ADC，（D～F）依次为 T_1WI 脂肪抑制平扫、动脉期、门静脉期图像，可见胰头部肿块，T_2WI 稍高信号，DWI 信号增高，T_1WI 平扫病灶呈等信号，增强动脉期、门静脉期病灶信号低于周围胰腺组织，肿块上游胰胆管扩张，呈"双管征"。

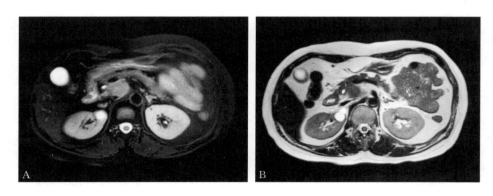

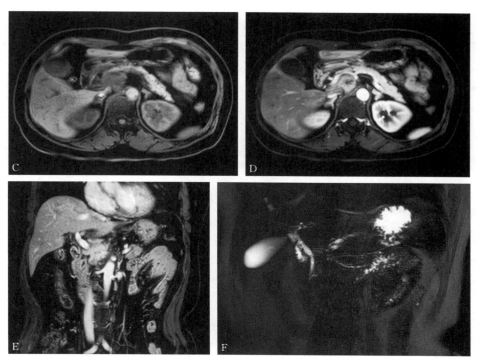

图 13-8　胰腺钩突外生型导管腺癌影像表现

注:女性患者,60岁,胰头部低分化导管腺癌(普通型),肿瘤侵犯胰周脂肪组织,"腹腔干旁肿瘤"见癌累及。(A)横断面 T_2WI 脂肪抑制,(B) T_2WI,(C~E)依次为 T_1WI 脂肪抑制平扫、动脉期、门静脉期图像,(F)MRCP,可见胰腺后方门静脉旁肿块,T_2WI 稍高信号,T_1WI 增强病灶可见强化,动脉期略低于胰腺组织,门静脉期信号略高于周围胰腺组织,病灶中央信号相对较低,提示坏死可能,胰胆管未见扩张。

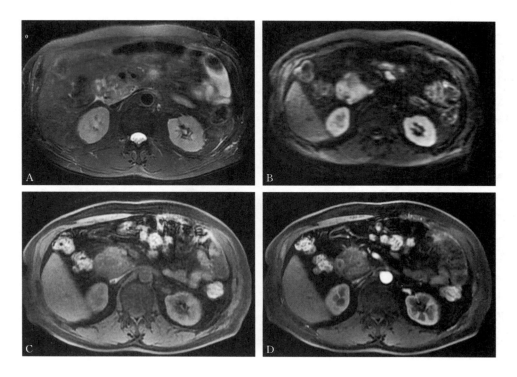

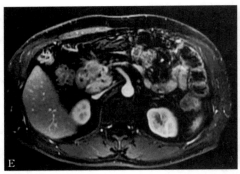
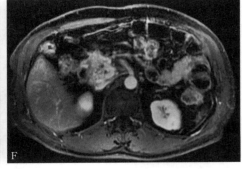

图 13-9　胰腺头部导管腺癌影像表现

注:男性患者,65 岁,胰头导管腺癌Ⅱ级、侵及十二指肠肌层。(A)横断面 T_2WI 脂肪抑制,(B)DWI,(C～F)依次为 T_1WI 脂肪抑制平扫、动脉期、门静脉期、平衡期图像,可见胰头部肿块,T_2WI 稍高信号、胰头周围可见渗出,DWI 信号增高,T_1WI 平扫、动脉期病灶呈等信号、略高于周围胰腺组织,门静脉期、平衡期病灶信号低于周围胰腺组织。

上中高信号,ADC 轻度受限,增强扫描病灶中心稍低信号,周围有明显强化,似见环形强化假包膜,周围有时可见少许渗出改变,特别位于胰腺尾部病灶,此时亦无胰管扩张及胰腺实质萎缩等间接征象提供帮助。临床病史不能提供有价值诊断信息时,若发现病灶中的 T_1 稍低信号,T_2WI 抑脂呈高信号、增强扫描病灶轻度强化,往往提示 PDAC 继发局灶性胰腺炎的可能,因 75%～90% 的 PDAC,胞质内含黏液,可有大量黏液池形成。

5)类似慢性胰腺炎改变:慢性胰腺炎,十二指肠及胆囊手术、家族性腺瘤息肉病等多种因素均是 PDAC 的风险因素。有慢性胰腺炎病史,胰腺常见钙化灶,但 MR 对钙化不如 CT 敏感,往往忽视胰腺炎并发 PDAC 而误诊。钙化最多见于慢性胰腺炎,位于胰管内或胰头周围实质内,在此基础上并发癌灶时诊断十分困难。若出现下列征象则要警惕 PDAC 的发生:T_1WI 平扫和增强扫描时肿块内出现明显的低信号区(图 13-10);周围血管及脏器有受侵表现;胆总管下端呈鼠尾状不规则狭窄,还需密切结合病史、病程发展和其他检查,如胰头癌容易侵犯胆总管引起阻塞性黄疸,虽然慢性胰腺炎与其并发 PDAC 在临床症状上没有特异表现,但患者短时间内黄疸表现进行性加重,应当高度警惕慢性胰腺炎并发 PDAC 的风险。慢性胰腺炎组织由增生到不典型增生,最后导致胰腺导管腺癌发生,此种表现的 PDAC 需要一定时

间。文献报道慢性胰腺炎并发 PDAC 患病率远高于正常人群 PDAC 患病率。

此外,部分胰腺导管腺癌外观上呈囊性改变,类似慢性胰腺炎的假性囊肿。PDAC 囊性变是肿瘤的出血、坏死及液化,同时伴有肿瘤部位胰腺腺体组织脂肪坏死的结果。肿块内的囊变,囊壁常为不规则厚壁,仍见残留肿瘤实性部分,增强扫描符合 PDAC 的强化特征。胰腺炎形成的假性囊肿常有慢性胰腺炎病史,囊肿壁薄且光滑均匀,圆或卵圆形,其内信号尚均匀,类似水样密度,同时有小网膜囊或肾周间隙潴留液及杰氏筋膜增厚。

6)富血供 PDAC 改变:PDAC 通常相对乏血供,增强扫描病灶常呈轻度强化;但富血供 PDAC 病灶可明显强化,有时较胰腺实质强化更明显、呈稍高环形强化,但此时病灶内强化常不均匀,见更低信号黏液区或坏死液化区。病理上这类肿瘤常为混合型 PDAC,具有神经内分泌细胞化,而导管腺癌在病灶中占主要成分(图 13-11)。

7)双病灶的 PDAC:通常 PDAC 为单发,但有时亦见双发病灶(图 13-12),此时需要和胰腺转移瘤进行鉴别。鉴别点:PDAC 最常见于胰头,侵犯胆总管和胰管产生"双管征",胰腺转移瘤发生在头部极少;PDAC 更容易出现病灶远端萎缩。轻度强化符合 PDAC 为乏血管肿瘤特点,中度强化与肿瘤的分化程度有关,胰腺转移瘤的强化与原发性肿瘤的病理类型有关。

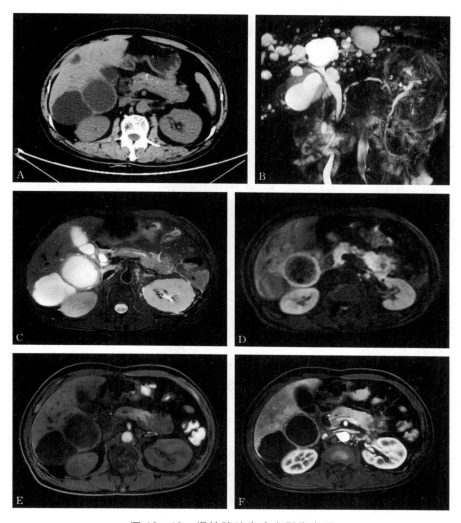

图 13-10　慢性胰腺炎癌变影像表现

注:男性患者,67 岁,上腹部疼痛 3 年,加重 10 天。"胰体尾＋脾脏标本":胰腺导管腺癌Ⅱ级,周围胰腺组织呈慢性胰腺炎病理改变。(A)CT 平扫,(B)MRCP,(C)横断面 T₂WI 脂肪抑制,(D)DWI,(E、F)分别为 T₁WI 脂肪抑制平扫、动脉期图像可见胰体部多发钙化灶,胰尾部略肿大,主胰管串珠状狭窄、扩张交替,胰尾前缘及左侧肾前筋膜少许渗出,DWI 胰腺组织信号高于胰尾部肿块,T₂WI 信号差异不明显,肿块 T₁WI 平扫低信号,动脉期强化低于周围胰腺组织。

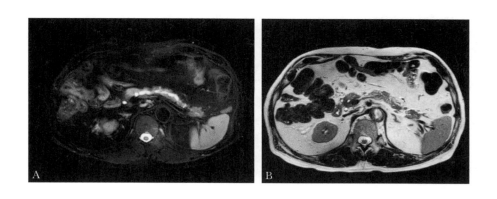

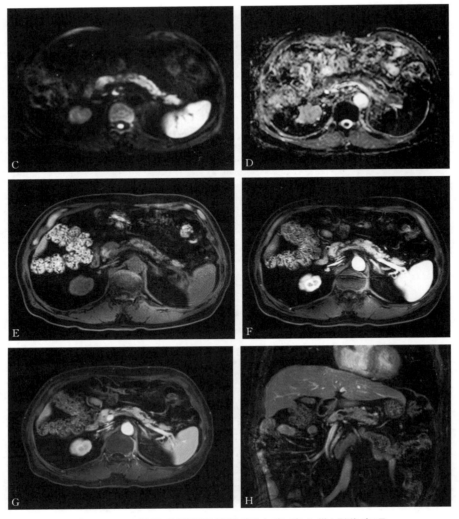

图 13 - 11　胰腺头颈部导管腺癌(小癌,富血供)影像表现

注:男性患者,70岁,体检发现胰腺占位1月余。"胰颈部肿块":胰腺导管腺癌,瘤体大小2.0 cm×2.0 cm×1.0 cm,中-低分化,侵犯神经,浸润至胰周脂肪组织。(A)横断面 T_2WI脂肪抑制,(B)T_2WI,(C)DWI,(D)ADC,(E～H)依次为 T_1WI脂肪抑制平扫、动脉期、门静脉期、平衡期图像,可见胰头部结节,T_2WI稍高信号,DWI信号增高、ADC值减低,胰腺体尾部胰管扩张、胰腺实质萎缩,T_1WI病灶呈略低信号,增强后病灶信号高于周围胰腺组织。

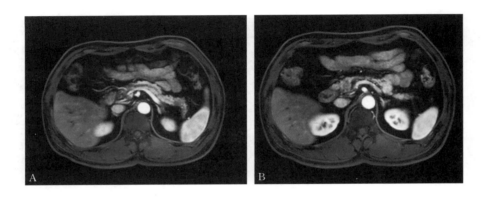

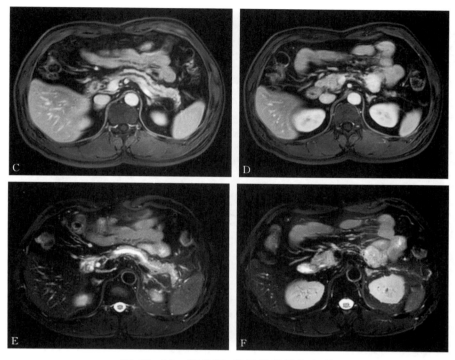

图 13 - 12　胰头部、胰尾部癌影像表现

注:胰头部胰腺导管腺癌Ⅱ级,胰尾部中分化导管腺癌,肿瘤侵犯胰周脂肪组织,侵犯神经。小肠黏膜下胃肠道间质肿瘤,低度风险。(A、B、C、D)分别为 T_1WI 脂肪抑制动脉期、门静脉期图像,(E、F)横断面 T_2WI 脂肪抑制,可见胰尾部、胰头部结节,T_1WI 增强动脉期病灶呈略低信号,门静脉期病灶信号接近周围胰腺组织,T_2WI 信号改变不明显,胰腺体部胰管扩张、胰尾部局部胰管不能显示,胰腺体尾部实质萎缩。

8) 只见腹腔干周围神经丛浸润,不见 PDAC 原发灶:PDAC 具有嗜神经性,当 PDAC 很微小,甚至在 CT、MRI 上病灶主体无法明确显示,但已有腹腔干周神经丛浸润(图 13 - 13),这类表现需与腹腔干周围的转移瘤、淋巴瘤、淋巴结炎进行鉴别。

9) PDAC 与其他肿瘤伴发:PDAC 最多见的伴发肿瘤是胰腺导管内乳头状黏液性肿瘤癌变,发生机制不清。笔者认为胰腺导管内乳头状黏液性肿瘤往往会引起慢性胰腺炎,在此基础上演变为 PDAC。此外,胰腺导管内乳头状黏液性肿瘤也可癌变。所以这两种胰腺肿瘤易伴发(图 13 - 14)。

(3) 小 PDAC 和早期 PDAC 影像学表现

大多数学者认为小 PDAC 是指直径不大于 2 cm。临床上需要明确,小 PDAC 不等同于早期 PDAC,在实际工作中往往会遇到一些 PDAC 病灶本身较小,但已经发生淋巴结及肝脏转移的病例。

病理上早期 PDAC 诊断标准为:①肿瘤最大径≤2 cm;②胰周包膜无浸润;③无远处转移;④切除标本上无淋巴结转移。但小 PDAC 的早期发现,其 5 年生存率为 30%,明显高于晚期 PDAC 的 3%,所以对它的发现与正确分期对改变 PDAC 预后非常重要。

MRI 上 T_1WI、T_2WI 往往不易发现,脂肪抑制 T_1WI/T_2WI 和 DWI 往往比较敏感,弥散受限呈高信号,边界清楚;动态增强 MRI 肿块呈低信号,MRCP 可见胰管扩张。小的或早期 PDAC 在 CT、MRI 上密度或信号差异不大时,容易遗漏,此时病灶的间接征象及临床病史就显得尤为重要。当临床病史及实验室检查高度怀疑 PDAC 时,如瘤体远端主胰管轻度扩张,胰体尾稍萎缩,在影像学上,这些微小变化也应予以重视,应仔细反复观察图像。位于胰腺体尾部的小 PDAC 更容

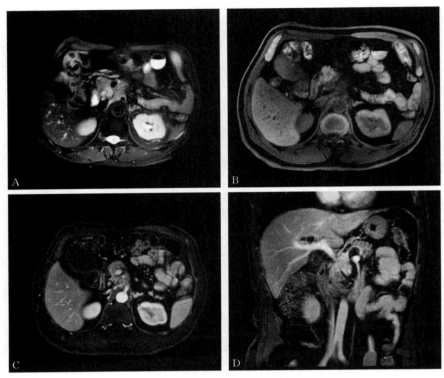

图 13-13　胰腺癌腹腔干周围神经浸润影像表现

注：男性患者，66岁，粪便颜色变浅、尿色进行性加深5天，皮肤巩膜黄染2天。"胰头肿瘤组织"：腺癌。（A）横断面 T_2WI 脂肪抑制，（B～D）依次为 T_1WI 脂肪抑制平扫、门静脉期、平衡期图像，可见腹腔动脉周围异常软组织信号，T_2WI 稍高信号，T_1WI 略低信号，增强后门静脉期病灶呈等信号，平衡期病灶高于周围胰腺组织，胰腺原发病灶较小、不易发现，位于胰头后方。

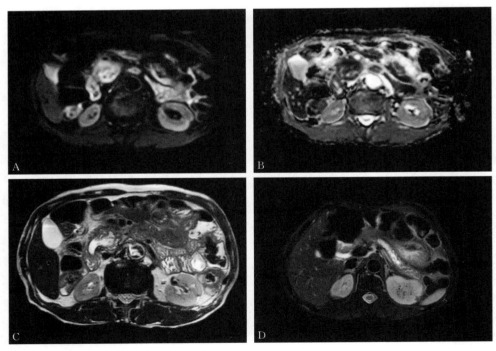

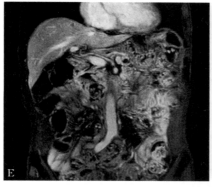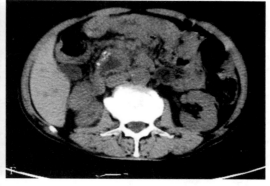

图 13-14　慢性胰腺炎癌变伴胰腺导管内乳头状瘤癌变影像表现

注：男性患者，70 岁，消瘦、便溏 1 年。"胰十二指肠切除标本"：胰腺导管内乳头状黏液性肿瘤（IPMN）癌变，导管腺癌Ⅱ级；主胰管及分支胰管中-重度急慢性炎症伴糜烂，少量鳞状上皮化生，胰管结石；周围胰腺组织呈慢性胰腺炎病理改变。(A)DWI，(B)ADC，(C)T₂WI，(D)横断面 T_2WI 脂肪抑制，(E)T₁WI 脂肪抑制门静脉期图像，(F)CT 平扫图像，可见胰管显著扩张，扩张胰管内可见乳头状结构，乳头状结构增强后可见强化，胰头部可见实性成分、DWI 信号增高、ADC值减低，胰腺体尾部实质萎缩，胰腺实质可见钙化灶。

易遗漏，故观察胰腺病变不仅仅在于病灶本身密度或信号的变化，更需要把重点放在间接征象上（图 13-15）。

（4）全 PDAC 影像学表现

全 PDAC 又称弥漫型 PDAC，胰腺弥漫性浸润，胰腺形态改变不明显，胰头部胰胆管受压不明显，临床上常不出现梗阻性黄疸或胆红素增高，胰体部实质部分浸润明显（图 13-16）。

胰腺萎缩不明显，有时甚至不均匀肿胀，胰管不规则扩张，亦可不扩张。此外，随着年龄增大，胰腺本身发生萎缩，增加发现病灶的难度。笔者在临床中遇到 2 例全 PDAC 患者，CT 仅显示胰腺轻度萎缩，胰腺内见多发小钙化灶，胰管不扩张，增强扫描病灶强化尚均匀。行手术探查，术中显示癌组织弥漫浸润胰腺，为中晚期 PDAC 伴腹膜后多发淋巴结转移而不能完全切除肿瘤。回顾性分析病灶特点，发现胰腺此时正常的小叶结构消失，此特点可能是有价值的征象。

13.1.5　诊断要点

PDAC 的典型 MRI 表现，PDAC 病灶直接征象常表现为边界不清，抑脂 T₁WI 上呈低信号、抑脂 T₂WI 呈不均匀中高信号，弥散轻度受限 DWI呈高信号，增强扫描多呈轻度强化灶；间接征象主要有主胰管扩张或"双管征"，胰腺体尾部实质萎

缩及胰周血管受侵，胰周淋巴结及肝脏等远处转移。典型影像学特点及典型临床特征（阻塞性黄疸、持续、顽固性背部疼痛）、实验室检查 CA199明显升高可做出 PDAC 诊断。

但有时 PDAC 并不出现这些征象或仅出现某一征象，甚至并不明显，给临床诊断带来挑战，能否敏锐发现这些不典型、细微的征象对于早期诊断 PDAC 尤为重要。在临床工作中，主胰管的改变对不典型 PDAC 的表现有时很重要，特别是对于无明显密度或信号差的小 PDAC，此时胰腺轮廓轻微改变或占位效应不明显，胰管扩张可能是唯一发现病灶的机会，病理上肿瘤细胞往往仅限于导管黏膜下浸润生长，病灶尚未形成，易被影像学发现占位效应。

尽管 95% 位于胰头部 PDAC 常引起梗阻性黄疸，但并非所有 PDAC 均表现胰管或胆胰管扩张。分析其原因，胰管或胆胰管的扩张不但与病灶发生的部位及肿瘤大小有关，还与主胰管与胆总管汇合有多种方式有关。如胆总管和主胰管在十二指肠的开口方式为 U 型，此时病灶不够大，尚未侵犯胆总管下段，胆道系统并不会梗阻扩张。若两者开口为"V 型"和"Y 型"，尽管病灶很小，但侵犯胆总管下段的概率也会大大增加。

向外生长或具有外生性倾向的 PDAC，尽管围管浸润特性不明显，远端胰管不扩张或轻度扩

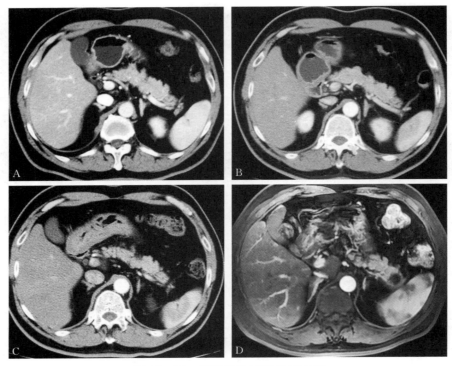

图 13-15 胰尾癌的演变影像表现

注：(A)2013 年腹部增强 CT，(B)2014 年腹部增强 CT，(C)2015 年腹部增强 CT，(D)2016 年腹部 MRI T_1WI 增强动脉晚期，连续 3 年腹部增强 CT 未能发现胰尾部异常，回顾性阅片发现局部胰腺实质萎缩、胰管轻度扩张，MRI 示胰尾部低强化肿块。

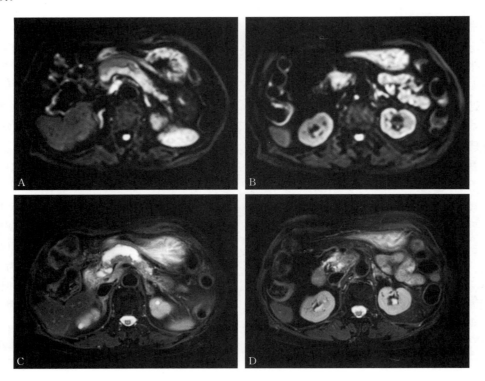

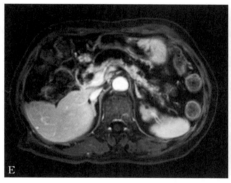
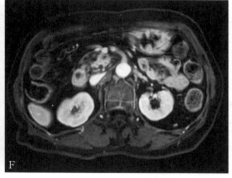

图 13-16 全胰癌影像表现

注:女性,76 岁,发现胰头占位 1 个月。全胰腺切除标本:胰头、胰体尾低分化导管腺癌(普通型),胰头 3.0 cm×2.5 cm×2.0 cm,胰体尾弥漫。(A、B)DWI,(C、D)横断面 T_2WI 脂肪抑制,(E、F)T_1WI 脂肪抑制门静脉期图像,胰腺体尾部长条状异常信号、胰头部肿块,T_2WI 稍高信号,DWI 信号增高、ADC 值减低,胰腺体部胰管扩张、体尾部实质萎缩,T_1WI 增强病灶呈不同程度强化。

张,胆总管多不受侵犯,但往往仍具有 PDAC 特性,如外生性胰头癌常侵犯十二指肠降部、肠系膜上动脉根部,外生性钩突癌往往沿肠系膜根部浸润生长,在鉴别诊断上具有较高价值。

13.1.6 鉴别诊断

(1) 慢性胰腺炎

慢性反复发作的胰腺炎常常会导致纤维结缔组织增生,胰腺局限性增大形成肿块,特别是位于胰头部病变,部分患者可同时伴有胆总管胰腺段的狭窄阻塞,导致其上段扩张,给诊断带来困难。

慢性胰腺炎(chronic pancreatitis, CP)胰腺体积可以增大、正常或缩小,取决于胰腺结缔组织增生、纤维化、水肿或腺泡萎缩程度。增强扫描见增大的胰头轻至中度强化。CP 钙化灶,特别是弥漫性沿胰管走向的钙化是慢性胰腺炎的重要诊断依据,但 MR 对钙化不敏感,需要结合 CT 的优势联合诊断。胰头癌及胰头部炎性肿块均可导致"双管征",即胆总管与主胰管同时扩张。胰腺癌的"双管征":胆总管胰头部截断并伴有胆总管左移内收成角,肝内胆管扩张;胰头段胰管截断,胰体尾胰管均匀扩张。CP 炎性肿块"双管征":胆总管下端狭窄为较光滑、逐渐变细的狭窄,即所谓"导管穿行征",与胰腺癌管道突然截断不同;如合并胰管扩张时,胰管多为不规则或串珠状。肿块型

慢性胰腺炎时,由于胰腺缺乏完整包膜,炎性渗出物及坏死物向胰周及肾旁间隙扩散,累及肾前或肾周筋膜使其增厚,该征象为提示胰腺慢性炎症的有力佐证。胰腺癌常引起脂肪间隙的消失,一般不会引起肾周筋膜增厚。

(2) 十二指肠旁胰腺炎(沟槽状胰腺炎)

GP 是一种少见的慢性节段性胰腺炎,多起病隐匿,因持续的慢性炎症存在,导致胰头部局限性肿大,临床上极易误诊为胰头癌。由于沟槽状胰腺炎(groove pancreatitis, GP)的治疗和预后与胰头癌有明显不同,故应重视相互鉴别。

GP 发生于胰头区域,主胰管不受损害;胰腺癌可累及胰腺头部的全部,伴随着主胰管的狭窄或扩张。胆总管呈渐进性狭窄。病灶主要为纤维组织,在 MRI 上 T_2WI 常呈低信号,但有时水肿严重时 GP 亦呈高信号。增强扫描呈延迟、渐进性、不均匀强化。GP 时十二指肠壁常出现小囊性灶。总之,GP 极易误诊为胰腺癌,但 GP 患者多有长期饮酒史,黄疸呈波动性,主胰管常不受损害有助于与胰腺癌鉴别。

(3) 自身免疫性胰腺炎

自身免疫性胰腺炎(autoimmune pancreatitis, AIP)是一种自发性慢性胰腺炎,MRI 特征表现为弥漫性胰腺肿大伴环绕胰腺周围晕圈样延迟强化;弥漫性胰管不规则狭窄、多发胰管狭窄不伴中

间或远端胆管扩张改变。要注意与全胰腺癌进行鉴别。当胰腺癌弥漫性浸润,胰腺形态改变不明显,主胰管不扩张,胰头部胰胆管受压不明显,临床上常不出现梗阻性黄疸或胆红素增高,增强扫描病灶强化尚均匀,此时应主要观察腹膜后有无肿大淋巴结,多发淋巴结转移有助于全胰腺癌的诊断。

（4）胰腺导管内乳头状黏液性肿瘤

胰腺导管内乳头状黏液性肿瘤(intraductal papillary mucinous neoplasm,IPMN)多见于60～70岁老年人,好发于男性,胰头多见,肿瘤产生大量黏液,导致主胰管或分支胰管进行性扩张。MRI表现为胰腺内"葡萄串珠"样单囊病灶,可有分隔及壁结节。该肿瘤的典型表现为单发囊与主胰管间有交通,伴胰管明显扩张,可明确诊断。

（5）胰腺实性假乳头状肿瘤

胰腺实性假乳头状肿瘤(solid pseudopapillary neoplasm of the pancreas,SPN)好发于年轻女性,病灶可表现囊性、囊实性或几乎实性,病灶边缘较光整,常伴钙化及少许斑片状出血,"浮云征"为特征性表现,胆管及胰管多无扩张。增强后实性成分动脉期中等强化,静脉期及延迟扫描持续强化,囊性成分无强化。

（6）胰腺淋巴瘤

胰腺淋巴瘤(pancreatic lymphoma)临床上主要有2种类型:①原发性胰腺淋巴瘤(PPL)。②全身恶性淋巴瘤累及胰腺,全身NHL累及胰腺约33%,但主要病变常不位于胰腺,而表现为周围淋巴结肿大,发热常见。

MRI表现:胰腺体积增大及头体部弥漫低密度肿块,肿块直径常大于6～7 cm,形态不规则,与正常胰腺界限不清;增强扫描肿块可轻度强化,呈环形或结节状强化,主要侵犯胰头区伴周围淋巴结肿大;浅表淋巴结一般无肿大;纵隔内淋巴结无肿大。肝脾无累及。无胰腺炎临床表现、但胰腺呈弥漫性浸润样改变者,应考虑PPL。

（7）十二指肠乳头癌、壶腹癌及胆总管下端癌 (duodenal papillary carcinoma, ampullary carcinoma and lower common bile duct carcinoma)

壶腹癌可来自壶腹部十二指肠黏膜上皮、胆总管末端胆管上皮和主胰管末端的胰管上皮,还

有少数来自十二指肠腺。镜下多为高分化腺癌和乳头状腺癌,间质纤维少,肿瘤质地较软。影像上有时同胰头导管腺癌浸润难以鉴别诊断。

（8）转移瘤

胰腺转移瘤(metastasis)非常少见,临床具有肿瘤病史,转移瘤往往具有原发性肿瘤的影像特征,两者鉴别诊断并不困难。

（9）胰腺导管腺癌变异型

1）腺鳞癌(adenosquamous carcinoma,ASqC):是一种以腺癌和鳞癌混合为组织学特点的恶性肿瘤,亦有学者把ASqC称为混合性鳞状腺癌、黏液上皮癌 (panereaticadenoeanthma),ASqC多见于肺、食管、膀胱等,胰腺ASqC罕见,Herxheimer于1907年首次报道。光镜下肿瘤由腺癌与鳞癌成分混杂构成,可见角化珠和/或细胞间桥,可用免疫组织化学染色角蛋白(Keratin)和上皮膜抗原(EMA)来证实其上皮的本质。ASqC起源目前有几种学说:①腺上皮化生学说。由于胰管腺上皮在慢性胰腺炎反复炎性刺激或腺癌阻塞后鳞状化生的结果;多数同意此观点。②异位上皮学说。胰腺内异位鳞状上皮发生恶性变。③共同来源学说。多潜能的胰腺导管细胞向两种表型分化的结果。免疫组化发现两种细胞均可不同程度地表达CA199、ST439、角蛋白,表明两种细胞有共同的来源。④碰撞理论。腺癌和鳞癌同时发生,碰巧连在一起。支持此理论者的依据是电镜下腺鳞癌是两种完全不同的细胞成分。但目前还没有腺癌、鳞癌间移行的报告。

大多数胰腺腺鳞癌位于胰腺的头部,也可位于胰腺体、尾,甚至占据整个胰腺。因病灶中同时存在胰腺导管腺癌和鳞癌的成分,其中鳞癌生长较快、易发生坏死、囊变,腺癌很少发生坏死,因有导管或腺体结构伴有大量细胞内外黏蛋白常产生黏液。病变通常与正常的胰腺实质界限不清。根据WHO(2010版)消化系统肿瘤的分类,认为肿瘤中鳞状肿瘤细胞至少大于30%才可诊断为ASqC,以前有学者认为只要肿瘤中含有鳞癌成分的胰腺原发性肿瘤均可称为腺鳞癌。因为决定肿瘤的并不是哪种细胞成分占比高,而是由肿瘤的细胞组成决定的。病理确诊胰腺ASqC需要首先

排除胰腺的转移性鳞癌。

由于胰腺 ASqC 的临床表现与胰腺癌相似，所以术前确诊较困难。早期症状不明显，晚期临床表现与肿瘤部位密切相关，临床症状主要为腹痛、腰背痛、黄疸、体重下降、恶心等；病灶多见于胰头部，胰体、胰尾亦可发生。笔者报道的 12 例 ASqC 中，男女比例 7∶5，无明显性别差异，胰头 6 例、体部 1 例、体尾部 5 例，CA199、CA125 升高约占 83.3％，CEA 稍高约占 58.3％。亦有学者报道认为胰腺 ASqC 可产生类甲状腺样蛋白（PHT-rP）导致血钙升高。

术前诊断胰腺 ASqC 较难；ASqC 病灶大小变化较大，本组报道 12 例中，病灶大小 2.2～7.4 cm，流行病学显示其无明显性别差异。组织学上因鳞癌的倍增时间约为腺癌的一半，且易发生坏死，肿瘤具有高侵袭性。肿瘤的生物学特性决定其在影像上的特征。ASqC 典型的表现：胰腺肿块中央易发生坏死、囊变，腺细胞分泌黏液致使囊内密度或信号稍高于水样密度，抑脂 T_1WI 病灶显示更为清晰，抑脂 T_2WI 呈中高信号、坏死区与水信号相似；增强扫描囊样低密度灶或信号不强化、周边不均匀残留肿瘤组织厚壁见环形强化（图 13-17）。

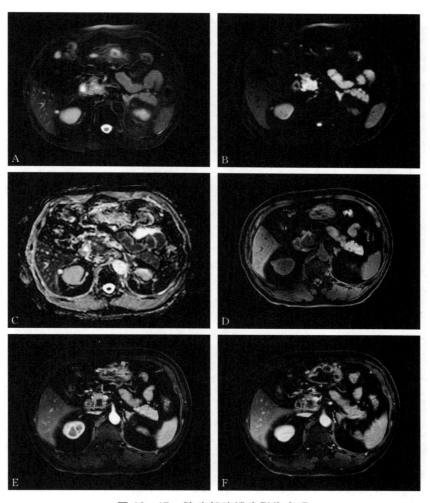

图 13-17　胰头部腺鳞癌影像表现

注：男性患者，67 岁，反复尿色加深伴陶土样便 10 余天。胰头及钩突部中分化腺鳞癌，肿瘤局限于胰腺内、侵犯胆总管。(A)横断面 T_2WI 脂肪抑制，(B)DWI，(C)ADC，(D～F)依次为 T_1WI 脂肪抑制平扫、动脉期、门静脉期图像，可见胰头部肿块，T_2WI 稍高信号，DWI 信号增高、ADC 值减低，T_1WI 病灶信号低于周围胰腺组织，门静脉期病灶边缘信号增高，病灶内可见坏死囊变区。

不典型表现可为多个大小不一的囊样变合并不均匀强化的肿块影，类似囊腺癌的表现。ASqC病灶尽管小，但早期亦可发生转移、围管性浸润及嗜神经性生长仍是其特征，可表现局部浸润、神经血管受侵和淋巴结转移。ASqC不典型的表现同胰腺癌鉴别比较困难，但如CT及MRI上出现典型表现及早期转移灶，仍可在术前做出胰腺ASqC的诊断。

2）印戒细胞癌：原发在胰腺的印戒细胞癌（signet-ring cell carcinoma of the pancreas）罕见，国内外报道少，在胰腺癌中所占比例小于1%。本病病因未明。肿瘤细胞呈巢状，排列不规则，肿瘤细胞异型性明显，可见多个核分裂象。典型癌细胞呈印戒状，胞质内含丰富黏液，细胞核位于细胞的一侧。临床表现无特异性，主要症状有食欲不佳、上腹胀痛，可伴背痛和皮肤、巩膜黄染。目前发现较好的敏感的肿瘤标志物可协助诊断，发生肝外胆道梗阻时可出现胆红素升高。MRI表现为胰腺局部形态异常，T_1WI/T_2WI呈不均匀等高混杂信号，边界模糊不清，可伴有周围组织浸润。动脉期病灶无明显强化表现，门静脉期肿块呈低信号，与胰腺导管腺癌表现相仿（图13-18）。

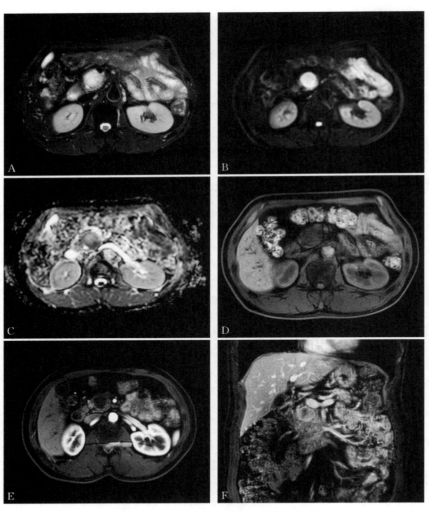

图13-18 胰腺印戒细胞癌影像表现

注：男性患者，62岁，中上腹痛1周余。胰头部低分化印戒细胞癌，肿瘤侵犯胰腺周脂肪组织、侵犯神经。（A）横断面T_2WI脂肪抑制，（B）DWI，（C）ADC，（D～F）依次为T_1WI脂肪抑制平扫、动脉期、门静脉期图像，可见胰头部肿块，T_2WI高信号，DWI信号增高、ADC值不低，T_1WI病灶呈低信号，增强后病灶信号低于周围胰腺组织。

印戒细胞癌是分泌黏液的肿瘤,多见于胃肠、呼吸、泌尿生殖系统,原发于胰腺的病例非常少见,需与胰腺导管腺癌、胰腺囊性肿瘤、实性假乳头状肿瘤鉴别,但往往鉴别较困难。

3)未分化癌(分化不良癌):胰腺未分化癌(undifferentiated carcinoma of the pancreas)是罕见的胰腺恶性肿瘤,报道较少,占胰腺肿瘤的2%~7%,其生长及远处转移均较快,预后差。病变病因尚不明确。胰腺未分化癌免疫组化具有特异性,主要表达的上皮标志物为EMA和CK,少数表达间叶组织标志物,如Vim和CD68。临床表现为上腹部不适或疼痛,可伴有黄疸,可有消瘦、体重下降等肿瘤消耗表现。一般均有CA199的升高,可伴有肝酶及胆红素升高。病灶表现为不均匀囊实性肿块,MRI显示边界清晰的混杂信号,T_1WI以稍低信号为主,T_2WI以高信号为主,增强后病灶实性部分、包膜及分隔明显强化(图13-19)。

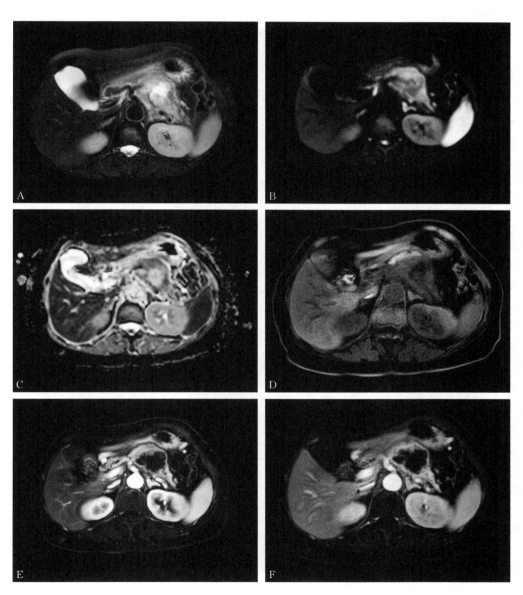

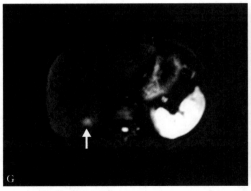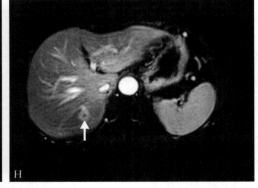

图 13-19 胰腺未分化癌影像表现

注:女性患者,67 岁,腰背痛半年,上腹痛 1 个月。胰体部未分化(间变性)癌,肿瘤侵犯胰周组织、侵犯神经,另见癌结节 1 枚。(A)横断面 T_2WI 脂肪抑制,(B)DWI,(C)ADC,(D~F)依次为 T_1WI 脂肪抑制平扫、动脉期、门静脉期图像,(G、H)分别为右肝层面 DWI、T_1WI 增强门静脉期,可见胰体部肿块,T_2WI 稍高信号,DWI 信号增高、ADC 值减低,病灶内可见坏死囊变区,T_1WI 病灶信号低于周围胰腺组织,门静脉期病灶边缘信号增高,胰腺尾部实质萎缩,肿块向后侵犯胰腺包膜,包绕脾动脉;另见右肝后叶转移灶,DWI 信号增高,T_1WI 增强环形强化(箭)。

13.2 胰腺浆液性囊性肿瘤

13.2.1 概述

胰腺浆液性囊腺瘤(serous cystadenoma)是一种少见的胰腺外分泌肿瘤,约占所有胰腺囊性肿瘤的 20%,病因不明。胰腺浆液性囊腺瘤几乎均为良性,预后好,病灶一般大小稳定或缓慢生长。临床处置首选随访观察,若病灶体积大、生长快速或存在相关压迫症状,可考虑手术治疗。胰腺浆液性囊腺癌(serous cystadenocarcinoma)罕见,根据 WHO(2019 版)分类定义为胰腺浆液性囊性肿瘤伴有明确的非胰内或胰周的远处转移,仅占胰腺浆液性囊性肿瘤的 0.2%。

13.2.2 病理

胰腺浆液性囊腺瘤按照大体观分为 3 型:微囊型(microcystic type)、大囊型(macrocystic type)、实性型(solid type)。微囊型者切面呈蜂窝状,由多个直径小于 2 cm 的囊腔聚集而成;大囊型者可为单房单囊或由几个直径大于 2 cm 的囊腔聚集而成,囊腔内囊液清亮、富含糖原;实性型者切面呈灰白、半透明状,囊腔结构仅在显微镜下可见。

镜下,肿瘤囊壁由扁平或单层立方上皮细胞构成,排列规整,细胞核圆,胞质透亮、富含糖原,肿瘤中央有时可见放射状纤维瘢痕或钙化,肿瘤无包膜。实性型浆液性囊腺瘤镜下肿瘤间质较丰富。免疫组化 EMA、CK7、CK19(+),ER、PR、CEA、CDX2(−),PAS(+),Ki-67(±)。胰腺浆液性囊腺癌的镜下表现与浆液性囊腺瘤基本相仿,根据其 WHO 定义,需要结合临床及影像学表现明确患者同时伴有胰外远处转移方可做出诊断。

13.2.3 临床表现

胰腺浆液性囊腺瘤好发于中老年女性,约50% 的患者无临床症状,多因体检或其他疾病行影像学检查时意外发现。少数患者肿瘤体积大,肿瘤压迫周围脏器时患者可表现为腹痛、黄疸等,或体格检查扪及腹部包块,但此类症状体征缺乏特异性。患者实验室检查一般无异常。

13.2.4 MRI 表现

胰腺浆液性囊腺瘤 MRI 表现为囊性肿块,单发为主,多发者少见、但常见于 Von Hippel-Lindau(VHL)综合征患者。

胰腺浆液性囊腺瘤好发于胰头,平均大小为

3 cm,形态以分叶状居多,亦可呈圆形或类圆形,囊壁菲薄、均匀。胰腺浆液性囊腺瘤以微囊型最常见,约占所有类型的 70%,囊腔内见多个细小分隔,囊腔数目多、直径小于 2 cm,呈蜂窝样(honeycomb appearance)。大囊型浆液性囊腺瘤由几个直径大于 2 cm 的囊腔聚集而成,囊腔数目少于微囊型浆液性囊腺瘤,分隔纤细、均匀,部分病灶囊腔内无分隔、呈单房单囊样(图 13 - 20)。病灶内部放射状中央瘢痕(central scar),是浆液性囊腺瘤的特征性表现之一,微囊型者出现该征象概率高于大囊型者(图 13 - 21)。约 30% 的浆液性囊腺瘤可伴钙化,多位于病灶中央,呈点状、条片状或日光放射状(sunburst calcification),在 MRI 各序列上钙化均呈低信号。T_2WI、MRCP 序列对显示上述囊壁、分隔形态较为清晰,但对于显示钙化的灵敏度低于 CT。

浆液性囊腺瘤囊腔内壁光滑,无附壁结节。囊液呈均匀水样信号,T_1WI 呈低信号,T_2WI 呈高信号。病灶囊液偶见吸收浓缩,致使囊液蛋白质含量相对增高,于 T_1W 序列信号增高,T_2W 序列信号降低,甚或各个囊腔囊液信号高低不一(图 13 - 22)。

T_1WI 动态增强成像病灶囊壁及分隔轻度强化,各期信号低或稍低于周围胰腺实质。

实性型浆液性囊腺瘤罕见,由于囊腔结构过于微小,在 MR 各序列上均无法显示。肿瘤于 T_1WI 呈低信号,T_2WI 呈高信号。DWI 序列病灶信号不高或呈稍高信号,但 ADC 值多无明显减低,此表现有别于其他胰腺实性肿瘤。由于实性型浆液性囊腺瘤具有丰富的纤维血管间质,增强扫描病灶强化明显,与神经内分泌肿瘤鉴别困难(图 13 - 23)。

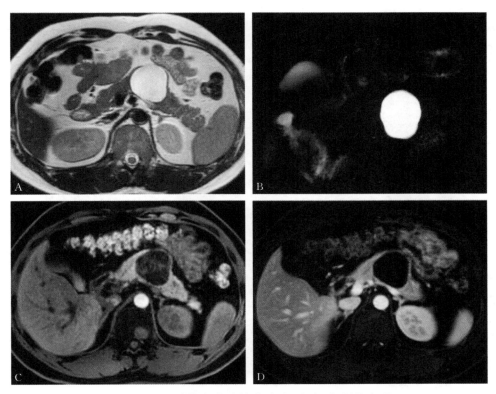

图 13 - 20　胰体部浆液性囊腺瘤(大囊型)影像表现

注:男性患者,27 岁,体检发现胰腺占位 1 年余。横断面 T_2WI(A)和 MRCP(B)显示胰体部一类圆形囊性信号灶,囊壁菲薄,腔内未见分隔或附壁结节,囊液呈均匀高信号,病灶下游主胰管显示、与病灶未见相通;横断面 T_1WI＋FS 平扫(C)病灶呈低信号;横断面 T_1WI＋FS 增强静脉期(D)病灶囊壁强化不明显。

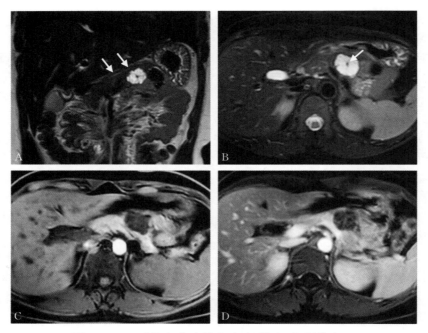

图 13-21　胰体部浆液性囊腺瘤(微囊型)影像表现

　　注:女性患者,34 岁,体检发现胰腺占位 1 周。冠状面 T₂WI(A)和横断面 T₂WI+FS(B)显示胰体部一枚浅分叶状囊性信号灶,囊壁薄,腔内多发低信号纤细分隔,囊液呈均匀高信号,病灶中央见放射状低信号瘢痕(箭),主胰管显示、未见扩张(实心箭),与病灶未见相通;横断面 T₁WI+FS平扫(C)病灶呈低信号;横断面 T₁WI+FS增强静脉期(D)病灶呈轻度蜂窝样强化。

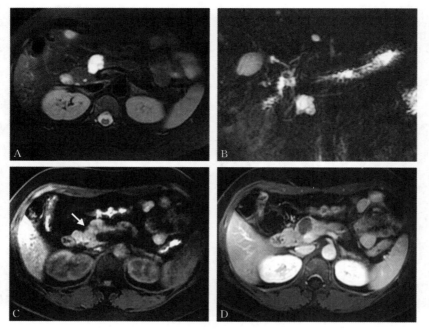

图 13-22　胰颈部浆液性囊腺瘤影像表现

　　注:女性患者,48 岁,体检发现胰腺占位 1 月余。横断面 T₂WI+FS(A)和 MRCP(B)显示胰颈部一枚分叶状囊性信号灶,囊壁薄,腔内见少许细小分隔,囊液呈均匀高信号,主胰管显示、与病灶未见相通;横断面 T₁WI+FS平扫(C)囊液呈不均匀高信号(实性箭)、信号等或略低于周围胰腺实质;横断面 T₁WI+FS增强静脉期(D)病灶囊壁及分隔轻度强化。

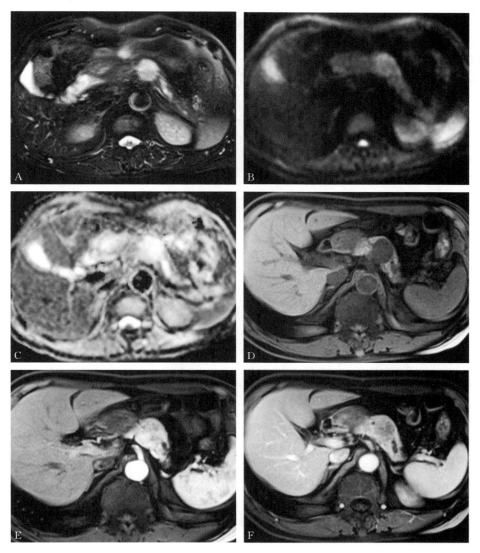

图 13‐23 胰体部浆液性囊腺瘤(实性型)影像表现

注:男性患者,74 岁,上腹痛 5 月余。横断面 T_2WI+FS(A)显示胰体部一枚类圆形高信号结节,病灶上游主胰管扩张、胰腺实质萎缩;横断面 DWI(B)和 ADC(C)病灶均呈高信号;横断面 T_1WI+FS(D)病灶呈均匀低信号,T_1WI+FS 增强动脉期(E)病灶明显不均匀强化,T_1WI+FS 增强静脉期(F)病灶对比剂部分廓清。

浆液性囊腺瘤具有良性肿瘤的特点,一般表现为膨胀性生长,与周围大血管及脏器分界清。浆液性囊腺瘤不与主胰管相通,极少伴有上游胆胰管梗阻扩张,这可能与肿瘤质地软且生长缓慢,不足以对胆胰管形成压迫有关。T_2WI、MRCP 序列能清晰显示胰管与病灶关系,对于鉴别诊断有一定帮助。

胰腺浆液性囊腺癌罕见,目前各文献研究对其诊断尚有争议。胰腺浆液性囊腺癌的转移灶一般见于肝脏,其影像学表现与胰腺原发灶基本一致。

13.2.5 诊断要点

胰腺浆液性囊腺瘤典型表现为多囊单房样囊性肿瘤,囊腔的蜂窝样结构、中央瘢痕及日光放射状钙化对诊断具有高度特异性。病灶呈良性生长方式,不与主胰管相通。T_2WI、MRCP 序列能清晰显示病灶与主胰管的关系。实性型浆液性囊腺瘤罕见,MRI 表现为富血供实性肿瘤,与神经内分泌肿瘤鉴别困难。

13.2.6 鉴别诊断

胰腺导管内乳头状黏液性肿瘤(分支型):浆液性囊腺瘤与分支型导管内乳头状黏液性肿瘤均可表现为薄壁的多囊单房样占位,由于两者临床处置原则不同,影像学鉴别诊断对临床制订合理的诊疗方案具有指导作用。浆液性囊腺瘤多为单发,而导管内乳头状黏液性肿瘤多发者更为常见。相对浆液性囊腺瘤,导管内乳头状黏液性肿瘤形态更不规则、囊腔结构更松散,囊腔内有时可见附壁结节。由于导管内乳头状黏液性肿瘤分泌黏液,常伴主胰管轻度扩张,而浆液性囊腺瘤极少伴有胆胰管扩张。T_2WI 及 MRCP 序列若见病灶与主胰管相通,可排除浆液性囊腺瘤诊断。

胰腺黏液性囊腺瘤:胰腺大囊型浆液性囊腺瘤需要与黏液性囊腺瘤相鉴别。相对浆液性囊腺瘤,黏液性囊腺瘤囊壁及分隔更厚且不均匀,分隔可不完整并伴子囊样改变,囊腔内若见附壁结节,可排除浆液性囊腺瘤诊断。

胰腺神经内分泌肿瘤:实性型浆液性囊腺瘤与胰腺神经内分泌肿瘤均表现为富血供实性肿瘤,MRI 鉴别困难。DWI 序列病灶信号不高或 ADC 图信号不减低时,诊断需考虑实性型浆液性囊腺瘤可能性。诊断困难者可结合 [68]Ga - PET/CT 或穿刺活检进一步明确。

13.3 黏液性囊性肿瘤

13.3.1 概述

胰腺黏液性囊性肿瘤(mucinous cystic neoplasm)是一种少见的胰腺囊性肿瘤,起源于胰腺导管上皮。胰腺黏液性囊腺瘤具有低度恶性倾向,临床处置原则一般推荐手术作为首选治疗方案。

13.3.2 病理

胰腺黏液性囊腺瘤起源于胰腺导管上皮,根据 WHO(2019 版)胰腺肿瘤分类,胰腺黏液性囊腺瘤分为黏液性囊腺瘤伴低级别异型增生、黏液性囊腺瘤伴高级别异型增生、黏液性囊腺瘤伴浸润性癌。

大体:黏液性囊腺瘤表现为以囊性成分为主的囊性或囊实性肿块,一般单发,体积偏大,平均大小在 6～10 cm。囊壁厚薄不均匀,腔内可见分隔及附壁结节,囊液黏稠。

镜下:肿瘤囊壁内衬分泌黏蛋白的高柱状黏液上皮,上皮下被覆细胞丰富的卵巢样间质。免疫组化,肿瘤上皮 CK7、CK8、EMA、CEA、MUC5AC、CA199 为阳性,散在的内分泌细胞 CgA、Syn 阳性,卵巢样间质部分表达黄体酮受体、雌激素受体。

黏液性囊性肿瘤恶性程度低,肿瘤生长缓慢。黏液性囊腺癌转移以胰周淋巴结及肝脏为首发转移部位。

13.3.3 临床表现

患者平均发病年龄在 40～50 岁,具有明显的性别偏倚,男女比例达 1:20。患者一般无特异性临床症状或体征,肿瘤体积大者可压迫周围脏器导致相应压迫症状,如腹痛、黄疸等。患者血生化指标及肿瘤标志物多无异常,黏液性囊腺瘤伴浸润性癌者血清 CA199、CEA 可见异常升高。

13.3.4 MRI 表现

黏液性囊腺瘤好发于胰体尾部,表现为囊性或以囊性成分为主的囊实性占位,病灶一般单发,体积较大,形态呈类圆形或分叶状。病灶囊壁厚薄不均匀,囊腔内可见厚薄不一的分隔,完整或不完整,呈多房单囊样,亦可伴子囊改变,少数病灶呈单房单囊样。部分黏液性囊腺瘤可见附壁结节,在 T_2WI 及 MRCP 序列显示较清晰。病灶囊壁、分隔及壁结节呈软组织信号,T_1WI 呈低信号,T_2WI 呈稍高信号,囊壁、分隔有时可伴斑点状或条片状钙化,在各序列均呈低信号,MRI 对于钙化显示灵敏度低于 CT。增强扫描病灶囊壁、分隔及壁结节呈轻-中度强化。

黏液性囊腺瘤囊液可呈水样信号，即 T_1WI 呈低信号，T_2WI 呈高信号。对于囊液黏蛋白含量较高者，囊液信号可不均匀，T_1W 序列信号增高，T_2W 序列信号降低，此类信号改变常因重力之故，于囊腔偏背侧更为明显。黏液性囊腺瘤合并出血时，囊腔内信号高低混杂，并可伴液-液平显示（图 13-24）。

黏液性囊腺瘤较少伴上游胆胰管梗阻扩张，肿瘤与主胰管一般不相通。黏液性囊腺瘤与主胰管相通者偶有报道，推测可能与肿瘤侵袭并与主胰管形成内瘘有关。黏液性囊腺瘤背景胰腺实质地正常，有时背景胰腺可合并炎症性改变，表现为 T_2WI、DWI 序列信号轻度增高，或 T_1WI 动态增强强化模式由"速升速降"转变为"进行性延迟"强化，提示胰腺实质纤维化改变。

黏液性囊腺瘤伴浸润性癌者肿瘤体积一般更大，平均直径约 10 cm，病灶内实性成分增多，表现为厚壁、厚分隔、较大壁结节或团块状软组织成分（图 13-25）。肿瘤呈侵袭性生长方式，侵犯胆总管时可伴胆道梗阻，侵犯邻近腹腔大血管或脏器时，可继发胰源性门静脉高压。发生胰周淋巴结转移及肝脏转移，是诊断肿瘤恶变的有力依据。

13.3.5 诊断要点

黏液性囊腺瘤好发于中年女性，以胰体尾部多见，表现为单房/多房单囊样囊性/囊实性占位，囊壁、分隔较厚且不均匀，囊腔内可见附壁结节，囊腔与主胰管不相通。表现典型者诊断多无困难。

13.3.6 鉴别诊断

浆液性囊腺瘤：黏液性囊腺瘤需要与大囊型

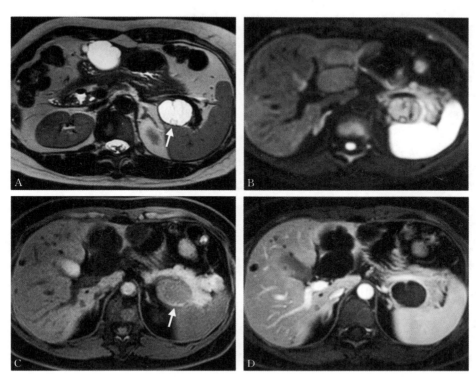

图 13-24 胰尾部黏液性囊腺瘤伴大量含铁血黄素沉积影像表现

注：女性患者，49 岁，腰痛 2 周。横断面 T_2WI(A)显示胰尾部一枚浅分叶状囊性信号灶，囊壁略厚，囊腔内见不完整低信号分隔及子囊样结构（箭），囊液呈均匀高信号；横断面 DWI(B)病灶囊壁呈高信号；横断面 T_1WI+FS(C)病灶囊液信号不均匀，囊腔偏背侧见小片状高信号（箭）；横断面 T_1WI+FS 增强静脉期(D)病灶囊腔及分隔可见强化、信号略高于周围胰腺实质。

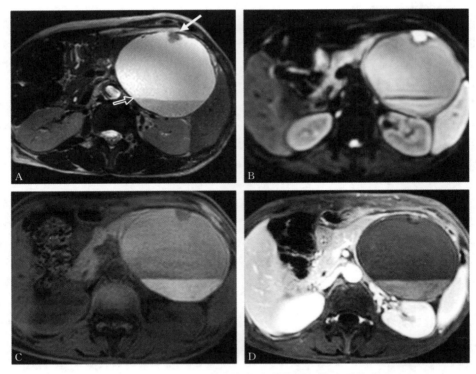

图13-25 胰体尾部黏液性囊腺瘤伴浸润性癌影像表现

注:女性患者,66岁,体检发现胰腺占位1周。横断面T_2WI(A)显示胰体尾部一大小约9.2 cm×8.5 cm的类圆形囊实性信号灶,囊壁略厚,前壁见一枚大小约1.5 cm×1.0 cm的分叶状低信号结节(箭),囊液信号混杂伴液-液平显示(黑箭);横断面DWI(B)附壁结节呈高信号;横断面T_1WI+FS(C)病灶囊壁及壁结节呈低信号,囊液信号混杂;横断面T_1WI+FS增强静脉期(D)病灶囊壁及壁结节轻-中度强化。

浆液性囊腺瘤进行鉴别,此内容已于浆液性囊腺瘤章节详述,此处不赘述。

假性囊肿:假性囊肿一般发生于急性/慢性胰腺炎患者,囊壁厚但均匀,一般内壁光整而外壁模糊,分隔少见,无附壁结节。假性囊肿囊液信号不均匀,T_2WI序列囊腔背侧若见沉积的碎屑样低信号坏死物,对诊断较具特异性。假性囊肿可与主胰管相通。急性胰腺炎患者常伴有胰周渗出积液表现,而慢性胰腺炎患者常可见胰腺钙化或胰管结石等征象。50%的患者随访期间病灶自行吸收缩小。

实性假乳头状肿瘤:患者发病年龄小于黏液性囊腺瘤,好发年龄20~40岁。实性假乳头状肿瘤多以囊实性表现为主,病灶内实性成分呈絮状或片状偏侧分布,而非壁结节样表现,肿瘤内部极易出血,于T_1WI序列呈高信号。

13.4 胰腺导管内乳头状黏液性肿瘤

13.4.1 概述

胰腺导管内乳头状黏液性肿瘤(intraductal papillary mucinous neoplasm,IPMN)是起源于胰腺主胰管和/或主要分支胰管导管上皮,呈乳头状增殖并可分泌黏蛋白的一种胰腺囊性肿瘤,WHO根据组织学上肿瘤细胞异型增生的程度,将其分为低级别异型增生、高级别异型增生和浸润性癌,前2种为非浸润性肿瘤。近年来,随着病理学、影像学的快速发展和临床病例数的增多,对IPMN的病理学特征、影像学诊断和治疗等方面均有了新的认识。

13.4.2　病理

　　IPMN病理学的主要特点是胰腺导管的正常上皮被肿瘤性黏液分泌上皮所取代,肿瘤在胰腺导管内呈多发乳头状或结节状增生,分泌过多的黏液,引起胰腺主导管和/或次级导管进行性扩张或囊变。根据肿瘤起源及胰管受累部位不同,将IPMN分为3类:①主胰管型。胰腺头部、体部及尾部均可发生,恶性概率大,但总体生长较慢,预后较好。②分支胰管型。多见胰头、钩突部,恶变机会低,几乎为良性肿瘤,生长更慢。③混合型。主胰管和分支胰管均受累。此外,亦可根据肿瘤分泌黏液的多少及肿瘤乳头的大小分为2类:①黏液分泌型。扩张的胰管内充满凝结的黏液,肿瘤细胞呈扁平或微小乳头状。②乳头绒毛型。除扩张的胰腺导管和导管内黏液外,导管内见多发乳头绒毛状生长的肿瘤。无论何种类型,肿瘤早期主要局限于扩张的胰腺主胰管或次级胰管内;在进展期,主胰管伴次级胰管扩张常呈葡萄状,主胰管内乳头状肿瘤可侵犯肝胰壶腹,并可向十二指肠腔内突出,偶尔可致胰管胆管瘘或胰管十二指肠瘘,黏液也可在腹腔广泛播散,形成腹腔假性黏液瘤样改变。

13.4.3　临床表现

　　IPMN好发年龄为60～70岁,老年男性多见,男女发病率之比为2.2∶1,胰腺其他囊性肿瘤以女性多见,不同于IPMN。早期临床表现不典型,主要表现为反复发作的上腹部疼痛,其他临床表现包括血糖升高、脂肪泻、消瘦、黄疸等,主胰管型和混合胰管型IPMN较分支胰管型IPMN更容易发生急性胰腺炎或急性复发性胰腺炎。部分患者临床表现类似于胰腺导管腺癌,如果出现顽固性腹痛、体重减轻、进行性黄疸等症状,则提示恶性可能。

13.4.4　MRI表现

　　（1）主胰管型

　　主胰管弥漫性或节段性扩张,伴有乳头和/或扁平状突起的壁结节,常合并胰腺实质的萎缩（图13-26、13-27）。十二指肠乳头增大、突入到十

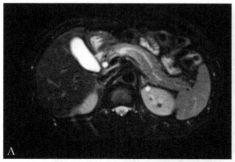
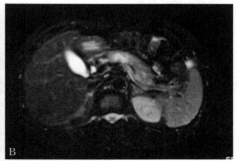
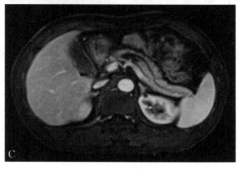

图13-26　主胰管型IPMN影像表现

注:横断面 T_2WI脂肪抑制(A、B)显示主胰管轻度扩张,胰腺颈体部主胰管弓状明显扩张;增强动脉期(C)胰腺颈体部主胰管内见轻度强化乳头状结节。

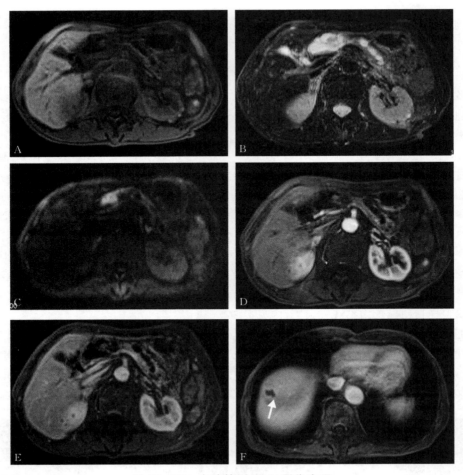

图 13－27 主胰管型 IPMN 影像表现

注：横断面 T_1WI（A）和 T_2WI 脂肪抑制（B）显示胰腺头颈部不规则囊性占位及主胰管明显扩张，内见乳头状壁结节，较大者长径 1.5 cm，呈 T_1WI 略低、T_2WI 略高信号；DWI（C）上肿瘤及周围黏液呈高信号，远端扩张主胰管呈低信号；增强动脉期（D）呈轻中度强化，静脉期（E、F）持续强化，肝右叶见转移灶（箭）。

二指肠腔内，是主胰管型 IPMN 的特征性改变。

分支胰管型：多位于胰头和钩突部，分支胰管不同程度扩张构成单房或多房囊性占位，形态多样，可呈分叶状、弓形或葡萄串样等改变，境界清楚，与主胰管相通，常伴有分隔和壁结节的存在，当主胰管受累时，可伴有主胰管的不同程度扩张（图 13－28、13－29）。混合胰管型：肿瘤既存在于主胰管又存在于分支胰管内，由于肿瘤组织及分泌的大量黏稠黏液阻塞导管，周围胰腺可呈阻塞性炎症（图 13－30）。上述 3 种类型均以胰管不同程度扩张为主要征象，肿瘤所在部位的胰管扩张最明显、肿瘤近端及远端胰管均有扩张是其特点。

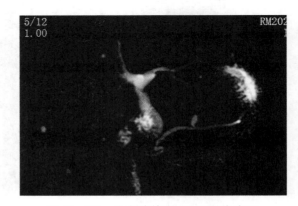

图 13－28 分支胰管型 IPMN 影像表现

注：MRCP 显示主胰管轻度均匀扩张，胰腺体部小囊性灶，与主胰管相通。

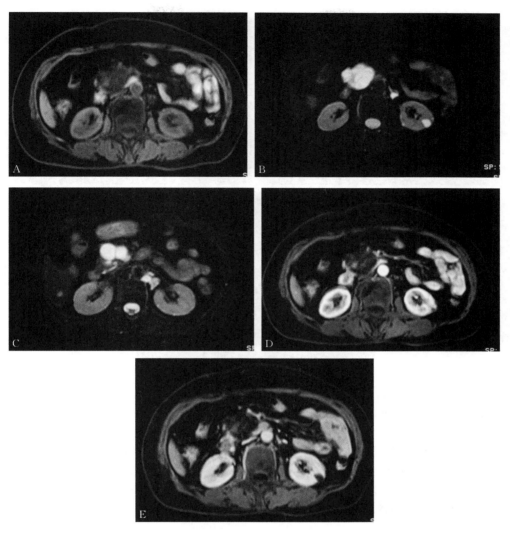

图 13－29 分支胰管型 IPMN 影像表现

注:横断面 T_1WI(A)和 T_2WI 脂肪抑制(B、C)显示胰头钩突部囊性占位,分叶状,与胰管相通,钩突部胰管轻度扩张;囊液呈 T_1WI 低、T_2WI 明显高信号;囊内乳头状壁结节及分隔,呈 T_1WI 略低、T_2WI 略高信号,增强动脉期(D)轻中度强化,静脉期(E)持续强化。

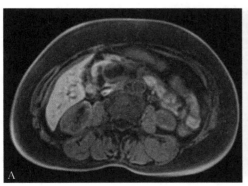

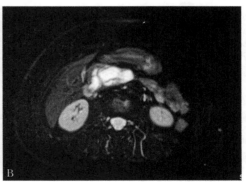

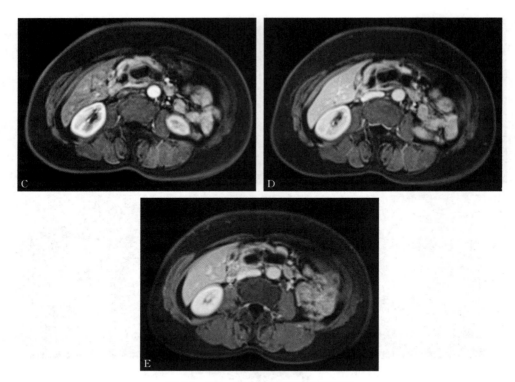

图 13-30　混合型 IPMN 影像表现

注：横断面 T_1WI(A)和 T_2WI 脂肪抑制(B)显示胰头钩突部主胰管及分支胰管明显扩张,呈弓状;扩张胰管内见多发乳头状壁结节,呈 T_1WI 略低、T_2WI 略高信号,增强动脉期(C)轻中度强化,静脉期(D)及延迟期(E)持续强化。

MRCP 不仅容易显示胰管扩张的部位、范围及程度,对乳头结节的显示亦有很大帮助,表现高信号扩张胰管内略低信号结节。此外,与胰管相通是 IPMN 同其他胰腺囊性肿瘤的重要鉴别点, MRCP 对显示病灶与主胰管是否相通更具优势,灵敏度达 91.4%～100%,特异度达 89.7%。

(2)肿瘤见于胰腺任何部位、早期肿瘤或小肿瘤多呈乳头状结节

MRI 平扫：与胰腺实质相比,肿瘤 T_1WI 呈等或低信号,T_2WI 为高信号,周围伴有更高信号的黏液,当黏液内部蛋白含量高时,T_1WI 亦可呈高信号。有时由于肿瘤体积较小而无法显示,仅表现为胰管的不同程度扩张或者胰管内壁不规则;肿瘤较大时,多呈囊实性肿块,常常境界清楚。 DWI 上肿瘤呈不同程度高信号,与肿瘤本身分泌蛋白含量较高的黏液样物质,水分子常弥散受限有关,而距离肿瘤组织较远处扩张的胰管 DWI 为低信号,由此处无肿瘤分泌的黏液或黏液较少所致。增强扫描：肿瘤多呈轻-中度持续强化,强化程度低于正常胰腺组织及其内分隔,瘤体基底部胰管壁多无明显增厚及强化,当胰管壁明显增厚伴强化时,小心恶变的可能。有时扩张胰管内凝结成块的黏液亦可为乳头状结构,但其增强后无明显强化,有助于与肿瘤组织鉴别。

(3)IPMN 可为良性、交界性和恶性改变

甚至同一病例,不同部位的乳头或结节,其肿瘤细胞良恶性与分化程度也各异。当出现以下征象时多提示为恶性：明显扩张主胰管直径＞ 1.0 cm;胰管内壁结节多发或最大径＞1.0 cm 或形成明显肿块;囊实性肿瘤直径在 3.0 cm 以上;病灶囊腔内存在不规则的厚隔膜将其分割为一个接一个的囊腔,厚隔明显强化;肿瘤突破胰管壁累及胰腺实质或胰周血管。一般而言,主胰管型和混合型常为恶性或具有恶变倾向,需要及时手术治疗。分支胰管型常为良性或交界性肿瘤,肿瘤生长缓慢,若肿瘤直径＜2.0 cm,可随访观察。

13.4.5　诊断要点

老年男性多见。MRI 显示主胰管或分支胰管不同程度扩张，极度扩张者多呈形态不规则的囊性占位，病灶与主胰管相通，内见强化壁结节及分隔，强化程度低于周围正常胰腺实质。

13.4.6　鉴别诊断

（1）慢性胰腺炎

慢性胰腺炎主胰管扩张常不规则，由于纤维组织增生，使扩张的胰腺管呈粗细不均的改变，可见到胰管结石或钙化并伴有假性囊肿形成；主胰管型 IPMN 的主胰管往往扩张规则一致，内可见强化的软组织突起。

（2）胰腺黏液性囊腺瘤（癌）

好发于女性，胰腺体尾部多见，多呈囊性病变伴分隔和壁结节，病变不与主胰管相通，胰管多不扩张。囊性病灶与主胰管是否相通，对 IPMN 与胰腺黏液囊腺瘤（癌）的鉴别起着关键作用。

（3）胰腺癌

胰腺导管腺癌多为实质性肿块，囊性变少见；肿瘤具有围管性浸润的生长特点，往往侵犯包绕主胰管，使其狭窄中断，仅引起远端胰腺管扩张；恶性程度高，常合并淋巴结转移及周围血管或脏器的侵犯。与 IPMN 鉴别一般不难。

13.5　实性假乳头状肿瘤

13.5.1　概述

1959 年 Frantz 首先报道该病，1970 年 Hamoudi 等描述该病的特殊组织病理学特点，故又称 Frantz 瘤、Hamoudi 瘤。根据病变的形态结构特点，不同报道分别使用：胰腺实性-假乳头状瘤、胰腺囊实性上皮瘤、胰腺实性囊性乳头状瘤、胰腺实性乳头状上皮瘤、胰腺乳头状囊性上皮瘤、胰腺乳头状囊性肿瘤等命名。1996 年 WHO 正式将本病命名为胰腺实性假乳头状肿瘤（solid-pseudopapillary neoplasm of the pancreas，SPN），并将其分类为生物学行为未定或交界性恶性潜能

的肿瘤。2019 年 WHO 将其归类为低度恶性上皮肿瘤（neoplasm of low malignant），好发于年轻女性，肿瘤由形态单一、结构疏松的上皮细胞形成实性假乳头状结构，易发生出血、囊变。

SPN 是一种少见的低度恶性胰腺肿瘤，占所有胰腺肿瘤的 1%～3%，占胰腺外分泌肿瘤的 0.9%～2.7%，占胰腺囊性肿瘤的 5%；有明显的性别和年龄倾向性，好发于青少年和年轻女性，约占 80%。

SPN 的组织起源及发病机制目前仍不清楚。发病无明显的种族倾向，虽有极少数文献报道该肿瘤发生在家族性息肉病的基础上，但到目前为止尚无证据表明其与已知的临床及遗传综合征有明确联系。

有学者认为 SPN 并非来源于胰腺组织；最近研究发现肿瘤细胞内有黑色素小体，提示该病可能起源于与胰腺邻近的卵巢细胞胚胎神经嵴；此发现可解释 SPN 为何主要发生于年轻女性，但研究并未发现雌激素受体与此病有关。

随着分子病理研究的不断深入，研究发现 SPN 既有胰腺外分泌又有内分泌和局灶性上皮表达的多向分化。肿瘤细胞形态虽然较一致，但免疫表型却很广泛，如 CD10、CD56、α-AT、α-ACT、PR 和 Vim 均高表达，支持该肿瘤可能起源于胰腺胚胎干细胞及与其发育相关的胚胎神经嵴神经前体细胞。这些多潜能干细胞具有多向分化能力，可沿不同方向或不同阶段分化。若在这一过程中发生某种病理机制变化，可使分化中的细胞出现分化障碍或不完全分化，从而逐渐形成 SPN 的细胞特征。

免疫组化提示 SPN 发生可能与 β-连环素有关。Wendell 等研究显示几乎所有的实性假乳头肿瘤存在 β-连环素基因的突变，且 β-连环素在 WNT 信号转导通路的下游基因转录中起催化作用。大部分肿瘤细胞（至少 50% 的细胞）β-连环素着色异常。因此推测 β-连环素异常表达所引起的 WNT 信号转导通路的异常激活导致相关基因的表达改变是 SPN 发生的重要环节。但 β-连环素的下游基因 *cyclinD1*、*MIB-1* 的表达水平与 β-连环素的表达改变不完全一致，提示其他下

游基因也可能参与实性假乳头状肿瘤的发生、发展。

13.5.2 病理

（1）大体病理

SPN 大体形态多为圆形或卵圆形，囊实性混合性肿物，几乎都有一个纤维性包膜/假包膜。切面囊性区与实性区以不同比例混合组成，肿瘤实性常伴有出血坏死，囊性区内含陈旧性出血、黏液样或棉絮样物质，有时整个病变几乎全为出血及囊性变，以致常被误认为胰腺囊肿。少数肿瘤几乎全部纤维化而无囊性结构，表现为实性、包膜多较完整，与胰腺分界较清。

（2）镜下病理

SPN 镜下表现为形态单一的多边形肿瘤细胞，乳头区显示为特征性纤维血管轴心的分支状乳头：乳头表面肿瘤细胞排列整齐，呈圆形或短杆状，远离血管周围的肿瘤细胞产生退行性变，导致假乳头或假菊形团的排列方式。假乳头状突起是实性假乳头肿瘤的特征性改变。肿瘤组织间质内有大量的薄壁血管或血窦，同时还伴有其他的继发性改变，如出血、坏死、黏液变、血管壁透明变性、泡沫细胞积聚、胆固醇结晶、异物巨细胞反应及钙化等。

免疫组化染色 SPN 具有一定特点：通常 α_1-抗糜蛋白酶及抗波形蛋白（vimentin）染色呈弥漫性阳性表达；而神经内分泌标志物，如神经元特异性烯醇化酶、突触素和嗜铬素 A 染色呈局灶性阳性表达。这种免疫组化染色的多样性表达构成了该肿瘤的一大特点。鉴于此特点、SPN 组织起源可能支持多能干细胞的假设。此外、CK20、CK19、CD10、CD56、CD117 等可作为实性假乳头肿瘤与导管腺癌和内分泌肿瘤鉴别的有效标志物。

SPN 的生物学行为目前难以确定，尚没有评价其良恶性的确切指标。有研究认为，SPN 的良恶性与肿瘤细胞的生长方式、异型性、有丝分裂的程度、有无坏死出血和血管侵袭等有关。而 Ki-67 的高表达、有丝分裂率异常升高可导致潜能性的实性假乳头肿瘤向低度恶性转变。

13.5.3 临床表现

SPN 发病有明显的性别和年龄差异，文献报道其好发于 20～40 岁女性，男女比例为 1∶8.37。肿瘤可以发生在胰腺的任何部位，胰体尾多见，其次为胰头部。偶有报道位于肠系膜等胰腺外组织，推测可能来源于异位胰腺。

实性假乳头肿瘤的临床症状多不明显、无特异性。大部分患者无意中或体检时发现肿块，肿瘤增大时可伴有压迫及胃肠道不适，如恶心、呕吐、腹胀、持续性腹部钝痛和消化不良等。较少表现为体重减轻及黄疸。这些非特异性消化道症状的出现多与肿瘤对邻近器官的压迫有关。

实验室检查血常规、肝功能、肾功能、胰腺内、外分泌功能等多正常；AFP、CEA、CA199、CA125、CA50、CA242 等肿瘤标志物和血糖多在正常范围内。偶有血清淀粉酶升高、血清淀粉酶和 CEA 下降及 CA199 升高的报道。

SPN 患者伴有远处转移或局部浸润，高度提示恶性。远处转移的主要部位为肝脏、区域淋巴结、肠系膜、大网膜及腹膜。有研究表明实性假乳头状肿瘤的远处转移或局部浸润的发生率为 9.2%。该肿瘤的潜在恶性程度与肿瘤的大小有关，与患者的性别、年龄、临床症状及生长部位无关。研究表明实性假乳头状肿瘤恶性程度与肿瘤直径是否＞5 cm 密切相关，其灵敏度和特异度分别为 91.0% 和 45.5%

13.5.4 MRI 表现

实性假乳头状肿瘤的 MRI 表现与瘤体的组成及继发性改变密切相关，以下将从这几个方面加以叙述。

（1）发病部位

病灶可发生于胰腺任何部分，但以体、尾部好发，其次是胰头。

（2）病变数量

病灶几乎多为单发，亦可为双病灶（图13-31）。

（3）病变形态

病灶可表现为类圆形、椭圆形，亦可表现为不规则形，可有分叶。

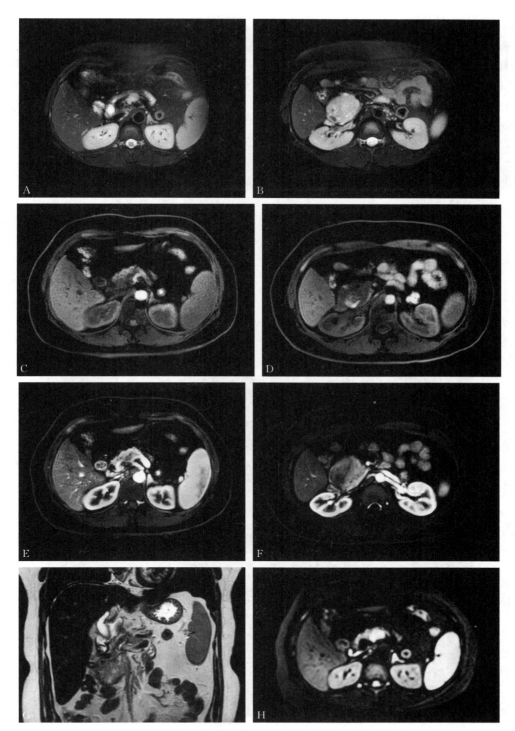

图 13-31　胰腺头、尾部实性假乳头状肿瘤（双病灶）影像表现

注：女性患者，47岁，右侧腰背部疼痛1月余。全胰腺切除标本：胰头及胰尾实性假乳头状肿瘤（2灶）。（A、B）横断面 T_2WI 脂肪抑制，（C、D、E、F）依次为 T_1WI 脂肪抑制平扫、动脉期图像，（G）T_2WI 冠状面，（H）DWI，可见胰头部、胰体部肿块，T_2WI 稍高信号，DWI信号增高，胰头部肿块内可见 T_1 高信号、T_2 低信号区域，提示肿瘤内部出血，T_1WI 增强病灶信号低于周围胰腺组织、内部信号不均匀，肿块上游胆管扩张。

（4）病灶大小

肿瘤直径1～20 cm不等,上海市瑞金医院放射科研究发现,瘤体大小与肿瘤的囊性变呈正相关（图13－32）。

（5）病变边缘

病灶边缘光滑,边界多清晰,少许边缘模糊。

（6）瘤周包膜

多数病灶见完整包膜,包膜常见强化（图13－33）,少数有时亦可见不到明显包膜;包膜在T_1WI、T_2WI呈低信号环。笔者认为局部包膜中断是SPN恶变的一个较为可靠的影像学征象。

（7）病灶内部信号

根据病灶内实性与囊性比例的不同,以囊实性最为常见,但有时病灶可表现几乎为囊性病灶或几乎为实性病灶。SPN因病灶常为囊实性、囊变坏死为其特征,MRI上SPN典型表现为平扫T_1WI、T_2WI呈混杂信号（图13－34）,DWI为稍高信号;混杂信号的病理基础为肿瘤的囊变、出血、病灶的钙化（图13－35）。

1）囊变:有学者指出SPN是胰腺最容易囊变的实性肿瘤。囊、实性成分的分布方式各不相同,或相间存在,或实性成分位于肿块周边,或大小不等的多个囊腔位于病灶边缘等。病理学上,假乳头区肿瘤细胞以纤细的纤维血管为轴心形成分支状假乳头,细胞排列成巢状或片块状、呈复层排列,远离血管周围的肿瘤细胞易产生退行性变,进而出现坏死、液化及囊变。

2）出血:在组织学上,因含大量脆弱、薄壁的血管、缺乏有力的支架结构,故易发生出血;出血是该肿瘤的特征之一。出血可以存在于囊性部分,亦可存在于实性部分,呈凝胶状或囊性组织;MRI对肿瘤出血的检出较CT等更为敏感,通常出血MRI表现为:T_1WI呈高信号,T_2WI呈高信号或低信号。亦有学者报道由于血液及其他液性

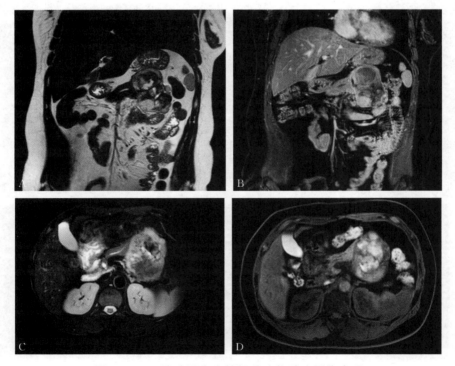

图13－32 胰腺巨大实性假乳头状肿瘤影像表现

注:女性患者,47岁,体检发现胰腺占位1个月。胰体尾＋脾脏切除标本:胰体尾实性假乳头状肿瘤,肿瘤大小11.0 cm×6.0 cm×5.0 cm,肿瘤局限于胰腺内。(A)T_2WI冠状面,(B)T_1WI增强门静脉期冠状面,(C)横断面T_2WI脂肪抑制,(D)T_1WI脂肪抑制平扫图像,可见胰体尾巨大肿块,T_2WI高低混杂信号,T_1等、高混杂信号,提示肿瘤内部出血囊变,T_1WI增强门静脉期病灶部分区域信号高于周围胰腺组织、大部分信号低于胰腺组织,肿瘤边缘可见包膜、门静脉期可见强化。

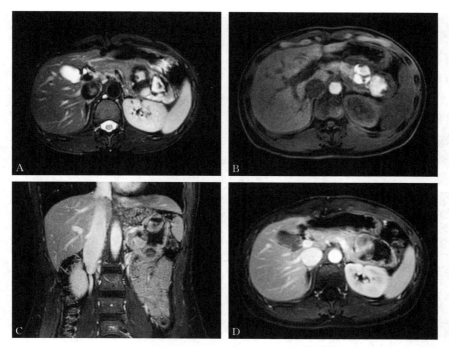

图 13－33　胰腺尾部实性假乳头状肿瘤影像表现

注:女性患者,34岁,发现胰腺占位性病变1月余。胰体尾部实性假乳头状肿瘤,肿瘤局限于胰腺内。(A)横断面 T_2WI 脂肪抑制,(B) T_1WI 脂肪抑制平扫,(C) T_1WI 增强门静脉期冠状面,(D) T_1WI 脂肪抑制平衡期图像,可见胰体尾部巨大肿块, T_2WI 高低混杂信号, T_1 等高混杂信号,提示肿瘤内部出血囊变, T_1WI 增强门静脉期病灶部分区域呈等信号、大部分信号低于胰腺组织,肿瘤边缘可见包膜、门静脉期和平衡期可见强化。

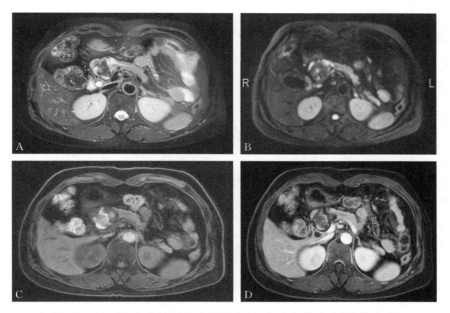

图 13－34　胰头实性假乳头状肿瘤(钙化为主并出血)影像表现

注:女性患者,51岁,上腹部隐痛,发现胰腺占位1年余。(A)横断面 T_2WI 脂肪抑制,(B)DWI,(C、D)分别为 T_1WI 脂肪抑制平扫、门静脉期图像,可见胰头部肿块, T_2WI 高低混杂信号, T_1 高低混杂信号,提示肿瘤内部出血囊变钙化, T_1WI 增强门静脉期病灶部分区域呈等信号、大部分信号低于胰腺组织。

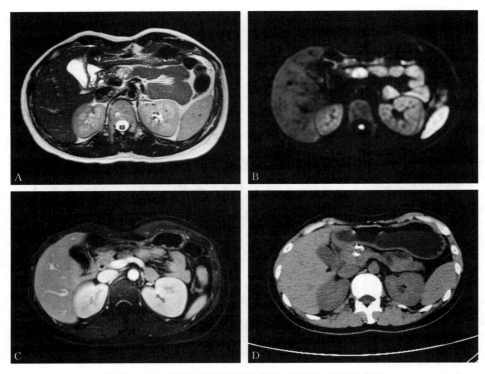

图 13－35　胰腺头颈部实性假乳头状肿瘤影像表现

注：女性患者，29 岁，发现胰头占位 6 年。胰中段切除标本：胰腺颈体交界处实性假乳头状肿瘤，肿瘤侵犯胰周脂肪组织。(A)T_2WI，(B)DWI，(C)T_1WI增强门静脉期，(D)CT平扫，可见胰腺头颈部肿块 T_2 高信号，DWI高信号，增强后中等度强化、信号低于周围胰腺组织，病灶边缘可见低信号，提示钙化，CT可见病灶边缘粗大钙化。

成分同时存在，可见分层征象，表现为液-液平面。

3）钙化：病灶内钙化较常见，钙化具有多样性：局部小斑点片状、弥散性钙化，以及包膜不完整弧形钙化，有时可见完全弧形钙化，但 MR 对钙化不敏感(图 13－36)。

(8) 病变强化程度和方式

囊性为主者，囊内大部分无强化，其内少许实性部分明显强化，呈片状分布在低信号液性组织中，形成所谓的"浮云征"(图 13－37)，周围包膜明显强化。囊实性结构为主者，实性部分动脉期多呈乳头状或壁结节状强化。实性结构为主者，实性部分动脉期轻度强化，实质期与延时期进一步强化，呈渐进性填充，但均低于胰腺实质强化程度(图 13－38)。

(9) 主胰管及胆总管

病灶尽管有时很大，但主胰管或胆总管一般不扩张，少数病例可轻度扩张，常常为肿瘤压迫邻近管道所致。MRCP 对主胰管扩张显示较 MDCT 更直观。

(10) 周围组织及器官情况

SPN 较大时可导致邻近血管门静脉、脾静脉、下腔静脉及肾静脉与门静脉受压。MRI 对恶性 SPN 周围血管受侵及淋巴结转移显示较 CT 敏感。转移灶常发生于肝脏，淋巴结几乎未见受累报道。

(11) 少见的影像学表现

1）钙化为主的肿块：SPN 极易发生出血，形成机化，在此基础上发生钙化，长期反复不断出血-机化-钙化，以致形成以钙化为主的肿块(图 13－39)，肿瘤实体部分很少，甚至在影像学上看不到实体成分，而易误诊为其他肿瘤。

2）异位 SPN：罕见，目前仅有数例报道。异位胰腺组织可以发生在包括前肠和近端中肠在内的任意部位，所以这些部位均可能发生。术前通过影像学检查诊断异位胰腺实性假乳头状肿瘤就

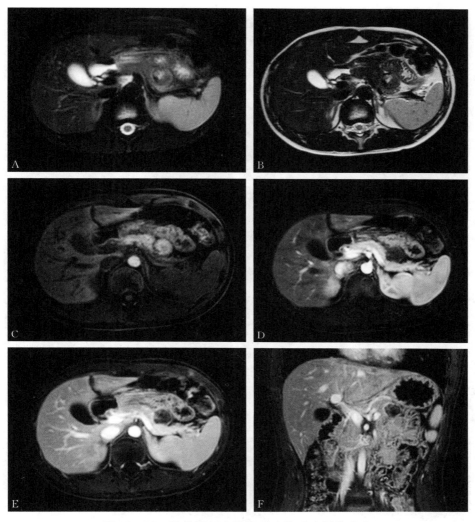

图 13 - 36　胰体尾部实性假乳头状肿瘤影像表现

注：女性患者，14 岁，发现胰腺占位 2 月余。胰体尾部实性假乳头状肿瘤伴坏死，肿瘤局限于胰腺内。（A）横断面 T_2WI 脂肪抑制，（B）T_2WI，（C～F）依次为 T_1WI 脂肪抑制平扫、动脉期、门静脉期、平衡期图像，可见胰体尾部结节，T_2WI 等、高、低混杂信号，T_1WI 病灶呈等、高信号、边缘低信号，提示肿瘤伴钙化出血，增强后病灶大部分信号低于周围胰腺组织，内部可见小斑片状等强化，肿瘤包膜可见强化。

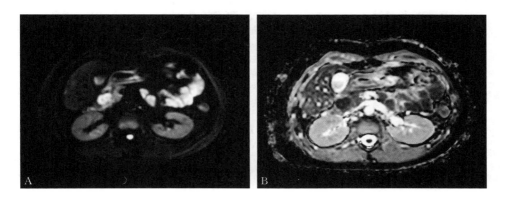

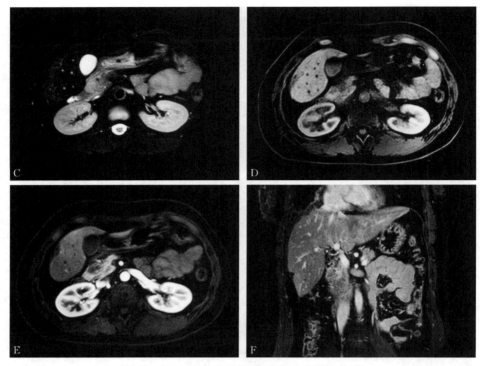

图 13 - 37　胰头实性假乳头状肿瘤影像表现

注:女性患者,41 岁,肺癌术后 7 年余发生转移,体检发现胰腺占位 1 个月。胰头部实性假乳头状肿瘤,肿瘤侵犯十二指肠壁。(A)DWI,(B)ADC,(C)横断面 T_2WI 脂肪抑制,(D~F)依次为 T_1WI 脂肪抑制平扫、动脉期、门静脉期图像,可见胰头部结节,T_2WI 呈稍高信号,T_1WI 病灶呈稍低信号,增强后病灶轻-中度渐进性强化。

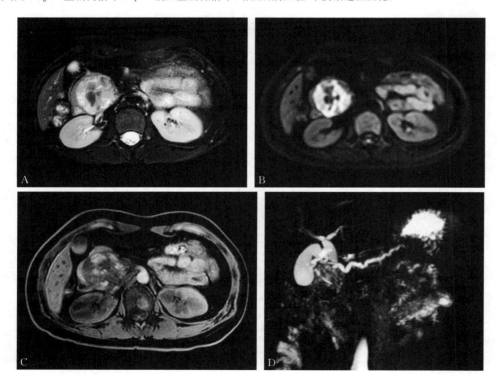

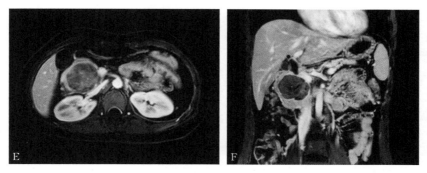

图 13-38　胰头实性假乳头状肿瘤伴胰、胆管扩张、瘤内出血影像表现

注:女性患者,29 岁,体检发现胰腺占位 2 天。"胰十二指肠切除术"标本:胰腺实性假乳头状肿瘤。(A)横断面 T_2WI 脂肪抑制,(B)DWI,(D)MRCP,(C、E、F)依次为 T_1WI 脂肪抑制平扫、动脉期、门静脉期图像,可见胰头部肿块,T_2WI、T_1WI 高低混杂信号,提示肿瘤内部出血囊变,DWI 信号增高,肿块上游胰、胆管扩张,T_1WI 增强病灶信号低于周围胰腺组织,内部可见斑片状强化,肿瘤包膜可见强化。

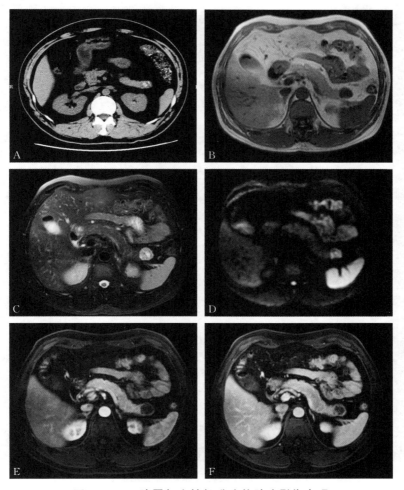

图 13-39　胰尾部实性假乳头状肿瘤影像表现

注:男性患者,47 岁,体检发现胰腺占位 1 个月。(A)CT 平扫,(B)T_1WI,(C)横断面 T_2WI 脂肪抑制,(D)DWI,(E、F)分别为 T_1WI 脂肪抑制动脉期、门静脉期图像,可见胰尾部结节,CT 可见多发钙化,T_1WI 呈低信号,T_2WI 稍高信号、内部可见低信号,DWI 信号增高,增强扫描病灶边缘及包膜可见强化。

比较困难。除了发生部位不在胰腺实质内,其他影像学表现与胰腺实性假乳头状肿瘤相似。MRI表现为边界清晰,T_1WI 呈等信号,T_2WI 呈高信号,内部信号不均匀,可有出血或囊变,增强后部分不均匀强化。

(12)影像学征象对 SPN 恶变的预测

笔者对一组 SPN 研究发现,肿瘤发生部位、形态、边缘、囊变、出血、钙化及主胰管的扩张并不能提示肿瘤发生恶变。包膜的不完整、侵犯邻近结构、出现淋巴结/远处转移等征象则高度提示肿瘤发生恶性变(图 13-40)。肿瘤的大小与其恶变呈弱相关,但位于胰腺体尾部病灶大于 6.0 cm,对其恶性变的预测阳性率、阴性率,灵敏度及特异度分别为 61.5%、100%、100% 及 78.6%。

(13)男性 SPN 影像学特点

实性假乳头状肿瘤女性多见,但男性亦可发生。根据上海市瑞金医院 112 例病例统计分析,男性 SPN 年龄以 40 岁以上或儿童多见,病灶较

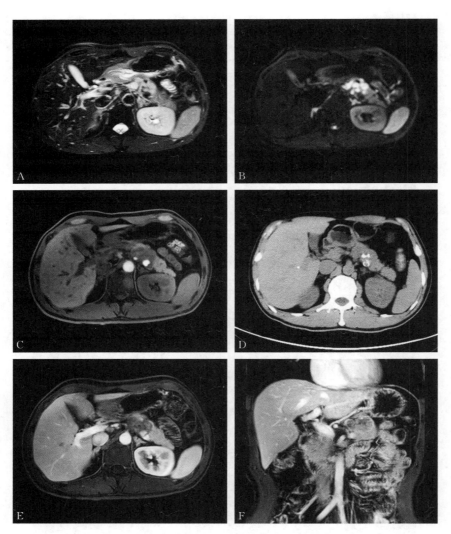

图 13-40 胰腺实性假乳头状肿瘤侵犯血管影像表现

注:男性患者,47 岁,反复中上腹隐痛 10 余年。"胰体尾+脾脏切除标本":胰腺实性假乳头状肿瘤,累犯神经、血管及胰腺包膜。(A)横断面 T_2WI 脂肪抑制,(B)DWI,(C)T_1WI,(D)CT 平扫,(E、F)分别为 T_1WI 脂肪抑制动脉期、门静脉期图像,可见胰体部肿块,T_2WI 稍高信号、内部可见低信号,DWI 信号增高,T_1WI 呈略低信号、局部可见高信号,CT 可见多发钙化,增强扫描病灶信号低于胰腺,肿块侵犯胰腺包膜,累及邻近血管,包膜可见强化、欠完整。

小,实性成分较多。如男性胰腺病变患者,发现边界清晰、病灶较小,具有典型 SPN 强化模式的实性或囊实性肿块,在诊断中应考虑 SPN 可能。

13.5.5　诊断要点

年轻女性(20～40 岁)无意中或体检时发现胰腺囊实性占位,MRI 表现为边界清晰的囊实性病灶,T_1WI 低或混杂信号,T_2WI 呈混杂信号或高信号为主,增强扫描不均匀持续强化,静脉期往往较动脉期更明显,包膜完整;尽管病灶很大,但无或仅有主胰管稍扩张。临床特征:无症状或仅表现胃肠道不适;AFP、CEA、CA199、CA125、CA50、CA242 等肿瘤标志物水平在正常范围内。根据以上 MRI 表现结合临床特征,可以做出术前 SPN 诊断,若结合 CT 检查,病灶内多发不定形钙化,可大大增加术前诊断的信心。

13.5.6　鉴别诊断

根据 SPN 影像特征并结合发病年龄和性别,对大部分 SPN 进行定性诊断并不难,需与以下肿瘤相鉴别。

（1）囊腺瘤

胰腺囊腺瘤分为浆液性囊腺瘤和黏液性囊腺瘤。囊腺瘤好发于中老年女性,病灶也呈囊实性,肿瘤剖面见许多小囊直径为 2～15 mm,有时呈蜂窝状,有时细小分隔,与 SPN 实性成分渐进性中度强化不同。病灶中心星状瘢痕,可伴钙化是浆液性囊腺瘤的特征性表现。

（2）胰腺假性囊肿

常有胰腺炎或外伤史,病灶以囊性为主,囊内极少有间隔,无分叶状改变。囊壁一般较薄,多不光整,多无壁结节(少数可见),囊腔不与胰管相通(罕有相通),囊内无乳头状或絮状突起强化,其出血所致的高密度灶不会出现进行性强化;部分可伴有慢性胰腺炎改变,如胰腺萎缩、胰实质或胰管的钙化、胰管不规则扩张等。但当囊壁增厚时或囊肿内有坏死、出血、感染组织,增强后囊壁可强化,此时鉴别困难,必须依靠活检确定诊断。

（3）胰腺导管内乳头状黏液性肿瘤

IPMN 好发于 60～70 岁老年人,男性多发,

胰头多见,累及主胰管或分支胰管。肿瘤分泌大量黏液,导致主胰管或分支胰管进行性扩张。MRI 表现为胰腺内"葡萄串珠"样单囊病灶,可有分隔及壁结节。该肿瘤的典型表现为单发囊与胰管间有交通,伴胰管明显扩张。

（4）胰腺导管腺癌

一般发病年龄明显高于 SPN,常有 CA199 的明显增高,无明显边界及包膜。肿瘤可因缺血、坏死而发生囊变,多在瘤体中央区,形态不规则,与实性部分分界不清。囊壁不完整,厚而不规则或无明确囊壁显示。增强扫描实性部分呈轻度强化。PDAC 表现为围管性及嗜神经生长的特点,早期亦可表现出胰管明显扩张及淋巴结肿大,远处转移概率远高于 SPN。

（5）胰腺腺泡细胞癌

胰腺腺泡细胞癌(acinar cell carcinoma of the pancreas，ACC)多发于老年男性,恶性程度高,预后差。影像学表现多为胰腺局部实质肿块肿大、境界不清、密度均匀或欠均匀。肿瘤中心坏死液化,主胰管常不扩张,病灶可早期发生肝脏及淋巴结转移。

13.6　腺泡细胞癌

13.6.1　概述

胰腺的腺泡细胞占胰腺实质细胞的 80%,但 ACC 却仅占胰腺恶性肿瘤的 10%。ACC 属于高度恶性肿瘤,但预后远好于胰腺导管腺癌,术后 5 年生存率为 30%～40%。而且,与胰腺导管腺癌对化疗药物不敏感不同,健择(注射用盐酸吉西他滨)和 5 -氟嘧啶联合化疗对 ACC 具有良好效果。因此,对 ACC 的影像学表现予以掌握具有实际临床意义。

13.6.2　病理

ACC 可发生于胰腺任何部位,统计上以胰头部多见,但也有以胰体尾部多见的报道。大体上多呈结节状、分叶状,境界清,可有不完整的纤维包膜,切面实性或囊实性,灰红至灰黄色,质地较

导管腺癌软,可见出血及坏死改变。显微镜下,肿瘤细胞排列呈腺泡状、实性、梁索状,细胞多角形、圆形或矮柱状,胞质相对丰富、嗜酸性细颗粒状,核圆形,常位于基底部,核仁明显,核分裂象常见,间质血窦丰富,可有出血、坏死。免疫组化显示,瘤细胞腺泡细胞标志物如 α-AT、α-ACT 等呈阳性表达,CA199、CEA 可呈灶性阳性,内分泌标志物 NSE、Syn 和 CgA 可呈灶性或散在阳性表达。大部分瘤细胞 PAS 染色显示胞质中含酶原颗粒。

13.6.3　临床表现

ACC 好发于中老年人,属于胰腺外分泌恶性肿瘤,发病高峰年龄在 70 岁左右,男性多于女性。临床上无特异性症状,患者可有腹痛、腹胀、阻塞性黄疸、体重减轻及腹部包块。约 15% 的患者可出现多发性的皮下脂肪坏死、多动脉炎及血嗜酸细胞增多,这是由于肿瘤分泌大量脂酶,这些脂酶在肿瘤出血坏死区域被吸收入血所致。与导管腺癌不同,ACC 患者血清学中 CA199 很少有升高的报道,但有 27% 的患者 AFP 升高,原因不明。正因为 ACC 是目前唯一与 AFP 升高有相关性的胰腺肿瘤,因此有学者认为胰腺肿瘤伴血清 AFP 升高高度提示 ACC 诊断

13.6.4　MRI 表现

ACC 体积差异较大,平均直径为 3.6～10.0 cm。胰腺头部肿瘤往往较小,这与其生长的位置易造成胆总管和/或主胰管(钩突胰管)受压阻塞引起症状就医较早有关;而体尾部的肿瘤体积较大则是由于生长空间大,症状出现晚,从而就医较晚。因为肿瘤为膨胀性生长,所以与周围正常胰腺组织和其他器官分界较为清晰。

同时,肿瘤的假性包膜结构也是造成肿瘤与周围组织和器官分界清晰的原因之一。这些假性包膜结构的成分为受压迫萎缩的周边组织及反应性增生的纤维胶原,但包膜往往不完整,这是由于肿瘤向各个方向生长速度的不均衡,提示肿瘤的潜在侵袭性。ACC 与正常胰腺组织的边界在 T_1WI 上显示较 CT 平扫更为清晰。这与 MRI 对软组织内部结构差别更为敏感有关。

体积较小的肿瘤多为实性,体积较大者中央多发生大片囊变坏死,囊变区域甚至可达 50% 以上,使肿瘤显示为囊实性。坏死区域呈液性,密度较低,增强后无强化。MRI 对肿瘤内部坏死、囊变、出血较为敏感。肿瘤内的出血发生在囊变、坏死区域。含铁血黄素可以造成 T_1WI 信号增高、T_2WI 信号降低。DWI 序列中,肿瘤呈现弥散受限表现(图 13-41)。

由于 ACC 属于乏血供肿瘤,所以增强后各期强化均低于正常胰腺组织,动脉期和门静脉期尤为显著。肿瘤体积越大,内部血供越不均衡,这个特性表现越明显。肿瘤间质内为血窦样结构,所以增强后强化呈渐进性。对于部分肿瘤在延迟期与胰腺组织强化相近,有学者认为这是由于胰腺组织在门静脉期以后强化衰减加速,而肿瘤本身持续强化。有学者总结,ACC 的强化比胰腺导管上皮癌强,这可能与肿瘤内间质富含血窦及较少纤维瘢痕增生有关。

ACC 起源于胰腺腺泡细胞和终末分支胰管,与起源于主胰管或一、二级分支胰管的导管上皮腺癌不同,很少浸润主胰管较大分支胰管,所以对这些胰管的影响主要是外压性的,而非腔内阻塞,故胰(胆)管扩张程度较轻,引发阻塞性胰腺炎的概率也远小于导管上皮腺癌。

13.6.5　诊断要点

60 岁以上老年人,胰腺内境界清晰的乏血供肿块,内部可有坏死、囊变,阻塞胰、胆管少见。

13.6.6　鉴别诊断

胰腺导管腺癌同样好发于中老年人,但因为起源于主胰管或一、二级分支大胰管,容易阻塞上游胰腺的主胰管,引起阻塞性胰腺炎。胰腺导管腺癌生长方式为浸润性生长,与其他常见胰腺实性肿瘤膨胀性生长不同,对周边组织、器官均有侵犯,因此边界不清晰。肿瘤内富含纤维胶原,血管缺乏,坏死、囊变罕见,钙化也比较罕见。基于此,胰腺导管腺癌常常表现为肿块上游主胰管扩张,上游胰腺萎缩或解体,在扩张主胰管"截断"处可以见到一个边界不清楚的乏血供肿块。而且在临

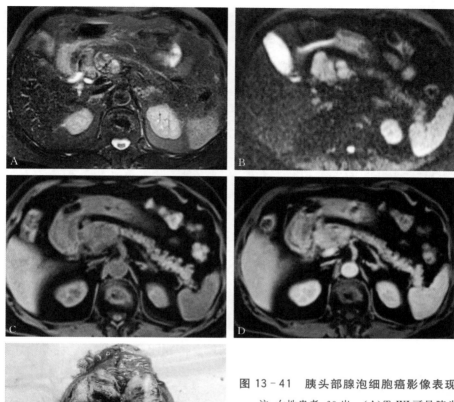

图 13–41 胰头部腺泡细胞癌影像表现

注:女性患者,60 岁。(A)T_2WI 可见胰头巨大高、低混杂信号肿块,上游主胰管无明显受阻扩张。(B)DWI 可见肿块呈相对高信号。(C)T_1WI 可见胰头巨大肿块,内部等、高、低信号混杂。肿块边缘清晰。(D)增强后延期,可见肿瘤强化与正常胰腺接近。(E)病理大体标本可见胰头境界清晰的肿块,剖面呈鱼肉样外观,内部坏死、囊变、出血。

床上,胰腺导管腺癌患者常以"胰腺炎"症状就诊。如果发生在胰头,由于对胆总管胰腺段的压迫和侵犯,常导致黄疸。在实验室检查方面,胰腺导管腺癌会造成 CA199 和 CEA 升高,不会出现 AFP 升高。

胰腺实性假乳头状肿瘤好发于中、青年,女性有显著性别优势,最常见为 10~30 岁。肿瘤膨胀性生长,边界清晰,内部极易出现囊变、出血,其囊变区在 MRI 上可以 100% 显示出血征象。在其边缘和肿瘤内部实性区域与囊变区交界处可出现明显钙化。肿瘤一般不会导致主胰管及胆总管阻塞,但体积较大、发生于胰头这样空间狭小区域的肿瘤,也可因外压引起胰、胆管扩张,但不伴阻

塞性胰腺炎和黄疸。

胰腺神经内分泌肿瘤好发于 40 岁以上的中、老年人。肿瘤也是膨胀性生长,因此边界清晰,但 90% 的胰腺神经内分泌肿瘤为富血供肿瘤,在增强后显著强化,超过胰腺组织。这一点可与 ACC 加以鉴别。至于"乏血供神经内分泌癌",因为是在末梢导管细胞内环境下向神经内分泌细胞分化,因此具有胰腺导管腺癌富含纤维胶原、乏血供的特点,但是其生长方式仍然与其他神经内分泌肿瘤一样,为膨胀性生长,因此边缘清晰。但肿瘤与胰腺导管腺癌一样,无坏死、囊变,无出血、钙化。但在实际工作中,对于无囊变、出血,体积较小的胰腺腺泡细胞癌与"乏血供神经内分泌癌"鉴

别还是比较困难的。不过考虑到两者均为胰腺高级别恶性肿瘤，即使没有准确做出诊断，对临床后续处理的影响也不大。

13.7 胰母细胞瘤

13.7.1 概述

胰母细胞瘤（pancreatoblastoma，PBL）是一种较为罕见的胰腺外分泌腺恶性肿瘤。多见于 10 岁以下儿童，偶见于成人，Palosaari 等于 1986 年首先报道了成人 PBL 病例。

13.7.2 病理

胰母细胞瘤是胰腺癌的一种"婴儿类型"，因此曾称为婴儿型胰腺癌，后发现其组织学结构类似于妊娠第 8 周时胎儿的胰腺组织，肿瘤细胞具有多能分化的特点，因此采用胰母细胞瘤这一名称。肿瘤往往包膜形成良好，可手术切除，故其预后良好。胰母细胞瘤由上皮和间叶成分排列成实性的片状或巢状，混有分化良好的腺泡结构，并偶见扩张的导管。有鳞状小体和含有酶原颗粒的细胞结构，鳞状小体是胰母细胞瘤形态学特征之一。免疫组化方面，胰母细胞瘤表达角蛋白，包括 CK8、CK18、CK19。成人型 PBL 肿瘤标志物大多正常。

13.7.3 临床表现

胰母细胞瘤多见于婴幼儿，偶见于成人。有文献报道成人发病年龄高峰为 33 岁。男性略多于女性。临床表现无特异性，多为腹胀、腹部肿块，可有体重减轻、呕吐、便秘等，少数伴腹痛、黄疸、消化道出血及腹泻等。

13.7.4 MRI 表现

胰母细胞瘤可发生于胰腺各处，甚至累及整个胰腺。肿块较大，大部分边界较清，常有纤维薄膜。胰母细胞瘤亦发生坏死囊变，多可发生钙化，信号不均匀，当囊变组织伴发出血，影像学上可表现为液-液平面。增强后肿块不均匀强化，薄膜或部分包膜样强化。胰管扩张及肿瘤对于周围血管侵犯不常见。胰母细胞瘤可发生肝、局部淋巴结、肺、骨及后纵隔远处转移（图 13－42）。

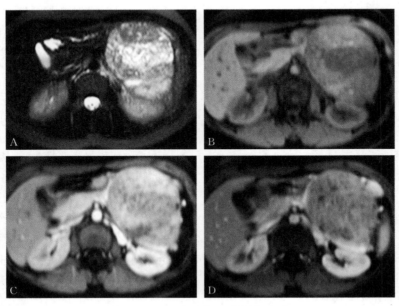

图 13－42　胰母细胞瘤影像表现

注：男性患者，10 岁，"上腹部不适"，因呼吸频率不均，各个序列均采用屏气采集。（A）T_2WI 脂肪抑制横断面，胰腺尾部巨大肿块，边境清晰，呈现不均匀高信号。（B）T_1WI 横断面，肿块低信号，内部夹杂小片高信号，提示肿瘤内出血。（C）T_1WI 增强后动脉晚期，肿块显著强化，但较胰腺组织弱。（D）T_1WI 增强后延迟期，强化较胰腺组织弱。

13.7.5 诊断要点

临床可表现为腹痛、腹胀。胰母细胞瘤胰腺区实性肿块,肿块往往较大,可伴钙化和少许液化,肿瘤可包绕周围血管。

13.7.6 鉴别诊断

胰腺实性假乳头状肿瘤好发于青春期女孩,体积常较胰母细胞瘤小,肿块边界多清楚,呈囊实性,常伴出血,增强后实性成分强化。如胰母细胞瘤囊变坏死明显时容易与实性假乳头状肿瘤混淆。但胰母细胞瘤容易侵犯邻近血管,并且肿瘤内部或周边区域常可见扭曲小血管,这有助于与实性假乳头状肿瘤鉴别。

胰腺导管腺癌常见于40岁以上人群,肿块形态多不规则、边界不清,常沿主胰管生长,侵犯近端主胰管及胆总管下段,造成胰管、胆总管同时扩张,增强扫描强化程度低于胰腺实质。

13.8 胰腺混合性肿瘤

（1）概述

在胰腺癌中,胰腺导管腺癌及其亚型为最常见的类型,占胰腺癌的80%～90%,除胰腺导管腺癌及其亚型之外,在胰腺癌中,还可以出现多种成分,即混合性癌,包括混合性导管-神经内分泌肿瘤、混合性腺泡-神经内分泌肿瘤、混合性腺泡-神经内分泌肿瘤-导管癌及混合性腺泡-导管癌等。

（2）病理

胰腺混合性肿瘤病理诊断时每种成分的比例须大于30%。

（3）临床表现

与经典导管腺癌相比,混合性肿瘤由于具有2种或2种以上组织学类型,临床特征和预后差别较大。混合性导管-神经内分泌肿瘤曾被称为混合性外分泌-内分泌肿瘤,在胰腺癌中罕见,其生物学行为与通常的导管腺癌类似。

（4）MRI表现

胰腺混合性肿瘤的影像学表现取决于肿瘤组织中的不同成分和几种成分的比例,以及不同组织成分的排列构成方式,因而,影像学表现的变异比较大,影像学检查的目的在于明确肿瘤位置、大小、邻近组织侵犯和远处转移情况,确定肿瘤是否可切除及术后随访(图13-43)。影像学检查可为其定性、定位诊断提供依据,病理检查是确诊的主要方法。

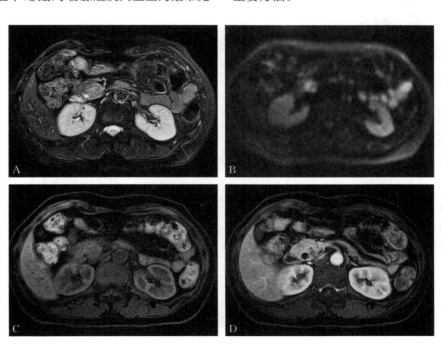

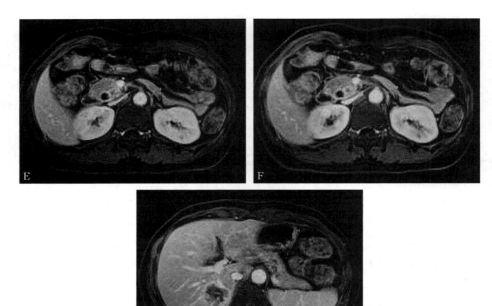

图 13-43　胰头钩突部混合性癌（导管腺癌＋神经内分泌癌）影像表现

注：(A)脂肪抑制 T_2WI，肿块呈不均匀稍高信号，内部坏死区呈明显高信号；(B)DWI 肿块呈不均匀高信号；(C)脂肪抑制 T_1WI，肿块呈稍低信号；(D)T_1WI 增强动脉期肿块轻度不均匀强化，(E)T_1WI 增强门静脉期肿块明显不均匀强化，(F)T_1WI 增强肝静脉期肿块持续明显不均匀强化，(G)T_1WI 增强肝静脉期肝右叶转移灶明显不均匀强化。

（尹其华　程　坤　白亚亚　缪　飞　王晴柔　王　春　周建军　季　敏　乔中伟　王明亮　马小龙）

参考文献

[1] CHEN FM, NI JM, ZHANG ZY, et al. Presurgical evaluation of pancreatic cancer: a comprehensive imaging comparison of CT versus MRI[J]. Am J Roentgenol, 2016, 206(3): 526-535.

[2] CHEN JY, CHEN HY, PAN Y, et al. Computed tomography and magnetic resonance imaging features of solid serous cystadenomas of the pancreas[J]. Oncol Lett, 2019, 18(1): 898-906.

[3] CHU LC, SINGHI AD, HAROUN RR, et al. The many faces of pancreatic serous cystadenoma: Radiologic and pathologic correlation[J]. Diagn Interv Imaging, 2017, 98(3): 191-202.

[4] D'ONOFRIO M, TEDESCO G, CARDOBI N, et al. Magnetic resonance (MR) for mural nodule detection studying Intraductal papillary mucinous neoplasms (IPMN) of pancreas: Imaging-pathologic correlation[J]. Pancreatology, 2021, 21(1): 180-187.

[5] HA J, CHOI SH, BYUN JH, et al. Meta-analysis of CT and MRI for differentiation of autoimmune pancreatitis from pancreatic adenocarcinoma[J]. Eur Radiol, 2021, 31(5): 3427-3438.

[6] KIM YH, SAINI S, SAHANI D, et al. Imaging diagnosis of cystic pancreatic lesions: pseudocyst versus nonpseudocyst[J]. Radiographics, 2005, 25(3): 671-685.

胰腺神经内分泌肿瘤

14.1　概述

神经内分泌肿瘤(neuroendocrione neoplasm,NEN)起源于神经内分泌细胞,几乎分布于全身各处,常见于胃肠道、胰腺及肺、支气管,较少见的部位包括胸腺和其他具有内分泌功能的器官,如肾上腺髓质、垂体、甲状旁腺和甲状腺。胰腺神经内分泌肿瘤(pancreatic neuroendocrine neoplasm,PNEN)是主要发生于胰腺和小肠上部的神经内分泌肿瘤。PNEN 是胰腺的第二大实性恶性肿瘤,发病率占所有胰腺肿瘤的 2%～10%。年发病率低于 1/10 万,然而近 10 年来其发病率有升高的趋势。

14.2　病理

2019 年 WHO 关于胰腺神经内分泌肿瘤分级的方法有以下几个原则:①胰腺神经内分泌肿瘤包括分化好的神经内分泌瘤(neuroendocrine tumor,NET)和分化差的神经内分泌癌(neuroendocrine carcinoma,NEC);②神经内分泌肿瘤均被认为是恶性的;③根据肿瘤增殖活性(有丝分裂系数或 Ki-67),再将胰腺神经内分泌瘤分为 3 个级别:1 级(grade 1,G1),2 级(grade 2,G2)和 3 级(grade 3,G3)。G1 级肿瘤分化良好,肿瘤可呈实性、小梁状、腺样、条索状、腺泡状或假菊形样排列,细胞通常比较一致,核圆形或卵圆形,核分裂象数低(<2/10 HPF),Ki-67<3%,肿瘤间质含量多少不等。G2 级肿瘤组织分化良好-中等,其核分裂象数为(2～20)/10 HPF,Ki-67 为 3%～20%。G3 为高级别神经内分泌瘤,组织形态学分化良好,核分裂象数大于 20/10 HPF,Ki-67>20%。NEC 是高级别分化差的神经内分泌癌,根据肿瘤细胞的形态,如核的大小、染色质的特点及胞质的多少等,将 NEC 分为小细胞型和大细胞型。其他还有混合性神经内分泌-非神经内分泌癌。目前的分子学研究表明,分化良好的神经内分泌瘤与分化程度差的神经内分泌癌的分子途径不同,在神经内分泌瘤中常可观察到 *MEN1*、*DAXX* 和 *ATRX* 等基因异常,但在神经内分泌癌中则未观察到;反之亦然,经常在神经内分泌癌中存在 Tp53 和 RB 基因改变,但在神经内分泌瘤中没有。目前认为胰腺神经内分泌瘤起源于神经内分泌细胞,而神经内分泌癌可能来源于胰腺的多能干细胞,神经内分泌癌细胞多形,核分裂象多见。分化良好的胰腺神经内分泌瘤(G1 与 G2)可以向高级别的神经内分泌瘤(G3)转变,但很少转变为神经内分泌癌(NEC)。

14.3 临床表现

不同原发部位、不同等级的 NEN 具有不同的分子特征及生物学特点,临床表现具有较强的异质性。根据临床表现,PNEN 分为功能性和无功能性两类。功能性肿瘤伴有异常的激素分泌引起的临床综合征,包括胰岛素瘤、胃泌素瘤、血管活性肠肽瘤、胰高血糖素瘤、生长抑素瘤及其他少见肿瘤,其中 60% 为胰岛素瘤。无功能肿瘤不伴独特的激素综合征。功能性肿瘤往往体积较小时即可引起明显的症状,而无功能性肿瘤诊断时往往较大且伴有肝转移。因此,对于小肿瘤的检测及进展期肿瘤的功能评估在临床上均有很强的需求。

胰腺神经内分泌肿瘤的分级与患者的生存期高度相关,G3 期患者的生存期明显低于 G1 期患者。根据 2019 年 WHO PNEN 分类系统,所有胰腺神经内分泌肿瘤均为潜在恶性,但各级别肿瘤的侵袭性和转移能力不同。手术是主要治疗胰腺神经内分泌肿瘤的方法,术前对肿瘤进行准确的分级和评估对影像科医生、外科医生及消化科医生都很重要。术前主要根据肿瘤对邻近器官的侵犯和有无远处转移来评判胰腺神经内分泌肿瘤的恶性程度,但仅有 30%～50% 的恶性胰腺神经内分泌肿瘤患者在就诊时存在以上表现,因而术前较难对其做出可靠评估。研究发现肿瘤大小(>2.0 cm)、强化方式(低强化)、低 ADC 值(≤1.236×10⁻³ mm/s)是 PNEN 根治术后复发的风险因子。

14.3.1 胰岛素瘤

好发年龄为 40～60 岁,女性多于男性。胰岛素瘤患者主要表现两大类症状,即神经症状和自主神经系统反应。最常见和确实的症状是由神经

递质过少引起的,随后是儿茶酚胺反应。最显著的是低血糖神经症状,如意识不清、遗忘、昏迷、视力改变、意识改变等,以及交感神经过度兴奋表现如出汗、震颤、乏力、心悸、食欲旺盛。典型表现为空腹、进食延迟或运动时发生上述症状。患者出现 Whipple 三联征即包括低血糖、血糖浓度≤2.2 mmol/L(40 mg/dL)、摄糖后症状缓解时,应怀疑胰岛素瘤。

14.3.2 胃泌素瘤

好发年龄为 40～50 岁,男性略多见。胃泌素瘤产生的异位胃泌素释放导致高胃泌酸血症、胃酸分泌过多、消化道溃疡称为佐林格-埃利森综合征(Zollinger-Ellison syndrome, ZES)。主要症状为消化性溃疡或严重胃食管反流病所致腹痛,伴有恶心、烧灼感、呕吐、伴或不伴有腹泻。大多数胃泌素瘤患者有典型的十二指肠溃疡,但约有 20% 患者没有溃疡。只有少数患者在疾病晚期出现肿瘤进展相关的症状如疼痛、黄疸、出血等。胃泌素瘤可分为两种类型。散发型、非家族性胃泌素瘤伴 ZES(约占 80%)和家族性胃泌素瘤伴 ZES 为 MEN1 的一部分(约占 20%)。

14.3.3 胰高血糖素瘤

好发年龄为 40～70 岁,没有明显性别差异。一般认为胰高血糖素瘤(glucagonoma)综合征反映了高血糖素水平过高的分解代谢活动。典型表现为糖尿病、皮炎、深静脉栓塞和抑郁症;常表现为体重减轻、肌肉萎缩。坏死溶解性游走性红斑为其特征性皮肤改变,大约见于 70% 的患者,可以在其他症状之前出现;可发展成表皮脱落、大疱形成和坏死结痂;经治疗血糖恢复正常后,红斑可以缓解。检测到胰高血糖素异常升高(>500～1000 pg/mL)可以诊断为胰高血糖素瘤。轻度升高可能是胰高血糖素瘤,也可能是肝硬化、胰腺炎、糖尿病、长时间饥饿、败血症、灼伤、肾衰竭、家族性胰高血糖素血症和肢端肥大症。生长抑素类似物可以缓解症状。尽管可能存在转移灶,胰高血糖素瘤治疗后还能获得较长的生存时间(图 14-1)。

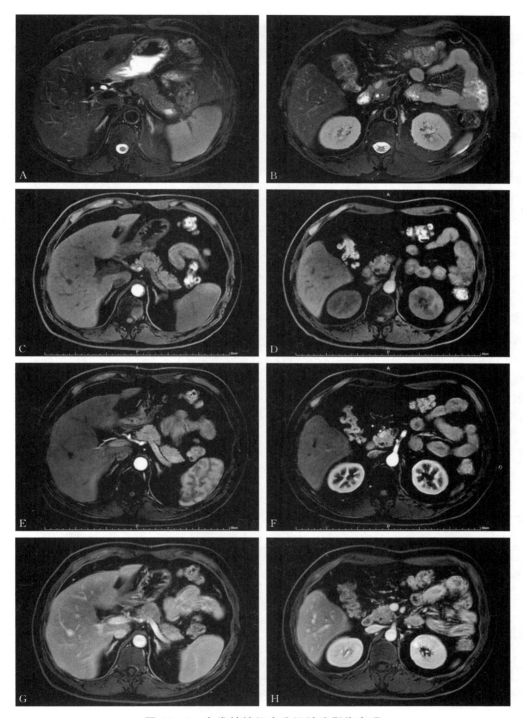

图 14-1　多发性神经内分泌肿瘤影像表现

注：男性患者，46 岁，血糖升高 1 年余，胰高血糖素进行性升高，"胰头肿块"神经内分泌瘤，G1 期；"胰体尾"神经内分泌瘤，G1 期。（A、B）横断面 T_2WI 脂肪抑制，（C、D、E、F、G、H）依次为 T_1WI 脂肪抑制平扫、动脉期、门静脉期图像，可见胰头部、胰尾部结节，T_2WI 稍高信号，T_1WI 略低信号，T_1WI 增强病灶信号动脉期明显高于周围胰腺组织、门静脉期略高于胰腺组织。

14.3.4 生长抑素瘤

平均发病年龄为 50 多岁,女性发病率为男性的 2 倍。因生长抑素过度分泌会导致糖尿病、吸收不良、脂肪泻和胆囊收缩减少引起的胆石症,表现为血糖升高、腹泻、体重减轻、贫血。这些症状相对不具有特异性,因此生长抑素瘤(somatostatinoma)的诊断往往为无意中发现,而且发现比其他胰腺神经内分泌肿瘤迟些。

14.3.5 血管活性肠肽瘤

血管活性肠肽瘤(vasoactive intestinal peptide tumor,VIP 瘤)分泌 VIP,导致大量腹泻(100%>700 mL/天,70%～80%>3L/天),电解质紊乱(低钾血症),脱水,血糖升高,血钙升高,胃酸过少和脸红。大量分泌性腹泻伴血 VIP 水平升高、影像学上有胰腺神经内分泌肿瘤的依据可以诊断 VIP 瘤。但影像学即便没有检出肿瘤,如果临床有分泌性腹泻伴血 VIP 水平升高,也强烈提示 VIP 瘤。VIP 瘤治疗第一步是要纠正水、电解质紊乱。和其他胰腺神经内分泌肿瘤一样,完全切除是治愈的唯一方式;尽管已经有转移灶,减瘤术仍有助于术后 VIP 过度分泌的治疗。

14.3.6 促肾上腺皮质激素瘤

临床表现为典型的库欣综合征,如进行性体重增加、满月脸、水牛背、多毛发、痤疮、闭经、肌无力、下肢及面部水肿等。实验室检查,血清皮质醇及促肾上腺皮质激素(adrenocorticotropic hormone,ACTH)瘤、尿游离皮质醇均升高(图 14-2)。

14.4 MRI 表现

多期 CT 或 MRI 是 PNEN 首选的影像学检查方法。MRI 在 PNEN 检测方面的价值越来越受到关注,与 CT 类似,MRI 具有安全、无创、简便等优势,而且在检测转移灶方面比 CT 更敏感。MRI 为多参数成像模态,MRI 不同序列在 PNEN 检测中可起到互补作用。由于脂肪抑制技术的应用、快速薄层增强序列和 DWI 序列的使用,MRI

检测 PNEN 的灵敏度较早期有了明显提高。

肿瘤可以单发或多发(图 14-3)。胰岛素瘤单发常见,胃泌素瘤多发常见,常伴多发性内分泌肿瘤 Ⅰ 型(multiple endocrine neoplasia type 1,MEN 1)。亦有报道病变呈弥漫性累及全胰,需与淋巴瘤、转移瘤、自身免疫性胰腺炎等鉴别。

肿瘤大小不一,最大径可以从数毫米至 10 cm,通常功能性肿瘤较小,无功能性肿瘤较大。小于 2 cm 的肿瘤很少出现邻近结构侵犯及转移,肿瘤>2 cm 与 PFS 相关。病理级别越高,肿瘤体积往往越大,边缘不规则,边界不清晰,易出现邻近血管包绕、胰腺外侵犯及转移。

肿瘤可以发生部分囊变或大部分囊变,囊性 PNEN 发生率约为 10%,与实性 PNEN 相比,更多见发生于体尾部,肿瘤更大,无功能性常见;如果是功能性肿瘤,则多数为胰岛素瘤,少见发生于 MEN 1;囊变的 PNEN 良性、G1 更多见,淋巴结转移更少。由于囊性神经内分泌肿瘤大多为无功能性,需要与胰腺其他囊性肿瘤鉴别,同时需要排除是否存在 MEN 1。囊性神经内分泌肿瘤的特征性表现为病灶边缘富血供实性成分,增强后肿瘤囊壁、间隔或实性部分明显强化。研究显示囊性神经内分泌肿瘤较实性肿瘤形态更大、更易出现临床症状,但其恶性率更低。

正常胰腺在 T_1WI 上显示为高信号,大部分肿瘤呈低信号,部分呈等信号,高信号极少见。T_2WI 大部分病灶呈高或稍高信号,少数为等信号,极少数病灶为低信号,提示肿瘤内伴钙化或出血可能(图 14-4)。T_2 高亮信号较多见于低级别肿瘤(图 14-5),级别越高的肿瘤较多表现为低于液体信号的稍高信号,这也是与 PFS 相关的 MRI 特征之一。

经典的 PNEN 动脉期明显强化,强化程度高于正常胰腺组织,门脉及延迟期信号减低,动脉期是显示病变的关键时相。但研究发现,动脉期肿瘤亦可表现为等或低强化,且所占比例不小;肿瘤在门静脉期的表现亦多样,可表现为高、等、低强化,G1 与 G2 强化方式类似、多表现为持续性高强化特征。肿瘤呈均匀、环形或不均匀强化。故 PNEN 强化程度、强化方式表现多样。肿瘤多发者各病灶强化程度可不相同(图 14-6、14-7)。

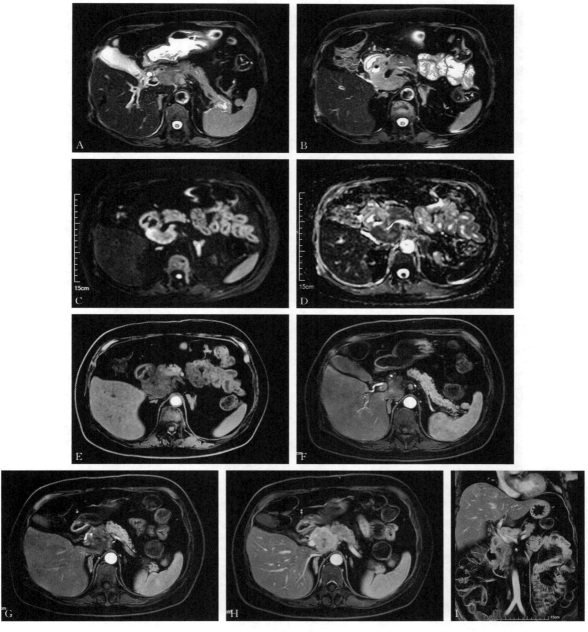

图 14-2　胰头部神经内分泌肿瘤（异位 ACTH 瘤）影像表现

注：女性患者，53 岁，出现脸颊肿大伴色素沉着 3 个月，双下肢水肿 2 个月。"胰腺穿刺活检标本 1"符合胰腺神经内分泌肿瘤伴钙盐沉积，ACTH（灶＋），Ki-67（约 5％＋）。"右肾上腺"肾上腺皮质增生。（A、B）横断面 T$_2$WI 脂肪抑制，（C、D）分别为 DWI、ADC，（E、F、G、H、I）依次为 T$_1$WI 脂肪抑制平扫、动脉期、门静脉期图像，可见胰头部及上方肿块，T$_2$WI 稍高信号，T$_1$WI 略低信号，T$_1$WI 增强病灶信号动脉期低于周围胰腺组织、门静脉期高于周围胰腺组织。肿瘤包绕门静脉-肠系膜上静脉、肝固有动脉，肝内胆管略扩张，胰体尾部胰管略扩张、胰尾部可见继发小囊性灶，另见脾门区肿大强化淋巴结，双侧肾上腺增粗。

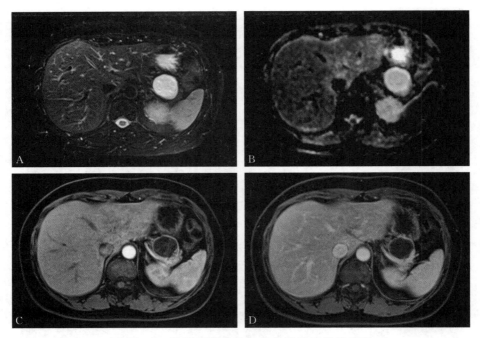

图 14-3　胰尾部囊性神经内分泌肿瘤影像表现

注:女性患者,42岁,发现胰腺占位3周,"胰体尾切除标本":胰腺神经内分泌瘤(G1)。(A)T$_2$WI脂肪抑制,(B)ADC图,(C、D)分别为T$_1$WI脂肪抑制增强动脉期、门静脉期,可见胰尾部异常信号灶,T$_2$及ADC均呈高信号,病灶左后缘可见略低信号,增强后病灶整体强化不明显,左后缘可见强化实性成分。

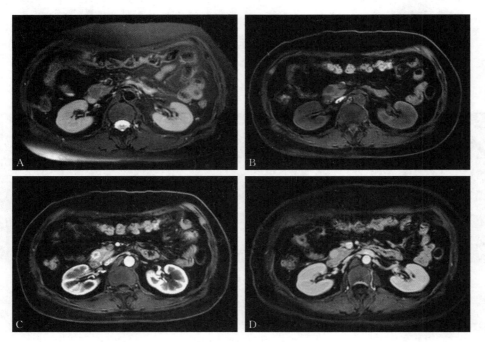

图 14-4　胰头部神经内分泌肿瘤影像表现(一)

注:女性患者,58岁,反复头晕、乏力近1年。"胰头肿块":神经内分泌瘤,G1期。(A)T$_2$WI脂肪抑制,(B~D)依次为T$_1$WI脂肪抑制平扫、动脉期、门静脉期图像,可见胰头部结节,T$_2$略低信号,T$_1$WI略低信号,增强后可见明显环形及渐进性强化,病灶边缘清楚。

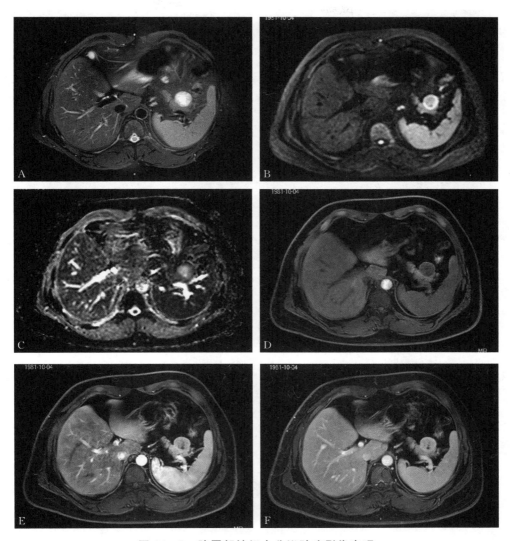

图 14-5　胰尾部神经内分泌肿瘤影像表现

注：男性患者，35 岁，发现胰腺占位 1 周余。"胰体尾切除标本"：神经内分泌瘤，G1 期。（A）T_2WI 脂肪抑制，（B、C）DWI、ADC，（D~F）依次为 T_1WI 脂肪抑制平扫、动脉期、门静脉期图像，可见胰尾部肿块，T_2 高信号，DWI 边缘高信号，病灶中央 ADC 增高，T_1 低信号，增强后明显强化，病灶边缘清晰。

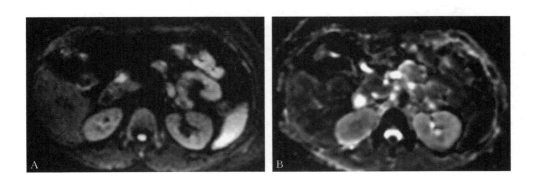

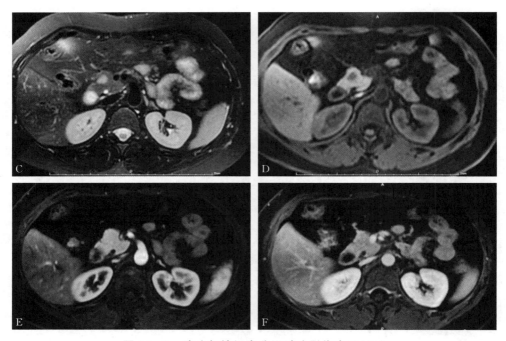

图 14-6　胰头部神经内分泌肿瘤影像表现(二)

注:女性患者,39 岁,全身出汗伴头昏、乏力 9 个月。病理诊断:神经内分泌瘤,G1 期(胰岛素瘤)。(A)DWI 胰头部高信号灶,(B)ADC 值减低,(C)T$_2$WI FS 胰头部稍高信号灶,(D)T$_1$WI FS 胰头部相对低信号灶,(E)T$_1$WI FS 增强动脉期胰头部病灶与胰腺等信号,(F)T$_1$WI FS 增强延迟期胰头部病灶与胰腺等信号。

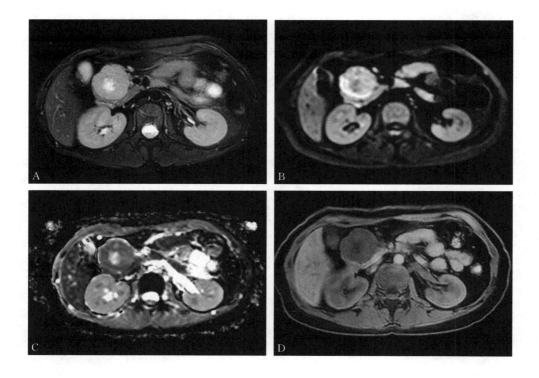

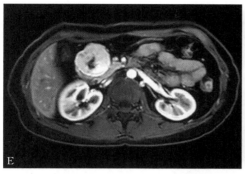
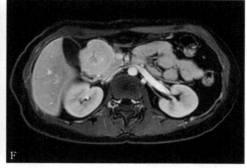

图 14-7　胰头部神经内分泌肿瘤影像表现(三)

注:女性患者,25岁,体检发现胰腺占位2周。"胰十二指肠切除标本":胰腺神经内分泌肿瘤,G2。(A)T$_2$WI+FS胰头部稍高信号灶,病灶中央信号更高,(B)DWI胰头部高信号灶,病灶中央信号不高,(C)ADC图示病灶ADC减低,病灶中央ADC增高,(D)T$_1$WI FS胰头部相对低信号灶,(E)T$_1$WI FS增强动脉期胰头部病灶明显强化,信号高于胰腺组织,(F)T$_1$WI FS增强延迟期胰头部病灶与胰腺等信号,病灶中央渐进性强化。

大部分实性肿瘤DWI表现为高信号、弥散受限,DWI有助于病变的检出;高级别肿瘤的平均ADC较低级别肿瘤更低(图14-8)。

神经内分泌肿瘤为非胰腺导管起源、一般不引起胰管扩张,高级别肿瘤可以因为压迫或侵犯胰管引起胰管扩张,胰管扩张与PFS相关(图14-9)。一般不引起胰腺实质萎缩,高级别肿瘤较低级别肿瘤更易出现胰腺萎缩。高级别肿瘤更易出现胰外播散、血管侵犯,受侵犯的胰周淋巴结也呈现明显强化(图14-10)。

同期肝转移:各级别肿瘤均可出现肝转移,以高级别肿瘤更多见。肝转移灶通常呈T$_1$WI低信号、T$_2$WI高信号,T$_2$WI抑脂后显示更清楚。增强后呈中等至明显的早期环形强化(图14-11)。

有4种遗传性综合征与PNEN的发生有关,分别是MEN、VHL、神经纤维瘤病(von Recklinghausen disease)和结节性硬化。其中MEN 1最为重要,其40%~65%的患者会罹患PNEN。PNEN大多是散发的,但约有10%的PNEN发生于MEN 1患者。MEN 1为常染色体显性遗传,典型的病例由于MEN 1基因突变导致多发内分泌腺肿瘤/组织增生(甲状旁腺>胰腺>垂体>肾上腺)。常见的内分泌肿瘤包括甲状旁腺腺瘤、胰肠内分泌肿瘤(胃泌素瘤、胰岛素瘤、无功能性肿瘤及其他)、前肠(胸腺、支气管、胃)类癌(无功能性)、垂体腺瘤(泌乳素、生长激素、无功能性及ACTH)、肾上腺皮质肿瘤(无功能性)等。MEN 1和VHL患者均可发生胰腺神经内分泌肿瘤,大部分为无功能性,肿瘤往往多发、较小;部分MEN 1患者的PNEN为功能性肿瘤,常见的依次为胃泌素瘤、胰岛素瘤及其他功能性肿瘤(图14-12)。VHL患者往往伴发胰腺多发囊性病灶,这容易对神经内分泌肿瘤的诊断造成干扰(图14-13)。

由于大部分胰岛素瘤体积较小,MRI诊断的灵敏度相对受限,需要结合其他影像学检查手段。胃泌素瘤体积也往往较小,尤其是发生于十二指肠的肿瘤,MRI诊断更为困难;胃泌素瘤恶性更为常见,容易发生淋巴结、肝脏及其他远隔脏器转移,给诊断带来困难,需要采用多种影像学方法、甚至采用术中超声等方式进行诊断。

不同级别的PNEN的MRI特征有所差异。病灶边界不清、病灶较大、囊变、胰周血管或脏器侵犯、肝转移及低强化有助于高级别PNEN的鉴别,特别是G3。无功能性肿瘤是导致PNEN不能确诊的主要原因,无功能性肿瘤没有特异性的临床症状,且其中病理分级高的肿瘤较多,影像学往往表现为乏血供,可出现一些恶性征象如肝脏转移、血管侵犯等。病灶直径、最小ADC及平均ADC有助于鉴别胰腺神经内分泌肿瘤的分级,且与肿瘤的细胞增殖有关。在鉴别G1与G2~3时,病灶直径比ADC值更有效。

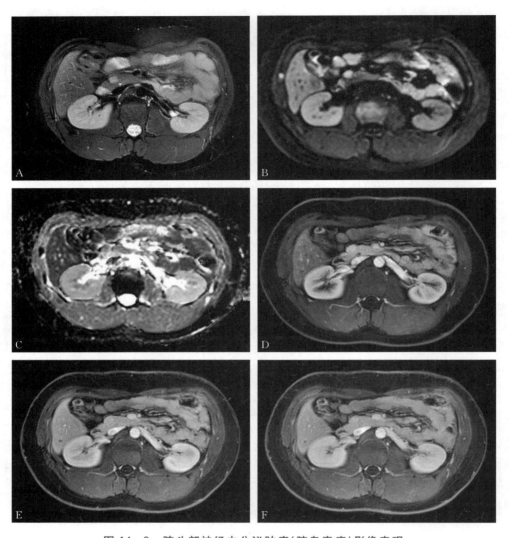

图 14 - 8 胰头部神经内分泌肿瘤(胰岛素瘤)影像表现

注:男性患者,15 岁,头晕、乏力 2 年。"胰腺肿瘤":神经内分泌瘤,G1 期;结合病史及免疫组化符合胰岛素瘤。(A)T_2WI+FS胰头部稍高信号灶,(B)DWI胰头部高信号灶,(C)ADC图示病灶 ADC减低,(D~F)依次为 T_1WI+FS增强动脉期、门静脉期、平衡期图像,胰头部病灶明显强化,信号略高于胰腺组织。

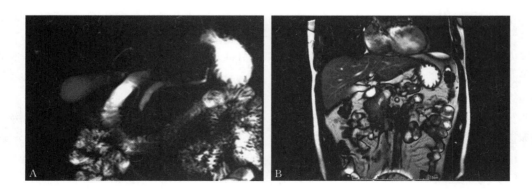

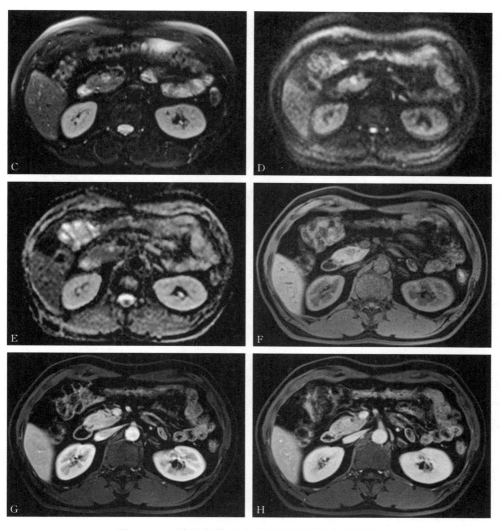

图 14-9　胰头部神经内分泌肿瘤影像表现（四）

注：男性患者，48 岁，体检发现胰腺占位 5 天。"胰腺肿瘤"神经内分泌肿瘤，G1。（A）MRCP 显示体尾部胰管略扩张，扩张近端胰管可见偏心性受压改变；（B）T_2WI 冠状面（FIESTA），可见胰头部结节，稍高信号，偏心性压迫胰管致胰体尾部胰管扩张，（C）T_2WI＋FS 胰头部稍高信号灶；（D）DWI 胰头部高信号灶；（E）ADC 图示病灶 ADC 部分增高；（F）T_1WI＋FS 平扫、胰头部相对略低信号灶；（G、H）T_1WI＋FS 增强动脉期、延迟期胰头部病灶信号与胰腺相仿。

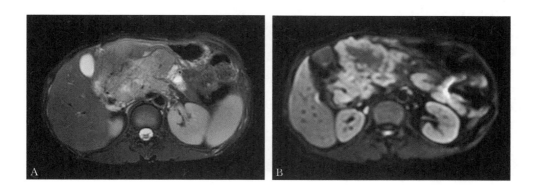

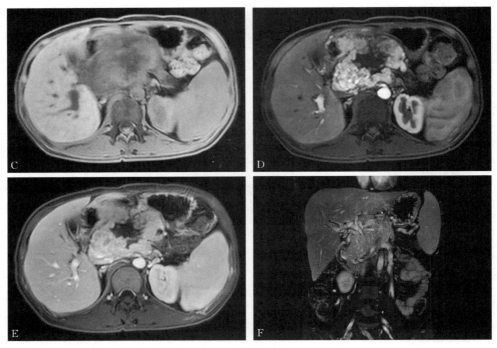

图 14-10　胰腺头颈部神经内分泌肿瘤影像表现

注："胰腺占位穿刺瓶1、瓶2"：神经内分泌肿瘤，瘤细胞大小相对一致，但核分裂象易见，增殖指数较高，符合高增殖活性神经内分泌瘤，结合患者有"椎管内血管母细胞瘤"病史，VHL综合征的可能性不能排除，建议临床作 VHL 基因胚系突变检测。（A）T_1WI＋FS胰头部稍高信号灶，病灶中央信号更高，（B）DWI胰头部高信号灶，病灶中央信号不高，（C～F）依次为 T_1WI+FS 增强平扫、动脉期、门静脉期、平衡期图像，平扫胰头部相对低信号灶，病灶中央信号更低，增强动脉期胰头部病灶明显强化、信号高于胰腺组织，病灶中央强化不明显，提示坏死；胰腺体尾部萎缩、胰管扩张；病灶包绕门静脉-肠系膜上静脉-脾静脉，导致周围静脉曲张，病变侵犯胰腺外、与胃窦部分界不清，累及十二指肠。

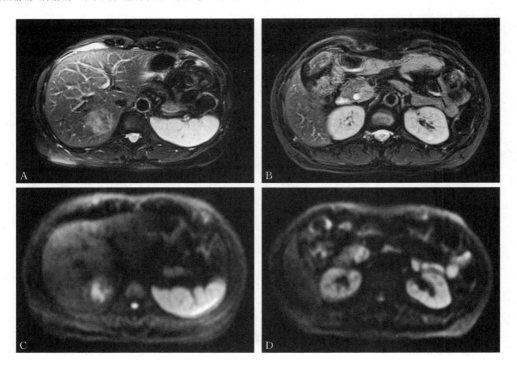

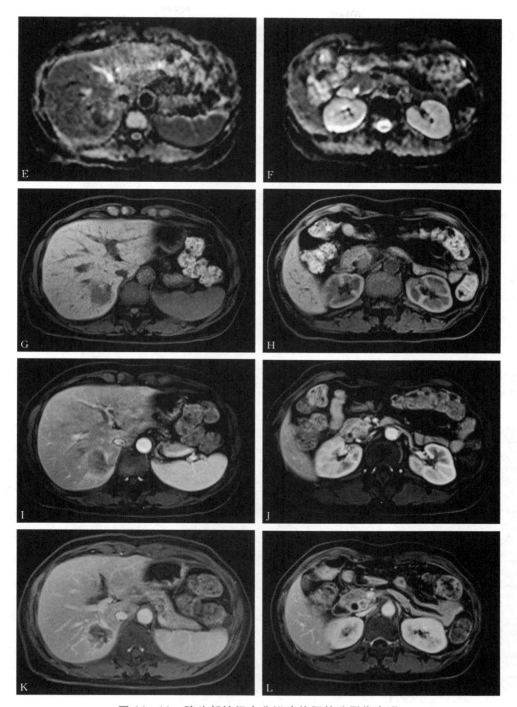

图 14 - 11 胰头部神经内分泌癌伴肝转移影像表现

注:女性患者,57 岁,"胰腺十二指肠切除标本":胰腺大细胞神经内分泌癌;"肝脏肿瘤":神经内分泌癌,结合胰腺肿瘤切片,形态与胰腺肿瘤相似,首先考虑转移性。(A、B)横断面 T_2WI 脂肪抑制;(C、D)DWI;(E、F)ADC;(G、H、I、J、K、L)依次为 T_1WI 脂肪抑制平扫、动脉期、门静脉期图像,可见胰头部肿块、右肝肿块,T_2WI 稍高信号,DWI 信号增高,ADC 减低,T_1WI 病灶信号低于周围胰腺、肝脏组织,增强后病灶不均匀、环形强化。

14.5 诊断要点

DWI 高信号,动脉期富血供或门静脉期、平衡期出现进行性持续强化,病灶边界清楚,不伴有胰管扩张和胰腺萎缩。有功能者可出现激素水平异常。

14.6 鉴别诊断

（1）胰腺内副脾

胰腺内副脾常见于胰尾、位于胰腺表面;MRI信号与脾脏类似,其在 T_2WI 信号较神经内分泌肿瘤更均匀,DWI 表现为明显高信号,而胰腺神经内分泌肿瘤在增强平衡期的信号强度可以高于脾脏。研究显示胰腺神经内分泌肿瘤的 ADC 高于胰腺内副脾。胰腺内副脾发生囊变后诊断更困难(图 14-14)。另外,核素显像、增强超声及超顺磁氧化铁 MRI 增强检查可以通过网状内皮系统显像帮助诊断。

（2）胰腺无功能性神经内分泌肿瘤与实性假乳头状肿瘤鉴别

两者在临床症状及影像学表现方面均有较多相似之处,鉴别两者常较困难。影像学中主要根据强化方式的差异进行鉴别,动脉期富血供肿瘤首先考虑神经内分泌瘤,年轻女性患者首先考虑实性假乳头状肿瘤,肿瘤内出血囊性变实性假乳头状肿瘤更多见。PNEN 较 SPT 更易出现局灶性明显强化的区域;PNEN 的低密度区主要以中央分布为主,而 SPT 的低密度区以分散分布为主(图 14-15)。

（3）胰腺癌

部分神经内分泌肿瘤各期均呈低信号者需与胰腺癌鉴别,前者边界清楚,对胰管压迫移位,胰管截然中断、远端胰管扩张、胰腺萎缩、累及胆总管较胰腺癌少见。神经内分泌癌肝转移瘤为富血供,后者为乏血供(图 14-16)。

（4）透明细胞癌

胰腺原发性透明细胞癌非常少见,鉴别诊断困难,转移性透明细胞癌最主要的诊断要点是有肾脏透明细胞癌病史(图 14-17)。

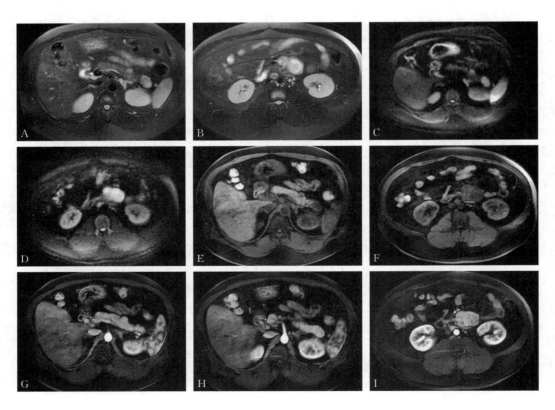

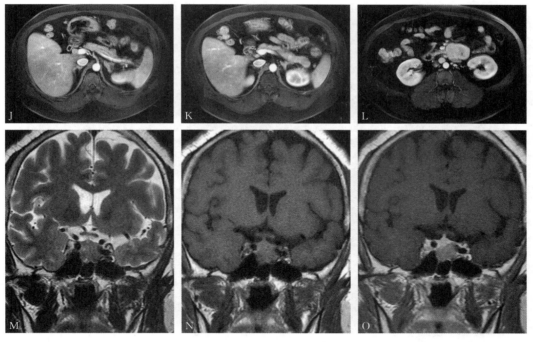

图 14 - 12　MEN 1 影像表现

注:男性患者,40 岁,诊断为 MEN 1。(A、B)横断面 T_2WI 脂肪抑制,(C、D)DWI,(E、F, G~I, J~L)依次为 T_1WI 脂肪抑制平扫、动脉期、门静脉期图像,可见胰尾部多发占位,腹膜后团块灶,考虑多发神经内分泌肿瘤;双肾上腺增粗,左肾上腺体部小结节;肝门区、肠系膜根部及腹膜后多发淋巴结显示,部分增大;脾门处副脾结节;(M)冠状面 T_2WI 示垂体增大,(N)冠状面 T_1WI 平扫示垂体增大伴略低密度灶,(O)冠状面 T_1WI 增强示病灶强化低于垂体。

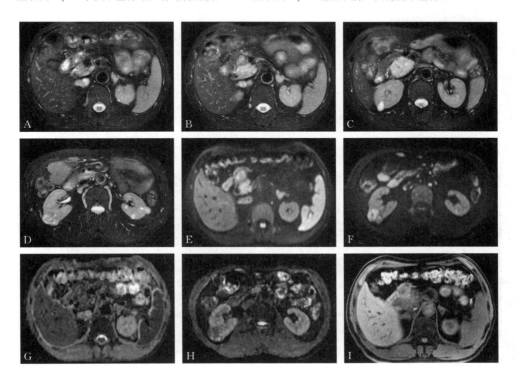

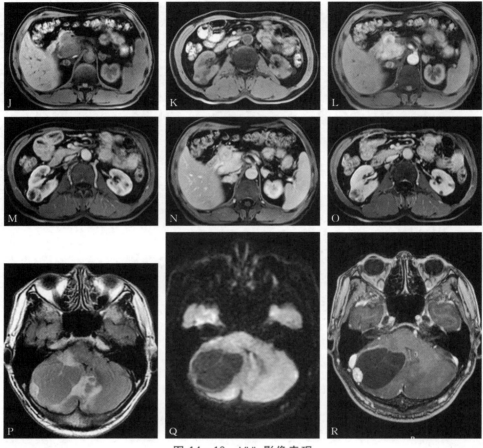

图 14-13 VHL 影像表现

注:男性患者,50 岁,VHL 综合征。(A～D)横断面 T_2WI 脂肪抑制,(E、F)DWI,(G、H)ADC,(I～K、L、M、N、O)依次为 T_1WI 脂肪抑制平扫、动脉期、门静脉期图像,可见胰腺多发异常信号灶,部分为神经内分泌肿瘤,部分为囊性肿瘤;双肾上腺增粗伴腺瘤;双肾肾细胞癌、多发囊性灶;(P)头颅横断面 T_2-Flair,(N)头颅横断面 DWI,(R)头颅横断面 T_1WI 增强,可见右侧小脑半球大囊小结节病灶,结节可见明显强化,病灶周围脑实质水肿,病理诊断为右侧小脑血管母细胞瘤。

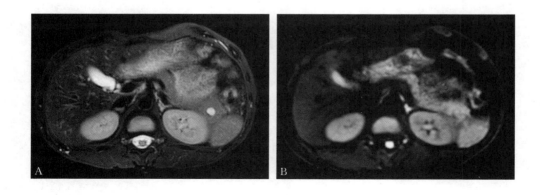

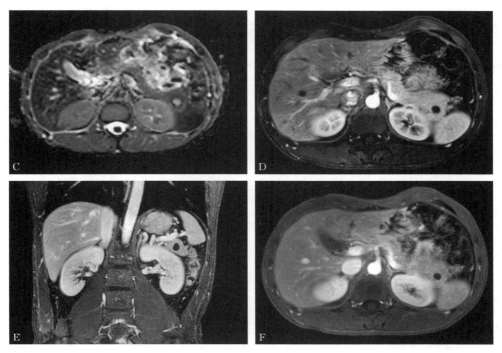

图 14－14　胰尾副脾囊肿影像表现

注：男性患者，29 岁，阵发性上腹痛 7 年，加重 2 月余。"胰体尾切除标本"：胰腺内见少量脾脏组织，若临床能排除其为切除的部分脾脏组织后则符合副脾组织；送检组织内见上皮性囊肿，其周围为胰腺组织和脾脏组织。（A）横断面 T_2WI 脂肪抑制，（B）DWI、（C）ADC，（D～F）依次为 T_1WI 脂肪抑制动脉期、门静脉期、平衡期图像，可见胰尾部结节，T_2WI 高信号，DWI 信号不高，ADC 增高、边缘 ADC 减低，T_1WI 病灶信号低于周围胰腺组织，增强后病灶未见明显强化。

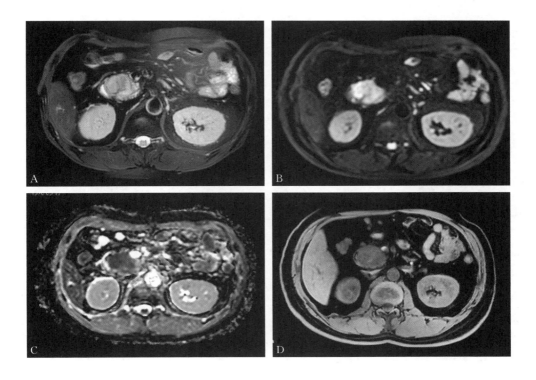

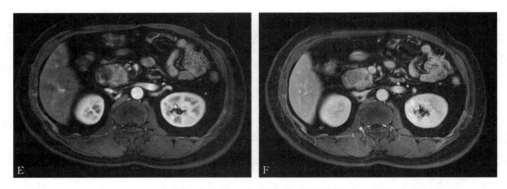

图 14 - 15 胰头部胰腺神经内分泌肿瘤伴导管腺癌影像表现

注:男性患者,46 岁,上腹部疼痛 15 年,加重 2 月余。"胰十二指肠根治标本":胰腺神经内分泌瘤(G2)伴少量导管腺癌Ⅱ级成分。(A)横断面 T_2WI 脂肪抑制,(B)DWI、(C)ADC,(D~F)依次为 T_1WI 脂肪抑制平扫、动脉期、门静脉期图像,可见胰头部肿块,内部信号不均,T_2WI 高及稍高信号,DWI 部分信号增高,ADC 部分减低,T_1WI 病灶内可见少许高信号,增强后病灶不均匀强化。

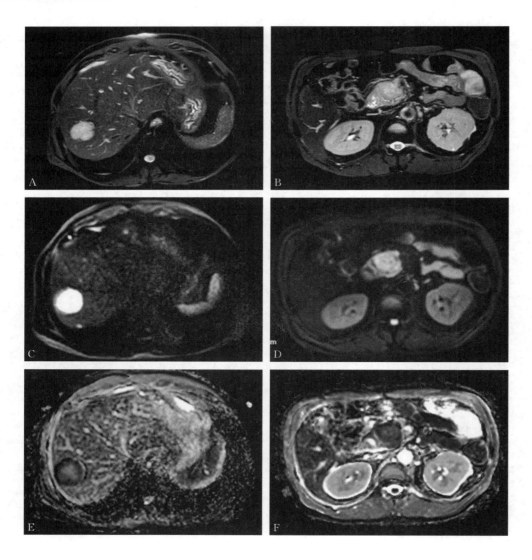

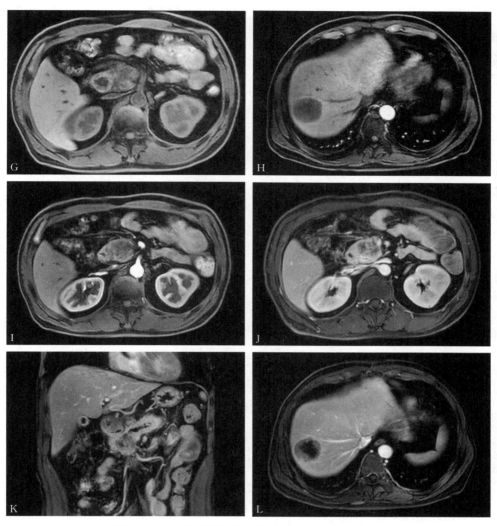

图 14 - 16　胰腺神经内分泌癌伴肝转移影像表现

注:男性患者,55岁,血糖升高5月余。"肝脏肿块":转移性神经内分泌癌;"胰腺肿块":神经内分泌癌。(A、B)横断面 T$_2$WI 脂肪抑制,(C、D)DWI,(E、F)ADC,(G、H、I、J、K、L)依次为 T$_1$WI 脂肪抑制平扫、动脉期、门静脉期图像,可见胰头部肿块、右肝肿块,T$_2$WI 呈高及稍高信号,DWI 信号增高,ADC 减低,T$_1$WI 病灶信号低于周围胰腺、肝脏组织,增强后病灶不均匀、环形强化。

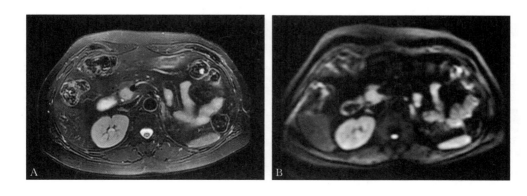

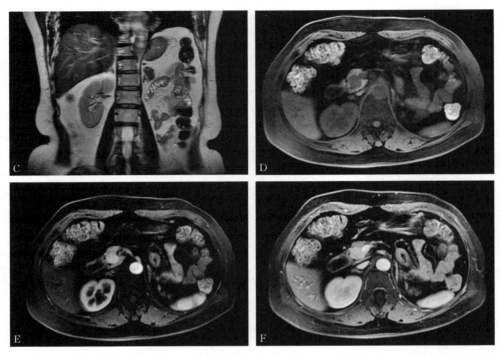

图 14-17　胰头转移性透明细胞癌影像表现

注:女性患者,64 岁,体检发现胰腺占位 2 周,肾脏肿瘤切除术(左肾切除)后 9 年余。"胰十二指肠切除标本":胰腺透明细胞癌,结合免疫组化及病史考虑肾脏来源。(A)横断面 T_2WI 脂肪抑制,(B)DWI,(C)冠状面 T_2WI(HASTE),(D~F)依次为 T_1WI 脂肪抑制平扫、动脉期、门静脉期图像,可见胰头部肿块,T_2WI 稍高信号,DWI 信号增高,T_1WI 病灶呈略低信号,增强后病灶明显均匀强化,左肾术后缺如。

(林晓珠)

参考文献

[1] COAKLEY FV, HANLEY-KNUTSON K, MONGAN J, et al. Pancreatic imaging mimics: part 1, imaging mimics of pancreatic adenocarcinoma [J]. Am J Roentgenol, 2012, 199(2): 301 - 308.

[2] TAMM EP, BHOSALE P, LEE JH, et al. State-of-the-art imaging of pancreatic neuroendocrine tumors [J]. Surg Oncol Clin N Am, 2016, 25(2): 375 - 400.

 **胰腺间叶源性肿瘤**

15.1 胃肠道间质瘤

15.1.1 概述

胃肠道间质瘤(gastrointestinal stromal tumor, GIST)是一类特殊的、通常 CD117 免疫表型阳性的胃肠道最常见的间叶源性肿瘤。GIST 可发生于消化道自食管至直肠的任何部位,包括网膜、肠系膜和后腹膜,好发部位依次分别为胃(54%)、小肠(30%)、结直肠(5%)及食管(1%)。但胰腺 GIST 罕见,迄今仅见数篇个例报道。

15.1.2 病理

组织学上,GIST 由梭形细胞、上皮样细胞、混合多形性细胞组成,依据细胞形态可分为三大类:梭形细胞型(70%)、上皮样细胞型(20%)和梭形细胞/上皮样细胞混合型(10%)。

GIST 包括从良性至恶性的生物学行为谱,免疫表型通常表达 CD117(Kit),表型向 Cajal 细胞分化,大多数具有 *Kit* 和 *PDGFRA* 基因驱动突变。

15.1.3 临床表现

GIST 具有广谱生物学行为潜能,大约 30% 的 GIST 临床表现为恶性。

15.1.4 MRI 表现

胰腺 GIST 的影像学表现可能与其他部位的 GIST 或胰腺平滑肌肉瘤相仿。MRI 上的信号是不均匀的,这主要与肿瘤内部出血坏死及液化有关,一般表现为形态不规则肿块影,大多边界清晰,部分可见完整包膜,T_1WI 呈较低信号或等信号,T~2~WI呈不均匀高信号,增强扫描呈明显不均匀强化(图15-1)。

15.1.5 诊断要点

MRI表现缺乏特异性,诊断需病理明确。

15.1.6 鉴别诊断

胰腺GIST的MRI表现与部分胰腺间叶源性肿瘤如平滑肌肉瘤、孤立性纤维瘤等相仿,单纯

MRI表现难以鉴别。

15.2 胰腺神经鞘瘤

15.2.1 概述

神经鞘瘤(neurilemmoma)又称施万细胞瘤(schwannoma),是由神经鞘膜增生形成的,来源于神经外胚层的施万(Schwann)细胞和中胚层的

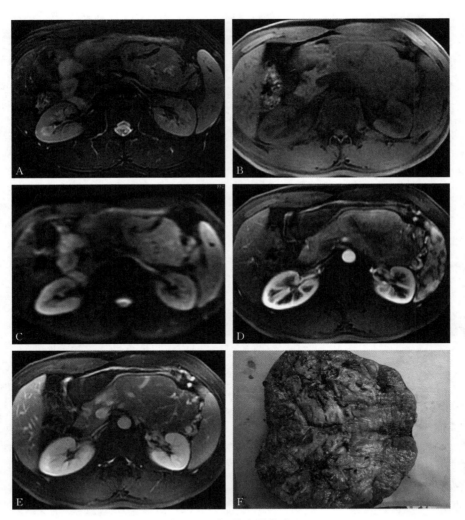

图 15-1 间质瘤影像表现

注:男性患者,22岁,体检发现"胰尾占位"。(A)T~2~WI横断面,可见胰腺体尾部相对等高信号巨大肿瘤,与前方胃壁间隙清晰,内部及下游胰腺可见粗大的"流空信号"(血管)。(B)T~1~WI横断面,可见肿瘤相对胰腺低信号。(C)DWI横断面,显示肿瘤相对高信号。(D)T~1~WI增强后动脉期,显示肿瘤显著强化,与胰腺相近。(E)T~1~WI增强后延迟期,显示肿瘤强化衰减,较周围胰腺明显降低。(F)肿瘤手术大体剖面,灰红色及灰白色相间,内见粗大血管及小片状坏死。(病例由马小龙教授提供)

神经内膜,可发生于任何部位有施万细胞膜的神经,尤好发于脊髓和脑,四肢、颈部等部位大神经也较多见,发生于胰腺极为少见。胰腺神经鞘瘤源自迷走神经分支的自主性交感神经或副交感神经纤维。肿瘤大多数为良性,少数为恶性,男女发病率相仿;多位于胰头(包括钩突),也可位于胰体和胰尾。

15.2.2　病理

多数肿瘤呈囊实性,囊性部分内含浆液性液体,少数肿瘤含有坏死区,多数肿瘤有较完整的包膜。镜检,肿瘤实质部分由 Antoni A 和 B 两部分组成;Antoni A 区为网质纤维基质背景内的、含丰富的、呈栅状排列的梭形细胞构成,梭形细胞的细胞核细长,略呈波浪状,端部尖细;Antoni B 区基质较疏松,仅含少量细胞成分。

15.2.3　临床表现

无甚特殊症状,约半数患者有上腹部或右腹部疼痛,还可见恶心、黑便、体重减轻和黄疸等症状。

15.2.4　MRI 表现

神经鞘瘤常有包膜或假包膜,在 US、CT 和 MRI 等影像学检查中,肿瘤的边界均较清楚。肿瘤大多含有囊变、坏死区,有时还可有出血,大多数肿瘤均表现为囊实性,有时可表现为薄壁囊性肿块。

良性胰腺神经鞘瘤在 MRI 上表现为边缘光滑、形状较规则的实性、囊性或囊实性病变,肿瘤直径 1～20 cm。T_1WI 上呈低信号;T_2WI 上呈均匀或不均匀高信号,大部分肿瘤可见低信号包膜,部分肿瘤内可见分隔;T_1WI 增强扫描中,Antoni A 区动脉期可见增强,门静脉期进一步强化,Antoni B 区主要为囊变、出血、坏死区,增强扫描不强化,包膜呈延迟强化,故肿瘤可呈均匀或不均匀的延迟性强化;DWI 上肿瘤呈稍高信号。少数患者因肿瘤压迫可导致胰管或胆总管扩张,

肿瘤囊性成分与扩张的胰管不相通。部分肿瘤可压迫周围血管,少数肿瘤可见明显强化的肿瘤流入或流出血管,一般肿瘤不侵犯周围大血管(图 15-2)。

恶性神经鞘瘤少见,患者年龄、性别与良性者无明显差异,肿瘤直径较大(5～33 cm),可呈实性或囊实性。多数恶性神经鞘瘤形态不规则,边界不清楚,向邻近脂肪组织和其他脏器浸润,可见周围血管明显强化,肿瘤可直接侵犯周围血管,可出现邻近淋巴结肿大及远处转移。孤立性良性神经鞘瘤恶变率低,但 NF1 型神经纤维瘤病患者需警惕恶性神经鞘瘤可能。

15.2.5　诊断要点

边界清楚的囊实性病灶,渐进性不均匀强化,但胰腺神经鞘瘤罕见,上述征象不具有特异性。

15.2.6　鉴别诊断

胰腺神经鞘瘤罕见,其影像学表现多样,缺乏特异性,术前诊断十分困难。特别是肿瘤呈囊实性表现时,应与胰腺的囊性疾病鉴别。①假性囊肿:多数有胰腺炎或胰腺外伤病史,多出现在胰腺边缘,囊壁可有轻度强化。②微囊型浆液性囊腺瘤:多呈蜂窝状的多个小囊,可伴有钙化或放射状中心瘢痕,以及囊壁或间隔钙化。③黏液性囊腺瘤:可呈分叶状,分房多＜6 个,间隔和囊壁可厚可薄,可有较大的肿瘤实质部分,各分房的囊液 CT 密度和 MRI 信号强度可以不同。④胰腺淋巴管瘤:常表现为多房性囊性肿块,内含水样密度的囊液,囊壁和间隔可出现钙化。⑤胰腺导管腺癌:较大的胰腺导管腺癌发生较大坏死区时,可呈现为囊实性病变,囊变区形态不规则,与实性部分分界不清,巨大胰腺导管腺癌常伴有邻近组织和器官受侵,淋巴结转移,肿瘤远端胰管扩张、胰腺实质萎缩等,血检验多可见 CA199 等相关肿瘤标志物升高。⑥胰腺神经内分泌肿瘤:较大的无功能性胰腺神经内分泌肿瘤发生坏死时,可呈现为囊实性病变,囊实性胰腺神经内分泌肿瘤的实质性部分常明显增强,可伴有钙化。

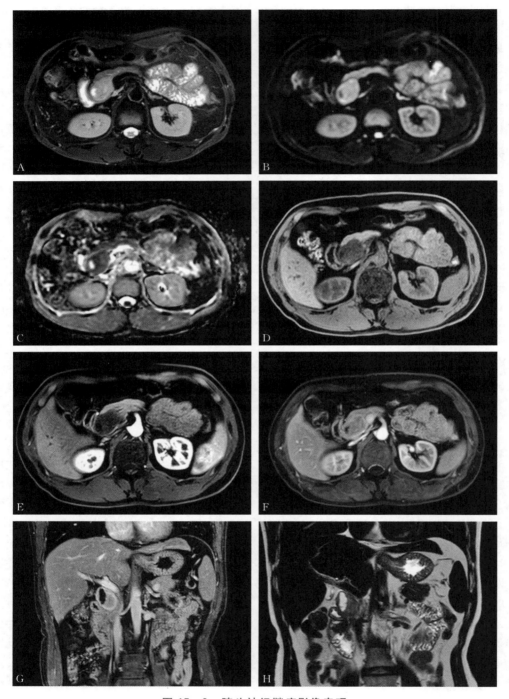

图 15-2　胰头神经鞘瘤影像表现

注：男性患者，56岁，发现胰腺占位4天。胰头钩突胃肠型神经鞘瘤。（A）T_2WI+FS，（B）DWI，（C）ADC图，（D～G）依次为 T_1WI 脂肪抑制平扫、增强动脉期、门静脉期、平衡期图像，可见胰头肿块，T_2 稍高信号灶，病灶右缘信号更高，DWI 高信号灶，病灶右缘信号不高，ADC 减低、病灶右缘 ADC 增高，T_1WI+FS 病灶呈低信号，增强后病灶渐进性强化、右缘区域未见明显强化，包膜可见强化。

15.3 脂肪瘤

15.3.1 概述

胰腺脂肪瘤(pancreatic lipoma)是一种罕见的胰腺良性实体肿瘤,来源于胰腺间叶组织,由 Bigard 等在 1989 年首次报道。来源于胰腺间叶组织的肿瘤仅占胰腺肿瘤的 1%～2%,其中胰腺脂肪瘤更为罕见,虽然目前胰腺脂肪瘤的发病率并不明确,但 Hois 等连续查阅了 6 000 个患者的影像资料,胰腺脂肪瘤的发病率仅为 0.018%。

15.3.2 病理

肿瘤多为圆形、卵圆形或不规则形,直径多小于 3 cm,多位于胰头颈部,大体标本为黄色、质软、油腻感且有包膜,镜下可见成熟的脂肪细胞,病灶中可以出现细小的纤维组织分隔。

15.3.3 临床表现

绝大多数的胰腺脂肪瘤患者无临床症状,通常在体检或因其他原因进行影像检查时被意外发现,尽管胰腺脂肪瘤患者可能没有症状,但可引起胰管或胆道梗阻或者两者兼而有之。

15.3.4 MRI 表现

胰腺脂肪瘤在非脂肪抑制 T_1WI 和 T_2WI 均表现为高信号,脂肪抑制 T_1WI 和 T_2WI 均表现为低信号,其 MRI 信号强度表现与胰腺周围的脂肪组织信号一致,注射对比剂后未发现明显的强化表现(图 15-3)。

15.3.5 诊断要点

边界清晰,T_1WI 和 T_2WI 呈高信号,脂肪抑制后呈低信号,增强后无强化。

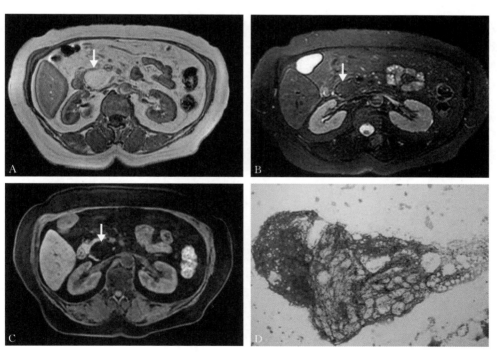

图 15-3 胰腺头部脂肪瘤影像表现

注:(A)轴位 T_1WI,(B)轴位脂肪抑制 T_2WI,(C)轴位脂肪抑制 T_1WI,(D)病理镜下图像,苏木精-伊红染色(40×),可见胰头部肿块,T_1 高信号,脂肪抑制序列呈低信号,镜下可见空泡状成熟脂肪细胞及纤维组织分隔。

15.3.6　鉴别诊断

胰腺脂肪瘤需要与发生于胰腺的含脂性病变进行鉴别。

（1）胰腺脂肪替代

在某些病理情况下，如肥胖、高龄、主胰管阻塞、糖尿病、囊性纤维化及 Shwachman-Diamond 综合征等，胰腺实质可以部分或完全地被外源性脂肪组织浸润或替代，通常以胰腺实质中脂肪组织沉积的形式出现，与胰周脂肪相延续，无包膜，脂肪逐渐补充萎缩的胰腺，MRI 表现为胰腺实质中混有脂肪成分，胰腺实质被脂肪密度分隔，胰腺小叶明显可见，病变严重者脂肪成为胰腺的主要成分或伴随腺体萎缩。

（2）胰腺脂肪瘤样假肥大

胰腺实质被大量脂肪组织取代并伴随严重的外分泌系发育不良，影像表现为胰腺显著增大伴有明显脂肪浸润，这是由于胰腺脂肪肥大取代了外分泌腺组织但保留了胰腺导管和胰岛。

（3）胰腺囊性畸胎瘤或皮样囊肿

肿瘤通常包括脂肪/钙化等多种成分，主要由液态的脂质构成，影像表现与身体其他部位的皮样囊肿相似，MRI 呈短 T_1 和长 T_2 信号，患者有临床症状时应考虑外科治疗。

（4）脂肪肉瘤

脂肪肉瘤是一种罕见的胰腺恶性肿瘤，以生长缓慢、转移潜能低、正常胰腺组织进行性破坏为特征。通常表现为不规则的混合脂肪和软组织密度的病变，增强后有强化，肿瘤内存在厚间隔和内部钙化有助于脂肪肉瘤和脂肪瘤的鉴别，但高分化脂肪肉瘤与脂肪瘤鉴别困难。

（王明亮　严嘉仪　胡曙东　刘灵灵）

参考文献

［1］SHI Z，CAO D，ZHUANG Q，et al. MR imaging features of pancreatic schwannoma：a Chinese case series and a systematic review of 25 cases［J］. Cancer Imaging，2021，21(1)：23.

［2］WANG H，ZHANG BB，WANG SF，et al. Pancreatic schwannoma：Imaging features and pathological findings［J］. Hepatobiliary Pancreat Dis Int，2020，19(2)：200-202.

［3］XU SY，SUN K，OWUSU-ANSAH KG，et al. Central pancreatectomy for pancreatic schwannoma：A case report and literature review ［J］. World J Gastroenterol，2016，22(37)：8439-8446.

16 胰腺继发性肿瘤

16.1　胰腺转移瘤

16.1.1　概述

胰腺转移瘤临床上少见，其发生率占所有胰腺恶性肿瘤的 2%～5%。中老年多见，好发于 50～70 岁人群。常见的原发性肿瘤包括肺癌、肾癌、乳腺癌、结直肠癌及黑色素瘤等。原发性肿瘤发生胰腺转移的间隔时间长短不一，文献报道较长可达 6 年。

16.1.2　病理

肿瘤本身的病理特点同原发性肿瘤。

16.1.3　临床表现

缺少特异性临床表现，往往是原发性肿瘤患者在随访过程中发现。极少数患者会出现上腹部不适或疼痛等非特异性表现。部分可同时伴有胰腺外其他脏器转移。

16.1.4　MRI 表现

单发或多发，呈圆形或类圆形，边界清晰，无包膜。T_1WI 呈稍低信号，T_2WI 呈等或稍高信号。绝大多数肿瘤信号均匀，少数肿瘤体积较大时，可见坏死，小部分可伴有钙化。强化方式与原发性肿瘤有关。肾透明细胞癌的胰腺转移最具有特征性，呈明显强化，体积较小时强化较均匀，较大时可伴有坏死，坏死区不强化（图 16-1）。继发于肺癌、乳腺癌或结直肠癌等的胰腺转移瘤多强化不明显，呈低或中等程度强化。

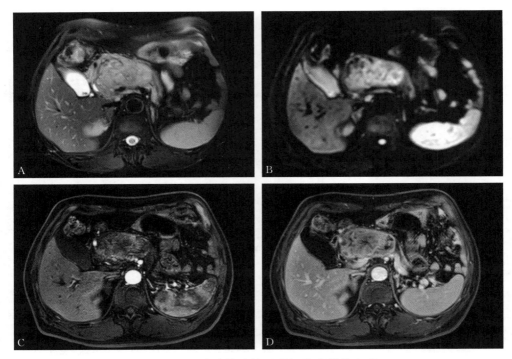

图 16-1 胰腺转移性透明细胞癌影像表现

注：男性患者，65 岁，发现胰腺肿物 1 周余，肾脏恶性肿瘤病史。胰腺上皮源性恶性肿瘤，结合临床病史、HE 染色细胞形态和免疫组化标志物检测结果，符合肾细胞癌转移。(A) 横断面 T_2WI 脂肪抑制，(B) DWI，(C、D) 分别为 T_1WI 脂肪抑制动脉期、门静脉期图像，可见胰腺颈体部肿块，T_2WI 稍高信号，DWI 信号增高，增强扫描病灶不均匀明显强化，肿块侵犯胰腺包膜，累及邻近血管。

胰腺转移瘤较少引起胰管扩张、胰腺实质萎缩及胰周血管侵犯等继发性改变。极少数肿块较大时压迫胰管，可引起胰管扩张。

16.1.5 诊断要点

有原发性肿瘤病史，胰管扩张、胰腺实质萎缩及胰周血管侵犯等继发性改变少见。肾透明细胞癌胰腺转移最具特征性，呈显著强化。

16.1.6 鉴别诊断

（1）肾透明细胞癌的胰腺转移瘤表现为富血供肿瘤，主要和胰腺神经内分泌肿瘤鉴别，两者均可多发。结合患者有肾癌病史，诊断不难。

（2）强化不显著的胰腺转移瘤主要和胰腺导管腺癌鉴别。胰腺导管腺癌引起胰管扩张、胰腺实质萎缩及胰周血管侵犯等继发性改变较多见，且常伴有 CA199 的升高。

16.2　胰腺淋巴瘤

16.2.1 概述

胰腺是消化器官，无淋巴组织结构，极少发生淋巴瘤病变，原发于胰腺的淋巴瘤（primary pancreatic lymphoma，PPL）是一种非常少见的疾病，只占所有胰腺恶性肿瘤的 0.16%～5%，确诊需要组织病理学，目前主要依靠经皮穿刺活检和经内镜活检。原发性胰腺淋巴瘤采用以化疗和放疗为主的综合治疗，平均生存期为 18.9 个月。

胰腺淋巴瘤大多为继发性淋巴瘤，常为腹腔或胃肠道淋巴瘤浸润所致。据报道，超过 30% 的 NHL 患者尸检证实累及胰腺，相当一部分胰腺淋巴瘤发生于免疫缺陷的患者，尤其是 HIV 感染者。原发性与继发性胰腺淋巴瘤在影像学上难以区分,胰腺癌与胰腺淋巴瘤在临床与影像两个方面均有诸多相似之处。在治疗上,胰腺淋巴瘤采用以化疗和放疗为主的综合治疗,而胰腺癌需尽可能手术治疗,因此从影像上区分胰腺淋巴瘤及胰腺癌非常重要,因为这决定了不同的治疗方法。胰腺淋巴瘤预后取决于原发部位淋巴瘤的类型。

16.2.2　病理

原发性胰腺淋巴瘤多累及胰腺头部。Nishimura 等报道了 19 例原发性胰腺淋巴瘤(男 13 例,女 6 例),其中位于头部 12 例,尾部 4 例,体部 2 例,肿瘤大小 4～17 cm。原发性胰腺淋巴瘤病理组织学以弥漫性大 B 细胞多见。与 B 细胞淋巴瘤相比,T 细胞淋巴瘤主要有以下特点:①患者较年轻;②诊断前病程较长;③胰体和胰尾部病变多见。Bouvet 等一组 11 例原发性胰腺淋巴瘤病例,5 例位于胰头,3 例位于胰体,另 3 例位于胰尾,其中 10 例为弥漫性大 B 细胞。

16.2.3　临床表现

临床主要表现为疼痛(腹痛和背痛)、体重下降、厌食、恶心、呕吐、发热及乏力等症状,这些症状都是非特异性的,常误诊为胰腺癌,在胰腺淋巴瘤确诊之前,这些症状甚至可持续数年。体检多数可触及腹部包块并可有触痛,黄疸可见于多数患者。少数患者可出现肝大、腹腔积液。

原发性胰腺淋巴瘤的诊断标准如下:①表浅淋巴结和纵隔淋巴结无肿大;②外周血白细胞数正常;③胰腺肿块和受累淋巴结局限于胰腺周围区域;④肝脏和脾脏未受侵犯。

16.2.4　MRI 表现

(1)淋巴瘤侵犯胰腺的形态学表现

1)肿块型,T_1WI 表现为胰腺内低信号肿块,信号均匀,边界清楚;T_2WI,肿块信号表现多样,相对于胰腺正常腺体,病变可以为低信号、中等信号或轻微高信号,但明显低于液体信号。增强后(注射 Gd - DTPA)肿块呈轻度强化,强化比较均匀。

2)弥漫浸润型,胰腺弥漫性肿大,T_1WI 胰腺腺体信号均匀、弥漫性降低,T_2WI,信号与 T_1WI 相似,大多表现为弥漫性低信号,增强扫描病灶呈轻至中等程度强化,大多信号较均匀,局部可伴有无强化区(图 16 - 2)。

(2)周围侵犯

病灶可包绕邻近血管,一般不引起管腔狭窄或闭塞,称为"血管漂浮征"。较少引起胰管或胆总管明细梗阻扩张。

16.2.5　诊断要点

表现为胰腺肿块或弥漫性病变,T_1WI 呈低信号,T_2WI 信号表现略呈多样性,增强后强化不明显。

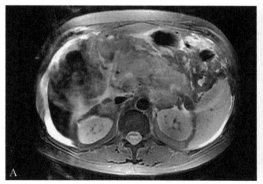
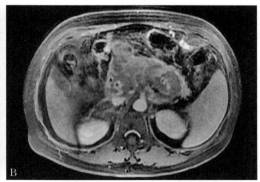

图 16 - 2　胰腺淋巴瘤影像表现

注:女性患者,58 岁,原发性 NHL。(A)T_2WI 脂肪抑制,胰腺体尾部弥漫性肿块,呈高信号,正常胰腺轮廓消失;(B)T_1WI 增强扫描,胰腺肿块轻度不均匀强化。

16.2.6 鉴别诊断

（1）胰腺癌

胰腺癌占胰腺恶性肿瘤的 95％，预后差，5 年生存率仅为 5％，60％～70％ 发生于胰头。MRI 平扫肿块呈 T_1WI 略低信号，边界可模糊，由于胰腺癌是乏血供肿瘤，增强后强化不明显，但肿瘤边界较平扫时清楚，亦可以发现平扫呈等密度的病灶。胆管或胰管扩张见于梗阻性黄疸的病例。肿块远端的胰腺萎缩、假性囊肿形成、腹膜后淋巴结转移、腹腔脏器的转移等间接征象亦可由 MRI 发现。血清 CA199 含量升高。

（2）胰腺转移癌

较为少见，常为胰周淋巴结转移而累及胰腺，原发癌常见为乳腺癌、肺癌、肾癌、前列腺癌等。MRI：T_1WI 呈低信号，T_2WI 呈高信号，增强后多数病灶强化不明显，或为轻度均匀强化，较大转移灶常为环状强化。胰腺转移癌与胰腺淋巴瘤在影像学上有许多重叠之处，必须密切结合临床病史。

（3）急性胰腺炎

当淋巴瘤弥漫性浸润胰腺组织，引起胰腺组织弥漫性肿大时，须与急性胰腺炎引起的胰腺弥漫性肿大鉴别，急性胰腺炎常常急性发病，血清或尿液淀粉酶明显升高，急性胰腺炎除有胰腺增大外，常伴有胰周渗液，脂肪抑制 T_1WI 胰腺信号往往不均匀，增强后呈不均匀强化。而淋巴瘤浸润到胰腺则 T_1WI、T_2WI 均为较低信号，信号相对较均匀，常伴有腹腔淋巴结或肝脏等内脏器官的转移。紧密结合临床特点诊断应该不难。

16.3 浆细胞肿瘤

16.3.1 概述

浆细胞肿瘤（plasma cell neoplasm）为异常浆细胞过度增生的恶性肿瘤，约占血液系统恶性肿瘤的 10％。WHO（2008 年版）的造血和淋巴样组织肿瘤的遗传学和病理学分类将其归为浆细胞骨髓瘤。习惯上将浆细胞肿瘤分为 4 类：多发性

骨髓瘤、浆细胞白血病、骨孤立性浆细胞瘤和骨外浆细胞瘤；多发性骨髓瘤侵犯骨骼系统最常见，好发于骨髓造血细胞较丰富的组织，如骨盆、脊柱、颅骨等中轴骨，骨髓外浸润多见于肝、脾、淋巴结及其他网状内皮组织。

原发性骨髓外浆细胞瘤累及胰腺极其少见，国内外文献均为个例报道，累及胰腺时可以表现为胰腺肿胀，部分病例同时伴有血清淀粉酶及尿淀粉酶升高，此时极易误诊为急性胰腺炎。继发性骨髓外浆细胞瘤侵犯胰腺时即为继发性胰腺浆细胞瘤（secondary pancreatic plasmacytoma，SPP），见于 0.5％ 的晚期浆细胞骨髓瘤患者，约 2/3 为多发性骨髓瘤侵及胰腺，另外约 1/3 为其他部位原发性骨髓外浆细胞瘤进展而来。

16.3.2 病理

骨外浆细胞瘤表现为有浆细胞特征的瘤细胞构成的孤立性病灶，镜下浆细胞的主要表现为外形形状一致，可以是成熟的浆细胞、未成熟的浆细胞或者间变性细胞。

16.3.3 临床表现

继发性胰腺浆细胞瘤多见于 60 岁以上老年人，男性患者明显多于女性患者，常见症状为腹痛和黄疸。

16.3.4 MRI 表现

胰腺弥漫性肿胀或者胰腺局部形成肿块，T_1WI 胰腺信号减低，T_2WI 胰腺信号升高，胰头受累时，可以导致弥漫性胆总管下段狭窄，伴有肝内外胆管的扩张，增强扫描时可见胰腺内弥漫性分布的多个结节，相对于强化的胰腺实质呈稍低信号，静脉期比动脉期显示更清楚。病灶在 MRI T_1WI 和 T_2WI 上均表现为高信号，大量轻链蛋白聚集可能是病变在 T_1WI 上呈高信号的原因（图 16 - 3）。

16.3.5 诊断要点

胰腺弥漫性肿胀或者胰腺局部形成肿块，T_1WI 等、稍高信号，T_2WI 高信号，中等度强化，血

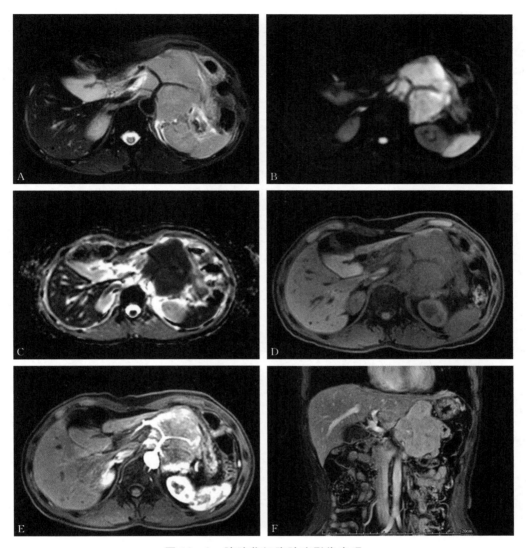

图 16-3　胰腺浆细胞肿瘤影像表现

注：女性患者，60 岁，反复中上腹胀痛 2 月余，加重 10 天。"胰腺穿刺标本 1""胰腺穿刺标本 2"：浆细胞恶性肿瘤。(A)横断面 T_2WI 脂肪抑制，(B)DWI，(C)ADC，(D～F)分别为 T_1WI 脂肪抑制平扫、动脉期、门静脉期图像，可见胰体部肿块，T_2WI 高信号、DWI 信号增高、ADC 减低，T_1WI 呈等、稍高信号，增强扫描病灶中等度较均匀强化，信号与胰腺组织接近，肿块包绕腹膜后血管、血管未见明显狭窄，胰尾部胰管略扩张。

及尿免疫球蛋白实验室检查有助于诊断。

16.3.6　鉴别诊断

（1）急性胰腺炎

胰腺浆细胞瘤在 MRI 检查时表现为一部分肿胀，此时极易误诊为急性胰腺炎；血及尿免疫球蛋白实验室检查有助于诊断，PET－CT 检查可发现全身其他器官组织的隐匿病灶。

（2）胰腺形态饱满

胰腺先天发育形成的形态饱满，需与浆细胞瘤鉴别。前者 MRI 检查，胰腺可以仅表现胰腺形态饱满，增强扫描未见异常信号，后者血及尿免疫球蛋白实验室检查有助于诊断。

（史红媛　丁建辉　陈　颖）

参考文献

［1］ FUJINAGA Y，LALL C，PATEL A，et al. MR features of primary and secondary malignant lymphoma of the pancreas：a pictorial review［J］. Insights Imag，2013，4(3)：321－329.

［2］ TRIANTOPOULOU C， KOLLIAKOU E， KAROUMPALIS I，et al. Metastatic disease to the pancreas：an imaging challenge［J］. Insights Imag，2012，3(2)：165－172.

17 胰腺炎

17.1　急性胰腺炎

17.1.1　概述

急性胰腺炎(acute pancreatitis，AP)是常见的急腹症之一，也是胰腺最常见的疾病，是由于胰管阻塞、胰管内压突然增高及胰腺血液供应不足等引起的胰腺急性炎症。临床表现主要为上腹痛，并伴有恶心、呕吐、腹胀、腹肌紧张、压痛反跳痛，肠鸣音减弱或消失，血、尿淀粉酶升高。大多数病例根据临床表现及实验室检查可做出正确诊断，少数不典型病例临床诊断有一定困难。约半数AP患者伴有胆道疾病。AP 分为 2 个类型(Atlanta 分类 2012 版)：间质水肿型胰腺炎(interstitial edematous pancreatitis)，坏死型胰腺炎

(necrotizing pancreatitis)。水肿型病变较轻、较常见；坏死型又称出血型，约占 AP 的 10%，易产生休克，并发症较多，死亡率高。

影像学技术在 AP 的诊断中具有重要作用，CT、MRI 对 AP 的显示各有优势，但在实际临床工作中，CT 的应用更多见。主要临床价值表现如下：①对临床可疑病例，可协助临床诊断；②可对病变进行定位，提供病变的范围、程度，了解有无并发症，如出血、坏死、胰周渗出、假性囊肿及假性动脉瘤形成等；③治疗后的随访，特别是对临床上并发症处理前后的对比；④有助于临床对病程判定及预后的评估；⑤CT 引导穿刺进行细菌培养或对脓液穿刺引流。

AP 是胰腺的急性炎性过程，在不同程度上波及邻近组织和其他脏器。实践及研究表明，AP 的发病机制是一个复杂的、多因素参与的病理生

理过程,其发病机制至今尚未完全阐明。近年来提出了许多新学说,对认识该疾病的发展过程和指导临床治疗起到重要作用。

（1）胰酶消化学说

在正常情况下,同在胰腺腺泡细胞粗面内质网合成的消化酶原和溶酶体水解酶通过高尔基体时是相互分开的,最终分选到不同的分泌泡内,形成消化酶原颗粒和溶酶体。如果溶酶体酶过早地在腺泡细胞内激活胰蛋白酶原使之成为胰蛋白酶,而胰蛋白酶抑制物不足以抵消活化的胰蛋白酶,则将引发一系列酶原的活化,导致胰腺的自身消化。因此认为消化酶原和溶酶体水解酶相遇,是 AP 发生的始动因素。正常情况下,当胰液进入十二指肠后,被肠激酶原激活为有生物活性的消化酶,对食物进行消化。

（2）炎症因子学说（白细胞过度激活）

近年来的研究认为,炎症介质是引起胰腺炎症的扩散、病情加重、多器官功能障碍以致死亡的重要原因。被激活的胰酶能刺激胰腺内的单核巨噬细胞及破坏的胰腺腺泡,产生炎症介质和细胞因子,引起白细胞过度激活-炎症因子级联瀑布效应,如肿瘤坏死因子- α(tumor necrosis factor-α,TNF-α)、白细胞介素(interleukin, IL)、血小板活化因子(platelet activating factor, PAF)、磷脂酶A_2(phospholipase A_2, PLA$_2$)等,最终导致患者发生全身炎症反应综合征(systemic inflammatory response syndrome, SIRS)和多器官功能障碍综合征(multiple organ dysfunction syndrome, MODS)。

（3）氧化应激学说

在 AP 发展中,氧自由基(oxygen free radical, OFR)及其衍生物作为分子起源在胰腺损害过程中起重要作用,其中过氧化氢、超氧化物是造成细胞损害的主要因素。这些高度活化物质通过脂肪酸过氧化作用造成类脂膜破坏及溶酶体膜破坏;循环中产生的 OFR 破坏毛细血管内皮,加速 AP 的进程;OFR 还可激活补体,促进白细胞黏附、活化和迁移,引起微循环障碍,加重胰腺损伤。

（4）肠道细菌移位学说

正常情况下,肠道含 500 余种常驻细菌,由于受到肠道屏障的阻隔,难以突破黏膜移位到肠外

组织。肠道屏障的破坏是细菌移位的前提;肠道细菌移位必不可少的 3 个主要方面:小肠细菌过度生长、黏膜屏障破坏、免疫应答受损;肠道细菌移位是 AP 感染的主要原因。

肠黏膜缺血、缺氧或缺血再灌注损伤是介导肠黏膜屏障损伤的重要机制。改善肠道微循环,致肠黏膜的缺血再灌注损伤,OFR 和蛋白酶类的释放增加血管的通透性,造成组织水肿,屏障功能减弱。目前认为肠道细菌移位的发生途径可能有以下途径:①大量水分丢失,心输出量减少所致的肠壁血液灌注下降;②肠道运动功能障碍,内容物淤滞,肠菌及内毒素产生过多,激活炎症因子损伤肠黏膜;③肠道内细菌过度生长并穿越受损的肠黏膜屏障进入组织而发生移位;④肠道细菌通过胆道、胰胆管逆行感染;⑤经淋巴系统到淋巴结,再到其他组织;⑥局部和全身免疫力下降等因素使肠道黏膜屏障功能受损。

这些机制综合作用造成肠道菌群及内毒素可能通过血液循环、淋巴系统、直接进入腹腔、逆行感染等途径发生移位,进一步刺激已活化的巨噬细胞产生过量致炎细胞因子和炎症介质,对胰腺等脏器构成"第二次打击",引发和加重多脏器损伤。

（5）胰腺腺泡内钙超载学说

AP 时细胞膜的结构和功能遭到损害,细胞外 Ca^{2+} 可在电化学梯度趋势下,经异常开放的 Ca^{2+} 通道大量流入细胞,造成细胞内游离 Ca^{2+} 超负荷;胰腺腺泡细胞 Ca^{2+}-Mg^{2+}-ATP 酶的活性下降及表达显著降低,由此引起和/或加重细胞内游离。

另外,AP 时细胞外的分泌因子如胆囊收缩素(cholecystokinin, CCK)激活细胞膜表面的相应受体,活化磷脂酶 C(phospholipase C, PLC)引起一系列反应后促使内源性钙库中 Ca^{2+} 大量释放,导致细胞内浓度急剧增高。有研究证明胰蛋白酶激活主要依赖于酸性池 Ca^{2+} 释放。

（6）胰腺微循环障碍

AP 早期往往有毛细血管缺血、淤血、通透性增加及微血栓形成等微循环障碍,作为 AP 启动、持续损害的因素,胰腺微循环障碍的作用近年来

越来越受到重视。首先,巨噬细胞、中性粒细胞和内皮细胞激活,引起促炎症细胞因子和炎症介质过度释放是胰腺微循环障碍发生的主要机制;其次,胰腺小叶内动脉属终末动脉,解剖学特点决定其小叶易因小小动脉的痉挛、栓塞或压迫而造成所支配区域的缺血、坏死。胰酶释放和活化可能伴随某些激肽和其他毒性物质的释放,破坏微血管功能和凝血机制,减少胰腺血供,导致胰腺和其他组织器官出血及血栓形成。胰腺微循环因素在AP的发生和发展中的作用非常复杂,确切机制仍需深入研究。

（7）高脂血症

大量动物实验、临床研究表明高脂血症是AP的病因之一,肥胖和向心性肥胖与AP的严重程度有关。分析其原因:①AP时,全身应激反应,此时血清儿茶酚胺、胰高血糖素、生长激素等脂解激素水平升高,这些激素作用于脂肪细胞的激素敏感性脂酶,使脂肪组织的TG分解;②应激时胰岛素分泌相对减少或出现胰岛素抵抗,脂蛋白脂酶(lipoprotein lipase, LPL)活性依赖于胰岛素,因而LPL的活性下降,引起高TG,同时卵磷脂酰基转移酶活性也下降,对高密度脂蛋白(high-density lipoprotein, HDL)表面的胆固醇不能酯化而使其进入HDL核心,致使HDL水平下降。

高脂饮食可以导致细胞膜和细胞器膜脂肪酸含量及其构成的比例发生变化,从而影响信号传导过程,引起细胞内钙的异常增加,继而发生细胞坏死。总之,高脂血症介导AP的确切关系目前还未明了,可能与激素、炎症因子及Ca^{2+}的调节紊乱有关。

17.1.2　病理

（1）大体病理

病理学上AP分为急性间质水肿型胰腺炎及急性出血坏死型胰腺炎。急性间质水肿型胰腺炎:胰腺局限性或弥漫性水肿,体积增大,质地变硬,被膜明显充血,少数可见被膜下脂肪散在坏死或有皂化斑。急性出血坏死型胰腺炎:胰腺肿大,质脆而软,呈暗红或蓝黑色。切面小叶结构模糊,胰表面、大网膜和肠系膜有散在灰白色斑点。

（2）镜下病理

急性间质水肿型胰腺炎镜下可见间质水肿伴中度炎症细胞浸润,或伴有轻度出血和局灶性坏死。出血坏死型胰腺炎镜下可见胰腺组织中有大片出血坏死,坏死区周围有中等量中性粒细胞和单核细胞浸润,胰内外脂肪组织坏死和钙化。

17.1.3　临床表现

根据最新AP分类法(Atlanta分类2012版),AP分为2个阶段:早期(发病1～2周)及晚期,2个类型:间质水肿型胰腺炎,出血坏死型胰腺炎。间质水肿型胰腺炎占AP的大部分,80%～90%为轻度AP,无胰腺实质及胰腺周围组织的坏死发生,渗出常在1周内吸收好转;坏死型胰腺炎顾名思义一定具有胰腺实质及胰腺周围组织的坏死发生,通常两者均有,根据坏死累及部位分为:胰腺实质及胰周坏死型胰腺炎、单纯性胰腺实质坏死型胰腺炎,胰周坏死型胰腺炎。坏死型胰腺炎仅占AP的小部分(10%～20%),病情来势凶猛,临床风险大、死亡率高。

AP临床上95%突发上腹痛,向腰背部放射,75%～80%伴恶心、呕吐;约50%伴发热;腹胀、腹部压痛、反跳痛和腹肌紧张、胸水、腹腔积液等腹膜炎体征,部分患者脐周皮肤出现蓝紫色瘀斑(Cullen征)或两侧腰部出现棕黄色瘀斑(Grey-Turner征);严重者可出现黄疸、休克。实验室检查常有血、尿淀粉酶升高。

对影像科医生来说需要明确一个概念,影像学上表现的坏死型胰腺炎不等于临床上所指重症急性胰腺炎(severe acute pancreatitis, SAP)。Atlanta(2012版)新的分类根据AP有无并发症及死亡率的高低分为3个程度,即轻度AP(mild acute pancreatitis)、中度AP(moderately acute pancreatitis)及SAP(severe acute pancreatitis)。轻度AP常无器官衰竭、局部或系统性并发症的发生、病变吸收快,死亡率极低;中度AP常出现短暂器官衰竭(48小时内)、局部或系统性并发症的发生,死亡率8%;SAP常出现持续器官衰竭(可发生于疾病的早期或晚期)、一个或多个局部或系统性并发症的发生,疾病早期死亡率高达36%～50%(表17-1)。

表 17-1　急性胰腺炎的临床特征

临床分期		严重程度			类型及并发症				临床结果		
早期	晚期	轻度	中度	重度	急性水肿型		急性坏死型		90%～95%		5%～10%
					≤4周	>4周	≤4周	>4周	轻度、无器官衰竭		严重坏死、有器官衰竭
发病1周内	发病1周后	无器官衰竭及局部并发症	短暂性器官衰竭（<48小时）、局部并发症	持续性器官衰竭（>48小时）					100%	60%	40%
					急性胰周渗出	假性囊肿	坏死物积聚	包裹性坏死	/	无菌性坏死	感染性坏死
									死亡率<1%	死亡率<5%	死亡率15%～25%

17.1.4　MRI 表现

（1）急性间质水肿型胰腺炎

1）体积、形态改变：正常胰腺形态匀称，表面呈花边样切迹；随着年龄增大，胰腺腺泡细胞萎缩，腺体间质的纤维化伴局灶性脂肪沉积，胰腺逐渐老化；MRI 常表现为羽毛状或分叶状外观。少数轻型急性水肿型胰腺炎，常规 MRI 序列扫描胰腺形态及信号均无异常改变，此时诊断比较困难；急性水肿型胰腺炎的胰腺形态改变 MRI 表现同 CT 表现基本相似，但 MRI 显示胰腺形态的轻微改变较 CT 敏感。多数急性水肿型胰腺炎可表现为胰腺局灶性或弥漫性肿大。胰腺局灶性增大表现为胰腺局部增大，形态不匀称；弥漫性肿大胰腺表现为胰腺体积增大，但形态仍较匀称，正常胰腺花边样切迹变浅甚至消失，这在老年患者中表现更加明显。

2）信号改变：正常胰腺在 T_1WI、T_2WI 上与肝脏信号接近。GRE 脂肪抑制 T_1WI 对胰腺病变的显示非常敏感，正常胰腺呈高信号，发生病变时胰腺信号减低。AP 的信号表现为 T_1WI 上胰腺信号较肝脏低，T_2WI 上胰腺信号较肝脏高，呈中、高信号。在非脂肪抑制 T_1WI 上，当胰腺炎症导致炎性渗出时，在胰周脂肪高信号背景衬托下，呈长 T_1、长 T_2 异常信号，特别是对仅表现胰周少量渗出的病例（图 17-1）。病理上 AP 发生胰腺间质炎性水肿，导致了胰腺信号改变。胰腺轻度肿胀时胰腺信号增高，多为均匀增高；胰腺明显肿胀伴炎症累及周边并渗出明显时，多表现为胰腺信号不均匀增高，可能是间质水肿区与胰腺实质信号不一致所致；此时结合临床症状、血、尿淀粉酶异常及胰腺信号增高可以对 AP 做出比较确定的诊断。

DWI 通过检测组织内水分子的运动状态来反映组织的结构特征。但 DWI 除了反映水分子的弥散效应外，还受到 T_2 穿透效应、灌注、宏观运动等影响。ADC 值是一个反映水分子弥散的量化指标，尽可能接近组织的真实弥散值。早期胰腺组织的水肿可导致 ADC 值降低，病理上可能与胰腺细胞内水肿、细胞增大有关，增大的细胞导致细胞间隙变小，DWI 信号明显增高。但实际上，胰腺灌注异常同时也影响 ADC 值，故在临床上既要兼顾图像质量，又要尽量消除血流灌注的影响，常采用 $b=600～800\ s/mm^2$，DWI 对急性水肿型胰腺炎早期诊断较 CT 增强更敏感，同时也避免了 CT 对比剂引起的过敏反应的风险，在诊断上更安全。DWI 结合 MRI 其他序列，可提供更多的信息，也有助于胰腺病变的鉴别诊断。

所有在临床上不能明确诊断、CT 检查不支持胰腺炎诊断的病例，MR 检查应成为另一检查手段。一般认为胰腺体积增大、形态不规则、轮廓模糊改变等表现对 AP 的诊断有较大价值。但我们认为 MRI 在评价胰腺疾病方面具有较高的特异度和灵敏度。MRI 可以从形态学及组织学两方面进行观察，可对胰腺的水肿清楚显示。

3）胰管扩张：正常胰腺主胰管宽度为 1～2 mm，

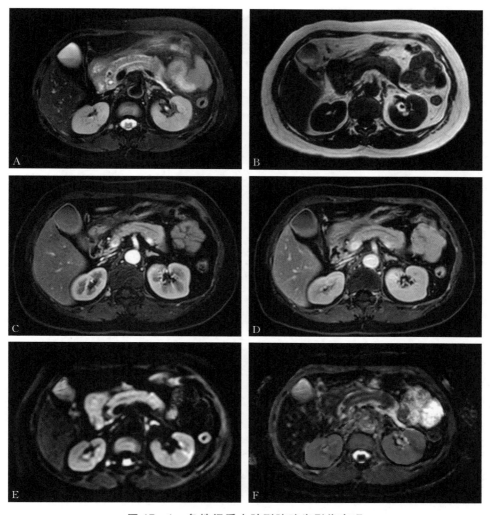

图 17 - 1　急性间质水肿型胰腺炎影像表现

注:女性患者,56岁,乏力、恶心、呕吐伴尿黄1月余。横断面 T_2 脂肪抑制图像可见胰腺信号较均匀增高,主胰管略扩张(A),胰周可见少量渗出和积液(A, B),增强扫描胰腺实质强化均匀(C, D),DWI信号略均匀增高(E),ADC未见明显降低(F)。

一般如果没有胰管的梗阻,不会出现胰管扩张,MRCP及横断面 T_1WI 均能清楚显示。主胰管的扩张表现为胰腺内带状低密度影,多系胰管开口处炎性狭窄或结石梗阻所致(图 17 - 2)。

4)继发改变:

A. 胰腺周围积液发生于 AP 早期,位于胰腺内或胰腺附近,无肉芽组织或纤维组织包膜,常见于急性重型胰腺炎。AP 容易累及胰腺被膜,导致胰腺被膜水肿、增厚;T_2WI 对胰腺被膜水肿、增厚敏感,常为胰腺表面的线状或带状高信号。

当胰腺炎症累及胰周间隙时,炎性渗液进入胰周脂肪间隙,胰周脂肪层模糊或消失;胰腺周围积液在 T_2WI 上表现为胰腺边缘模糊、胰腺周边呈高信号、肾旁间隙肾前筋膜、侧锥筋膜增厚,但在临床实践中要注意,肾前筋膜及侧锥筋膜增厚非 AP 独有的特征,也可见于其他后腹膜病变(图 17 - 3)。

B. 假性囊肿在 AP 发作 4 周以上才能形成,与 AP 的病程密切相关;积液<4 周又无明确包膜时应诊断为胰腺周围积液。液体潴留形成假性囊肿时,MRI 上表现为类圆形、边缘较锐利,T_1WI

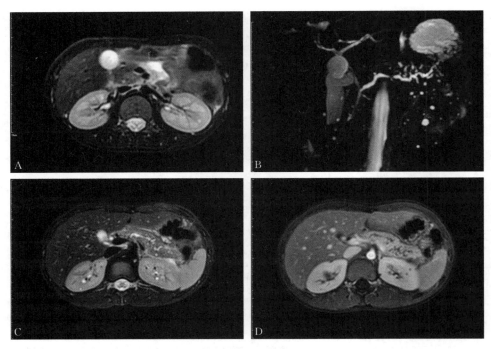

图 17-2　慢性胰腺炎急性发作影像表现

注:女性患者,10 岁。T_2WI 脂肪抑制可见胰头部信号略增高,肠系膜血管左前方可见积液(A),MRCP 示胰管不规则轻度扩张(B),胰腺体尾部信号增高,胰周可见少量渗出,胰管略扩张(C),增强后胰腺实质强化均匀(D)。

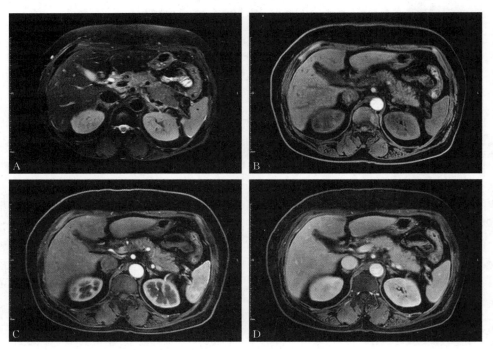

图 17-3　急性间质水肿型胰腺炎影像表现

注:女性患者,66 岁,反复进食后中上腹疼痛 3 月余。T_2WI 脂肪抑制胰腺实质信号不均匀增高(A),T_1WI 脂肪抑制胰腺实质信号不均匀减低(B),增强后动脉期胰腺实质强化不均匀(C),延迟后强化均匀(D)。

常呈低信号，T_2WI 上呈高信号，囊壁常光整，但有时亦可不光整，有时可与主胰管相通，在同导管内黏液性乳头状瘤鉴别诊断时需要注意。少数病例还可发现胸腔少量积液，T_2WI 表现为胸腔内弧线形高信号影。

MRI 增强扫描胰腺病变区可强化均匀，亦可不均匀强化，但无坏死区。胰腺周围积液呈无壁不强化水样信号区，胰腺假性囊肿与水信号相似，T_1WI 低信号、T_2WI 呈高信号、DWI 弥散不受限，增强囊壁可强化、囊内无强化及实质成分（图 17-4）。

（2）急性出血坏死型胰腺炎

此型胰腺炎的治疗方案与早期诊断、病情的严重度及各种高危因素密切相关，其发病凶险、临床过程复杂多变、病死率高，因此在 AP 发病早期正确评估对于指导重症 AP 的治疗、改善预后具有重要意义。最近一种新型预测评分体系 BI-SAP 评分体系（bedside index for severity in AP）在美国大规模的 AP 病例研究中得到推广和验证，

被认为是一种能够预测 AP 严重程度及住院患者风险病死率的简便、精确的评分系统。尽管如此，CT 及 MRI 在判定胰腺的出血坏死程度、范围及并发症方面具有不可替代性价值，得到众多医学专家的认可。

$T_1WI-GRE$ 脂肪抑制序列上胰腺实质信号不均匀，胰腺局限或广泛增大，边缘模糊，T_1WI 及 T_2WI 均呈混杂信号，MR 增强图像上不均匀强化、坏死区无强化，呈低信号，显示较平扫更为明显。MRI 对胰腺周围积液、液体的成分定性及大小较 CT 敏感。MRI 对出血坏死型胰腺炎发生坏死的部分及范围非常有帮助。在 2012 年 Atlanta 会议共识中，认为 MRI 增强扫描，坏死区病灶直径为 15 mm 左右，表示可能存在坏死；＞20 mm 则提示胰腺坏死。

出血坏死型胰腺炎周围积液在 T_2WI 常呈混杂信号，出血在 T_1WI 上常呈高信号，特别是在脂肪抑制序列上显示率高于 CT 检查（图 17-5）。

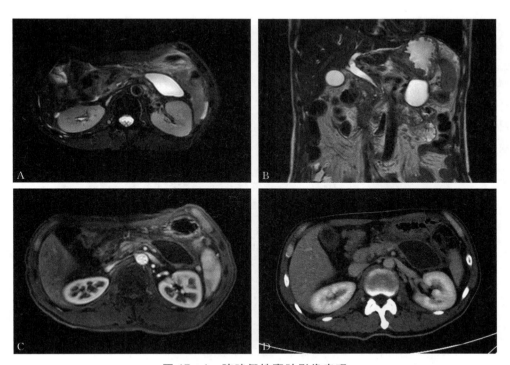

图 17-4　胰腺假性囊肿影像表现

注：男性患者，63 岁，腹痛半年，体检发现胰腺假性囊肿 5 个月。"胰腺假性囊肿囊壁"：送检物为纤维结缔组织及少许脂肪组织，未见衬覆上皮及胰腺腺泡，可符合假性囊肿。（A）T_2WI 脂肪抑制，（B）冠状面 T_2WI，（C）T_1WI 脂肪抑制增强动脉期，（D）CT 增强静脉期，可见胰腺体尾部囊性灶，T_2 高信号，增强后囊壁可见略强化，囊内未见强化，胰腺周围可见少许渗出，左侧结肠旁沟可见少量积液。

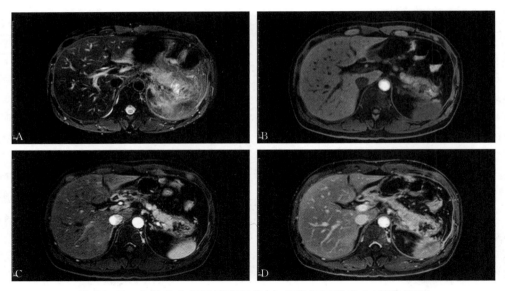

图 17 - 5　急性出血坏死型胰腺炎（包裹性坏死伴出血）影像表现

注：男性患者，35 岁，持续性中上腹胀痛 3 天。T₂WI 脂肪抑制序列示胰尾部肿胀、信号不均匀增高、部分区域可见低信号，T₁WI 脂肪抑制显示胰尾肿胀，局部高低混杂信号，提示局部存在出血（A，B）；增强扫描胰尾部可见低强化坏死区（C，D）。

T₁WI 对于急性坏死物积聚及包裹性坏死成分的改变较为敏感，尤其是出血。病灶内出血是有活性的胰酶侵及周围或囊壁血管所致，严重时可并发假性动脉瘤破裂出血。急性坏死物积聚及包裹性坏死与假性囊肿的临床处理原则不同，所以区分两者与假性囊肿对于临床工作具有指导意义。包裹性坏死与假性囊肿常有完整囊壁，可呈现一定张力，对邻近的组织或器官产生弧形压迹，但包裹性坏死信号较假性囊肿复杂，假性囊肿信号常均匀，而急性坏死物积聚不能显示完整囊壁。

T₂WI 能较好地区分急性坏死物积聚及包裹性坏死与假性囊肿；尤其是脂肪抑制 T₂WI 上可以清晰显示，并且对囊肿的整体形态、囊壁的厚薄等有较好显示，但 T₂WI 显示囊液成分变化的灵敏度不如 T₁WI（图 17 - 6）。因胰蛋白分解酶作用于血管，造成血管坏死破裂出血，新鲜出血 CT

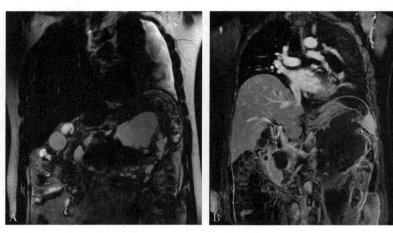

图 17 - 6　急性出血坏死型胰腺炎影像表现

注：男性患者，31 岁，上腹部痛 5 天，急性重症胰腺炎。（A）T₂WI 冠状面，（B）T₁WI 脂肪抑制增强门静脉期冠状面图像，可见胰腺组织广泛坏死，周围渗出、包裹，左侧胸腔大量积液，左侧腹壁下坏死物积聚、渗出。

较敏感，表现为胰腺内高密度影，亚急性出血MRI呈高信号。

MRCP是一种磁共振水成像技术，能无创地评价胆管和胰管系统的改变。临床上常采用3D触发冠状面脂肪抑制重T_2FSE序列成像及2D屏气重T_2-SS-FSE序列成像。T_2-SS-FSE对静止的液体显示较好，更适合作为MRCP成像序列。且SS-FSE-MRCP技术图像背景抑制较好，2D屏气扫描又减少了呼吸运动的影像，从而在MRCP上更有利于胰胆管内充盈缺损的显示，以及假性囊肿和主胰管关系的观察。3D脂肪抑制重T_2FSE序列能多方位、多角度地显示胰胆管图像，可观察胰胆管细微病变。

MPCP显示主胰管与病灶是否连通的灵敏度要高于T_1WI及T_2WI。少数病例因腹腔多发积液，囊肿形态及囊液成分的限制，薄层观察效果要优于MRCP，但T_2WI显示病变的整体性及直观性不及MRCP。因此在实际工作中，两者联合使用，互为补充，可提高诊断的准确度（图17-7）。

AP所致胸腔积液在T_2WI上清晰显示水样高信号。AP胰液外扩散形成的胸腔积液以量大、慢性、进行性、复发性为特点，有一定的自限性，随着胰腺炎症的控制，会逐步好转。胰性胸腔积液左侧较为常见，这可能与左右横膈解剖的差异及胰腺解剖位置有关。

AP产生胸腔积液的机制并不十分清楚，过去一直认为与淋巴管阻塞有关，近年来研究显示可能与下列原因有关：①局部组织渗透性增加：腹腔渗出液淋巴液引流，AP产生的大量渗出性腹腔积液，通过横膈周围的淋巴丛把富含胰酶的液体输送至纵隔及胸膜下间隙，随后组织渗透性增加，液体逐渐渗入胸腔。②淋巴管和毛细血管通透性增加：AP时引发膈肌炎症，淋巴管和横膈毛细血管通透性增高。③淋巴回流受阻：引流淋巴管被高酶含量的胸腔渗出液阻塞，使得淋巴回流减少；临床报道资料，左侧胸腔积液占多数，这与AP胸腔积液形成机制相符。④胰腺外分泌液破入胸腔：胰管或假性囊肿破裂后向后进入腹膜后间隙，胰腺外分泌液则沿阻力最小的途径向上进入纵隔并穿破一侧或两侧纵隔，引起胸腔积液；向前破裂形成胰性腹水，胰酶可直接接触并损伤膈肌，胰液透过膈肌缺损进入胸膜腔进而形成胸腔积液。⑤奇静脉引入：重症胰腺炎时，液体经奇静脉汇入上腔静脉进入胸腔形成胸腔积液。⑥低蛋白血症：重症AP患者易引起低蛋白血症，导致血浆胶体渗透压降低而引起胸腔积液。这可能也是引起胸腔积液的一个原因，但比较少见。

总之，胰腺炎渗液不论通过腹膜腔渗透还是通过腹膜后间隙扩散，均可累及双侧膈下腹膜外间隙，继而通过膈肌裂孔进入胸腔引起胸腔积液。虽然对AP胸腔积液的形成机制还没有完全掌握，但有研究表明，胸腔积液是AP在全身炎症反

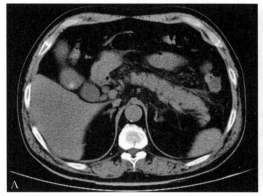
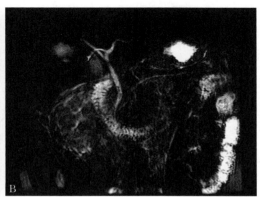

图17-7　急性胰腺炎影像表现

注：男性患者，60岁，腹痛待查。（A）平扫CT，可见胰腺周围少许渗出，胆囊内高密度结石，（B）MRCP，可见胆总管内多发小结石。

应综合征阶段的表现之一, Uehikov 等通过回顾性分析认为, 胸腔积液与重症急性胰腺炎有较强的相关性; 特别是 AP 患者入院 24 小时内发生左侧或双侧胸腔积液, 其病死率、重症 AP 发病率明显增高。胸腔积液也是全身器官受损的表现。总之, 重症胰腺炎时, 应同时监测不同部位的浆膜腔积液, 以便及时诊断和鉴别诊断, 同时在一定程度上估计预后, 对判断 AP 的严重程度、病程有重要的临床价值(图 17-8)。

胰源性腹水并不常见, 因炎症粘连常使温氏孔闭塞, 但小网膜囊内液体较常见, 胰液一旦进入大网膜囊即产生胰源性腹水, 少量时常积聚肝下缘附近, 为带状长 T_1、长 T_2 信号。

少数患者因胰酶、坏死组织及出血沿腹膜间隙及肌层渗入腹壁下, 造成软组织水肿或肿胀、脂肪坏死及多发液体积聚, 致双侧腰部皮肤呈暗蓝色, 称为 Grey-Turner 征, 致脐周围皮肤青紫, 称为 Cullen 征。MRI 表现为腹壁软组织局限或广泛肿胀, 边界不清楚、信号增高, T_2WI 抑脂序列显示更为明显, 肌肉间隙模糊甚至消失, 可出现粗细不均匀线条状 T_1WI 稍低、T_2WI 稍高信号, 皮下脂肪组织内出现多形性 T_1WI 稍低、T_2WI 稍高信号影; 呈单侧(左侧多见)或双侧腹壁分布, 轮廓不清楚; 增强扫描可见中等度不均匀、不规则异常强化。

影像学通常不能鉴别无菌性/感染性坏死, 因为积气仅在 40% 感染性坏死病灶中发现。胰腺脓肿 MRI 常可以显示厚壁囊性灶, T_1WI 稍低、T_2WI 高信号, DWI 呈高信号, 内壁光滑或不光滑, 边界不清楚, 周围肌间隙信号混杂, 增强扫描脓肿壁呈环状明显强化, 中心区域无强化, 脓肿周围组织呈斑片状中等度不均匀强化, 但 MRI 对病灶内气体影判定效果不如 CT(图 17-9)。胰周血管并发症常见胰源性门静脉高压、侵犯血管出现假性动脉瘤。急性出血坏死型胰腺炎往往伴有胃肠道壁水肿, 胆囊或胆总管内结石, 胆总管扩张, 囊壁增厚、毛糙, 胆道系统扩张(胆源性胰腺炎)。

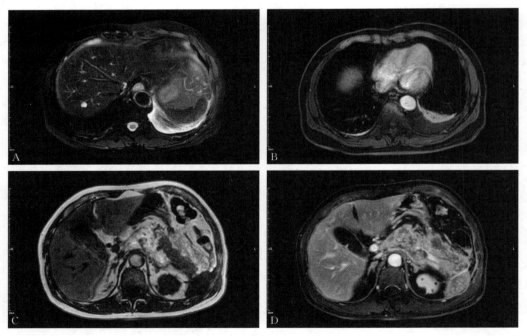

图 17-8　急性出血坏死型胰腺炎胸腔积液影像表现

注: 男性患者, 77 岁, 脐周疼痛 3 天, 呕吐 1 次。左侧胸腔可见液体信号, T_2 脂肪抑制高信号、T_1 增强低信号(A, B), 胰腺周围可见异常信号, T_1 呈高低混杂信号(C), 增强扫描+脂肪抑制可见不均匀及边缘强化, 提示胰周脂肪坏死(D)。

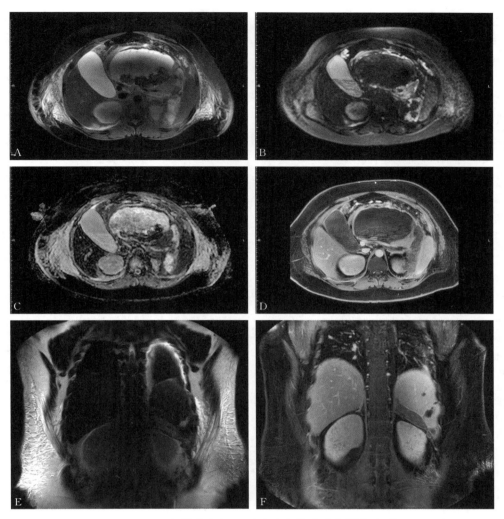

图 17-9   急性出血坏死型胰腺炎并发感染影像表现

注:男性患者,28岁,腹痛、发热20多天。脓毒血症,急性重症胰腺炎,腹腔脓肿。胰体部大片坏死、液化组织,脾脏内侧可见片状异常信号、内部不均匀、增强后可见分隔及边缘强化,提示坏死组织合并感染(A~F);胆囊旁可见团状异常信号,DWI信号增高、ADC减低,增强后可见边缘强化,提示脓肿可能(A~D);两侧腹壁皮下水肿(A~C、E);脾脏内可见多发异常信号灶,增强扫描不强化,提示脾梗死(E、F)。

其他伴随征象,如坏死性 AP 也可以发生周围及远处脏器损害,并发肺部和肝功能损害较为常见;据统计有 40.9% 坏死性 AP 并发明显的肝功能损害;胰腺炎病程后期或恢复期亦可出现脑病表现,称为迟发性胰性脑病或韦尼克脑病,目前研究认为其与患者长期禁食、缺乏维生素 B_1 有直接关系;此外,并发心脏损害时可以有心电图、心肌酶谱、肌钙蛋白变化。

17.1.5   诊断要点

在临床上只要符合下述 3 个条件中的 2 个,即可诊断 AP:①突发上腹痛,向腰背部放射;②血清淀粉酶或脂肪酶大于正常值的 3 倍;③影像学检查支持 AP 的诊断:T_1WI-GRE 脂肪抑制序列上胰腺实质信号不均匀,胰腺局限或广泛增大,边缘模糊,肾筋膜增厚,胰周渗出 T_2WI 呈高信号,有时 T_2WI 可呈混杂信号,MRI 增强图像上不均匀强化或出现坏死区无强化。

在临床急腹症患者中,常常会发现影像学特征及临床症状支持 AP,但血清淀粉酶并不升高的病例。关于实验室检查,经常活跃于临床一线的影像科医生需要明白以下几点:①在 AP 发病 24 小时内,血清淀粉酶与脂肪酶均升高,但血清淀粉酶代谢更快。如发病时间长,可能导致血中淀粉酶灵敏度下降;②若血清淀粉酶不能很快恢复正常,提示 AP 并发症出现:假性囊肿、坏死、脓肿;③若出现胰腺广泛破坏,因胰腺淀粉酶释放减少,可能导致血清淀粉酶并不升高;④急性酒精性胰腺炎:急性酒精性胰腺炎约 32% 血清淀粉酶不高,可能与胰腺炎多次反复发作、胰腺组织破坏过多有关;⑤慢性胰腺炎急性发作血清淀粉酶不高,因胰腺实质功能受损、破坏,不再释放足够的淀粉酶进入血液中;⑥高甘油三酯导致的 AP,血清淀粉酶通常不高,可能与血清中淀粉酶抑制物有关(过多脂质及血清淀粉酶抑制物);⑦血清淀粉酶升高常见于胆源性胰腺炎;血脂肪酶升高常见于酒精性胰腺炎及其他类型胰腺炎;⑧血清淀粉酶高低与胰腺炎程度无关;目前研究认为,评价 AP 严重程度最好的指标是 48 小时内血清 C 反应蛋白(C-reactive protein,CRP);尿胰蛋白酶原激活肽在 AP 发病的 $12 \sim 24$ 小时内亦可预测其严重程度,但尚未在临床上广泛应用。

17.1.6 鉴别诊断

AP 根据临床表现及影像学表现一般诊断不难,对于不典型的 AP 需要与自身免疫性胰腺炎、原发性胰腺淋巴瘤及全胰腺癌鉴别。

（1）自身免疫性胰腺炎

自身免疫性胰腺炎(autoimmune pancreatitis,AIP)是一种自发性慢性胰腺炎,表现为轻微腹痛、梗阻性黄疸及高免疫球蛋白血症,可累及胰腺外器官。MRI 检查特征表现:弥漫性腺体肿大伴环绕胰腺周围晕圈样延迟强化;弥漫性胰管不规则狭窄或多发胰管狭窄不伴中间或远端胆管扩张改变。

（2）原发性胰腺淋巴瘤

原发性胰腺淋巴瘤(primary pancreatic lymphoma)是指起源于胰腺或仅侵犯胰腺及局部淋巴结的恶性淋巴瘤,无表浅淋巴结及纵隔淋巴结肿大,血细胞计数正常。仅占结外淋巴瘤的 $2\% \sim 5\%$。MRI 表现为胰腺体积增大及头体部弥漫性低密度或信号异常,肿块直径往往较大,形态不规则,与正常胰腺界限不清;增强扫描肿块可轻度强化,动态增强扫描更能清楚显示病灶与胰腺之间的关系。胰腺淋巴瘤常伴有胰头旁、后腹膜、肝门等处淋巴结肿大。

（3）全胰腺癌

全胰腺癌又称弥漫型胰腺癌,发病部位以胰腺颈部或体尾部为主。胰腺癌弥漫浸润,有时胰腺形态改变及胰头部胰胆管受压不明显;因此不出现黄疸或胆红素增高。胰体部实质浸润明显,表现为胰腺不均匀肿胀,体尾部萎缩,胰管不规则扩张;有时弥漫型胰腺癌容易误诊为坏死型胰腺炎;AP 也表现为胰腺弥漫性肿,T_2WI 上信号轻度增高,但胰管不狭窄及胰体尾部不萎缩可与弥漫型胰腺癌鉴别。血清中 CA199 异常升高,应首先考虑胰腺癌。

17.2 慢性胰腺炎

17.2.1 概述

慢性胰腺炎(chronic pancreatitis,CP)是由不同致病因素作用,造成胰腺组织持续性炎性损害、纤维化的病理过程,最终引起胰腺形态不可逆性改变,内、外分泌功能永久性丧失,常伴有钙化、假性囊肿及胰岛细胞减少或萎缩。

慢性胰腺炎病因在全世界范围内存在地区差异,根据陈浮等 2006 年 8 月报道全国 21 所综合性医院确诊为慢性胰腺炎的 1700 例住院患者,我国当前慢性胰腺炎病因分布如下:乙醇(35.4%)、胆系疾病(33.9%)、特发性(13.0%)、胰腺外伤(10.5%)、自身免疫(2.5%)、其他(7.3%)。慢性胰腺炎的发病因素有许多,包括以下几种。

（1）慢性酒精中毒

酒精是西方国家慢性胰腺炎的首要病因。一般每天摄入 $60 \sim 80 \mathrm{g}$ 酒精,持续 $5 \sim 15$ 年可出现慢性胰腺炎,但个体间差异较大。由慢性酒精中毒所致的慢性胰腺炎即使戒酒,病变仍会进展,对胰腺纤维化和内、外分泌功能不全无明显改善。

（2）胆道疾病

约占我国慢性胰腺炎疾病的 50％以上,病因包括急、慢性胆囊炎、胆囊结石、胆总管结石、Oddi括约肌功能失调、胆道蛔虫症等。胆总管和胰管共同开口于十二指肠乳头（70％～80％）,当胆道结石、胆道感染炎症时乳头水肿使胰液引流不畅,胰管内压力升高,使胰腺腺泡及胰小管受损;即使胆总管及胰管分别开口于乳头,当 Oddi 括约肌功能失调、Oddi 括约肌痉挛或水肿使 Oddi 括约肌压力增高,亦可使胰液引流不畅;此外感染胆汁、十二指肠乳头旁憩室及局部炎症等皆可通过附近淋巴管的扩散引起慢性胰腺炎。

（3）特发性慢性胰腺炎

病因不明,占 10％～30％,可表现为轻度胰腺内、外分泌功能不全到重度慢性胰腺炎的胰腺钙化,可分早发型（又称青年型）,于 10～20 岁发病;迟发型（又称老年型）,于 50～60 岁发病。

（4）代谢因素致慢性胰腺炎

1）原发性甲状旁腺功能亢进:原发性甲状旁腺功能亢进常引起高血钙,约有 15％发生慢性胰腺炎。

2）高脂血症:一般甘油三酯＞5.6 mmol/L,胆固醇＞7.5 mmol/L 易发生 AP,且血脂增高与 AP 严重程度呈正相关。由于高脂血症引起 AP 反复发作,部分可导致慢性胰腺炎,其发病机制因过高的乳糜颗粒可栓塞胰腺微血管引起胰腺炎,高脂血症亦可致胰腺动脉粥样硬化,引起胰腺慢性缺氧可致慢性胰腺炎。

（5）胰腺损伤

腹部外伤或腹部钝器损伤皆可导致慢性胰腺炎。多伴有胰管损伤断裂、炎症及假性囊肿形成。

（6）自身免疫性胰腺炎

因自身免疫性疾病如干燥综合征、系统性红斑狼疮、类风湿关节炎、原发性硬化性胆管炎及原发性胆汁性肝硬化皆可伴发自身免疫性胰腺炎,其确切机制尚不清楚。可能自身免疫异常,机体对胰腺导管上皮靶抗原产生免疫反应,从而引起胰腺组织慢性炎症,表现为大量淋巴细胞浸润和纤维化。外周血可有嗜酸性粒细胞增多,丙种球蛋白或 IgG 增高。干燥综合征、系统性红斑狼疮和类风湿关节炎皆存在血管炎,胰腺亦可发生小血管炎,导致胰腺损害。原发性硬化性胆管炎,有 50％通过胰管造影证实有慢性胰腺炎;可能是 Oddi 括约肌受损所致。原发性胆汁性肝硬化 70％～80％可并发干燥综合征,30％～50％可并发胆石症,两者亦可引起慢性胰腺炎。

（7）胰腺分裂症

胰腺分裂症即背、腹胰导管未融合或仅有细的分支胰管融合。造成主胰管引流腹侧胰液,而副胰管则引流胰体、尾部的胰液,由于副胰管太细、副乳头又开口太小,胰液排空受阻导致胰腺炎。反复发作 AP,其中部分可转变为慢性胰腺炎。

（8）遗传性胰腺炎

占慢性胰腺炎的 1％～2％,一般常在 10～12 岁开始发病,胰腺钙化较明显,成年后前几年出现胰腺内、外分泌功能障碍。亦可见 30～40 岁起病的家族聚集性病例报道,说明其发病机制可能还存在其他不同的遗传方式。

（9）热带性胰腺炎

多发于亚洲、非洲、南美洲等发展中国家,青年人好发,5～15 岁初次发病,数年后出现难治性糖尿病和脂肪吸收不良。胰管内常有较大结石、胰管扩张、胰液明显潴留、胰腺萎缩和纤维化。目前认为本病遗传易感性可能起重要作用。至今我国尚未见类似病例报道。

17.2.2　病理

（1）大体病理

不同的病因引起慢性胰腺炎病理表现不尽相同,病变的范围和程度轻重也不一。慢性胰腺炎病变以胰头部多见;肉眼可见胰腺呈结节状,质地变硬;有时纤维组织增生和钙沉着,切面可见胰腺间质增生,胰管扩张,管内可含有结石;有时可见实质坏死,坏死组织液化后,被纤维组织包围形成假性囊肿。

（2）镜下病理

胰腺小叶周围和腺泡间纤维增生或广泛纤维化，腺泡和胰岛组织萎缩、消失、胰管柱状上皮有鳞状化生；间质有淋巴细胞、浆细胞浸润。少数慢性胰腺炎的胰腺上皮细胞异常增生，有癌变可能。

17.2.3　临床表现

临床上分为慢性复发性胰腺炎和慢性持续性胰腺炎两种类型。主要表现为反复发作或持续腹痛、消瘦、腹泻或脂肪泻，后期可出现腹部囊性包块、黄疸和糖尿病等。

慢性胰腺炎的发病率为 0.04％～5％；15％～20％的患者死于并发症，约 4％的患者在20 年内可发生胰腺癌。我国近 10 年内外科住院患者慢性胰腺炎的患病率较 20 世纪 50～70 年代增加近 10 倍，其中以 30～60 岁中年男性居多，平均年龄 46.6 岁，男女之比为 2.6：1。

需要注意：①血/尿淀粉酶或脂肪酶不是诊断慢性胰腺炎的依据，慢性胰腺炎腹痛急性发作的一部分患者可有增高，多数患者上述数值并无明显异常；慢性胰腺炎急性发作血清淀粉酶不高，与胰腺实质功能受损、破坏，不再释放足够的淀粉酶进入血液中有关。②作为金标准的组织病理亦存在一定局限性。首先，慢性胰腺炎患者胰腺组织病理改变，分布不均匀、程度不等，某些仅表现为胰实质斑片状的病灶，一小块组织的活检结果有时并不足以反映本病的存在，随机活检不能代表整个胰腺的病变，增加了诊断难度。其次，除了个别情况下的手术探查或临床无法排除胰腺癌的手术切除，胰腺组织通常很难获取。

17.2.4　MRI 表现

胰腺钙化是慢性胰腺炎比较突出的病理特征，但其往往是慢性纤维化及疾病的后期表现。此外，约有 50％患者可出现钙化；因此，对慢性胰腺炎发病早期患者进行 CT 检查并不是一个敏感的影像学检查方法，MRI 对慢性胰腺炎发病早期形态的变化及后期胰腺纤维化程度的显示较 CT 更敏感。MRCP 对主胰管病变的显示与 ERCP 基本一致，且更易发现梗阻胰管远端病变及与胰管

不相通的假性囊肿，联合 MRI 多序列图像可了解胰腺实质及胰周的病变，是一种安全而敏感的检查方法。

慢性胰腺炎 MRI 影像学的直接与间接征象同 CT 基本相仿，但 MRI 可提供更多的信息，反映了病变不同时期的病理过程。

（1）以钙化及主胰管不规则扩张、实质萎缩、假性囊肿为特征

MRI 对钙化显示不如 CT 敏感，钙化表现局部无信号区。T_1WI 上胰腺实质信号降低，尤其在脂肪抑制技术时更明显，信号降低是因为纤维化使可溶解蛋白聚集降低。T_2WI 上信号变化多样，病理基础常因纤维化组织、残存胰腺组织伴不同程度炎症反应。液体聚集或假性囊肿常为长T_1、长 T_2 异常信号，但根据囊内成分不同可表现多样（有的病灶含有坏死组织称为"假性囊肿"可能不太严谨，为了方便描述，以下一并统称假性囊肿）。在胰腺纤维化明显的患者中，Gd－DTPA 增强动脉期病灶强化程度降低，与胰腺实质相比受累区强化更慢。

MRCP 可发现位于或邻近胰腺的假性囊肿和胰管异常。胰管异常包括节段性扩张、狭窄，钙斑、蛋白性斑块或黏液铸型导致的充盈缺损；念珠状改变的胰管分支（图 17-10、17-11）。

（2）以肿块为主要特征，也称为假肿瘤样胰腺炎或慢性肿块型胰腺炎

慢性肿块型胰腺炎（chronic mass form pancreatitis，CMFP）是慢性胰腺炎的特殊表现形式，是一种难以确切定义的胰腺慢性炎症性病变，目前认为 CMFP 指各种致病因素导致的胰腺的慢性进行性炎症过程，以胰腺实质（包括腺泡和胰岛组织）进行性破坏及广泛性纤维化为特征，形成局限性肿块，称为慢性肿块型胰腺炎或局限性胰腺炎（focal pancreatitis）。

CMFP 主要形态学改变是胰腺呈结节状或弥漫性变细变硬，病理学基础主要是胰腺外分泌实质的进行性破坏并被致密纤维组织替代，纤维组织围绕或在小叶内形成。这种炎性损害为进展性、不可逆，导致胰腺实质硬变（纤维化）、钙化不断加重，以致管道系统改变（管腔节段性狭窄、扩

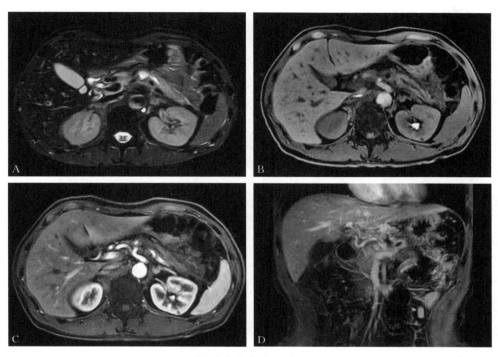

图 17 - 10 慢性胰腺炎伴假性囊肿影像表现

注:男性患者,57 岁,上腹部不适 2 个月。"胰体尾＋脾脏切除标本":慢性胰腺炎伴胰腺假性囊肿形成,胰管轻度扩张。(A)T_2WI 脂肪抑制,(B～D)依次为 T_1WI 脂肪抑制平扫、动脉期、门静脉期,可见胰体部小囊性灶,胰腺体、尾部胰管扩张、实质略萎缩,动脉期胰腺实质强化减弱,小囊性灶边缘可见强化。

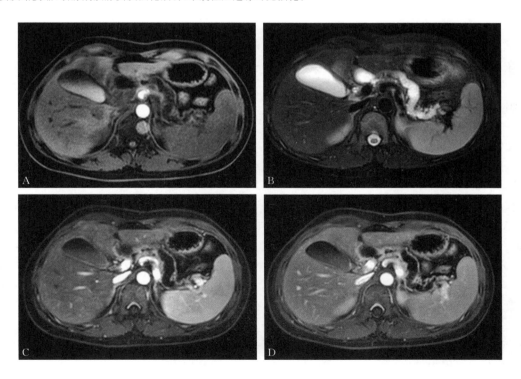

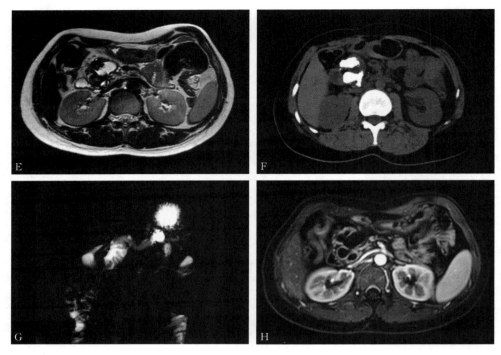

图 17 - 11　慢性胰腺炎影像表现

注:女性患者,30岁,反复上腹隐痛1月余。"胰十二指肠切除标本":慢性胰腺炎伴胰管扩张、胰管结石,伴 PanIN 1～2级,胰腺间质纤维化,伴较多淋巴细胞、浆细胞浸润。(A～D)为胰体尾层面,(A)T_1WI脂肪抑制平扫,(B)T_2WI脂肪抑制,(C、D)分别为 T_1WI增强动脉期、门静脉期图像,(E、F、H)胰头层面,(E)T_2WI,(F)CT平扫,(G)MRCP,(H)T_1WI增强动脉期图像,可见胰管明显扩张、胰腺实质萎缩,胰管内可见多发钙化。

张,管壁不规则,胰管分支扩张和胰管结石);此外还有进行性加重的内、外分泌功能障碍。CMFP临床上常具有以下特点:黄疸一般较轻、并有波动性,腹痛常出现在黄疸之前,患者病情相对稳定,一般情况较好,CA 199多为阴性,而胰头癌病史常较短,发展迅速、患者一般情况差。

病灶常为胰腺局部增大、好发于胰头,伴胆总管及胰管扩张,有时亦可发生在胰体尾部;肿块轮廓一般较光整、无分叶;病理上为明显纤维化病变。T_1WI和T_2WI上均呈不均匀低、高信号,病理上因CMFP以不同程度纤维化改变及肉芽组织增生为主;在 T_1WI 上低信号病灶内可见小片状高信号,代表正常胰腺腺泡组织,脂肪抑制T_1WI显示更明显,这是因为正常胰腺腺泡组织内含有较高的水样蛋白成分。在脂肪抑制 T_2WI上低信号病灶内可见斑点状高信号,病理基础为处于不同炎症过程中的肉芽组织。MRI动态增强 CMFP 与正常胰腺实质皆可呈明显的进行性强化。但有时与胰腺导管腺癌鉴别非常困难;临床上常需密切随访,必要时组织学活检(图 17 - 12、17 - 13)。

最近研究发现,胰腺癌组织平均 ADC 值显著低于癌周围胰腺组织和正常胰腺组织;亦低于慢性胰腺炎。通常认为,CMFP 较胰腺癌含有更多的纤维组织。当 b 值 = 800 s/mm^2,CMFP 的 ADC 的值下降较胰腺癌少,虽然胰腺癌与CMFP 在细胞外间隙水分子的弥散都明显下降,但是在细胞内间隙,恶性肿瘤细胞内增高的核质比、增多的细胞器及膜性结构,可能使 ADC 值下降更加明显。体内^{1}H - MRS,胰腺病变组织与正常胰腺组织代谢物比值($S_{1.80～4.10\,ppm}/S_{0.90～1.80\,ppm}$),显示CMFP脂肪相对含量较胰腺癌显著减少。有学者应用灌注成像(PWI)的时间信号强度(TSI)曲线,对CMFP与胰腺癌进行鉴别诊断,发现通常 CMFP

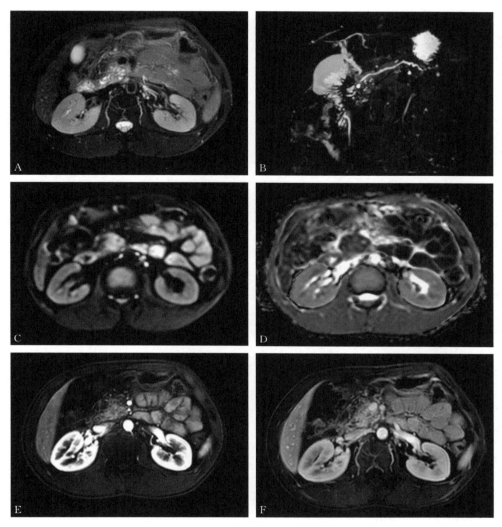

图 17-12 胰头部慢性胰腺炎影像表现

注:男性患者,49 岁,上腹痛伴恶心 20 余天。"胰十二指肠切除标本":符合慢性胰腺炎、急性发作,伴 PanIN 1~2 级改变,未见肯定的异型成分。(A)T_2WI 脂肪抑制,(B)MRCP,(C)DWI,(D)ADC,(E、F)分别为 T_1WI 脂肪抑制增强动脉期、门静脉期,可见胰头部异常信号灶,T_2 稍高信号,DWI 信号增高、ADC 不低,增强后可见中等度强化,胰胆管局部逐渐变细中断、上游胰胆管略扩张,胰腺多发小囊性灶。

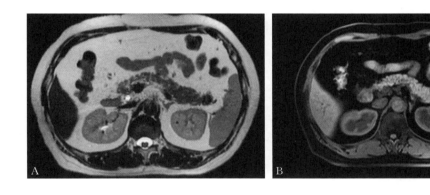

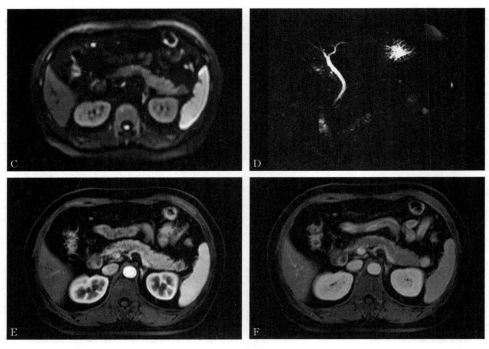

图 17‑13　胰尾部局灶性慢性胰腺炎影像表现

注：女性患者，63岁，发现胰腺占位3个月。"胰腺肿瘤切除标本"：胰腺慢性炎伴纤维化及硬化，可符合慢性肿块型胰腺炎。（A）T_2WI，（B）T_1WI脂肪抑制，（C）DWI，（D）MRCP，（E、F）分别为T_1WI脂肪抑制增强动脉期、平衡期图像，可见胰尾部结节，T_2、T_1、DWI均呈低信号，增强后可见渐进性强化，胰管未见明显扩张、狭窄。

胰腺实质血流灌注明显减少，正常胰腺呈速升速降型，CMFP呈慢升慢降型曲线，胰腺癌呈渐进性升高曲线，有助于两者鉴别。

CMFP是胰腺反复炎症的结果，胰体尾部常有纤维组织增生及慢性炎症细胞浸润、常表现不同程度的萎缩。CMFP主胰管及分支多呈串珠状扩张或扭曲，少数伴有胰管内钙化，沿主胰管走行的钙化是诊断胰头部炎性肿块的较可靠征象。MRCP上，主胰管呈非阻塞性光滑的狭窄或主胰管穿过肿块。

1）双管征（double signs）：即低位胆总管与主胰管同时扩张，扩张胆总管常于胰头或钩突水平突然狭窄中断，常提示胰头导管腺癌。CMFP时胆总管扩张是慢性胰腺炎与胆管炎常合并存在，互为因果；胆总管扩张、壁厚2～3 mm，增强后管壁呈环形强化；扩张的胆总管圆形光滑，自上而下逐渐变窄呈"尖嘴状"，无突然中断、变形。

2）导管穿行征（penetration syndrome）：胆总管呈圆形、光滑、自上而下逐渐缩小，中间无中断；同时主胰管穿过炎性肿块，呈光滑的进行性狭窄性改变或无异常，是CMFP特征性改变，增强后2 mm薄层扫描可清晰显示，有研究报道"导管穿行征"鉴别慢性肿块性胰腺炎的特异度高达93%。

（3）以胰腺弥漫性肿大为特征的慢性胰腺炎

弥漫性肿大为特征表现胰腺炎常为特殊类型——自身免疫性胰腺炎（autoimmune pancreatitis，AIP）；同钙化及梗阻引起的胰腺炎类型不同。越来越多的证据支持临床及组织学诊断的AIP有两个类型，即Ⅰ‑AIP、Ⅱ‑AIP；Ⅰ‑AIP为淋巴浆细胞硬化性胰腺炎（lymphoplasmacytic sclerosing pancreatitis，LPSP），其特点是受累组织器官富含大量浆细胞（免疫性球蛋白IgG4）浸润，对类固醇激素治疗敏感；Ⅱ‑AIP为导管中心型胰腺炎，其特征是以胰腺导管为中心、粒细胞上皮内浸润性病变，不伴有系统性疾病。目前认为两者影像学表现类似，影像学不能鉴别两型AIP。

Ⅰ‑AIP多发生于老年人，80%患者为50岁以上，80%为男性。Ⅰ‑AIP临床表现多样，急性梗阻性黄疸、急性胰腺增大,伴体重下降表现最显著,可出现新发糖尿病症状;少见表现有急性腹痛、胰酶升高。Ⅱ-AIP 年轻患者多见,无性别差异,20%~30%患者可伴发肠管炎性改变。目前未见Ⅱ-AIP 有类似于Ⅰ-AIP 伴发其他器官受累相关报道;但Ⅱ-AIP 临床也可表现为特发性胰管狭窄及梗阻性黄疸特点,伴或不伴胰腺肿块。AIP 常伴发胰腺外表现,最常见于胆道、肾脏及后腹膜脏器。当遇到不典型 AIP 时,可通过胰腺外表现增加诊断此病的信心;因此对于放射科医生来说,是否能敏锐地发现这些表现尤为重要。

胰腺弥漫性肿大,腺体饱满,失去正常"羽毛状"形态而呈现"香肠状"外观;有时 AIP 表现为局限性胰腺肿大,可位于胰体部、胰尾部或胰头,位于胰头的局限性 AIP 与需要与胰头导管腺癌鉴别。

AIP 胰腺实质内钙化罕见;由于正常的胰腺组织不同程度地被浸润的淋巴细胞及纤维化组织替代,抑脂 T_1WI 上信号强度弥漫性不均匀降低,T_2WI 上胰腺病变的信号略升高,AIP 在 DWI 上常为高信号,在激素治疗后高信号可消失。由于不同程度的腺体破坏、闭塞性静脉炎及纤维化,动态增强扫描动脉期病变区的强化不同程度降低,不均匀呈"雪片状",在门静脉期、平衡期及延时期,病变区呈现较均匀的延时强化(图 17-14)。

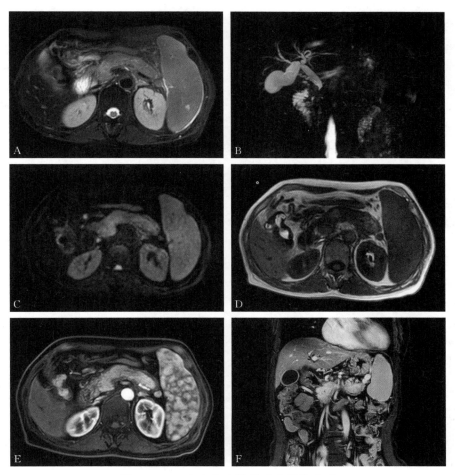

图 17-14　自身免疫性胰腺炎影像表现

注:女性患者,64 岁,餐后剑突下疼痛 6 天,IgG4 14.20 g/L(↑),免疫球蛋白 IgG 1870 mg/dL(↑),"胰腺穿刺活检标本瓶 1""瓶 2":慢性胰腺炎。(A)T_2WI 脂肪抑制,(B)MRCP,(C)DWI,(D)T_1WI,(E、F)分别为 T_1WI 脂肪抑制增强动脉期、门静脉期,可见胰腺弥漫性肿胀、T_2 略增高、T_1 不均匀减低,DWI 不均匀增高,胰腺边缘可见包膜样改变,增强动脉期胰腺强化欠均匀、门静脉期逐渐趋于均匀,包膜呈缓慢强化,胆总管扩张、胰管未见扩张。

AIP常见环绕胰腺周围增厚的包膜样结构，即所谓"胶囊征"，此征象在弥漫性病变中表现更为明显；T_1WI为等或略低信号、抑脂T_1WI上显示更清晰，T_2WI上几乎均呈现低信号；MRI动态增强扫描动脉期无强化，有时仅见稍强化，门静脉期或延时期出现延时、可轻至中度强化，MRI对包膜样结构的显示较CT检查更敏感。

由于受压、管壁淋巴细胞浸润及纤维化，胰腺段胆总管常有狭窄，狭窄段一般较光整，狭窄段以上肝内外胆管可有不同程度扩张；主胰管狭窄通常为弥漫性，其病理基础为胰管壁的淋巴细胞浸润和纤维化，几乎不见主胰管扩张改变（少数可伴局限性、节段性轻度扩张）。MRI均可显示胆管和胰管轻度扩张，MRCP可对胆管和胰管的全程较清晰显示。局灶性AIP往往表现为不规则轻度扩张，但未见梗阻的胆管及主胰管，可见所谓的"导管穿行征"。相反，大部分胰腺癌患者主胰管梗阻表现为突然中断，因此对于鉴别肿瘤来说，MRI加MRCP的效果要优于仅横断面MRI及CT检查（图17-15）。

AIP胰周常无明显渗出及假性囊肿形成，个别病例脂肪间隙内可见少量条状异常密度或异常信号影，为轻度炎症反应。胰周淋巴结一般不增大，胰周血管常无明显侵犯或包埋、若并发其他免疫性疾病，如腹膜后纤维化可表现主动脉被包绕征象。

AIP经类固醇激素治疗2周后，胰腺的形态、MR信号及强化常有明显改善，多数病例可经治疗逐步恢复正常（图17-16）。

（4）以胰腺旁沟炎为特征

胰腺旁沟是指位于十二指肠、胆总管下段及胰头构成的区域。旁沟部胰腺炎（groove pancreatitis，GP）是少见的特殊类型局限性慢性胰腺炎，胰腺实质免于受累或轻度受累。根据病灶瘢痕组织累及范围将GP分为两类：单纯性和节段性，炎性瘢痕局限于沟槽区称为单纯性GP（pure groove pancreatitis，PGP），炎性瘢痕扩展至胰腺头部称为节段性GP（segmental groove pancreatitis，SGP）

大体标本可见十二指肠壁和沟槽区灰白色的瘢痕组织，十二指肠壁通常增厚、有时胆总管轻度扩张。十二指肠小乳头旁边的十二指肠壁增厚及瘢痕常引起十二指肠降部狭窄，增厚的十二指肠壁中的囊性病变的出现为其较有特征性的变化，囊肿常位于黏膜下层及肌层，直径0.2～2.0 cm，内含清亮液体及偶有白色颗粒状物和小结石。有文献报道约有49%的GP患者可发现十二指肠囊性病变。

显微镜下可见：①十二指肠壁纤维化、囊性变；②Brunner腺体的不典型增生；③沟槽区的纤维化、瘢痕形成；④副胰管、胰管轻度扩张，管腔内可见蛋白栓；PGP多见主胰管扩张、SGP常见副胰管扩张；⑤十二指肠黏膜下肌层纤维细胞大量增生。

GP好发于40～50岁男性，患者多有长期饮酒史，女性少见；多数患者有吸烟及高血压病史，但高钙血症、胆石症及自身免疫性疾病与本病无相关性。GP临床表现一般无特异性，最常见的临床症状为上腹部痛，可持续几周或长达数年。

血清学检查方面：GP患者可有血浆胰酶（淀粉酶、脂肪酶、蛋白酶）、转氨酶轻度升高，而CEA、CA199、CA125等肿瘤标志物水平常位于正常范围。临床症状轻的患者、随病情进展可导致胰腺外分泌障碍及糖尿病的发生。由于沟槽胰腺炎的治疗和预后与胰头癌有明显不同，故应重视其相互鉴别。

MRI最具特征性的征象：薄片状肿块位于胰头和十二指肠之间，且伴有十二指肠肠壁增厚。T_1WI病灶呈相对低信号，T_2WI常呈相对低、等或稍高信号。由于病程不同，急性疾病因水肿或局部囊变T_2WI表现高信号，慢性病由于纤维化表现为低信号。动态增强扫描病变由于慢性纤维化常为延迟或渐进性斑片状强化，如继发炎症反应可呈环形强化。脂肪抑制T_1WI对病变与邻近胰腺实质的边界显示更为清晰，PGP邻近正常胰腺实质脂肪抑制T_1WI多呈高信号；SGP由于病变累及胰头，并发慢性胰腺炎及纤维化，常表现为胰头软组织肿块；邻近正常胰腺实质因继发炎症反应在脂肪抑制T_1WI呈低信号。影像学特征显示肿块的纤维化本质。沟槽区域或者十二指肠壁

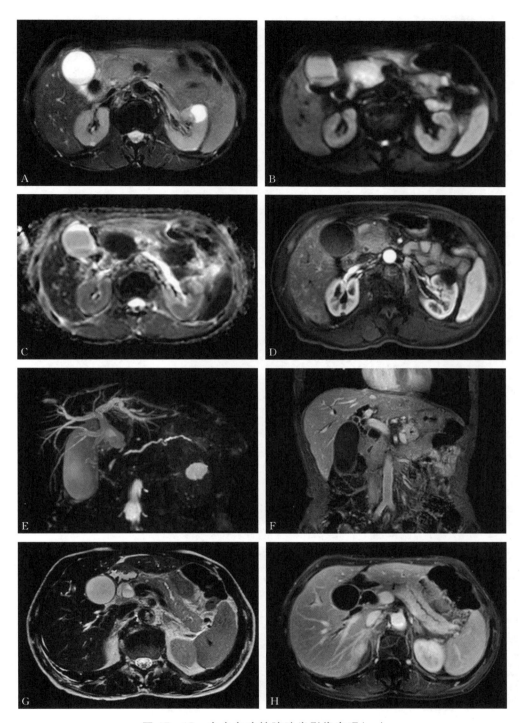

图 17 - 15 自身免疫性胰腺炎影像表现(一)

注:男性患者,80 岁,进食后腹痛 1 月余。"胰十二指肠切除标本":考虑为 IgG4 相关硬化性胰腺炎。(A)T$_2$WI 脂肪抑制,(B)DWI,(C)ADC,(D)T$_1$WI 脂肪抑制增强动脉期,(E)MRCP,(F、H)T$_1$WI 脂肪抑制增强门静脉期冠状面、横断面图像,(G)T$_2$WI,胰头部肿胀,T$_2$ 信号增高,DWI 信号增高、ADC 减低,动脉期不均匀强化,肝内外胆管、胰管可见轻度节段性扩张,胰腺体尾部肿胀、小叶状轮廓消失,边缘呈轻微包膜样改变。

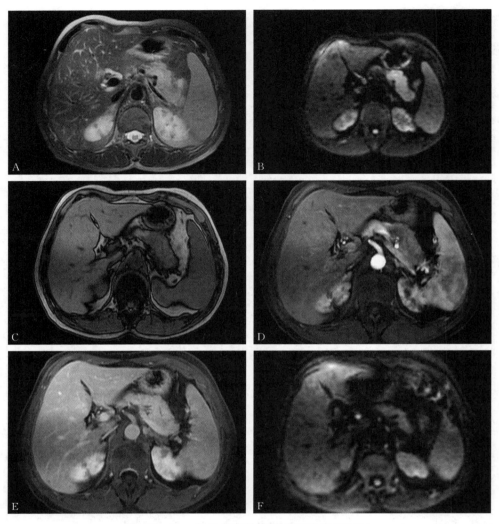

图 17 - 16　自身免疫性胰腺炎影像表现（二）

注：男性患者，59 岁，腹胀，IgG4 略升高。治疗后 8 个月复查。（A）T_2WI 脂肪抑制，（B）DWI，（C）T_1WI 反相位，（D、E）T_1WI 脂肪抑制增强动脉期、门静脉期，（F）治疗后复查 DWI，胰腺体尾部肿胀，T_2、DWI 信号增高，T_1 信号减低，增强后动脉期不均匀强化减低，门静脉期强化趋于均匀，治疗后复查胰腺体尾部形态缩小、DWI 信号降低。

的囊性病变在 T_2WI 及 MRCP 上可以很好地显示，病变大小为数毫米至数厘米，常为 0.2～2 cm，有时可达 4 cm；增强扫描囊壁见强化（图 17 - 17）。

　　MRCP 可清晰显示扩张的胆道、胰管系统与囊肿；因十二指肠狭窄无法行 ERCP 检查，此时 MRCP 是唯一能显示胰胆管系统的成像方法。MRCP 不但能显示在十二指肠、胆总管下段和胰腺之间有信号不均匀增宽区域，还能较清晰显示管道系统、主胰管及其与囊性变之间的关系。GP

胆总管下段或胰腺段渐行性变细，SGP 患者主胰管直径常无明显改变，但 PGF 患者主胰管和副胰管常轻度扩张。此外、MRCP 还能显示胰腺分裂症。

17.2.5　并发症

　　（1）假性囊肿

　　胰腺炎引起大腺管阻塞后，可致小腺管及腺泡腔扩张，胰液积聚，上皮细胞萎缩，形成假性囊

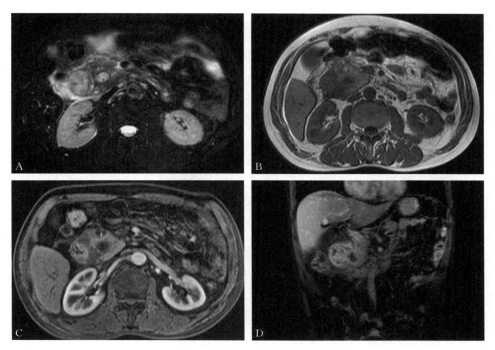

图 17‑17　十二指肠旁胰腺炎影像表现

注：男性患者，49 岁，反复右上腹痛 1 年，加剧 2 天。(A)T_2WI 脂肪抑制，(B)T_1WI，(C、D)分别为 T_1WI 脂肪抑制增强动脉期横断面、门静脉期冠状面图像，可见十二指肠降段、胰头部肿胀，周围渗出，T_2 信号增高、T_1 信号降低，增强后动脉期可见胰十二指肠沟条片状低信号、门静脉期可见逐渐强化，胰头局部可见小囊性灶、囊壁可见强化，十二指肠壁弥漫增厚。

肿，或由于腺管破坏，胰液分泌受阻，胰液同炎性渗出物被周围的浆膜、腹膜或肠系膜等包裹。假性囊肿可位于胰腺实质内或胰腺表面。

（2）脾静脉血栓形成

因胰腺纤维化或假性囊肿压迫血管形成脾静脉血栓、脾大等。血栓可延伸至门静脉，引起静脉曲张及消化道出血。

（3）胰源性腹腔、心包腔、胸腔积液

液体从假性囊肿或扩张的胰管漏入腹腔所致；以腹腔积液较多见，呈渗出性，淀粉酶浓度增高。

（4）上消化道出血或溃疡

消化性溃疡高达 10%～15%，可出现呕血和黑便，其原因包括：①脾静脉受压及血栓形成引起脾大，胃底静脉曲张破裂出血；②胰腺假性囊肿壁的大血管或动脉瘤受胰腺分泌的消化酶侵蚀、破裂出血；③胰腺分泌碳酸氢盐减少，并发消化性溃疡和出血。

（5）癌变

尽管不同研究均提示慢性胰腺炎与胰腺癌的发生存在显著相关性，但慢性胰腺炎与胰腺癌的因果关系很难鉴别，需要结合病史综合判断。越来越多的研究表明，慢性胰腺炎的长期存在是胰腺癌发生、发展的重要风险因素，从慢性胰腺炎确诊进展到胰腺癌通常需要 10～20 年。一些罕见的慢性胰腺炎类型如遗传性胰腺炎和热带性胰腺炎进展为胰腺癌的风险最高，发病也较早。遗传性胰腺炎患者存在的基因突变能降低机体对各种刺激和损伤的反应性，环境因素及各种风险因素的综合作用共同促进了胰腺癌变的发生、发展（图 17‑18）。

有研究报道，随访 10 年和 20 年的累计发病率分别为 1.8% 和 4%。亦有研究显示腹痛症状发生后 4 年内为胰腺癌发生高峰，腹痛首发后 1、5、10 年累积胰腺癌发生率分别为 1.5%、5.6% 和 11.6%。最近的一项 Meta 分析表明，慢性胰

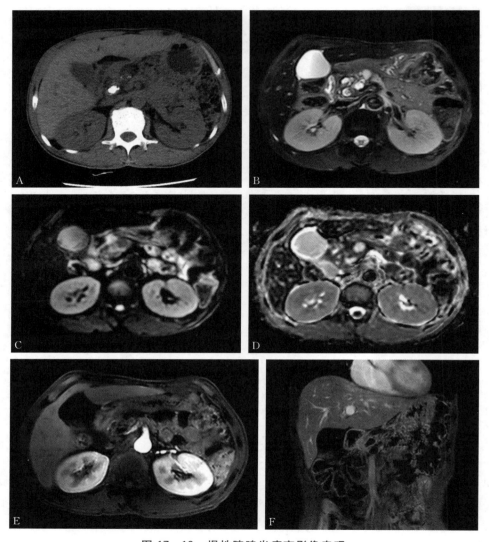

图 17-18　慢性胰腺炎癌变影像表现

注：男性患者，57 岁，腹痛腹泻半年余。"胰十二指肠切除标本"：胰腺导管腺癌Ⅱ～Ⅲ级，侵及胃壁浆膜层、肌层、黏膜下层及黏膜固有层，侵犯神经；慢性胰腺炎，胰管多发结石。（A）CT 平扫，（B）T_2WI 脂肪抑制，（C、D）DWI、ADC，（E、F）T_1WI 脂肪抑制增强动脉期横断面、门静脉期冠状面图像，可见胰腺多发钙化灶、胰管扩张、胰头部伴多发囊性灶，胰腺头颈部可见异常信号结节，DWI 信号增高、ADC 降低，动脉期信号低于胰腺组织，门静脉期信号高于胰腺组织。

腺炎进展为胰腺癌常需要约 20 年，而在诊断为胰腺癌之前 1～2 年常因肿瘤阻塞胰管误诊为胰腺炎。炎症导致反复的 DNA 损伤和基因突变的逐步积累导致胰腺上皮内瘤变（pancreatic intraepithelial neoplasia，PanIN）是癌变发生的基础，最终发生胰腺癌。

（6）胰腺脑病综合征

急性或反复发作的慢性胰腺炎伴发脑病表现

称为胰腺脑病综合征（pancreatogenic crebtopthy syndrome）。该病由 Lowell 于 1923 年提出，即胰腺患者出现精神状态异常，将发生于胰腺患者的定向力障碍、意识模糊、激动伴妄想、幻觉等症状，又名胰腺脑病（pancreatic encephalopathy，PE）。

胰腺脑病发病机制尚不清楚，多数学者认为与胰腺炎发作时磷脂酶 A_2（phospholipase A_2，PLA_2）活化入血，通过血脑屏障引发脑组织出血、软化和脱髓鞘改变有关,此外亦与低血容量、多器官衰竭、电解质紊乱及细胞因子作用有关。目前对胰腺脑病的认识:多并发于重症胰腺炎(SAP)后,而急性间质水肿型胰腺炎的发生率较低,多在发病后10~20天;但反复发生的慢性胰腺炎及急性胰腺炎后期亦不能排除胰腺脑病发生的可能。

胰腺脑病的早期诊断较难。临床表现包括:①精神神经症状;②脑膜刺激征;③脑脊髓病综合征。胰腺脑病临床表现可在一段时间内波动,缓解和复发循环进行。胰腺脑病脑电图检查为非特异性,病愈后恢复正常,脑脊液完全正常或仅有细胞数及蛋白轻度增加。

CT可无异常发现,亦可呈脑水肿改变;MRI可表现双侧丘脑、基底节区多发小软化灶,斑片状脑白质信号异常,类似多发性硬化的脱髓鞘改变。尸体解剖确诊的患者脑白质中发现的病变包括:脑血管壁坏死,出血,白质脱髓鞘,神经元变性及脑水肿。

胰腺脑病需与韦尼克脑病(Wernicke's encephalopathy,WE)及其他颅内感染性疾病如结核性脑膜炎、散发性脑炎等相鉴别。韦尼克脑病与禁食时间长、全胃肠外营养中未补充维生素 B_1(VitB$_1$)有关。韦尼克脑病急性或亚急性起病。CT检查部分患者呈脑室扩大或脑萎缩。MRI是诊断韦尼克脑病最有价值的检查方法。韦尼克脑病的MRI特征性表现如第三脑室、四叠体、乳头体、第四脑室基底部及导水管周围 T_2WI 或FLAIR对称斑片状高信号。韦尼克脑病经 VitB$_1$ 治疗,并补充烟酸和其他B族维生素,轻者症状可在数周内消失,较重者常需数月可恢复。

(7)其他

胰腺与脾脏粘连或胰腺假性囊肿侵蚀脾脏促发脾破裂,严重的可致死亡;皮下脂肪坏死和骨髓脂肪坏死,可出现皮下的硬结节和骨痛、股骨头无菌性坏死等。

17.2.6　诊断要点

慢性胰腺炎的诊断主要依据包括三大要点:组织病理学、胰腺钙化、胰管改变,另有EUS和胰腺外分泌功能的检测等。EUS诊断标准尚处争议中,国内未能开展有关胰腺外分泌功能的检测(表17-2)。CP影像学较有特征性的表现:胰腺实质萎缩、胰腺多发钙化、胰管不规则扩张及胰腺较均匀肿块、延迟强化。

表 17-2　慢性胰腺炎诊断标准

诊断标准(1条以上)	备　注
▲组织病理	金标准
▲胰腺实质钙化/胰管结石	影像学[*]检出
▲胰管改变	剑桥标准:中、重度改变
△EUS诊断标准(除钙化外)	目前尚存争议[☆]
△胰腺外分泌功能的检测	国内目前未开展;对早期意义不大

注:▲表示绝大多数研究必纳入的诊断标准;△表示目前未统一纳入的标准;[*]表示包括上腹部:①平片、超声(B超)、CT、MRI/MRCP、EUS、ERCP等;②多数研究以ERCP所示为准,亦有少量研究将CT、MRI/MRCP所示的纳入;[☆]表示①早期诊断的"过敏感"问题;②过度依赖操作者经验限制了其广泛应用。

腹部超声或CT引导下经皮胰腺细针穿刺活检已应用20多年,是获取胰腺组织相对安全的方法,并发症发生率为0.8%~1.1%,近年为超声内镜引导胰腺细针穿刺(EUS-FNA)所替代,但均为侵入性检查,对操作者要求高,且术后有AP等并发症风险,难以大规模开展。

17.2.7　鉴别诊断

临床上CP出现腹痛时需和引起上腹部疼痛的消化性溃疡、胆道疾病、急性复发性胰腺炎等相鉴别,内镜和影像学检查等有助于鉴别。慢性胰腺炎出现脂肪泻时需与引起腹泻的良、恶性肠道疾病等鉴别。胰性腹水、胸腔积液有淀粉酶和脂肪酶的明显增高,而其他病变引起的腹水、胸腔积液中的淀粉酶一般不增高。影像学上提示胰腺假性囊肿时,需与胰腺其他囊性病变,如外伤后囊肿、囊腺瘤、寄生虫性囊肿鉴别。

CP最重要的是与胰腺导管腺癌(PDAC)相鉴别。多数情况下这两种疾病的鉴别并不难,少数病例术前鉴别诊断比较困难,如两者均可胰头局部增大、密度减低,胆总管及主胰管扩张、胰尾萎缩及胰腺周围血管脂肪消失等征象。对少数病例在术中亦难鉴别,甚至个别病理学鉴别亦有困难,癌变组织包绕在大量纤维组织内,特别是 CP 经上皮内瘤变到癌变的阶段。因此,目前对疑难病例采用的手段是多种影像学综合检查,结合临床资料综合分析。目前比较一致的观点主要有以下几种。

(1)胰腺形态及病灶密度或信号

病灶形态不规则、内部密度不均,多有囊性灶或液化坏死灶,边界不清,位于胰头病灶、胰腺体尾部常萎缩,常提示 PDAC。CP 肿胀多呈弥漫性(亦有萎缩者),胰头炎时形成的局限肿块内部均匀、液化坏死灶少见,边界一般较清楚,因含大量纤维组织,T_1WI 及 T_2WI 均呈较低信号,动态增强扫描病灶常延迟强化,强化方式同正常胰腺基本一致,而 PDAC 组织动静脉期均轻度强化或不强化,病灶周围常伴发炎性改变呈轻度强化。

(2)胰管及胆管扩张

PDAC 侵及胰管时,主胰管常呈平滑型或串珠状扩张;CP 胰管扩张呈粗细不均、不规则状。PDAC 多为低位胆道梗阻性扩张、程度重,扩张胆总管常于胰头或钩突水平突然狭窄中断,即"双管征"。小胰头癌时,胰头未发现明确肿块,则胰管并胆总管扩张对明确诊断有重大帮助。CP 时胆道梗阻少见、扩张程度轻,且扩张的胆总管为圆形、光滑、自上而下逐渐缩小,中间无中断,即"导管穿行征"。

(3)胰腺假性囊肿

CP 假性囊肿发生率较 PDAC 高,常为多发、大小不一、位置不定,胰内、外均可发生,多突出胰腺轮廓外。PDAC 引起囊性灶,常为黏液潴留,胰腺组织坏死囊变,故囊性灶常为单发、体积常小,胰体尾侧常见,一般不超出胰腺轮廓,有时亦可突出胰腺外,此时在 MRCP 图像上容易误诊;对于此类病例,一定要结合 CT 及 MRI 多序列扫描图像,注意观察在囊性病灶的近端常可发现癌性灶。

(4)PDAC 常见而 CP 少见的征象

胰腺前后脂肪层均受侵犯,但胰后脂肪层受累强烈提示 PDAC;晚期 PDAC 常侵犯邻近脏器,使其相互粘连。CP 胰周脂肪层相对较少受侵,多

见其周围筋膜增厚及腹腔内广泛粘连,可存在炎症特异性征象(积液或脓肿)。PDAC 时胰周大血管模糊增粗、被包埋消失,此不仅为 PDAC 的确诊标准,也是癌肿不可切除的可靠依据。局部淋巴结肿大及其他转移征象仅见于 PDAC。

(5)CP 常见而 PDAC 少见的征象

CP 进展期 90% 以上的患者可出现胰腺钙化。慢性钙化性胰腺炎是指胰腺实质内纤维化,胰腺导管内有蛋白栓、结石等形成。胰腺钙化的出现,标志着胰腺组织已在形态学上发生了不可逆的改变,同时也意味着患者出现并发症的概率增大(未发生胰腺钙化患者的 2 倍以上)。PDAC 钙化少见,但在 CP 癌变的病例中常可见到钙化;钙化是 CP 最具特征性的征象,在临床诊断过程中,有时仅胰腺钙化可作为诊断的非侵入性确诊依据,而不是侵入性的组织学资料;钙化的特点是沿胰管走向分布的多发、散在小钙斑。胰腺萎缩、胰腺实质明显减少是 CP 发展的必然归宿。

研究发现,胰腺钙化的发生率与病程有关,即病程越长,发生胰腺钙化的概率越高;而且胰腺钙化与烟酒的摄入和遗传因素也有着较为密切的联系。此外,自身免疫性胰腺炎亦可出现胰腺钙化,且胰腺钙化发生率高达 19%(8/42),进一步随访研究发现,主、副胰管狭窄为钙化的风险因素($OR=4.4$,$P=0.019$)。胰腺钙化是热带地区发生的钙化性胰腺炎最明显的病变特点,主要表现为主胰管的扩张和胰管结石的形成,同时还可出现胰腺组织的萎缩,其发生癌变的可能性是所有 CP 中最高的。

作为胰腺钙化的影像学检查手段,腹部 CT 是诊断胰腺钙化和结石的最佳诊断手段。可对胰腺钙化、胰管内的结石(结石的大小、数量)、胰管病变情况等进行观察,阳性率为 70%～85%。腹部超声对胰头部结石、大于 5 mm 的钙化灶较敏感,但总体阳性率在 50% 左右,因易受肠道气体的影响,且检查阴性者不能除外胰管结石,仅作为胰腺钙化的初步筛查。MRI/MRCP 通过胰液充盈缺损间接显示胰管内的结石,容易遗漏小于 3 mm 的结石,阳性率为 70% 左右,比较适合观察胆管和胰管病变。EUS 对操作医生要求较高,可

以观察胰腺实质的早期改变,并能协助医生排除PDAC。

此外,在临床实践中需警惕并非所有胰腺出现钙化后都可以诊断为CP。有研究报道790例胰腺CT检查结果,在103例有胰腺钙化的患者中,68%(70/103)为CP,另有13.6%(14/103)患者为神经内分泌瘤,其余依次为胰腺导管内乳头状瘤(4.8%)、恶性IPMN(5.8%)、浆液性囊腺瘤(3.9%)和PDAC(3.9%);提示钙化非CP所独有。所以,对初诊的CP患者,完善的实验室检查和影像学检查等均不可缺少。

综上所述,胰腺钙化对临床医生做出CP的诊断具有重要参考价值,但两者影像学鉴别诊断时需将CT、MRI结合,根据胰腺组织征象与胰周组织、脏器等的改变进行综合分析考虑,这样有助于提高影像学诊断的准确率;但有时胰腺体尾部肿块型CP与PDAC鉴别亦十分困难,尚需超声胃镜穿刺活检或随访来明确诊断。

17.3　胰腺及胰周结核

17.3.1　概述

胰腺结核(pancreatic tuberculosis,PT)及胰周结核是胰腺的一种慢性特异性感染性疾病,两者往往是伴发的,临床上较为罕见,该病常继发于身体其他部位的结核。胰腺本身极少发生结核感染,在全身粟粒性结核播散的患者中仅有0.25%~4.7%的患者出现胰腺受累。有研究报道在384例诊断为腹部结核的患者中,胰腺受累的患病率为8.3%。

17.3.2　病理

胰腺及胰周结核可能的累及途径:①全身播散性(粟粒)结核;②隐匿病灶(可能是肺部)的血源播散或从腹膜淋巴结播散而来;③原发局灶性胰腺结核。其中以原发局灶胰腺结核最为罕见。病理上与其他部位的结核一样,主要表现为结核性肉芽肿和干酪样坏死,但不是每个患者都会有典型的表现。通常伴有腹腔内其他部位的结核

灶,如肝脏、脾脏、胆囊、肠系膜或者后腹膜淋巴结及腹膜等部位。

17.3.3　临床表现

胰腺及胰周结核症状多样:①酷似慢性胰腺炎症状。有反复发作的右中上腹痛,进食加重,向腰背放射,易误诊为胰腺炎。②结核中毒症状。如食欲不振、乏力、发热、盗汗等。③酷似胰腺癌症状。如腹痛、腹部肿块、消瘦、贫血、黄疸,易诊断为胰腺癌。

17.3.4　MRI表现

胰腺及胰周结核最常见的累及部位是胰头,其次是胰腺体部和尾部,而弥漫性累及相当罕见。MRI可以很好地显示胰腺及胰周的病灶(图17-19)。

(1) T_1WI 成像信号与正常胰腺组织呈相对低信号,而 T_2WI 成像信号不均匀,伴有高信号及低信号区,干酪样坏死区呈低信号;DWI呈高信号,干酪样坏死区呈等或低信号;增强扫描呈不均匀或环形强化;出现多发性结节状强化区,提示病灶为多灶性。

(2) 有时表现为胰腺的弥漫性肿胀,呈现 T_1WI 不均匀低信号、T_2WI 高信号,增强后呈现不均匀强化。

(3) MRCP有时可以看到胰管被巨大的胰头肿块所推移,伴有胰管和胆管的轻度扩张。

(4) 淋巴结的肿大多数表现为 T_1WI 等或低信号,T_2WI 中央高信号,在动态增强扫描上呈现边缘环形延迟强化;少数淋巴结在 T_2WI 上呈现边缘高信号或中央低信号,增强后扫描边缘延迟强化而中央无强化。肿大的淋巴结有时包裹大血管或胆管,但是并不造成梗阻或侵犯,且胰胆管扩张的程度与所见到的胰腺病灶不成比例。

17.3.5　诊断要点

胰头的肿块轮廓清晰,T_1WI 低信号,T_2WI 不均匀高信号;增强扫描呈不均匀或环形强化;常伴有腹膜或腹腔淋巴结受累,确诊需穿刺活检病理明确。

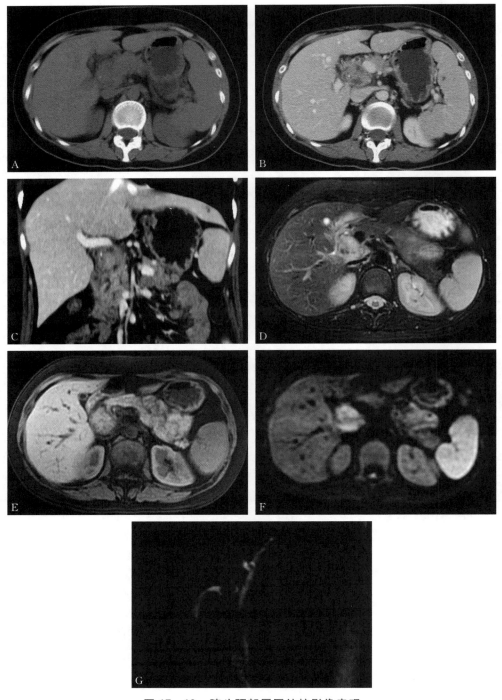

图 17-19　胰头颈部周围结核影像表现

注：(A)CT 平扫，(B)CT 增强静脉期，(C)CT 增强静脉期冠状面 MPR 重建，(D)脂肪抑制 T_2WI，(E)脂肪抑制 T_1WI，(F)DWI，(G)二维 MRCP 图，可见胰腺头颈部右上方多个类圆形结节，融合成肿块，边界尚清晰，平扫时呈等密度，内部可见斑点钙化；增强后多个结节边缘环状强化。T_2WI 呈不均匀高信号，T_1WI 呈等信号，内见小斑片低信号，DWI 显示不均匀高信号，MRCP 显示胆总管局部稍受压变窄。

17.3.6　鉴别诊断

（1）胰腺癌

胰腺和胰周结核常常被误诊为胰腺癌，特别是在出现梗阻性黄疸、局灶性肿块且伴有胆总管扩张时。胰腺结核以年轻人多见，且通常没有肿瘤标志物的增高，如 CA199、CEA 等正常；而胰腺癌以老年人多见，并且伴有肿瘤标志物的升高。MRI 都能发现胰腺的病灶，如果病灶的延迟环形强化、不侵犯血管和胆管，且胰胆管扩张程度与肿块不成比例，有助于胰腺结核的诊断。胰腺癌及壶腹癌较早侵犯胆总管，表现为鼠尾征、双管征，根据病史、临床表现、实验室检查可进行诊断。

（2）胰腺囊性肿瘤

由于胰腺及胰周结核通常出现中央坏死伴有边缘的环形强化，因此需与胰腺囊性肿瘤鉴别，如囊腺瘤和导管内乳头状肿瘤。囊腺瘤特别是黏液性囊腺瘤或导管内乳头状肿瘤也常见于胰头和钩突，多数呈现囊性肿块伴环形强化，但是胰腺的囊性肿瘤常为良性或低度恶性，病灶边界清晰且没有周围淋巴结的肿大，MRCP 对于胰腺囊性肿瘤的诊断有帮助。而胰腺及胰周结核通常为边界不规则的肿块，伴有腹膜炎或淋巴结肿大。

（3）胰腺脓肿或假性囊肿

胰腺及胰周结核有时表现为急慢性胰腺炎，甚至出现冷脓肿，需要与胰腺脓肿或假性囊肿鉴别，结核病灶出现干酪样坏死时，T_2WI 结合 DWI 和 ADC 图像对鉴别有帮助，最终诊断需要借助活检。

（尹其华　白亚亚　缪　飞　王明亮）

参考文献

[1] FOSTER BR, JENSEN KK, BAKIS G, et al. Revised atlanta classification for acute pancreatitis: a pictorial essay[J]. Radiographics, 2016, 36(3): 675-687.

[2] WOLSKE KM, PONNATAPURA J, KOLOKYTHAS O, et al. Chronic pancreatitis or pancreatic tumor? A Problem-solving Approach [J]. Radiographics, 2019, 39(7): 1965-1982.

18 胰腺损伤

18.1 概述

18.2 临床表现

18.3 MRI 表现

18.4 并发症

18.1 概述

胰腺损伤较腹部其他脏器（如肝脏、脾脏）少见，发生率占腹部外伤的 2%～12%，易漏误诊，死亡率较高，且大多发生在伤创后 48 小时。急性胰腺创伤早期致死原因为血管（门静脉、脾静脉、下腔静脉）损伤导致的出血，但更为常见的死亡原因是后期胰管损伤导致的各种并发症，如脓肿、假性囊肿、胰瘘、胰腺炎，主要为脓毒血症及多器官衰竭。胰管损伤通常采取手术或内镜治疗，非胰管损伤通常采取保守治疗。

2/3 胰腺损伤发生于胰腺体部，其次为胰头、胰颈、胰尾。单独胰腺损伤罕见，约有 90% 胰腺损伤伴有肝、胃、十二指肠、脾损伤，甚至多脏器损伤。胰头损伤致死率（28%）约为胰尾的（16%）2 倍，原因为胰头部与血管关系密切。

18.2 临床表现

胰腺损伤分为开放性和闭合性 2 种，常因钝性暴力（如车祸）所致。Northrup 认为胰腺钝性伤发生的机制是：①当暴力来自椎体右侧时，挤压胰头部引起胰头挫伤，常合并肝脏、胆总管和十二指肠损伤。②上腹正中的暴力作用于横跨椎体的胰腺，常引起胰体部横断伤。③来自左侧的暴力常易引起胰尾部损伤，可合并脾破裂。

胰腺闭合性损伤常系上腹部强力挤压所致。如暴力直接作用于脊柱时，损伤常在胰腺的颈、体部；如暴力作用于脊柱左侧，多损伤胰尾；如暴力偏向脊柱右侧，常损伤胰头。

胰腺破损或断裂后，胰液可积聚于网膜囊内而表现为上腹明显压痛和肌紧张，还可因膈肌受刺激而出现肩部疼痛。外渗的胰液经网膜孔或破裂的小网膜进入腹腔后，可出现弥漫性腹膜炎。部分病例渗液被局限在网膜囊内未及时处理，日久即形成有纤维壁的胰腺假性囊肿。

胰腺损伤所引起的内出血量一般不大，可有腹膜炎体征。血清淀粉酶可升高，但血清淀粉酶和腹腔液淀粉酶升高并非胰腺损伤所特有，上消化道穿孔时也可有类似表现；部分胰腺损伤并无淀粉酶升高。B 超可发现胰腺回声不均和周围积血、积液。CT 能显示胰腺轮廓是否整齐及周围有无积血、积液。

胰腺严重挫裂伤或断裂者，手术时较易确诊；但损伤范围不大者可能漏诊。凡在手术探查时发现胰腺附近有血肿者，应将血肿切开，检查出血来源。此外，胰腺损伤可能合并邻近大血管损伤，不能因发现血管损伤而忽视对胰腺的探查。

开放性也即穿透性胰腺损伤，多由枪弹和锐

器所致。闭合性和开放性胰腺损伤的发生率有很大的地域性差异,医源性损伤常因胃、十二指肠和脾切除等手术引起,偶可因逆行胰胆管造影所致。按照胰腺损伤的部位,胰头损伤约占40%,胰体15%,胰尾30%,多发性损伤16%。

主要临床表现是内出血及胰液性腹膜炎,尤其是在严重胰腺损伤或主胰管破裂时,可出现上腹剧烈疼痛,放射至肩背部,伴恶心、呕吐和腹胀,肠鸣音减弱或消失,且因内出血和体液大量丢失而出现休克。脐周皮肤变色(Cullen)征。其他非特异性表现为发热、白细胞计数升高、血清淀粉酶升高等。

临床特点:①早期诊断困难,因为胰腺位置较深,前有肋弓、后有脊柱的保护,发生率低,不会引起重视。②胰腺损伤后胰腺分泌暂时受到抑制或胰酶释放尚未被激活,出血局限于小网膜内,因此在损伤早期,症状和体征常不典型,加上合并症的掩盖,不易明确诊断。

损伤分级:美国创伤外科协会(American Association for Surgery of Trauma,AAST)将胰腺损伤分为5级(表18-1)。

表18-1 AAST 胰腺损伤分级(1990年)

分级		描述
Ⅰ	血肿	轻度挫伤不伴胰管损伤
	撕裂	表浅撕裂伤不伴胰管损伤
Ⅱ	血肿	较大的挫伤不伴胰管损伤或组织缺失
	撕裂	较大的撕裂伤不伴胰管损伤或组织缺失
Ⅲ	撕裂	胰腺远段横切损伤或胰腺实质损伤伴胰管损伤
Ⅳ	撕裂	胰腺近段横切损伤或胰腺实质损伤累及壶腹部
Ⅴ	撕裂	胰头部严重破裂

胰腺损伤常与十二指肠损伤密切相关,Frey和Wardell提出复杂的分级系统(表18-2),分别分级胰腺和十二指肠损伤,并建立4种更严重的,可导致不良预后的复合损伤。

Takishima等根据ERCP作为胰管损伤的金标准检查(表18-3)。

表18-2 Frey 和 Wardell 分级(1993年)

损伤部位	分级	表现
胰腺	Ⅰ级(P1)	包膜损伤,轻微实质损伤
	Ⅱ级(P2)	胰体/尾部部分/完全导管横断伤
	Ⅲ级(P3)	主胰管损伤累及胰头或胆总管胰腺内段
十二指肠	Ⅰ级(D1)	挫伤、血肿或部分壁损伤
	Ⅱ级(D2)	全肠壁损伤
	Ⅲ级(D3)	>75%肠环周的全肠壁损伤或损伤至肝外胆管
复合伤	Ⅰ型	P1D1,P2D1,D2P1
	Ⅱ型	D2P2
	Ⅲ型	D3P1-2,P3D1-2
	Ⅳ型	D3P3

表18-3 Takishima 胰管损伤分级(2000年)

分级	描述
1级	正常胰管
2a级	分支胰管损伤,未漏出胰腺实质外
2b级	分支胰管损伤,漏出至腹膜后间隙
3级	主胰管损伤

注:1级和2a级损伤可非手术治疗,而其他损伤均需行剖腹探查术或至少行引流术。

18.3 MRI 表现

胰腺损伤的MRI表现主要包括:①胰腺断裂。断裂口T_1WI呈低信号,T_2WI呈高信号,裂口内有积血时T_1WI可呈高信号,增强扫描裂口两端胰腺明显强化,而裂口内血肿不强化。②胰腺肿胀。主要表现为断裂的胰腺远端肿大。③主胰管断裂。T_2WI上可见胰腺断裂处主胰管不连续。④出血。可见胰腺内出血,T_1WI呈高信号,部分患者可见胰腺周围出血或血肿,需警惕腹膜后血肿。⑤胰周改变。T_2WI可见局部胰周被膜及肾周筋膜增厚,和胰周、肾旁间隙广泛积液。⑥假性囊肿形成。表现为胰周液性肿块。⑦合并腹部其他脏器损伤。胰腺损伤常合并其他脏器损伤,需警惕肝、肾、脾等器官损伤。

在胰腺损伤的诊断中,CT检查具有无创性和快速性的特点,曾被认为是胰腺损伤最有价值的

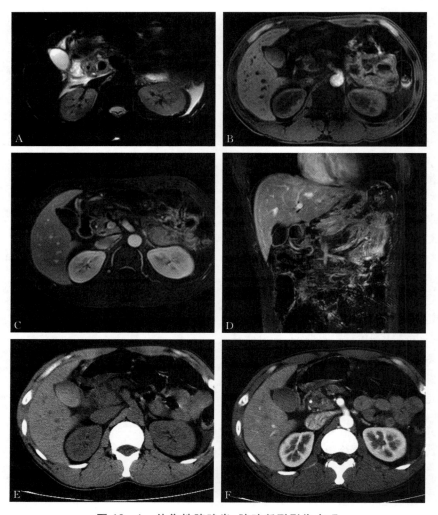

图 18-1　外伤性胰腺炎、胰腺断裂影像表现

注：男性患者，34岁，外伤后上腹痛1天。(A)T$_2$WI脂肪抑制，(B、C、D)T$_1$WI脂肪抑制平扫、门静脉期横断面、冠状面，(E)CT平扫，(F)CT增强动脉期，可见胰头部肿胀、头颈部断裂，胰头及十二指肠周围可见渗出，右侧肾前间隙、左侧结肠旁沟可见积液，胰头部T$_2$信号增高，增强动脉期强化减弱。

检查方法。CT不能很好地判断胰管损伤，而胰腺损伤患者是否伴有胰管损伤的判断非常重要。MRI在诊断胰腺损伤方面的价值与CT相同，而对主胰管损伤诊断的灵敏度和特异度均较高，且MRCP可更为清晰地显示胰管情况，在胰管损伤的判断方面MRI优于CT检查(图18-1)。

18.4　并发症

如大出血、胰腺脓肿、假性胰腺囊肿、胰瘘等

详见相关章节。

　　　　（朱乃懿　严嘉仪　王晴柔　缪　飞）

参考文献

[1] AYOOB AR, LEE JT, HERR K, et al. Pancreatic trauma: imaging review and management update [J]. Radiographics, 2021, 41(1): 58-74.

19 胰腺治疗相关问题

19.1 治疗前评估

胰腺 MRI 检查可用于胰腺占位性病变的术前定位定性诊断,可评估肿瘤对血管、周围脏器、远处转移、淋巴结受累的情况,提示肿瘤的可切除性,评估疾病预后。

(1)MRI 对胰腺小病灶的检出灵敏度明显提高,可以发现<2.0 cm 的小肿瘤。常规 MRI 结合 DWI,对早期胰腺癌的发现与诊断效果明显优于 CT(图 19-1)。CT 及 MRI 结合 MRCP,可灵敏提示 IPMN 恶变的可能性。MRI 还可提示胰腺神经内分泌肿瘤分级。

(2)MRI 可用于肿瘤术前、胰腺癌新辅助化疗后,评估肿块大小、边界及血管包绕情况、胰管扩张、胰管受累情况,以提示胰腺癌的范围,及周围脏器受累程度,制订手术切除方式;胰腺癌化疗后降级情况及可切除性。另外可发现 CT 发现不了的远处转移(肝脏、腹膜),MRI 灵敏度、特异度均远高于 CT(图 19-2~19-5)。

(3)手术预后。功能成像如 MRI T_2^* 序列、体素内不相关运动(intravoxel incoherent motion, IVIM)、DWI 可定量分析胰腺实质脂肪化及纤维化,用于胰腺术前评估,可提示术后胰瘘的可能。

19.2 胰腺术后改变

19.2.1 胰头十二指肠术后

Whipple 术切除胰头、邻近十二指肠、胆总管下端、部分胃及空肠上端,行胆、胰、胃与空肠吻合;Child 术则将空肠断端与胰腺断端吻合,后行胆总管空肠端侧吻合及胃空肠端侧吻合。

(1)术后常见影像表现

脾静脉、肠系膜上静脉汇合处位于残余胰腺组织边缘的右后方。胆肠吻合后可见肝内胆管积气,胰肠吻合后主胰管内可存在少量气体。胃空肠吻合或十二指肠空肠吻合术后早期可观察到吻合口水肿,可自行消退。胃腔适当充盈有助于观察残余胃右侧的吻合口情况。胰空肠吻合口位于肠系膜上动脉的前方,脾静脉水平,而当正常胰腺组织萎缩时则难以观察。反应性增生的淋巴结为正常术后表现,短径通常<1 cm(图 19-6、19-7)。

少量液体聚集,是术后较早出现的表现(术后 2 周),可位于手术区或吻合口处(图 19-8)。通常可自行吸收,或液体量多,长期不吸收,可引起感染,甚至形成脓肿,表现为积液内气泡影;但并非所有积气积液均诊断为脓肿形成,需警惕胰瘘

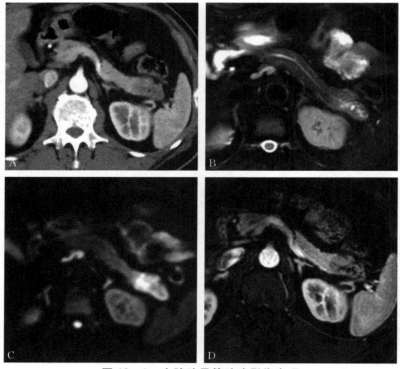

图 19 - 1　小胰腺导管腺癌影像表现

　　注：男性患者,59 岁,左上腹疼痛。横断面 CT 增强（A）胰腺尾部略增粗、强化略减低,未见胰管扩张；横断面 T_2WI 脂肪抑制（B）和 DWI（C）显示,胰管明显扩张,DWI 见局部高信号病灶；T_1WI 脂肪抑制增强（D）呈乏血供小肿瘤,考虑胰腺癌。

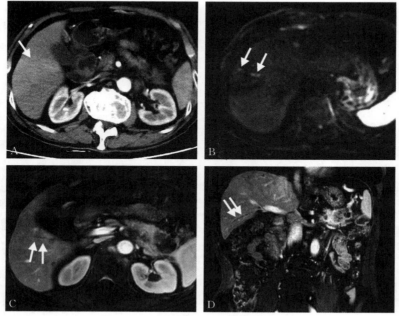

图 19 - 2　胰腺癌门脉癌栓影像表现

　　注：男性患者,69 岁,体检发现胰尾占位。横断面 CT 增强（A）肝脏异常灌注,未见明显转移；横断面 DWI（B）肝内可见点状高信号；T_1WI 脂肪抑制增强（C）和冠状面 T_1WI 增强（D）显示,门脉小分支内充盈缺损。考虑胰腺癌门脉癌栓形成。

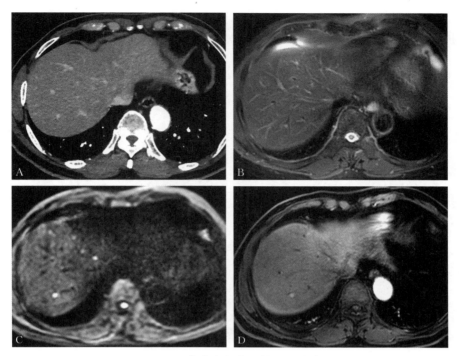

图 19 - 3　胰腺癌多发肝转移影像表现

　　注：男性患者，64 岁，左上腹疼痛，CT 检查提示胰尾占位。横断面 CT 增强（A）肝脏未见明显转移灶；横断面 T_2WI 脂肪抑制（B）和 DWI（C）显示，肝脏病灶 T_2WI 稍高信号、DWI 高信号；T_1WI 脂肪抑制增强（D）呈点状明显强化。考虑肝转移。

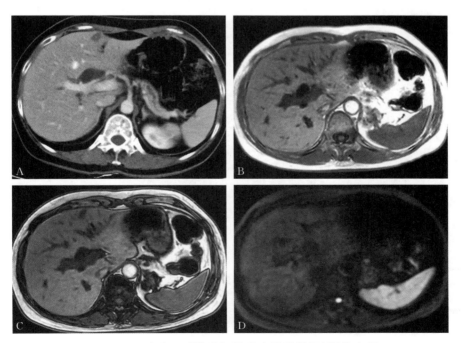

图 19 - 4　胰腺 MT（排除肝转移为脂肪浸润）影像表现

　　注：女性患者，55 岁，体检胰腺占位。横断面 CT 增强（A）示肝左叶轻度强化灶，胰腺体尾部萎缩伴胰管扩张，转移不能除外；横断面 T_1WI 同向位（B）呈等信号，T_1WI 反向位信号被抑制，DWI（D）信号未见增高。考虑脂肪浸润。

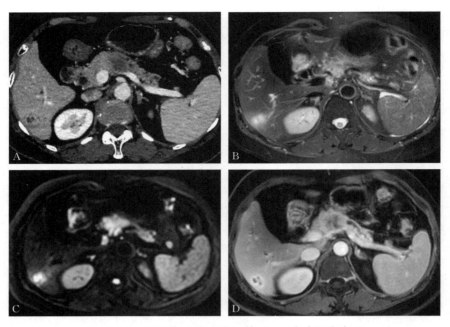

图 19 - 5　MRI 鉴别胰腺癌肝转移 vs 脓肿影像表现

注：女性患者，64 岁，体检胰腺占位伴发热。横断面 CT 增强（A）示胰体部乏血供占位，肝右叶环形强化灶，转移性病灶不能除外；横断面 T_2WI（B）和 DWI（C）显示，肝脏病灶 T_2WI、DWI 高信号，T_2WI 周围可见水肿；T_1WI 脂肪抑制增强（D）呈环形强化。考虑肝脓肿。

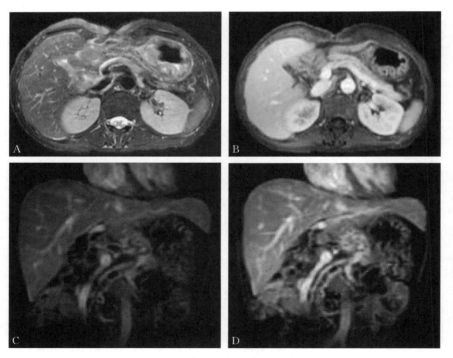

图 19 - 6　胰十二指肠术后影像表现

注：女性患者，54 岁，十二指肠乳头处腺瘤伴局部中-重度异型增生术后。横断面 T_2WI（A）、T_1WI 脂肪抑制增强横断面（B）和冠状面（C，D）示胰十二指肠术后，胰肠吻合，未见明显异常。

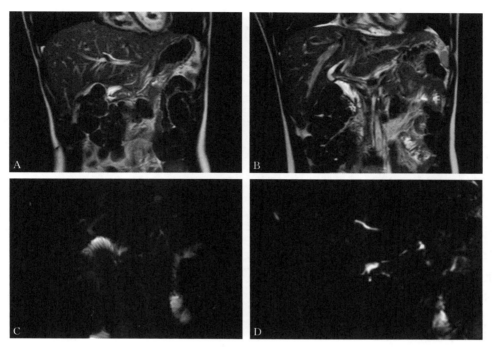

图 19－7　胰十二指肠术后影像表现

注：女性患者，15 岁，胰头部实性假乳头状瘤术后。冠状面 T_2WI（A，B）和冠状面 MRCP 示胰十二指肠术后，胆肠、胰肠吻合，吻合口处胆管、胰管轻度扩张。

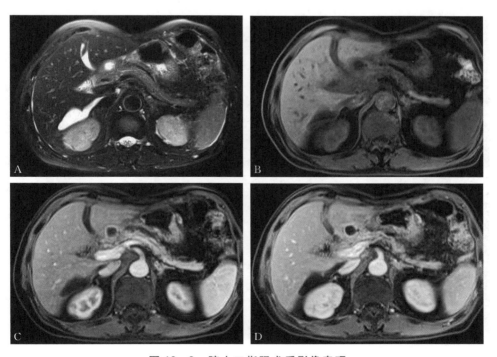

图 19－8　胰十二指肠术后影像表现

注：男性患者，63 岁，胆总管下段腺癌术后。横断面 T_2WI 脂肪抑制（A）示吻合口前方类圆形高信号，T_1WI 脂肪抑制平扫＋增强横断面（B、C、D）示环形强化，中央未见强化。考虑术后包裹性积液。

的可能。少量积液也可由胰腺术后并发胰腺炎所致，需与术后十二指肠框相鉴别。

部分胰十二指肠切除术后患者需接受辅助放疗、化疗，导致胃壁、胃空肠吻合口壁增厚，肝内脂肪浸润及放疗照射区肠系膜脂肪间隙密度增高。

（2）术后并发症

延迟胃排空是最常见的术后并发症，一般发生于保留幽门的胰十二指肠术后早期，发生率高达50%；胃输出口梗阻不常见，表现为胃腔扩张，输出口狭窄。仅次于胃排空延迟的并发症为胰瘘（17%）、感染（9%～10%）、腹腔脓肿、腹腔出血及吻合口漏导致腹膜炎、残余胰腺炎。吻合口漏一般发生在术后2周，可见口服对比剂进入腹膜腔及胰周液体聚集。术后狭窄是诱发胰腺炎的另一原因，为较晚出现的并发症。血管性并发症相对少见，包括肝动脉损伤、门静脉栓塞、动脉瘤、脾梗死。

胆道狭窄为少见并发症（3%），一般发生于术后1年左右。

有时胰腺术后的影像学表现是否为正常术后表现，取决于术后时间长短。例如，CT增强示术后肝动脉周围脂肪密度增高，若为术后3个月，则可能是术后正常表现；若为术后8个月，则存在肿瘤复发的可能性。

19.2.2 胰体尾部术后改变

胰腺体尾部切除，通常切除部位位于肠系膜上静脉左侧，切缘缝合，以防胰漏。由于胰腺尾部由脾动脉分支供血，因此需行脾脏切除。

（1）术后表现

由于胰体尾部术后无吻合，术后表现相对简单，可见切缘，手术区不包括"肠圈"（由十二指肠、胃、胰腺所组成），此有别于胰十二指肠切除术后。CT、MRI可见暂时性液体聚集，无胆管内积气（图19-9、19-10）。

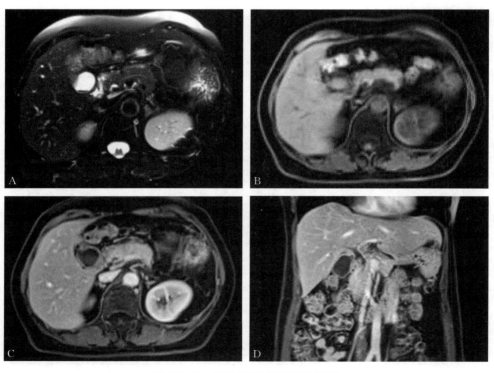

图19-9　胰体尾部术后影像表现

注：女性患者，61岁，胰体尾部浆液性囊腺瘤术后。横断面T_2WI（A）、T_1WI脂肪抑制平扫（B）＋增强横断面（C）和冠状面（D），未见明显异常。

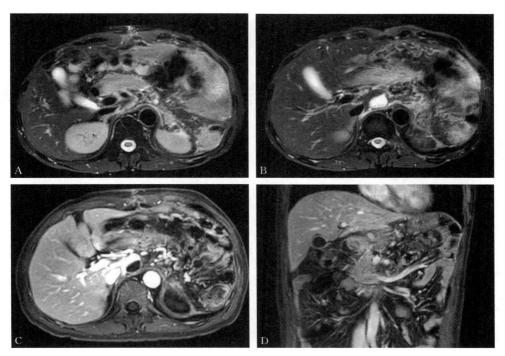

图 19 - 10　胰体尾部术后影像表现

注:男性患者,48 岁,胰体尾部导管腺癌术后。横断面 T_2WI 脂肪抑制(A、B)示胰体尾部术后,下腔静脉左旁类圆形高信号,T_1WI 脂肪抑制增强横断面(C)冠状面(D)示环形强化,中央未见强化。考虑术后包裹性积液。

（2）术后并发症

最常见的为新发胰岛素依赖性糖尿病（8%）、胰瘘（5%）、腹腔脓肿（4%）、小肠梗阻（4%）及术后出血（4%）。血管并发症有脾静脉栓子导致的门静脉主干栓塞;若脾脏保留,则可能发生脾动脉损伤所致脾梗死。

（朱乃懿　严嘉仪　王晴柔　缪　飞）

参考文献

[1] CHINCARINI M, ZAMBONI GA, POZZI MUCELLI R. Major pancreatic resections: normal postoperative findings and complications[J]. Insights Imag, 2018, 9 (2): 173 - 187.

[2] FLORENTIN LM, DULCICH G, LÓPEZ GROVE R, et al. Imaging assessment after pancreaticoduodenectomy: reconstruction techniques-normal findings and complications[J]. Insights Imag, 2022, 13 (1): 170.

20 脾脏肿瘤及肿瘤样病变

20.1 脾脏血管瘤

（1）概述

脾脏血管瘤（splenic angioma，SA）为脾脏最常见的血管瘤，可能与脾脏组织的异常发育有关，尸检发现率为 0.3%～14%，好发年龄为 20～60 岁，成人以海绵状血管瘤多见，儿童以毛细血管瘤多见。

（2）病理

脾脏血管瘤的起源可分为两种，一种是胚胎发育过程中的血管过度发育或分化异常，一种是血管内皮细胞的异常增殖，可以是原发性或全身性血管瘤的一部分，可分为海绵状血管瘤、毛细血管瘤、混合型血管瘤，形态上可分为结节型和弥漫性。

（3）临床表现

肿瘤生长缓慢，多为偶然发现，男女发病率无明显差异，临床常为偶然发现，肿瘤较大时可摸到左上腹包块。

（4）MRI 表现

脾脏血管瘤 MRI 表现多样，可表现为实性病变，也可表现为囊性病变，常表现为 T_1WI 低信号、T_2WI 高信号，DWI 呈等或稍高信号改变。病灶通常边界清晰。体积较小，脾脏血管瘤信号均匀，T_2WI 随着 TE 时间延长，信号强度递增，表现出"灯泡征"，增强扫描动脉期明显强化，静脉期及延迟期呈稍高或与周围脾脏实质信号一致。较大的脾脏血管瘤可表现为信号不均匀，增强后可表现为周边向中心充填的渐进性强化，当病变中心有血栓或纤维瘢痕形成时，在 T_1WI 表现为中心低信号、T_2WI 等或稍低信号，增强延迟扫描可不强化或延迟强化。

（5）诊断要点

边界清晰，T_2WI 高信号及"灯泡征"，增强扫描呈周边向中心充填样强化，部分 X 线或 CT 检查可出现病灶中心沙砾状及星芒状钙化。

（6）鉴别诊断

典型病例需与脾脏错构瘤鉴别，不典型病例需与转移瘤、淋巴管瘤、炎性假瘤鉴别。脾脏错构瘤和血管瘤有非常多类似的影像学表现,也可出现钙化特征,但血管瘤延迟强化多表现充填特征,较小病灶 T_2WI 呈明显的高信号,错构瘤病灶一般 T_2WI 表现为等低信号,出现脂肪信号影有助于鉴别诊断,同时错构瘤通常表现为弥散受限,与血管瘤明显不同。转移瘤表现形态多样,原发性肿瘤史有助于鉴别诊断;淋巴管瘤在平扫图像与血管瘤有较多重叠,但增强扫描不强化有助于鉴别诊断。炎性假瘤可表现为延迟强化,但通常强化不均匀,与血管瘤渐进性充填样强化有所区别(图 20-1)。

20.2　脾脏错构瘤

（1）概述

脾脏错构瘤(splenic hamartoma,SH)是一种罕见的脾脏良性肿瘤样病变,由正常脾髓组织异常构建而成,在脾脏切除术中发生率约为 0.0015%,尸检检出率为 0.024%～0.13%,可发生于任何年龄,无性别差异及明显临床症状。

（2）病理

大体病理通常以边界清晰的实性结节为主,部分有假包膜,偶呈多发性病灶。光镜下病变由口径不一的不规则血管腔组成,管腔可呈裂隙状或显著扩张充血,管腔周围疏松地聚集一些淋巴细胞和巨噬细胞。分为 4 型:红髓型、白髓型、纤维型和混合型,以红髓型多见,主要由失调的脾窦构成,白髓型主要由淋巴组织构成,混合型中红、白髓成分比例接近,病灶纤维组织占优势时成为纤维型。

（3）临床表现

无明显临床症状,多为体检时偶然发现,病灶较大可出现上腹部不适、触及包块等,极少数病例可合并血小板减少或肾脏及其他部位错构瘤。

（4）MRI 表现

病变 T_1WI 表现为等或低信号,T_2WI 窄血窦型表现为等低信号,宽血窦型表现为高信号,边界清晰,DWI 信号多低于脾脏背景信号,部分由于细胞密集,可表现为弥散受限特征,ADC 呈低信号,类似恶性病变特征,增强扫描动脉期根据病变

病理类型不同可表现为弥漫均匀明显强化或不均匀轻度强化,门静脉期及平衡期扫描均表现为持续强化,延迟扫描强化与脾脏背景实质信号一致或略高于脾脏,部分病灶有中心不强化的瘢痕组织。

（5）诊断要点

边界清晰的 T_2WI 低信号是错构瘤较为重要的征象,如果发现病灶钙化或脂肪成分,亦有重要的诊断价值。

（6）鉴别诊断

需与血管瘤、血管肉瘤、淋巴瘤、转移瘤等鉴别,最容易误诊的就是血管瘤,脾脏血管瘤 T_2WI 呈高信号改变,DWI 信号多高于背景脾脏信号,但 ADC 值较高,这点与大多数错构瘤不同,且强化方式上小血管瘤多一过性明显增强,大血管瘤则周边向中心充填式强化,错构瘤则多表现为弥漫均匀或不均匀强化。血管肉瘤通常呈浸润性生长,信号不均,可伴有出血坏死,较大病灶可突破包膜侵犯周围结构。淋巴瘤多信号均匀,延迟强化低于脾脏实质背景信号,DWI 呈明显弥散受限高信号。转移瘤信号多样,有其他部位转移及原发性肿瘤史具有重要参考价值(图 20-2、20-3)。

20.3　脾脏淋巴管瘤

（1）概述

脾脏淋巴管瘤是一种少见的良性淋巴管畸形,是在胚胎发育过程中,某些原始淋巴管与淋巴系统隔绝后使淋巴液引流不畅,导致淋巴液聚集,淋巴管异常扩张、结构紊乱而形成的淋巴管瘤样畸形,多见于中青年患者,病变累及多个脏器时称为淋巴管瘤病。

（2）病理

病理分型有 3 种：①毛细血管性淋巴管瘤病,是由内皮细胞排列的腔隙构成的,其中含有淋巴液。②海绵状淋巴管瘤。含有大而薄壁的淋巴管,不规则的管腔,有丰富的结缔组织间质。③囊性淋巴管瘤。含有大的囊腔,壁厚,内含胶原,有时还有平滑肌,以上各型均可合并血管瘤成分。

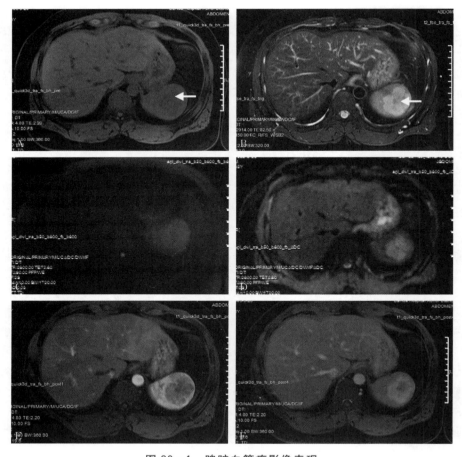

图 20 - 1　脾脏血管瘤影像表现

注:男性患者,36 岁,体检发现脾脏占位就诊,脾脏上极可见 T_1WI 稍低、T_2WI 高信号占位影,T_2WI 高信号内见星型低信号影(A、B),DWI 呈稍高信号,ADC 呈高信号改变(C、D),增强扫描渐进性强化,中心可见未强化的纤维瘢痕影(E、F)。

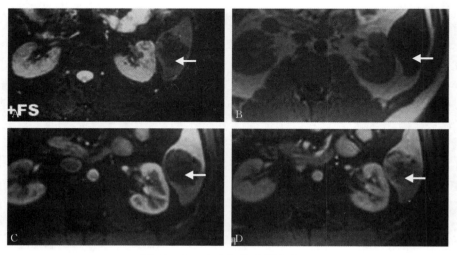

图 20 - 2　脾脏错构瘤影像表现

注:T_1WI、T_2WI 均呈混杂低信号改变(A、B),增强扫描动脉期弥漫不均匀强化,门静脉期持续强化趋于均匀(C、D)。

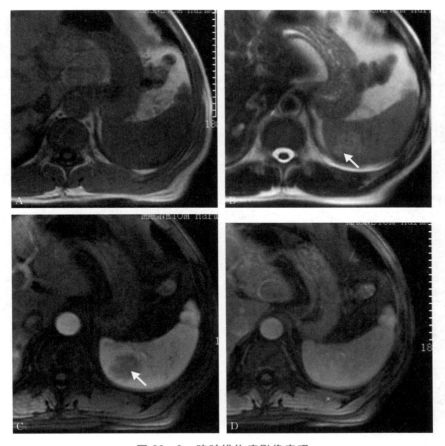

图 20-3 脾脏错构瘤影像表现

注:MRI 平扫显示 T_1WI 低信号、T_2WI 高信号改变(A、B),增强扫描早期均匀强化,门静脉期强化略高于脾脏实质(C、D)。

(3)临床表现

体积较小的脾脏淋巴管瘤通常都为偶然发现,可表现为左上腹轻微胀痛,也可无任何症状,体积较大的淋巴管瘤多因脾脏增大就诊而发现。

(4)MRI 表现

MRI 对淋巴管瘤的囊壁、囊内容物、分隔的显示较好,具有较典型的影像学特征,多呈分叶状改变,边界清晰锐利,部分 CT 可见瘤壁弧线型钙化影。通常 T_1WI 表现为多房囊性低信号,T_2WI 表现为高信号,但是囊液信号特征根据囊液性质不同会呈现不同信号特征,典型者瘤内可出现分层样液面影,DWI 信号未见明显增高,ADC 高信号改变。其内可出现等信号分隔影,如果囊内出现小乳头状突起并伴异常强化,要考虑恶变可能。

(5)诊断要点

脾脏内出现边界清晰的多房囊液性占位影,其内可见分隔及分层样液面影较有特征性,增强后病变不强化或分隔轻度强化。

(6)鉴别诊断

需与脾脏囊肿、脓肿、寄生虫及囊性转移瘤鉴别。脾脏囊肿多为单发且边界清晰,一般无囊壁及分隔强化;脓肿病变患者多有典型的临床特征,病变周边可出现炎性水肿反应,且 DWI 呈明显高信号弥散受限表现,ADC 值明显减低。脾脏寄生虫以包虫多见,可出现大囊内子囊特征,部分可见典型"水上浮莲征",部分可出现头节的钙化。囊性转移瘤可有原发性肿瘤病史,且增强后往往有不规则壁及环形强化,部分典型者出现"牛眼征"(图 20-4)。

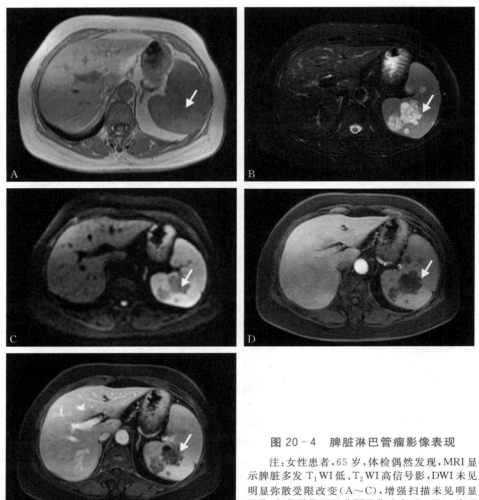

图 20 - 4 脾脏淋巴管瘤影像表现

注：女性患者，65 岁，体检偶然发现，MRI 显示脾脏多发 T_1WI 低、T_2WI 高信号影，DWI 未见明显弥散受限改变（A～C），增强扫描未见明显强化，门静脉期可见分隔强化改变（D、E）。病理结果为多发淋巴管瘤。

20.4 脾脏窦岸细胞血管瘤

（1）概述

脾脏窦岸细胞血管瘤（littory cell angioma，LCA）为罕见的良性肿瘤，临床多为个案报道，属于脾脏血管瘤的一个亚型，又称脾衬细胞瘤，1991 年由 Fank 等根据免疫组织化学的病理特点提出，病因不明，多见于 30～50 岁人群，无明显性别差异。

（2）病理

肿瘤起源于脾脏特有的红髓窦内的上皮细胞，具有内皮细胞和巨噬细胞的特点，同时表达内皮细胞和组织细胞抗原。显微镜下肿瘤表现为相互吻合的狭窄血管腔隙中散在分布有扩张的血管腔和灶状假毛细血管，大部分区域可见假乳头状结构。组织学上，脾脏 LCA 由脾脏红髓相连的血管性腔道构成，通常以多结节方式累及整个脾脏。

（3）临床表现

患者无明显临床症状，体检时偶然发现，部分患者出现左上腹不适及疼痛或饱胀感，部分伴有脾脏增大及脾功能亢进所致血小板减少和贫血。

（4）MRI 表现

T_1WI 多为等或稍低信号，T_2WI 多为高信号,伴有陈旧出血时 T_1 呈等低信号、T_2 呈低信号,增强扫描呈渐进性强化。DWI 多呈高信号。

（5）诊断要点

脾脏内多发病灶,伴有体积增大、向心性强化、DWI 呈高信号时应考虑该病的可能。

（6）鉴别诊断

主要需鉴别的是血管瘤及错构瘤,脾脏窦岸细胞血管瘤是血管源性肿瘤的不同亚型,影像表现与海绵状血管瘤及错构瘤相似,海绵状血管瘤 T_1WI 信号更低、T_2WI 信号更高,且 DWI 信号低于窦岸细胞血管瘤。错构瘤 T_2WI 信号低于窦岸细胞瘤,且单发多见,体积较大。转移性肿瘤,有明确的原发性肿瘤病史可兹鉴别(图 20-5)。

20.5 硬化性血管样结节转化

（1）概述

硬化性血管样结节转化(sclerosing angiomatoid nodular transformation,SANT)的发病机制目前尚不明确,是罕见的脾脏内肿瘤样病变,女性发病多于男性,中年好发。有研究认为其是错构瘤的一种特殊变异;也有学者认为其为脾脏内血肿的特殊转归;目前认为这是脾脏内一种非肿瘤性血管病变。

（2）病理

是一种少见脾脏良性脉管源性病变,2004 年

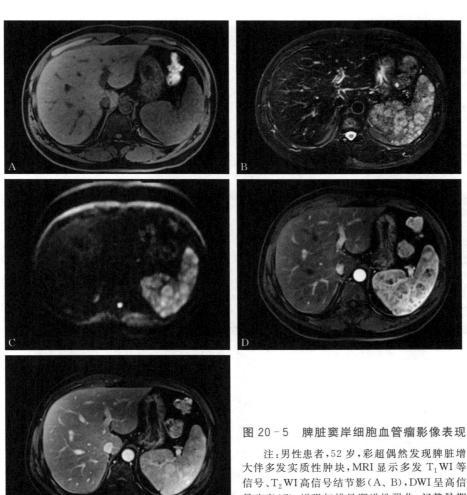

图 20-5 脾脏窦岸细胞血管瘤影像表现

注:男性患者,52 岁,彩超偶然发现脾脏增大伴多发实质性肿块,MRI 显示多发 T_1WI 等信号、T_2WI 高信号结节影(A、B),DWI 呈高信号改变(C),增强扫描呈渐进性强化、门静脉期充填样改变(D、E)。病理结果为脾脏窦岸细胞血管瘤。

Martel 等总结其组织形态学特征和免疫组化表型,首次提出了硬化性血管瘤样结节性转化的命名并被广泛接受。其主要组织形态特征为纤维硬化间质中形成多个血管瘤样结节。血管瘤样结节大小不一,且以周边分布为主,部分排列有辐射状特点,纤维硬化间质形态类似星芒状且比例较大。

（3）临床表现

大多数患者无临床表现,多为偶然发现,少数患者可有左上腹不适或隐痛、发热、血白细胞增多等临床特征。

（4）MRI 表现

根据其病理特征,MRI 表现也较有特征性,血管瘤样结节在 T_2WI 上相对于脾脏实质多表现为均匀高或稍高信号,T_1WI 呈稍低或等信号,DWI 信号一般无明显弥散受限改变。增强后明显强化,后期与脾脏实质强化一致或稍高于脾脏实质。纤维间质根据其含水量的多少在 T_2WI 上表现各异,含水较多则表现为高亮信号,反之则相反,增强扫描动脉期无强化,随着时间延迟呈渐进性强化,延迟越长,强化越明显。典型病例由于其病理特点在 T_2WI 及增强扫描上表现为"轮辐征"（图 20-7）。

（5）诊断要点

典型病例由于其病理特点在 T_2WI 及增强扫描上表现为"轮辐征"或大片纤维间质与血管瘤样结节对比形成的不均匀信号特征。

（6）鉴别诊断

主要应与血管瘤及错构瘤鉴别,在 T_2WI 及增强扫描上出现"轮辐征"或大片纤维间质与血管瘤样结节对比形成的不均匀信号特征要考虑到该病的可能（图 20-6）。

20.6 炎性假瘤

（1）概述

是一种良性增生性肿瘤样病变,常发生于中老年人,病因不明,有学者认为是炎性病变的修复过程,也可能与病毒感染或局部贫血、变态反应等因素有关。

（2）病理

分为 3 型:①黄色肉芽肿型主要以组织细胞、泡沫细胞为主;②浆细胞肉芽肿型以浆细胞、淋巴细胞为主;③硬化型,以大量胶原纤维伴透明变性或炎性瘢痕为主。

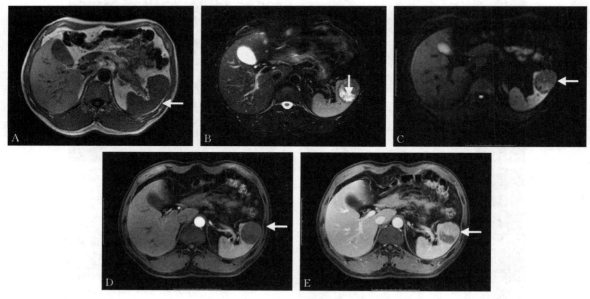

图 20-6 脾脏硬化性血管样结节转化影像表现

注:男性患者,50岁,脾脏中份前缘 T_1WI 等、低混杂信号,T_2WI 混杂高信号影,可见含水较多的纤维组织成分呈高信号,DWI 未见明显弥散受限改变（A～C）,增强后血管瘤样结节呈明显强化（D）,门静脉期与纤维间质低信号形成明显对比（E）。

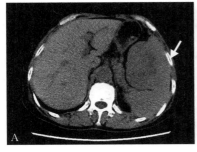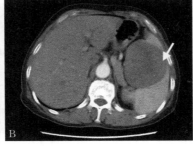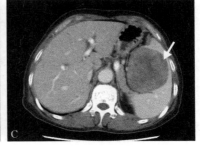

图 20-7 脾脏炎性假瘤影像表现

注:女性患者,66 岁,左上腹不适来院就诊,(A)CT 平扫显示脾脏中下部巨大混杂稍低密度占位影,(B)增强后动脉期轻度强化,(C)门静脉期及延迟扫描持续强化,边界尚清晰,病理结果为炎性假瘤。

（3）临床表现

通常患者表现为左上腹疼痛及闷胀感、发热等临床症状;部分患者表现为体重减轻等;部分患者无明显临床症状,体检偶然发现。

（4）MRI 表现

常呈单发肿块,MRI 信号表现多样,主要信号表现与病灶内组织成分有关,多表现为 T_1WI 等、低及 T_2WI 低信号,与病灶内纤维组织、坏死、含铁血黄素沉着等有关。如果病变主要为肉芽组织或炎性组织,则 T_2WI 表现为高信号。增强后呈持续、渐进性强化,延迟强化是脾脏炎性假瘤的一个重要特点。CT 平扫多表现为低密度,增强动脉期轻微强化,门脉及延迟扫描渐进性持续强化(图 20-7)。

（5）诊断要点

T_2WI 低信号,增强后渐进性强化及延迟强化是炎性假瘤较为特异性的表现。

（6）鉴别诊断

主要需与血管瘤、淋巴瘤及错构瘤鉴别。相较于炎性假瘤,血管瘤强化速度及程度更快、更高。淋巴瘤表现为软组织信号,呈筛孔样强化,DWI 呈明显高信号。错构瘤与炎性假瘤 MRI 表现类似,鉴别较为困难,如发现钙化或脂肪成分有助于鉴别诊断。

20.7 脾脏髓外造血

（1）概述

髓 外 造 血 (extramedullary hematopoiesis, EMH)是一种多能干细胞异常增殖生成血细胞的方式,通常为骨髓造血功能不足的生理学补偿,常伴随造血干细胞克隆性增生疾病,常发生于中老年人,男性多于女性。机制可能为:①胚胎时期具有造血功能的器官中的间叶细胞,为补偿骨髓造血功能的不足,重新恢复造血。②循环于患者周围血中的造血细胞,在特定条件下归巢于胚胎时期有过造血功能的器官,建立新的造血灶。③反应性增生。骨髓造血组织机能不足时,处于休眠状态的造血干细胞同时被异常刺激,产生EMH,常为一些血液病的并发症。

（2）病理

大体病理表现为切面可见多个质软、隆起的实性暗红色结节,镜下病理形态学表现为红髓髓窦扩张,其内可见增生的巨核细胞、红系及粒系三系细胞。巨核细胞常为 EMH 最显著的细胞成分。可表现为弥漫型和结节型。弥漫型预后较差。

（3）临床表现

患者初诊通常无明显症状,绝大部分患者因为脾脏增大或贫血、血小板减少就诊。部分患者可伴有肝大。大部分患者有明确的慢性溶血或慢性造血功能障碍病史。

（4）MRI 表现

MRI 信号表现多样,主要取决于造血细胞的活跃程度,活跃的造血组织有丰富的血管,病变在 T_1WI 为等信号、T_2WI 为高信号,代表成熟或不成熟的红系和髓系。而不活跃的造血组织有铁质

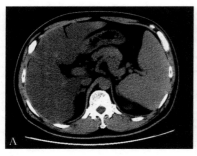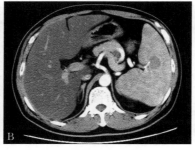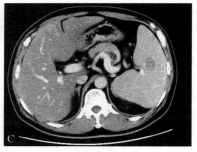

图 20 - 8　脾脏髓外造血影像表现

注：男性患者，51 岁，因脾脏增大来院就诊，(A)平扫 CT 显示近脾门部稍低密度结节影，(B)增强扫描动脉期轻度强化，边缘轻度环形强化，(C)门静脉期显示持续中等程度强化，边缘环形强化显示更加明显。病理结果为脾脏髓外造血。

沉积，在 T_1WI 和 T_2WI 呈低信号，或由于脂肪变性呈高信号。CT 平扫多表现为等、低密度影，增强扫描中度强化，部分病灶边缘强化明显（图 20 - 8）。

（5）诊断要点

脾脏内边缘强化的肿块密度及异常信号影，脾脏增大及伴有典型的临床特征要考虑该病可能。

（6）鉴别诊断

主要需与淋巴瘤及转移瘤鉴别。淋巴瘤表现为软组织信号，呈筛孔样或均匀强化，DWI 呈明显高信号改变。转移瘤可表现为环形强化的异常 MRI 信号影，鉴别较为困难，原发性肿瘤病史有助于鉴别诊断。

20.8　脾脏恶性肿瘤

脾脏恶性肿瘤可分为原发性和继发性两类。原发性脾脏恶性肿瘤根据组织起源不同主要分为 3 大类：①起源于脾脏淋巴组织的恶性肿瘤，包括霍奇金及非霍奇金淋巴瘤等。此类属于淋巴结外淋巴瘤的一种，而淋巴瘤累及脾脏则不属于此范畴。②起源于脾窦内皮细胞的恶性肿瘤，如脾血管肉瘤等。③起源于脾被膜及小梁支架的纤维组织的恶性肿瘤，如恶性纤维组织细胞瘤等。继发性脾脏恶性肿瘤主要包括转移瘤和继发性淋巴瘤。脾脏恶性肿瘤总体发病率低，原发性恶性病变较为少见。

20.8.1　淋巴瘤

（1）概述

脾脏淋巴瘤是脾脏最常见恶性肿瘤，占脾脏原发恶性肿瘤的 $70\%\sim80\%$，继发者多见，为霍奇金淋巴瘤和非霍奇金淋巴瘤弥漫性浸润特征表现之一，其诊断通常通过外周淋巴结或骨髓活检进行。原发性脾脏淋巴瘤（primary lymphoma of the spleen，PLS）罕见，发病率低于 1%，可发生在任何年龄。PSL 的诊断标准目前仍存在争议，1965 年 Dasgupta 等提出的诊断标准一直被广泛遵循，其主要内容为：病变局限在脾脏或脾门淋巴结，无其他部位淋巴结肿大及器官受累，诊断脾淋巴瘤后到其他部位出现淋巴瘤的时间至少 6 个月。

（2）病理

病理上分为 4 型：①均匀弥漫型。表现为脾均质性增大，肉眼光滑、无明显结节，镜下瘤细胞弥漫性分布或直径 $<1\,mm$ 的小结节。②粟粒结节型。脾均匀肿大，表现为直径 $1\sim5\,mm$ 的粟粒状结节。③多肿块型。表现为脾内多发肿块，直径 $2\sim10\,cm$。④巨块型。表现为脾内单发直径 $>10\,cm$ 的巨大肿块，可有出血坏死和梗死。

（3）临床表现

左上腹痛和脾大为主要临床症状，可伴有发热、全身无力、消瘦、盗汗等全身症状。

（4）MRI 表现

脾脏增大，内伴单发或多发病变，平扫 T_1WI

相对正常脾脏实质呈等信号或低信号，T_2WI 表现多样，大部分相对正常脾脏实质呈稍高信号，部分病变内成分复杂，可呈混杂信号（图 20-9）。DWI 上病变弥散受限。增强后，均匀弥漫型和粟粒结节型表现为病灶呈轻中度强化，与正常脾脏的高信号形成对比，部分病变亦可表现为环形强化。多肿块型及巨块型增强后病灶轻中度强化，可均匀强化，亦可不均匀强化，坏死区无强化。

（5）诊断要点

单发、多发或弥漫性病灶，增强后病灶呈轻中度强化，部分病灶呈环形强化。

（6）鉴别诊断

原发性脾脏淋巴瘤需与继发性淋巴瘤、血管瘤、血管肉瘤、转移瘤鉴别。与原发性脾脏淋巴瘤不同，继发性淋巴瘤有全身多发淋巴结、脏器浸润表现。脾脏血管瘤为良性肿瘤，进展缓慢，平扫多呈卵圆形的低密度或等密度样，轮廓清晰，增强扫描瘤体强化多呈由皮质逐渐向病变中心弥散充

填，随时间的延迟，最终对比剂完全充填至与正常脾脏的密度趋于相等。脾脏血管肉瘤恶性程度高，脾脏迅速增大，早期即可发生转移，影像特征为病灶早期强化不均，有结节状略强化灶，延迟扫描强化向内填充。脾脏转移瘤见于身体其他部位原发性肿瘤广泛转移的晚期，常伴有其他部位转移，平扫呈多发低密度灶，部分增强后病灶周围为环形强化，呈"牛眼征"。

20.8.2 血管肉瘤

（1）概述

脾血管肉瘤（angiosarcoma）是起源于脾窦内皮细胞的恶性肿瘤，又称恶性血管内皮瘤或内皮肉瘤。年发病率为 $(0.14\sim0.25)/100$ 万，在脾脏原发性恶性肿瘤中位列第二。发病年龄在 19～86 岁，平均年龄 52 岁，男性略多于女性，男女之比为 1.4∶1。

（2）病理

脾血管肉瘤肉眼可见脾大，被膜紧张，脾脏实

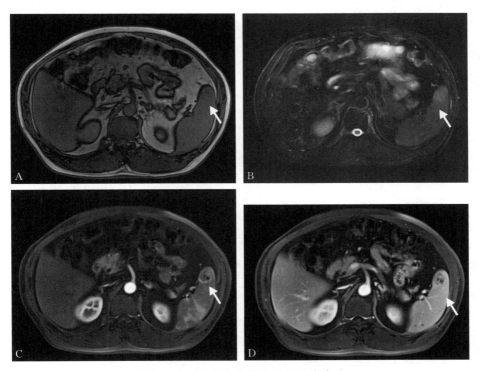

图 20-9　原发性脾脏淋巴瘤影像表现

注：男性患者，45 岁，因左侧腰背部隐痛 1 月余，行 MRI 检查发现脾脏占位。横断面 T_1WI（A）和 T_2WI 脂肪抑制（B）显示脾脏内多发粟粒样结节，T_1WI 呈低信号，T_2WI 呈稍高信号；注入对比剂后动脉期（B）和静脉期（C）病灶呈明显环形强化。

质内多个结节,呈紫色、坚实,可伴出血、坏死、囊变或纤维化的区域。镜下肿瘤组织多变,有的区域呈实性梭形细胞或多角形细胞增生,其中可见被挤压的裂隙样管腔,有的区域可见相互吻合的小血管结构,在血管腔内可见成堆的内皮细胞向管腔呈乳头状增生,内皮细胞胞体肥大,向管腔内呈钉状突出。核大,富含染色质,核染色质和核仁呈粗团状,核分裂象多见。肿瘤组织内可见出血和坏死。

（3）临床表现

临床表现为脾脏迅速增大伴左上腹痛,常伴肝大。短期内即发生转移,其中多数病例发生肝、肺、骨转移。约1/3的患者并发脾破裂。实验室检查缺乏特异性。

（4）MRI表现

脾血管肉瘤在MRI上表现多变,因肿瘤变性及出血的程度和时间而异。常可表现为脾大,内伴单发或多发病灶,T_1WI呈单灶或多灶性低信号灶,边界不清,部分病灶内伴出血,T_1WI上表现为高信号。T_2WI上为略高信号,边缘信号略高于病灶。部分病灶内伴囊变、坏死区域,表现为片状高信号。增强后,病灶呈强化,低于正常脾实质,延迟期脾实质信号消退较快,病灶信号保持不变,少数病例亦可表现为延迟强化(图20-10)。

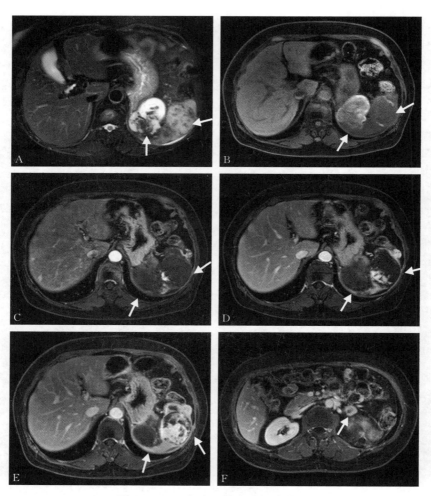

图 20-10 脾脏血管肉瘤影像表现

注:脾脏形态不规则,内见弥漫分布 T_2WI 高信号(A)、T_1WI 低信号区(B),(C)增强动脉期边缘结节样强化,门静脉期(D)及延迟期(E)可见对比剂充填,左侧肾上腺可见转移(F)。

（5）诊断要点

迅速增大，延迟强化，强化向内填充。

（6）鉴别诊断

脾血管肉瘤需与脾血管瘤、淋巴瘤、脾原发性恶性纤维细胞瘤鉴别。脾血管瘤为良性肿瘤，进展缓慢，平扫多呈卵圆形的低密度或等密度影，轮廓清晰，增强扫描瘤体强化多呈由皮质逐渐向病变中心弥散充填，随时间的延迟，最终对比剂完全充填至与正常脾脏的密度趋于相等。淋巴瘤多有发热、全身淋巴结肿大、骨髓浸润与血象异常等表现。均匀弥漫型和粟粒结节型表现为病灶轻中度强化，部分病变呈环形强化。多肿块型及巨块型增强后病灶呈轻中度强化，均匀或不均匀强化，坏死区无强化。脾原发性恶性纤维细胞瘤表现为脾脏不均匀肿大或局部肿大，平扫呈等密度，病灶较大时可发生变性或坏死，增强后早期强化不明显，延迟扫描随着脾实质强化的消退，呈等密度或略高密度。

20.8.3　转移癌

（1）概述

脾脏转移癌（metastases）十分少见，以血行播散为主。脾转移癌的原发性肿瘤多为乳腺癌、肺癌、卵巢癌、恶性黑色素瘤、胃癌、胰腺癌、肝癌和结肠癌等。脾脏大小正常或稍大。

（2）临床表现

临床症状仅为原发性肿瘤或全身性广泛转移时的相应症状。当脾脏明显增大时，可出现左上腹疼痛、发热、消瘦等症状，少数患者可发生自发性脾破裂。

（3）MRI 表现

转移灶常表现为单发或多发的异常信号灶，T_1WI 低或等信号，内伴出血者则为高信号，T_2WI 为高信号。部分病灶瘤周伴水肿，该区域表现为 T_1WI 呈低信号，T_2WI 呈高信号，从而形成转移瘤特征性的"牛眼征"。当转移灶为黑色素瘤时，病灶可表现为 T_1WI 中高信号，T_2WI 低信号，当转移灶为卵巢癌时，可沿脾脏包膜分布的囊性灶。增强扫描病灶可呈环形或不均匀强化，强化程度低于脾实质，部分病灶可无明显强

化（图 20-11）。

（4）诊断要点

有原发灶病史，脾脏病灶表现与原发灶相似，或表现为典型的"牛眼征"。

（5）鉴别诊断

脾脏转移瘤需与淋巴瘤、脾脏囊肿鉴别。淋巴瘤多有发热、全身淋巴结肿大、骨髓浸润与血象异常等表现。均匀弥漫型和粟粒结节型表现为病灶轻中度强化，部分病变呈环形强化；多肿块型及巨块型增强后病灶轻中度强化，均匀或不均匀强化，坏死区无强化。脾脏囊肿囊壁光整、菲薄，边界清，灶周无水肿带，而脾脏囊性转移灶常为厚壁，典型者瘤周伴有水肿灶，呈"牛眼征"。

20.8.4　炎性假瘤样滤泡树突细胞肿瘤

（1）概述

滤泡树突细胞肉瘤（follicular dendritic cell sarcoma，FDCS）是一种少见的来源于具有抗原呈递作用的滤泡树突细胞的低度恶性肿瘤，大部分病变位于淋巴结内，约 1/3 发生于肝、脾、胃、结肠等结外器官。经典型 FDCS 的组织形态特征为梭形和卵圆形的肿瘤细胞呈束状、席纹状或旋涡状排列，瘤细胞边界不清，常呈合体细胞样，胞质较丰富，嗜酸性淡染，核圆形、卵圆形或梭形，核膜清晰，染色质纤细或空泡状，瘤细胞间可见弥散分布的成熟小淋巴细胞浸润。除了经典型 FDCS，近年来国内外学者陆续报道了一种与炎性假瘤形态特点非常相似的变异型 FDCS，称为炎性假瘤样滤泡树突细胞肿瘤（inflammatory pseudotumor-like follicular dendritic cell tumor，IPT - like FDCT），是一种罕见的肿瘤，肝、脾好发，与 EB 病毒（Epstein-Barr virus，EBV）感染相关。

（2）病理

肿瘤多以大量淋巴细胞及浆细胞为背景。部分可见滤泡样组织细胞和嗜酸性粒细胞，胞质淡染和微嗜伊红，核仁明显，呈梭形、卵圆形或多边形，核分裂象罕见，呈席纹状、编织状或束状排列。部分肿瘤细胞有异型形，可见霍奇金淋巴瘤的 R-S 细胞，灶性区可出现出血、坏死、水肿、纤维素渗出等，肿瘤内血管常扩张，管壁有纤维素沉

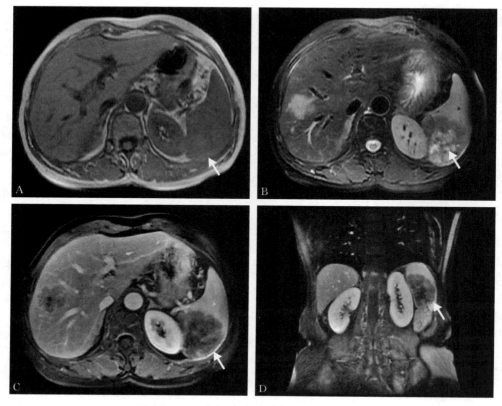

图 20 - 11　直肠腺癌脾脏转移瘤影像表现

注：女性患者，60岁，直肠癌术后复查发现肝、脾占位。横断面 T_1WI（A）和 T_2WI 脂肪抑制（B）显示脾脏及肝脏内肿瘤为单灶性肿块，T_1WI 等信号，T_2WI 混杂高信号；注入对比剂后（C、D）病灶呈不均匀强化。

积。可能与 EB 病毒感染后诱导趋化因子和单核因子介导的免疫反应有关。免疫组化结果显示 CD21、CD23、CD35 多阳性，SMA、EBV LMP1 阳性。

（3）临床表现

临床表现无特异性，多经体检或影像学检查偶然发现，少部分患者可出现腹胀、腹痛、消瘦、发热、脾大及脾功能亢进等非特异性症状。

（4）MRI 表现

关于 IPT - like FDCT 的 MRI 表现报道少见，综合现有文献报道，将 IPT - like FDCT 的 MRI 特征归纳如下：T_1WI 低或等信号，部分表现为稍高信号，T_2WI 多为低信号，部分表现为等或稍高信号，部分病灶边缘可见低信号环，DWI 呈稍高信号，ADC 值略高于脾脏实质。增强后病灶呈轻度、延迟强化（图 20 - 12）。

（5）诊断要点

病灶分叶状或不规则状，边界清楚，增强后病灶呈轻度、延迟强化。

（6）鉴别诊断

IPT - like FDCT 需与炎性假瘤、淋巴瘤鉴别。炎性假瘤 T_2WI 信号多变、混杂，瘤体内纤维组织往往呈"轮辐样"改变，增强后早期肿瘤周边轻中度强化，随时间延迟，呈渐进性向心性强化。淋巴瘤多有发热、全身淋巴结肿大、骨髓浸润与血象异常等表现。均匀弥漫型和粟粒结节型表现为病灶轻中度强化，部分病变呈环形强化。多肿块型及巨块型增强后病灶轻中度强化，均匀或不均匀强化，坏死区无强化。

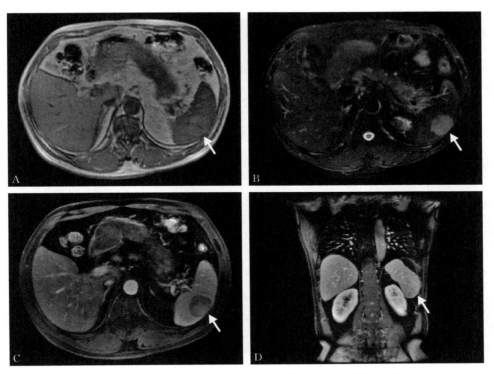

图 20 - 12　脾脏炎性假瘤样滤泡树突细胞肿瘤影像表现

注：男性患者，72 岁，体检发现脾脏占位 4 年。横断面 $T_1WI(A)$ 和 T_2WI 脂肪抑制(B)显示脾脏单发病灶，边界较清，T_1WI 稍高信号，T_2WI 高信号，边缘伴低信号环；注入对比剂后横断面＋冠状面(C、D)显示病灶呈轻度、延迟强化。

（唐永华　周良平　周冰妮）

参考文献

［1］ ABBOTT RM，LEVY AD，AGUILERA NS，et al. From the archives of the AFIP：primary vascular neoplasms of the spleen：radiologic-pathologic correlation［J］. Radiographics，2004，24（4）：1137 - 1163.

［2］ ELSAYES KM，NARRA VR，MUKUNDAN G，et al. MR imaging of the spleen：spectrum of abnormalities［J］. Radiographics，2005，25（4）：967 - 982.

［3］ THIPPHAVONG S，DUIGENAN S，SCHINDERA ST，et al. Nonneoplastic，benign，and malignant splenic diseases：cross-sectional imaging findings and rare disease entities［J］. Am J Roentgenol，2014，203（2）：315 - 322.

现代医学系列书目

《现代体部磁共振诊断学》（九个分册）　　　周康荣　严福华　刘士远　总主编
《现代神经外科学》（第三版，上、下册）　　周良辅　主编
《现代骨科运动医学》　　　　　　　　　　　陈世益　冯华　主编
《现代健康教育学》　　　　　　　　　　　　余金明　姜庆五　主编
《现代手外科手术学》　　　　　　　　　　　顾玉东　王澍寰　侍德　主编
《现代真菌病学》　　　　　　　　　　　　　廖万清　吴绍熙　主编
《现代胆道外科学》　　　　　　　　　　　　顾树南　主编
《现代医学影像学》　　　　　　　　　　　　冯晓源　主编
《现代呼吸病学》　　　　　　　　　　　　　白春学　蔡柏蔷　宋元林　主编
《现代计划生育学》　　　　　　　　　　　　程利南　车焱　主编

《现代临床血液病学》　　　林果为　欧阳仁荣　陈珊珊
　　　　　　　　　　　　　王鸿利　余润泉　许小平　主编

《现代肿瘤学》（第三版）　　　　　　　　　汤钊猷　主编
《现代胃肠道肿瘤诊疗学》　　　　　　　　　秦新裕　姚礼庆　陆维祺　主编
《现代心脏病学》　　　　　　　　　　　　　葛均波　主编
《现代营养学》　　　　　　　　　　　　　　蔡威　邵玉芬　主编
《现代骨科学》　　　　　　　　　　　　　　陈峥嵘　主编
《现代肾脏生理与临床》　　　　　　　　　　林善锬　主编
《现代肝病诊断与治疗》　　　　　　　　　　王吉耀　主编
《现代泌尿外科理论与实践》　　　　　　　　叶敏　张元芳　主编
《现代实用儿科学》　　　　　　　　　　　　宁寿葆　主编
《现代法医学》　　　　　　　　　　　　　　陈康颐　主编
《现代功能神经外科学》　　　　　　　　　　江澄川　汪业汉　张可成　主编
《现代小儿肿瘤学》　　　　　　　　　　　　高解春　王耀平　主编
《现代耳鼻咽喉头颈外科学》　　　　　　　　黄鹤年　主编
《现代泌尿外科和男科学》　　　　　　　　　张元芳　主编
《现代外科学》（上、下册）　　　　　　　　石美鑫　张延龄　主编
《现代内镜学》　　　　　　　　　　　　　　刘厚钰　姚礼庆　主编
《现代皮肤病学》　　　　　　　　　　　　　杨国亮　王侠生　主编
《现代精神医学》　　　　　　　　　　　　　许韬园　主编
《现代糖尿病学》　　　　　　　　　　　　　朱禧星　主编
《现代神经内分泌学》　　　　　　　　　　　谢启文　主编
《现代医学免疫学》　　　　　　　　　　　　余传霖　叶天星　陆德源　章谷生　主编
《现代妇产科学》　　　　　　　　　　　　　郑怀美　主编
《现代感染病学》　　　　　　　　　　　　　翁心华　潘孝彰　王岱明　主编

图书在版编目(CIP)数据

现代体部磁共振诊断学. 肝胆胰脾分册/周康荣,严福华,刘士远总主编;严福华,缪飞主编. —上海:复旦大学出版社,2023.5
ISBN 978-7-309-16470-1

Ⅰ.①现… Ⅱ.①周… ②严… ③刘… ④缪… Ⅲ.①肝疾病-磁共振成像-诊断②胆道疾病-磁共振成像-诊断③胰腺疾病-磁共振成像-诊断④脾疾病-磁共振成像-诊断 Ⅳ.①R445.2 ②R570.4③R551.104

中国版本图书馆 CIP 数据核字(2022)第 194534 号

现代体部磁共振诊断学(肝胆胰脾分册)
周康荣 严福华 刘士远 总主编 严福华 缪 飞 主编
出 品 人/严 峰
责任编辑/江黎涵

复旦大学出版社有限公司出版发行
上海市国权路 579 号 邮编:200433
网址:fupnet@ fudanpress.com http://www.fudanpress.com
门市零售:86-21-65102580 团体订购:86-21-65104505
出版部电话:86-21-65642845
上海盛通时代印刷有限公司

开本 787×1092 1/16 印张 22 字数 591 千
2023 年 5 月第 1 版
2023 年 5 月第 1 版第 1 次印刷

ISBN 978-7-309-16470-1/R・1990
定价:228.00 元